CB130082

TRANSPLANTE DE ÓRGÃOS E TECIDOS

FUNDAMENTAÇÃO CLÍNICA E CIRÚRGICA

TRANSPLANTE DE ÓRGÃOS E TECIDOS

FUNDAMENTAÇÃO CLÍNICA E CIRÚRGICA

Organizadores
Djalma José Fagundes
André Ibrahim David

Co-Organizadores
João Pádua Manzano
José Homero Soares
Murched Omar Taha
Roberto Ferreira Meirelles Junior

Impressão e Acabamento
Digitop Gráfica Editora

Direitos Reservados
Nenhuma parte pode ser duplicada ou
reproduzida sem expressa autorização do Editor.

sarvier

Sarvier Editora de Livros Médicos Ltda.
Rua Rita Joana de Sousa, nº 138 – Campo Belo
CEP 04601-060 – São Paulo – Brasil
Telefone (11) 5093-6966
sarvier@sarvier.com.br
www.sarvier.com.br

Dados Internacionais de Catalogação na Publicação (CIP)
(Câmara Brasileira do Livro, SP, Brasil)

Transplante de órgãos e tecidos : fundamentação clínica e cirúrgica / organização Djalma José Fagundes...[et al.]. -- São Paulo : Sarvier Editora, 2025.

Outros organizadores: André Ibrahim David, Murched Omar Taha, João Pádua Manzano, Roberto Ferreira Meirelles Junior, José Homero Soares.

Vários colaboradores.

ISBN 978-65-5686-056-5

1. Cirurgia 2. Medicina e saúde 3. Transplantes de órgãos, tecidos etc 4. Transplantes de órgãos, tecidos etc. – Leis e legislação I. Fagundes, Djalma José. II. David, André Ibrahim. III. Taha, Murched Omar. IV. Manzano, João Pádua. V. Meirelles Junior, Roberto Ferreira. VI. Soares, José Homero.

CDD-610
25-283335 NLM-WB-100

Índices para catálogo sistemático:

1. Medicina 610

Eliane de Freitas Leite – Bibliotecária – CRB 8/8415

TRANSPLANTE DE ÓRGÃOS E TECIDOS

FUNDAMENTAÇÃO CLÍNICA E CIRÚRGICA

ORGANIZADORES

Djalma José Fagundes
André Ibrahim David

CO-ORGANIZADORES

João Pádua Manzano
José Homero Soares
Murched Omar Taha
Roberto Ferreira Meirelles Junior

sarvier

DEDICATÓRIA

Á minha esposa, Maria do Carmo (Madoca);

Ás minhas filhas e conjunges, Carolina e Luiz, Tereza e Rodrigo, Beatriz e Henrique, Luiza e Renato.

Aos meus netos e neta, Lucas, Bernardo, Pedro, Martina, Antonio, José e Francisco.

Djalma josé Fagundes

À minha esposa Milene, meus filhos Giovana e Leonardo, e a duas grandes apoiadoras Wally e Gemma, respectivamente mãe e sogra. Menciono duas entidades divinas: todos os profissionais que trabalham com transplantes e todos os doadores e suas famílias generosas, o meu muito obrigado."

André Ibrahim David

AGRADECIMENTOS

Nossos sinceros agradecimentos à Disciplina de Técnica Operatória e Cirurgia Experimental do Departamento de Cirurgia da Escola Paulista de Medicina da Universidade Federal de São Paulo.

Todo empreendimento humano nasce e se estabelece com sucesso com a participação de diferentes indivíduos, que no passado e no presente permitiram elaborar essa obra. Que esse esforço conjunto permita divulgar e ampliar o conhecimento na área dos Transplantes de Tecidos e Órgãos.

ORGANIZADORES

Djalma José Fagundes

Professor Livre Docente e Titular aposentado da Disciplina de Técnica Operatória e Cirurgia Experimental da Escola Paulista de Medicina, Universidade Federal de São Paulo. Professor Emérito do Departamento de Cirurgia da EPM/UNIFESP. Emérito do Colégio Brasileiro de Cirurgia (CBC). djfagundes@unifesp.br

André Ibrahim David

Coordenador Cirúrgico do Programa de Falência Intestinal Adulto e Pediátrico do Hospital Samaritano de São Paulo, Pós-doutorado em Transplante de Intestino e Multivisceral, Professor Adjunto do Departamento de Cirurgia da EPM/UNIFESP, Chefe da Disciplina de Técnica Operatória e Cirurgia Experimental. andredavidmd@gmail.com

CO-ORGANIZADORES

João Pádua Manzano

Prof. Adjunto da Disciplina de Técnica Operatória e Cirurgia Experimental do Departamento de Cirurgia da Escola Paulista de Medicina (EPM) da Universidade Federal de São Paulo (UNIFESP). jmanzano@unifesp.br

José Homero Soares

Mestrado e Doutorado Universidade Federal de São Paulo. Médico Cirurgião do Corpo Técnico Administrativo (TAE) do Departamento de Cirurgia e colaborador nos eixos ensino, pesquisa e extensão na Disciplina de Técnica Cirúrgica e Cirurgia Experimental, Escola Paulista de Medicina (EPM) da Universidade Federal de São Paulo (UNIFESP). jh.soares@unifesp.br

Murched Omar Taha

Prof. Livre Docente e Prof. Associado nível IV da Disciplina de Técnica Operatória e Cirurgia Experimental do Departamento de Cirurgia da Escola Paulista de Medicina (EPM) da Universidade Federal de São Paulo (UNIFESP). mo.taha@unifesp.br

Roberto Ferreira Meirelles Junior

Professor Adjunto da Disciplina de Técnica Operatória e Cirurgia Experimental do Departamento de Cirurgia da Escola Paulista de Medicina (EPM) da Universidade Federal de São Paulo (UNIFESP). roberto.meirelles@unifesp.br

APRESENTAÇÃO

O transplante de órgãos é uma ideia que ocupa o imaginário dos seres humanos há longa data, embora relatos mais bem documentados remontam à Índia ao redor de 800 a.C., onde retalhos cutâneos foram usados para reparar feridas e queimaduras.

É tido como o primeiro transplante intervivos bem-sucedido o realizado por Joseph Murray e David Hume no hospital Brigham, em Boston (EUA), em 23 de dezembro de 1954, onde um rim de um paciente (Ronald Herrick) foi transplantado para seu irmão seu irmão gêmeo univitelino (Richard Herrick). Essa mesma equipe realizou 8 anos mais tarde, em 1962, o primeiro bem-sucedido transplante renal de doador falecido.

São marcos importantes na história o primeiro transplante bem-sucedido de pulmão em 1963 (James Hardy – Centro Médico da Universidade de Jackson (EUA) e primeiro transplante de fígado bem-sucedido em 1967 (Thomas Starzl-Universidade Colorado- Denver, Colorado (EUA).

No entanto, a história dos transplantes ganhou notoriedade global, em 1967, com o transplante cardíaco bem-sucedido realizado por Christian Barnard no Hospital Groote Schuur, na cidade do Cabo, África do Sul.

Em 25 de maio de 1968, no Hospital das Clínicas em São Paulo, Euryclides de Jesus Zerbini e Luiz Venere Décourt realizaram o primeiro transplante de coração da América Latina e o quinto do mundo.

O advento dos transplantes de órgãos exigiu o aprimoramento de diversas etapas envolvidas aos procedimentos anestésicos, à técnica e tática cirúrgicas, aos cuidados especiais de acompanhamento intra e pós-operatório.

A rejeição foi um fenômeno a ser controlado e os testes de histocompatibilidade e avanços nas drogas imunossupressoras ganharam importância crucial.

Ao lado dos avanços técnicos e tecnológicos ganharam importância os aspectos éticos envolvidos: como determinar o conceito de morte para os doadores; autorização do doador de órgãos; a discussão dos aspectos culturais e de crença religiosa da doação e recepção de órgãos; a intervenção do Estado e a legislação pertinente.

Nesses 56 anos de evolução muitos problemas foram contornados e os transplantes entraram para rotina cirúrgica.

Diversos órgãos com suas caraterísticas anatômicas, funcionais e imunológicas mostram diferentes resultados. Numerosos centros transplantadores oferecem dados que se mostram consensuais na abordagem de cada tipo de tecido ou órgão.

Nessa ordem de ideias, nos propusemos a elaborar um livro que aborde os diferentes tipos de transplantes de modo a sintetizar o conhecimento em cada área específica.

Tem-se a intenção de oferecer informações para os discentes da graduação e da pós-graduação, senso lato (residência e especialização) e senso estrito (mestrado/doutorado) e desse modo colaborar para o processo de ensino e aprendizado em cirurgia e, é claro, em transplantes.

Djalma José Fagundes
André Ibrahim David

COLABORADORES

Adriana dos Santos Forseto

Diretora Médica do Banco de Olhos de Sorocaba (BOS). Coordenadora do Curso de Especialização em Oftalmologia do Hospital Oftalmológico de Sorocaba. Doutora em Oftalmologia pela Universidade Federal de São Paulo (UNIFESP). adriana.forseto@gmail.com

Adriano Miziara Gonzalez

Professor Livre Docente e Associado da Disciplina de Gastroenterologia Cirúrgica da Universidade Federal de São Paulo (UNIFESP). amgonzalez@uol.com.br

André Oliveira Paggiaro

Médico cirurgião plástico. Chefe do Banco de Tecidos do Instituto Central do Hospital das Clínicas/Universidade de São Paulo. Professor Livre-Docente pela Universidade de São Paulo. andrepaggiaro@yahoo.com.br

Barbara Burza Benini

Cirurgia do Aparelho Digestivo, Coordenadora do Grupo de Transplante de Fígado do Hospital São Paulo – Universidade Federal de São Paulo (UNIFESP). barbara.benini@gmail.com

Bianca N. Susanna

Oftalmologista especialista em Transplante de Córnea pelo Hospital de Olhos de Sorocaba. Doutoranda pela Faculdade de Medicina da Universidade de São Paulo (USP). binsusanna@gmail.com

Claudio Luiz Lottenberg

Mestrado e Doutorado em Oftalmologia pela Escola Paulista de Medicina (EPM) da Universidade Federal de São Paulo (UNIFESP). Presidente do Conselho do Hospital Israelita Albert Einstein, São Paulo. claudio@einstein.br

Clotilde Druck Garcia

Professora Titular, Universidade Federal Ciências da Saúde de Porto Alegre (UFCSPA), Departamento de Clínica Médica, Chefe do Serviço de Nefrologia Pediátrica da Santa Casa de Misericórdia de Porto Alegre (RS- Brasil). cdruckgarcia@gmail.com

Eduardo Accetturi

Cirurgião-Dentista. Especialista em periodontia. Mestre em reabilitação oral. Professor da pós-graduação em implantodontia na UNIMAR. Coordenador do Banco de Tecidos Musculoesqueléticos UNIOSS. unioss@unioss.com.br

Elaine Cristina de Ataíde

Professora Livre-Docente e Associada em Cirurgia Hepática e Transplante de Fígado do Departamento de Cirurgia da Faculdade de Ciências Médicas da Universidade Estadual de Campinas (UNICAMP). elainebataide@gmail.com

Evandro Sobroza de Mello

Professor Doutor do Departamento de Patologia da Faculdade de Medicina da USP, Chefe do Serviço de Patologia do Instituto do Câncer do Estado de São Paulo e Médico Patologista do Laboratório CICAP no Hospital Alemão Oswaldo Cruz. esobroza@gmail.com

Flavio Henrique Ferreira Galvão

Especialista em Transplante de Órgãos pelo Instituto Thomas Starzl de Transplante de Universidade de Pittsburgh, Estados Unidos da América,

Mestre pela UNIFESP, Doutor e Professor Livre Docente da Disciplina de Transplante de Órgãos do Aparelho Digestivo da Faculdade de Medicina da Universidade de São Paulo.fgalvao@usp.br,

Giovanna Mattos Ferreira

Estudante de Medicina da Faculdade de Medicina da Universidade de São Paulo do décimo semestre. Doutoranda do programa M.D., Ph.D. da Pós-graduação em Ciências em Gastroenterologia do Departamento de Gastroenterologia da Faculdade de Medicina da Universidade de São Paulo. giovanna.mattos@fm.usp.br

Gisele Guimarães Maciel

Médica Nefrologista pelo Hospital das Clínicas da Faculdade de Medicina da USP (FMUSP). Médica assistente do Grupo de Nefrologia, Diálise e Transplante (GET) do Hospital Beneficência Portuguesa SP. gi_gmaciel@yahoo.com.br

Guilherme Alonso Daud Patavino

Graduação pela Faculdade de Medicina da Universidade de Santo Amaro (UNISA). Residência médica em Cirurgia Geral, Urologia e Transplante Renal pela Escola Paulista de Medicina (EPM/UNIFESP). Mestre em Urologia pela Escola Paulista de Medicina (EPM/UNIFESP). drguilhermepatavino@gmail.com

Heloisa Cristina Caldas

Professora Doutora de Bioética e Coordenadora do Comitê de Ética em Pesquisa (CEP acreditado CONEP) da Faculdade de Medicina de São José do Rio Preto (FAMERP). *heloisa@famerp.br*

Igor Luna Peixoto

Cirurgião digestivo e Hepatobiliar. Coordenador do serviço de transplante hepático do hospital Evangélico Mackenzie de Curitiba. Cirurgião sênior do serviço de transplante hepático do hospital São Vicente de Curitiba. Cirurgião sênior do serviço de transplante renal e pancreático do hospital Evangélico Mackenzie de Curitiba. igorluna@gmail.com

Ilka de Fatima Santana Ferreira Boin

Professora Titular de Cirurgia Hepática e Transplante de Fígado do Departamento de Cirurgia da Faculdade de Ciências Médicas da Universidade Estadual de Campinas (UNICAMP). ilka@unicamp.br

Irene de Lourdes Noronha

Professora Titular da Disciplina de Nefrologia da Faculdade de Medicina USP (FMUSP). Chefe do Serviço de Nefrologia do Hospital das Clínicas da FMUSP. Responsável pelo Laboratório de Nefrologia Celular e Molecular (LIM-29) da FMUSP. Coordenadora do Centro de Pesquisa Clínica do Instituto Central do HCFMUSP. Chefe do Grupo de Nefrologia, Diálise e Transplante (GET) do Hospital Beneficência Portuguesa SP. irenenor@usp.br

João Henrique Sendrete de Pinho

Acadêmico de Medicina da Universidade Federal de Juiz de Fora (UFJF). Minas Gerais. joaohenriquepinho@gmail.com

João Lucas Lima Manzi

Acadêmico de Medicina na Faculdade de Medicina da Universidade de São Paulo (USP). São Paulo, Brasil. Research Fellow no Department of Surgery, University of Miami, Jackson Memorial Hospital, Miami Transplant Institute, Florida, USA.

João Pádua Manzano

Prof. Adjunto da Disciplina de Técnica Operatória e Cirurgia Experimental do Departamento de Cirurgia da Escola Paulista de Medicina (EPM) da Universidade Federal de São Paulo (UNIFESP). jmanzano@unifesp.br

José de Jesus Peixoto Camargo

Fundador e Diretor do Centro de Transplantes da Santa Casa de Porto Alegre. Diretor de Cirurgia Torácica no Pavilhão Pereira Filho da Santa Casa de Porto Alegre. jjcamargo@terra.com.br

José Homero Soares

Mestrado e Doutorado Universidade Federal de São Paulo. Médico Cirurgião do Corpo Técnico Administrativo (TAE) do Departamento de Cirurgia e colaborador nos eixos ensino, pesquisa e extensão na Disciplina de Técnica Cirúrgica e Cirurgia Experimental, Escola Paulista de Medicina (EPM) da Universidade Federal de São Paulo (UNIFESP). jh.soares@unifesp.br

Karla Bachega

Cirurgiã-Dentista. Especialista em implantodontia. Professora da pós-graduação em implantodontia na UNIMAR.Coordenadora do Banco de Tecido Musculoesqueléticos UNIOSS. unioss@unioss.com.br

Larissa Bastos Eloy da Costa

Professora Assistente Doutora do Departamento de Anatomia Patológica da Faculdade de Ciências Médicas da Universidade Estadual de Campinas (UNICAMP). eloylarissa@gmail.com

Luiz Guilherme Santos Maksoud

Cirurgião Torácico formado pela Irmandade Santa Casa de Misericórdia de São Paulo. Fellow em Transplante Pulmonar do Hospital Israelita Albert Einstein. lguilherme.maksoud@gmail.com

Maciana Santos Silva

Cirurgiã do Aparelho Digestivo pela Universidade Federal do Pernambuco – UFPE. Pós-Graduanda da Faculdade de Medicina da Universidade de São Paulo – FMUSP. maciana.silva@hc.fm.usp.br

Marcia Regina Issa Salomão Libânio

Médica oftalmologista. Mestrado e *Fellowship/ The Johns Hopkins University.* Doutorado em Oftalmologia/Universidade Federal de Minas Gerais. Atual Coordenadora do Departamento de Tecidos da ABTO/Associação Brasileira de Transplantes de Órgãos. dramarciasalomao@gmail.com

Marcos Naoyuki Samano

Professor Doutor da Disciplina de Cirurgia Torácica da FMUSP. Coordenador do Programa de Transplante Pulmonar do Hospital Israelita Albert Einstein. Cirurgião Torácico do Grupo de Medicina Respiratória de Alta Complexidade e Transplante Pulmonar da Rede D'Or. marcos.samano@fm.usp.br

Mário Abbud Filho

Professor Doutor, Faculdade de Medicina de São Jose do Rio Preto (FAMERP), Departamento de Medicina, Diretor do Centro de Transplantes de Órgãos do Hospital de Base (CINTRANS), FUNFARME, São Paulo. mario.abbud@gmail.com

Mirella Medeiros Monteiro Marta

Hepatologia. Assistente do Grupo de Transplante de Fígado do Hospital São Paulo. Universidade Federal de São Paulo (UNIFESP). mirellammonteiro@hotmail.com

Murched Omar Taha

Prof. Livre Docente e Prof. Associado nível IV da Disciplina de Técnica Operatória e Cirurgia Experimental do Departamento de Cirurgia da Escola Paulista de Medicina (EPM) da Universidade Federal de São Paulo (UNIFESP). mo.taha@unifesp.br

Nértan Luiz Tefilli

Especialização em Cirurgia hepatobiliopancreática e transplantes pela Real e Benemérita Associação Portuguesa de Beneficência SP. Cirurgião Assistente do Hospital Universitário Cajuru, Curitiba. PR. nertantefilli@yahoo.com.br

Nicolas Cesário Pereira

Chefe do Setor de Córnea do Hospital Oftalmológico de Sorocaba; Doutor em Oftalmologia pela Escola Paulista de Medicina (EPM) da Universidade Federal de São Paulo (UNIFESP). nicolascepe@gmail.com

Noedir Stolf

Professor Emérito e Sênior da Faculdade de Medicina da Universidade de São Paulo. Membro Emérito da Academia de Medicina de São Paulo. stolf@incor.usp.br

Paulo Manuel Pêgo Fernandes

Vice-Diretor da Faculdade de Medicina da USP; Diretor da Divisão de Cirurgia Torácica do Instituto do Coração do HCFMUSP; Professor Titular do Departamento de Cardiopneumologia da FMUSP; Membro do Conselho Consultivo da ABTO. paulopego@incor.usp.br

Phillipe Abreu

MD, MSc, PhD. Professor Assistente de Cirurgia do Departamento de Cirurgia na Universidade do Colorado (USA). dr.phillipeabreu@gmail.com

Rafael Augusto Dantas Prinz

Médico ortopedista. Mestrado/Universidade Federal do Rio de Janeiro. Chefe da Área de Transplantes de Multitecidos do Instituto Nacional de Traumatologia e Ortopedia (INTO). Responsável Técnico pelo Banco de Tecidos Musculoesqueléticos/INTO. rafprinz@gmail.com

Rafael Miyashiro Nunes dos Santos

MD. PhD. Assistant Professor of Clinical Surgery Miami Transplant Institute – University of Miami Miller School of Medicine. ramiyashiro90a@gmail.com

Ricardo Rabello Chiattone

Título de especialista em Hematologia e Hemoterapia. Título de especialista em Transplante de Medula Óssea. Fellow de transplante de medula óssea no *Fred Hutchinson Cancer Research Center – Seattle – WA – USA*. Ex-professor de Hematologia e Hemoterapia da Faculdade de Ciências Médicas da Santa Casa de São Paulo. ricardo.chiattone@gmail.com

Roberto Ferreira Meirelles Junior

Professor Adjunto da Disciplina de Técnica Operatória e Cirurgia Experimental do Departamento de Cirurgia da Escola Paulista de Medicina (EPM) da Universidade Federal de São Paulo (UNIFESP). roberto.meirelles@unifesp.br

Rodrigo Bronze de Martino

Prof. Adjunto da Universidade Federal de São Paulo – UNIFESP. Prof. Livre Docente pela Faculdade de Medicina da Universidade de São Paulo – FMUSP. Cirurgião da equipe de transplante de fígado da UNIFESP – EPM. Cirurgião da equipe de transplante de fígado do Serviço de transplante de órgãos do Aparelho Digestivo do HCFMUSP. rb.demartino@gmail.com

Rodrigo Viana

MD, PhD. Diretor do Miami Transplant Institute (MTI). Chefe de Transplante de Fígado, Intestinal e Multivisceral do MTI e detém o cargo de Professor "Andreas Tzakis" de Cirurgia na Escola de Medicina Miller da Universidade de Miami (USA). r.vianna@med.miami.edu

Ryan Yukimatsu Tanigawa

Professor Doutor do Departamento de Patologia da Faculdade de Medicina da USP, Chefe do Serviço de Patologia do Instituto do Câncer do Estado de São Paulo e Médico Patologista do Laboratório CICAP no Hospital Alemão Oswaldo Cruz. ryanyt@gmail.com

Sibele Lessa Braga

Residência médica em Nefrologia na Unifesp/Hospital do Rim. Médica do grupo de nefrologia e transplantes do Hospital Beneficência Portuguesa de São Paulo. sibelelessabraga@gmail.com

Valter Duro Garcia

Professor Doutor, Diretor do Departamento de Transplante de Rim e de Pâncreas, Santa Casa de Misericórdia de Porto Alegre. vdurogarcia@gmail.com

Vinicius Nunes Abbud

Juiz de Direito do Tribunal de Justiça do Estado de São Paulo, Especialista em Direito Constitucional e Direito Civil Patrimonial pela Escola Paulista da Magistratura – EPM, Mestre em Direito Médico. vnabbud@tjsp.jus.br

PREFÁCIO

Os transplantes de órgãos e tecidos representam uma das mais notáveis conquistas da medicina moderna. Não apenas prolongam vidas, mas restauram funções e oferecem uma nova perspectiva a milhares de pacientes que, sem essas intervenções, teriam um horizonte muito limitado. Trata-se de um campo que transcende as fronteiras da técnica cirúrgica, envolvendo profundas questões imunológicas, éticas, legislativas e sociais.

Ao longo das últimas décadas, a comunidade científica e médica contribuiu de forma decisiva para o avanço dos transplantes, consolidando modelos organizacionais, aprimorando técnicas cirúrgicas e imunológicas, e ampliando o acesso a tratamentos de alta complexidade. Os progressos nas áreas de imunossupressão, compatibilidade tecidual e manejo de complicações têm permitido resultados cada vez mais consistentes e duradouros.

O livro que ora se apresenta, concebido por renomados especialistas e com um escopo abrangente e didático, oferece uma valiosa síntese do conhecimento atual em transplantes de órgãos e tecidos. Ao perpassar desde a história e os aspectos imunológicos da rejeição, até os avanços em cirurgia robótica, xenotransplantes e temas fundamentais de ética e legislação, esta obra reflete o dinamismo e a complexidade de um campo em constante evolução.

Seu conteúdo atende não apenas aos profissionais em formação – graduandos, residentes, pós-graduandos – mas também aos especialistas que buscam atualização e reflexão crítica. É particularmente louvável a abordagem interdisciplinar adotada, essencial em um campo que requer a integração entre cirurgiões, clínicos, imunologistas, patologistas, profissionais de saúde mental e equipes de apoio.

O percurso proposto pelo livro inicia-se com uma necessária contextualização histórica, oferecendo ao leitor uma perspectiva sobre as origens e marcos dos transplantes em âmbito global e nacional. Essa visão retrospectiva é fundamental para compreender a evolução conceitual e tecnológica que permitiu transformar uma ideia milenar em prática clínica consolidada.

Seguem-se reflexões sobre os mecanismos de rejeição, que continuam a representar um dos grandes desafios da área, exigindo constante atualização e inovação em estratégias de imunossupressão e monitoramento.

Outro destaque da obra é a abrangência com que aborda as diferentes modalidades de transplante. Os capítulos dedicados aos transplantes de tecidos – muitas vezes sub-representações em publicações da área – enriquecem a compreensão do leitor quanto às possibilidades terapêuticas que vão muito além dos órgãos sólidos. Pele, membrana amniótica, tecidos osteomusculares, entre outros, são aqui apresentados de forma atualizada e prática.

A discussão dos transplantes de órgãos sólidos contempla não apenas os procedimentos mais difundidos, como os transplantes de rim, fígado, coração e pulmão, mas também modalidades mais complexas e em desenvolvimento, como os transplantes de pâncreas, intestino e multiviscerais. Cada capítulo oferece uma visão atual e baseada em evidências, contribuindo para a formação de uma prática clínica cada vez mais segura e eficaz.

Além disso, os avanços tecnológicos e científicos que prometem redefinir os limites da transplantação – como a cirurgia robótica e os xenotransplantes – recebem atenção especial, refletindo o espírito inovador que caracteriza este campo.

Ao reunir, de forma clara e abrangente, esses diversos aspectos, este livro presta uma importante contribuição ao ensino, à atualização profissional e à disseminação de uma cultura de qualidade e responsabilidade no âmbito dos transplantes.

Parabenizo os organizadores e autores pela excelência do trabalho apresentado. Estou certa de que esta obra será uma referência valiosa para todos os profissionais envolvidos nesta área tão nobre da medicina, e que contribuirá de forma efetiva para o aprimoramento contínuo da prática transplantadora em nosso país.

Luciana Haddad
Presidente ABTO

SUMÁRIO

Parte I

Introdução

Parte II

Transplantes de Tecidos

Parte III

Transplantes de Órgãos Sólidos

Parte VI

Parte I

Introdução

Capítulo 1

BREVE HISTÓRICO E PERSPECTIVAS DOS TRANSPLANTES

- Djalma José Fagundes
- José Homero Soares
- André Ibrahim David
- Murched Omar Taha

Desde tempos imemoriais, diferentes culturas, em variadas épocas e regiões geográficas, demonstraram manifestações míticas relacionadas à substituição ou troca de segmentos anatômicos. Estas histórias mitológicas, transmitidas através da tradição oral ou pictográfica (imagens e escritos), como as de Ganesh na mitologia Hindu ou as quimeras na mitologia grega, refletiam desejos humanos de cura e renovação corporal, revelando uma fascinação humana por conceitos que hoje associamos aos transplantes, muito antes do surgimento da medicina moderna.

Primeiros Registros e Referências Míticas

A ideia de transferir um órgão saudável de um doador para um receptor cujo órgão estivesse doente encontrava barreiras significativas devido à falta de técnicas cirúrgicas avançadas, ao desconhecimento sobre manejo de complicações metabólicas, e às reações imunológicas que resultavam na rejeição do enxerto. Além disso, questões éticas relacionadas à doação de órgãos sempre geraram debates intensos, que precisaram ser enfrentados e regulamentados ao longo dos séculos.

A primeira menção de transplante remonta a referências mitológicas, como o deus hindu Ganesh, que teve sua cabeça substituída por uma de elefante, e as narrativas de Sushruta, o "Pai da Cirurgia Indiana", que descreveu técnicas de enxerto cutâneo para reconstrução nasal no século VI a.C. Índia (c. 600 a.C.).

Avanços Pré-Modernos: Da Antiguidade à Idade Média

No Egito antigo, o papiro de Ebers (1550 a.C.) menciona o uso de retalhos cutâneos para tratamento de queimaduras. Na China, entre 407 e 310 a.C., a lenda de Tsin Yue-Jen relata a troca de corações entre soldados, sob o efeito de "vinho forte", uma tentativa rudimentar de transplante que, embora mitológica, evidencia o fascínio antigo pela ideia de substituir órgãos.

No cristianismo primitivo, há relatos de reimplantes milagrosos, como o de Jesus Cristo restaurando a orelha de um soldado romano, cortada por Simão Pedro e ainda, São Cosme e São Damião transplantando uma perna de um mouro para um paciente caucasiano, demonstrando o fascínio cultural e religioso por regenerações corporais.

Era Moderna e o Despertar da Ciência Experimental (Séculos XVI ao XIX)

Gaspare Tagliacozzi (1597), um cirurgião italiano, publica um tratado sobre a reconstrução nasal usando enxertos de pele, um marco no desenvolvimento da cirurgia plástica.

Com o surgimento do método científico e o despertar da Ciência experimental, os transplantes começaram a transitar da mitologia para a experimentação.

John Hunter, no século XVIII, foi pioneiro em enxertos experimentais em animais, utilizando técnicas que lançaram as bases para a cirurgia moderna.

Em 1869, Jacques-Louis Reverdin realizou o primeiro transplante documentado de pele humana, aplicando enxertos para tratar feridas, uma técnica que seria amplamente utilizada em pacientes queimados.

O século XIX foi um período de intensa experimentação, com Alexis Carrel e Charles Guthrie desenvolvendo técnicas de sutura vascular, que permitiram a conexão de vasos sanguíneos, sendo fundamentais para transplantes de órgãos inteiros. No final do século XIX, a sutura de vasos sanguíneos era extremamente desafiadora. As técnicas existentes não eram eficazes para reconectar artérias e veias sem causar hemorragias ou trombose. Carrel e Guthrie trabalharam juntos para desenvolver métodos de sutura que permitissem a união precisa de vasos sanguíneos, utilizando uma técnica chamada suturas triangulares. Essa técnica envolvia suturar as bordas dos vasos em forma de triângulo, o que permitia que o vaso se invaginasse e criasse uma superfície lisa no interior, reduzindo o risco de formação de coágulos. Carrel também desenvolveu o uso de agulhas finas e fios sutis para minimizar danos aos tecidos vasculares. As colaborações entre Carrel e Guthrie estabeleceram os fundamentos da cirurgia vascular e dos transplantes, influenciando gerações futuras de cirurgiões. Suas técnicas ainda são reconhecidas como marcos no desenvolvimento de procedimentos que hoje são rotineiros, como enxertos vasculares, cirurgias de revascularização e transplantes de órgãos.

Século XX: A Era dos Transplantes de Órgãos

A história dos transplantes de órgãos é marcada pelos esforços pioneiros de cirurgiões que ousaram desafiar as limitações médicas de seu tempo. Desde experimentos iniciais até procedimentos que hoje salvam milhares de vidas anualmente, a evolução dos transplantes passou por uma série de obstáculos, inovações e histórias notáveis que pavimentaram o caminho para a medicina moderna.

1. Os primeiros experimentos: a busca pelo impossível

1905: O oftalmologista Eduard Zirm realiza o primeiro transplante de córnea bem-sucedido, restaurando a visão de um paciente cego.

As primeiras tentativas de transplante envolviam órgãos de animais para humanos, um procedimento conhecido como ***xenotransplante****. O cirurgião francês* ***Alexis Carrel****, vencedor do Prêmio Nobel em 1912, foi um dos primeiros a experimentar transplantes de órgãos em animais. Ele desenvolveu técnicas inovadoras de sutura vascular, fundamentais para o sucesso de futuros transplantes, mas o corpo humano rejeitava rapidamente os órgãos estrangeiros.*

---

2. A era dos transplantes renais

1933: O cirurgião soviético **Yurii Voronoy** realizou o primeiro transplante renal em um ser humano na Ucrânia. Embora o rim transplantado não tenha funcionado por mais de dois dias, o procedimento representou um avanço crucial.

1954: O primeiro transplante de rim bem-sucedido entre gêmeos idênticos foi realizado pelo cirurgião americano **Joseph Murray** no Peter Bent Brigham Hospital em Boston. O paciente, **Richard Herrick**, recebeu o rim de seu irmão gêmeo, Ronald. O fato de os irmãos serem geneticamente idênticos eliminou o problema da rejeição imunológica. Esse marco histórico garantiu a Joseph Murray o Prêmio Nobel de Fisiologia ou Medicina em 1990.

3. A Era da Imunossupressão e Expansão para Outros Órgãos

Década de 1960: Com o sucesso do transplante renal, cirurgiões começaram a explorar transplantes de outros órgãos. No entanto, a rejeição imunológica continuava sendo o maior desafio. A introdução da **azatioprina**, um imunossupressor desenvolvido por **George Hitchings** e **Gertrude Elion**, aumentou a viabilidade dos transplantes renais em pacientes não relacionados.

1967: O cirurgião **Christiaan Barnard**, um cirurgião sul-africano, realizou o primeiro transplante de coração humano bem-sucedido no Hospital Groote Schuur, na Cidade do Cabo. O paciente, Louis Washkansky, sobreviveu 18 dias após a cirurgia. A operação foi um marco na história da medicina, embora a rejeição ainda fosse um problema significativo. Barnard transformou o transplante de coração em um evento midiático global. Sua fama tornou o transplante de órgãos um tema de interesse público.

O primeiro transplante de coração no Brasil foi realizado pelo renomado cirurgião **Euríclides de Jesus Zerbini** em 26 de maio de **1968**, no Hospital das Clínicas da Faculdade de Medicina da Universidade de São Paulo (USP). Este marco histórico ocorreu apenas cinco meses após o primeiro transplante de coração do mundo, realizado pelo cirurgião sul-africano Christiaan Barnard.

Na ocasião, Zerbini liderou uma equipe médica que transplantou o coração de Luiz Fernando de Barros, um jovem de 23 anos que havia sofrido morte cerebral, para o paciente João Ferreira da Cunha, conhecido como "João Boiadeiro", um lavrador de 23 anos com uma doença cardíaca terminal. Infelizmente, o paciente sobreviveu apenas 28 dias após o procedimento devido a complicações como rejeição e infecções.

O pioneirismo de Zerbini não apenas colocou o Brasil na vanguarda da medicina cardíaca, mas também abriu portas para o avanço das técnicas de transplantes no país, consolidando sua reputação como um dos maiores cirurgiões cardiovasculares do mundo.

4. Avanços cruciais: a era da ciclosporina

1976: A descoberta da ciclosporina, um imunossupressor derivado de um fungo, revolucionou o campo dos transplantes. **Jean-François Borel**, um microbiologista suíço, identificou o potencial da ciclosporina para suprimir a rejeição de órgãos. Isso permitiu que os transplantes se tornassem mais seguros e eficazes, aumentando drasticamente a sobrevivência dos pacientes.

1983: A aprovação da ciclosporina pelo FDA marcou o início de uma nova era nos transplantes, permitindo o sucesso em transplantes de fígado, coração e pulmão.

O Avanço dos Transplantes Modernos Década de **1990** em diante: Novos imunossupressores, como o tacrolimo e o micofenolato de mofetila, continuaram a melhorar os resultados dos transplantes, reduzindo os efeitos colaterais e aumentando a taxa de sobrevivência.

Terapias combinadas: os transplantes modernos agora utilizam uma combinação de medicamentos imunossupressores para maximizar a eficácia enquanto minimizam os efeitos colaterais. Isso inclui corticosteroides, inibidores da calcineurina (ciclosporina e tacrolimo), e agentes antiproliferativos.

O Impacto na Medicina Moderna: A introdução e evolução dos imunossupressores transformaram os transplantes de órgãos de um procedimento experimental e de alto risco em uma prática médica de rotina que salva milhares de vidas a cada ano.

5. Transplante em doadores com "morte cerebral"

Até a década de **1960**, órgãos cadavéricos eram recuperados de pacientes que tinham morrido de morte cardíaca, o único tipo de morte reconhecido na época. Em **1959**, **Guy Alexandre**, um cirurgião belga que tinha sido um dos pesquisadores de Murray em Harvard, introduziu a ideia do coma *depassé*, um estado além do tipo mais profundo de coma. O **coma *depassé*** foi possível pela ventilação artificial, que preservou a oxigenação dos órgãos em pacientes sem função cerebral que teriam morrido devido à parada respiratória. Em 3 de junho de **1963**, um paciente com um ferimento grave na cabeça foi levado ao Hospital Saint-Pierre em Bruxelas. Apesar de todos os esforços de ressuscitação, o paciente estava em estado de coma *depassé*. O pedido de Alexandre para realizar um transplante renal com um rim deste "doador de coração batendo", foi aprovado pelo chefe do departamento, e esta primeira doação após o que hoje conhecemos, como "morte cerebral" foi um sucesso.

6. Os primeiros xenotransplantes

Até agora, os transplantes bem-sucedidos eram aloenxertos, de humano para humano. Entre 5 de novembro de **1963** e 4 de fevereiro de **1964**, seis pacientes receberam xenotransplantes renais de chimpanzés. O Cirurgião **Keith Reemtsma** e a equipe multidisciplinar de transplantes da Universidade de Tulane começaram a investigar fontes não humanas para transplantes renais devido à escassez de rins doados.

Relatos anteriores de xenotransplante na época incluíam transplantes renais de um coelho para uma criança em **1905**. Todos esses casos foram recebidos com fracasso em poucos dias, devido à morte do paciente ou trombose do enxerto.

7. Os transplantes em outros órgãos

Embora os primeiros anos do transplante tenham se concentrado amplamente nos rins, no final da década de **1960**, transplantes de fígado, coração e pâncreas de doadores falecidos também foram realizados com sucesso.

Depois de realizar mais de 400 transplantes de pulmão em cães, a equipe do cirurgião **James Hardy** na Universidade do Mississippi transplantou o primeiro pulmão humano de um doador sem batimento cardíaco em **1963**. O receptor, que havia recebido o transplante devido ao seu diagnóstico de carcinoma brônquico, morreu 18 dias após a cirurgia.

Em dezembro de **1966**, o primeiro transplante de pâncreas foi realizado na Universidade de Minnesota por **R. Lillehei** e **W. Kelly**, que transplantaram um rim e um pâncreas em um paciente diabético em diálise, obtendo função de ambos os órgãos.

Thomas Starzl, conhecido como o "pai dos transplantes de fígado", em **1967**, o realizou o primeiro transplante de fígado em um humano na Universidade do Colorado, auxiliado pelos resultados do modelo canino e pela imunossupressão baseada em azatioprina e esteroides, que se tornou o padrão ouro para transplantes. Os três primeiros pacientes sobreviveram entre 7 e 22 dias. Starzl e Calne refinaram técnicas cirúrgicas, preservação de órgãos e imunossupressão durante a década de **1970**, já que as taxas de sobrevivência de 1 ano permaneceram abaixo de 25%. Essa investigação contínua e a descoberta e o uso clínico da ciclosporina no final da década de 1970 aumentaram a sobrevivência a longo prazo.

Em 9 de março de **1981**, O cirurgião cardiotorácico de Stanford, **Bruce Reitz**, liderou a equipe do Stanford Medical Center que realizou o primeiro transplante bem-sucedido de coração e pulmão do mundo, após estudos laboratoriais e depois de a ciclosporina ter sido aprovada para uso no transplante cardíaco em dezembro de **1980**.

8. O primeiro coração artificial

Depois que seu próprio pai morreu devido a uma doença cardíaca, **Robert Jarvik**, inventou uma tecnologia inteiramente nova para o campo de transplantes. Na Universidade de Utah, Jarvik projetou um coração totalmente artificial, o Jarvik-7. Em **1982**, **William DeVries** e sua equipe sob o comando de Reemtsma, então na Universidade de Utah, passaram 7 horas na sala de cirurgia implantando o Jarvik-7, o primeiro implante cardíaco totalmente artificial em um ser humano.

9. Transplantes de tecidos compostos e xenotransplantes

O final do século XX e início do XXI testemunharam avanços em transplantes de tecidos compostos, como o primeiro transplante de mão realizado por **Jean-Michel Dubernard** em **1998**, e o primeiro transplante facial parcial em 2005 por **Bernard Devauchelle**.

Em **2022**, um marco foi alcançado com o primeiro transplante combinado de timo e coração, abrindo portas para novas possibilidades terapêuticas para doenças imunodeficientes congênitas.

Xenotransplantes, ou transplantes de órgãos entre espécies diferentes, também foram retomados com maior segurança devido ao advento de melhores imunossupressores e técnicas de engenharia genética para criar porcos transgênicos, como a recente tentativa de transplante de coração de porco para humanos em **2022**.

Século XXI – Inovações Contemporâneas nos Transplantes de Órgãos

O século XXI tem sido uma era de grandes avanços no campo dos transplantes de órgãos, impulsionada por novas tecnologias, descobertas científicas e uma compreensão mais profunda da imunologia. No entanto, essa era também trouxe desafios significativos, desde questões éticas até a complexidade técnica dos transplantes de órgãos compostos.

Principais Desafios Atuais

- **Rejeição Crônica**

Apesar dos avanços em imunossupressores, a rejeição crônica ainda é uma barreira significativa. Essa condição pode ocorrer meses ou anos após o transplante, levando à falência gradual do órgão, sendo o principal desafio encontrar tratamentos que possam prevenir a rejeição sem comprometer o sistema imunológico dos pacientes.

- **Escassez de Órgãos**

A demanda por órgãos continua a superar a oferta. A fila de espera para transplantes é longa, o que leva muitos pacientes a falecerem antes de conseguirem um doador. Neste aspecto as pesquisas com órgãos bioimpressos em 3D e xenotransplantes (uso de órgãos de animais, como porcos geneticamente modificados) estão em andamento para suprir essa lacuna.

- **Transplantes Multiviscerais e Compostos**

Transplantes que envolvem múltiplos órgãos ou estruturas complexas, como rosto e membros, apresentam desafios cirúrgicos e imunológicos únicos. A integração dos vasos sanguíneos, nervos e tecidos aumenta o risco de rejeição e complicações.

Eventos Marcantes do Século XXI

1. O primeiro transplante parcial de rosto foi realizado em **2005** na França por **Bernard Devauchelle** e **Jean-Michel Dubernard** sendo considerado um marco na cirurgia reconstrutiva.

2. Primeiro Transplante de Face Completa (**2010**): Realizado pelo cirurgião espanhol **Joan Pere Barret** no Hospital Vall d'Hebron, em Barcelona. A cirurgia durou mais de 24 horas e envolveu a transferência de músculos, pele, ossos e nervos.
3. **Transplantes de Útero** (**2014**): Liderado por **Mats Brännström** na Suécia, resultou no primeiro nascimento saudável após um transplante de útero. Este avanço abriu novas possibilidades para mulheres que sofrem de infertilidade devido à ausência de útero.
4. **Xenotransplante de Coração** (**2022**): Em um procedimento inovador, cirurgiões da ***University of Maryland Medical Center*** transplantaram um coração de porco geneticamente modificado em um paciente humano terminal. Embora o paciente tenha sobrevivido por apenas dois meses, este procedimento foi um passo significativo em direção ao uso de órgãos animais para transplantes humanos.
5. Pioneirismo de **Shaf Keshavjee**, em técnicas de preservação pulmonar com o uso da *Ex-Vivo Lung Perfusion* (EVLP), permitiu que pulmões marginalmente funcionais sejam avaliados e tratados antes do transplante. Isso aumentou o número de pulmões disponíveis para transplante e melhorou a taxa de sucesso.
6. **Pioneirismo de Paolo Macchiarini**, conhecido por realizar um dos primeiros transplantes de traqueia bioartificial usando células-tronco do próprio paciente. Embora suas práticas tenham gerado controvérsias éticas, suas inovações abriram caminhos para a engenharia de órgãos.

Enfim, organizou-se o Quadro 1, que destaca os principais eventos na história dos transplantes. Ele cobre desde os primeiros registros históricos até os avanços mais recentes, fornecendo uma visão clara e didática da evolução dos transplantes.

Quadro 1. Eventos marcantes na história dos transplantes de órgãos no mundo.

ÉPOCA	EVENTO
Pré-história	Não há registros arqueológicos ou paleontológicos que possam ser associados aos transplantes.
2000aC/3000aC	Mitologia Hindu – Ganesh. É considerada como a primeira referência histórica mítica de transplante. O deus Shiva foi proibído por Ganeh de entrar nos domínios de Kailasa, seguindo ordens de sua mãe, a deusa Parvathi. Num acesso de fúria Shiva decapita Ganesh. Mais tarde, percebendo que Ganesh cumpria ordens maternas, compensa o erro implantando uma cabeça e pescoço de um elefante em Ganesh. Esse xenotransplante faz Ganesh ficar conhecido como "o deus dos transplantes". Tradição Oral.
2000aC/3000aC	Mitologia Hindu – Daksh. Outra história de desavenças entre os deuses. Num acesso de fúria Shiva decapita o rei Daksh (seu sogro), por ofender Sati, a esposa de Shiva e filha de Daksh. Aconselhado pelos outros deuses, se redimi implantando uma cabeça de cabra em Daksh. Tradição oral.
1550aC	A primeira menção escrita de um transplante está no papiro de Ebers do antigo Egito, o qual menciona o uso de retalhos cutâneos para tratamento de queimadura.
800aC/300aC	Enxerto autólogo – Sushrutha, médico indiano conhecido como "pai da cirurgia indiana" e "pai da cirurgia plástica". Ele deixou escrito mais de mil e cem procedimentos médicos e cirúrgicos, entre eles a técnica de rinoplastia com uso de retalho cutâneo, usada até os dias atuais.
700aC/500aC	Mitologia grega – Quiméra. Na mitologia grega, são frequentes as Figuras de heróis, deuses e feras que compartilham o corpo humano com animais de outras espécies. A síntese desses crituras é representada pela quiméra com corpo de leão, cauda de cobra e cabeça de cabra. Corresponderiam ao conceito de xenotransplante, diferentes órgãos compondo um único corpo.
700aC	Homero, em sua obra Ilíada, descreve um transplante com tecidos geneticamente diferentes.
407aC/310aC	China – O cirurgião chinês Tsin Yue-Jen relata transplante de coração realizado sob efeito de "vinho forte" para troca de coração entre dois soldados e ambos sobreviveram após o procedimento. O motivo da troca não consta dos documentos da época.
140aC–208aC	China – Hua – Tuo, outro cirurgião chinês relata o transplante vísceras abdominais sob o efeito de um fototerápico "mafeisan" (pó fervente de cannabis). Ele caiu em desgraça com o imperador sendo executado e seus escritos foram destruídos.

ÉPOCA	EVENTO
4aC–30dC	Jesus de Nazaré – O apóstolo Marcos descreve que Jesus Cristo curou um escravo do sumo sacerdote, realizando o reimplante da sua orelha direita, que fora coratada por um de seus seguidores durante o ato de sua prisão.
231-251dC	Santa Aghata, mártir cristã. – Vítima da perseguição aos cristãos pelos romanos ela foi presa e torturada por rejeitar os desejos do prefeito romano Quintianus. Suas mamas foram mutiladas. Ainda na prisão, São Pedro apareceu em seus sonhos e reimplantou as mamas, numa forma de autotransplante.
231-251dC	São Marcos evangelista cristão, relata o reimplante de mãos perdidas durante uma batalha.
280aD–305dC	São Cosme e São Damião – Irmãos gêmeos e martires católicos praticavam seus conhecimentos médicos na região onde hoje é a Turquia. Ficaram conhecidos pelo relato de transplantarem a perna de um etíope falecido de cor negra para outro homem de cor branca cuja perna era "cancerosa". O fato ficou como o "milagre da perna do mouro".
1778	John Hunter (1729-1793)– Cirurgião escocês é considerado como o primeiro a utilizar o termo transplante para descrever experimentos criados por ele, como a inserção de enxertos ovarianos e testiculares em animais de diversas espécies. Também é considerado como o primeiro a executar de modo organizado a cirurgia experimental em animais.
1869	Em novembro de 1869, o médico suíço Jacques-Louis Reverdin (1842-1929) realizou em Paris o primeiro transplante moderno de pele. Ele cobriu com epiderme uma ferida no cotovelo esquerdo de um paciente, extraindo pele do braço direito do próprio paciente.
1878	O primeiro transplante de córnea tecnicamente bem-sucedido foi relatado por Power em 1878, mas após 20 dias houve perda da transparência do enxerto
1905	Eduard Zirm (1863-1944), oftalmologista austríaco, realizou o primeiro transplante de córnea, restaurando a visão de um homem que tinha ficado cego após um acidente. A córnea ficou translúcida por um ano.
1905	Dois pesquisadores franceses, Alexis Carrel (1873/1944) e Charles Claude Guthrie (1880/1936), transplantaram o coração de um cão, que pulsou no corpo do cão receptor durante cerca de uma hora.
1906	O primeiro xenotransplante de órgãos sólidos foi feito em 1906 por Jaboulay (França) que transplantou um rim de suíno na fossa antecubital da face ventral do antebraço de uma mulher de 48 anos. Poucos meses depois, ele fez outro xenotransplante em outra mulher utilizando rim de cabra. Ambos xenoenxertos falharam precocemente devido à trombose.

ÉPOCA	EVENTO
1960/1970	Xenotransplantes só voltaram a ser pesquisados com maior afinco após o advento dos procedimentos de imunossupressão nas décadas de 1960/1970
03/04/1933	Na Ucrânia (antiga União das Repúblicas Soviéticas) o pesquisador Yurii Voronoy (1895/1961) foi pioneiro em transplante renal transplantando um rim de um homem de 60 anos (doador falecido) em uma mulher de 26 anos que tentara o suicídio ingerindo mercúrio. O rim transplantado funcionou por dois dias.
1944	O piloto da segunda guerra mundial, Charles Woods, teve queimaduras em 70% do corpo com margem restrita de sobrevivência. Assim foi tentado o transplante de pele de outro sodado recentemente falecido. O transplante foi um sucesso. O médico Joseph Murray (1919-2012), membro da equipe médica, intuiu que o retalhos não foram rejeitados devido ao baixo grau de imunidade do piloto frente ao trauma extenso. Abriu o caminho para o entendimento da fisiopatologia da rejeição.
1990	Em 1990 Joseph Murraay foi agraciado com o Prêmio Nobel de Medicina e Fisiologia devido a sua contribuição ao entendimento da inflamação e rejeição de transpantes.
1950	Junho de 1950, Chicago (Estados Unidos): o médico Richard Lawler transplantou o rim de uma pessoa morta para uma mulher com uma doença renal. O rim transplantado foi rejeitado ao fim de 10 meses. Dois anos depois, a França se destacou por realizar o primeiro transplante a partir de um paciente vivo, com a equipe de Jean Hamburger, do hospital Necker de Paris. O jovem receptor morreu 21 dias depois da operação.
1954	Em 23 de dezembro de 1954, é tido como o primeiro transplante intervivos bem-sucedido o realizado por Joseph Murray (1919-2012) e David Hume no hospital Brigham, em Boston (EUA) onde um rim de um paciente (Ronald Herrick) foi transplantado para seu irmão seu irmão gêmeo univitelino (Richard Herrick).
1959	O estado da Louisiana (EUA) – Charity Hospital, New Orleans, foi o pioneiro na realização de transplante renal entre indivíduos geneticamente não idênticos.
1960/1962	Roy Calne e sua equipe do Hospital Peter Bent Brigham, publicaram descobertas de que a 6-mercaptopurina prolongou a sobrevida após transplante renal em 104 cães.
1962	Murray e a sua equipe transferiram a experiência de Calne para seu laboratório para pacientes humanos no hospital. Concluiram que a irradiação conferiu poucos benefícios por si só, enquanto os agentes químicos supressores azatioprina, actinomicina C e prednisona melhoraram, pelo menos, os resultados a curto prazo.

ÉPOCA	EVENTO
1962	Murray liderou o primeiro transplante renal entre pacientes não aparentados com uso de azatioprina. Este também foi um caso marcante, pois foi o primeiro transplante bem-sucedido de um doador falecido.
1963–1965	Devido à escassez de doadores, Keith Reemtsma e a equipe multidisciplinar de transplantes da Universidade de Tulane (New Orleans- Lousiana) começaram a investigar fontes não humanas para transplantes renais. 5 de novembro de 1963 e 4 de fevereiro de 1964, seis pacientes receberam xenotransplantes renais de chimpanzés. O projeto de xenotransplante foi descontinuado em 1965 devido aos insucessos no controle da rejeição.
1963	Em junho de 1963 um paciente com grave lesão craniana foi levado até o Hospital Saint-Pierre em Bruxelas. Apesar das manobras de ressuscitação, o paciente foi considerado como em "coma dépassé". O médico Guy Alexandre, após autorização legal, realizou o primeiro transplante de rim de um doador com "coração batendo ("*beating-heart donation*"). Doador em morte cerebral.
Março 1963	Thomaz Starz da Universidade do Colorado (EUA) tentou o primeiro transplante ortotópico de fígado. Os três primeiros pacientes foram à óbito entre 3 e 22 dias de pós-operatório. Com refinamento da técnica operatória e uso clínico da azotioprina e da ciclosporina elevaram as taxas de sobrevida no início dos anos 1970.
Junho 1963	James D. Hardy, do Centro Médico da Universidade do Mississipi (EUA) fez o primeiro transplante unilateral esquerdo de pulmão. O pacinte apresentou melhora da função pulmonar, mas foi à óbito por insuficiência renal, com sobrevida de 18 dias.
1964	James D. Hardy também realizou o primeiro transplante de coração do mundo, valendo-se de um macaco como doador. A experiência foi malsucedida e o paciente humano morreu após 90 minutos.
1966	Em dezembro de 1966, o primeiro transplante de pâncreas foi realizado na Universidade de Minnesota. R. Lillehei e W. Kelly transplantaram rim e pâncreas em paciente diabético em diálise, obtendo função de ambos os órgãos. Nos meados de 1970 até meados de 1980 os transplantes de pâncreas eram parciais.
1966–1979	O primeiro transplante total de pâncreas ocorreu em 1966 realizado pela equipe da Universidade de Minessota (W.D. Kelly, R.C. Lillehei, F.K. Merkel, Y. Idezuki, F.C. Goetz) em um caso de transplante multivísceral de rim e duodeno. A paciente faleceu após três meses. Em 1979 a mesma equipe realizou o bem-sucedido transplante parcial de pâncreas.

ÉPOCA	EVENTO
Dezembro 1967	Christian Barnard no Hospital Groote Schuur, na cidade do Cabo, África do Sul, fez o primeiro transplante cardíaco. Paciente sobreviveu 18 dias.
Janeiro 1968	Um mês após o monumental primeiro transplante de coração realizado por Barnard, o médico Norman Edward Shumway realizou o primeiro transplante cardíaco em humanos adultos nos EUA (Universidade Stanford, San Francisco, Califórnia).
Maio 1968	Em 25 de maio de 1968, no Hospital das Clínicas em São Paulo, Euryclides de Jesus Zerbini e Luiz Venere Décourt realizaram o primeiro transplante de coração da América Latina e o quinto do mundo.
1981	O primeiro transplante bem-sucedido de coração-pulmão foi realizado na Universidade de Stanford por Bruce Reitz numa paciente com hipertensão pulmonar idiopática.
1983–1988	O pesquisador Joel Cooper da Universidade de Toronto Canadá realizou uma série de transplantes envolvendo o pulmão. Em 1983 realizou o primeiro transplante bem-sucedido de pulmão unilateral. Em 1986 fez o primeiro transplante bem-sucedido de pulmão bilateral. Em 1988 fez primeiro transplante pulmonar bilateral em paciente com fibrose cística.
1998	Surgimento de novas drogas imunossupressoras como o tacrolimus e o micofenolatode mofetil mehoraram da tolerância dos receptores.
1998	O primeiro transplante bem-sucedido de intestino delgado foi realizado na Alemanha por E. Deltz e graças ao surgimento da ciclosporina e tracolimus o procedimento apresentou bons resultados e com isso deixou de ser considerado um trabalho experimental, mas sim um novo recurso terapêutico.
1998	Jean-Michel Dubernard, em Lyon, França, realizou o primeiro transplante de mão bem-sucedido em um paciente com amputação do meio do antebraço.
2000 a 2023	Uma série de transplantes de útero foi realatada na literatura. Arábia Saudita (2000), Turquia (2011), Suécia (2012), EUA (2016), Brasil (2016), India (2017), Reino Unido (2023). Até 2023 há relatos de 100 transplantes de útero e 50 nasceram em todo o mundo.
2005	Bernard Devauchelle e Dubernard realizaram um transplante facial parcial em Isabelle Dinoire, que havia sofrido um ataque desFigurante de cachorro.
2010	Em 2010, uma equipe espanhola liderada pelo Dr. Juan Barret realizou o primeiro transplante facial completo.
2010	Ugo Boggi realizou, no Hospital Universitário de Aoup em Pisa, Itália, o primeiro transplante de pâncreas usando a cirurgia robótica.

ÉPOCA	EVENTO
2022	Xenotransplante de Coração, em um procedimento inovador, cirurgiões da *University of Maryland Medical Center* transplantaram um coração de porco geneticamente modificado em um paciente humano terminal.
09/03/022	O primeiro transplante de timo foi realizado, juntamente com transplante de coração, por Joseph W. Turek, chefe de cirurgia cardíaca pediátrica da Universidade de Duke, em um paciente recém-nascido com defeito cardíaco grave e ausência de células T.
2023	Uma equipe de médicos e engenheiros foram os pioneiros a realizar um transplante de traquéia impresso em 3D *no Hospital St Mary de Seul* (*bioprinting*). A paciente é uma mulher de 50 anos que perdeu parte da traquéia numa operação de neoplasia da tireoide.

Este Quadro abrange suscintamente os eventos mais significativos no desenvolvimento dos transplantes, ilustrando o progresso da técnica, desde os tempos antigos, até os avanços modernos, como os xenotransplantes e as tecnologias de bioimpressão.

Questões Éticas e Futuras Direções

Com o avanço das biotecnologias e a possibilidade de edição genética, novas questões éticas emergem, especialmente em relação ao uso de animais geneticamente modificados para transplantes e a criação de órgãos artificiais em laboratório.

A *Bioprinting* (impressão 3D de tecidos) e a clonagem terapêutica são áreas promissoras que podem reduzir a dependência de doadores humanos no futuro. A bioimpressão de tecidos tridimensionais usando células do paciente tem mostrado potencial para criar órgãos personalizados, como bexigas e vasos sanguíneos, porém tem suas limitações, pois embora tecidos simples possam ser bioimpressos, órgãos complexos (como fígado e coração) ainda são um desafio devido à dificuldade em replicar a vasculatura intricada e a funcionalidade a longo prazo.

Já os Xenotransplantes (Órgãos de Animais para Humanos) pode sinalizar uma solução para a escassez de órgãos, mas esbarra em obstáculos como a rejeição imunológica e questões éticas. Além disso, os riscos de transmissão de doenças zoonóticas (de animais para humanos) precisam ser mais bem compreendidos.

O Papel da Inteligência Artificial nos Transplantes de Órgãos

A Inteligência Artificial (IA) está emergindo como uma ferramenta poderosa no campo dos transpla ntes, oferecendo soluções para alguns dos desafios mais complexos enfrentados por médicos e pacientes.

- • **Seleção e Alocação de Órgãos**. Algoritmos de IA estão sendo usados para analisar dados de pacientes em tempo real, melhorando a correspondência entre doadores e receptores. Isso reduz o tempo de espera e aumenta as taxas de sucesso pós-transplante.
- • **Previsão de Rejeição e Monitoramento Pós-Transplante** Modelos de aprendizado de máquina podem analisar biomarcadores no sangue para prever a rejeição antes que os sintomas apareçam, permitindo intervenções precoces.
- • **Medicina Personalizada e Terapias Gênicas** IA já pode ser usada para sequenciar o genoma dos pacientes e personalizar terapias imunossupressoras, melhorando a tolerância do enxerto.

Comentário Final

O transplante de órgãos não é apenas uma intervenção terapêutica, mas um fenômeno que desafia nossa compreensão de identidade, mortalidade e continuidade. À medida que a ciência avança, permitindo procedimentos outrora inimagináveis, somos chamados a refletir sobre os limites éticos e as implicações da manipulação do corpo humano. Até que ponto podemos substituir partes de nós mesmos sem alterar a essência do que somos?

Assim, a história dos transplantes é, em última análise, uma narrativa sobre esperança, inovação e a eterna busca humana pela transcendência dos limites naturais. Em cada órgão transplantado, não vemos apenas a superação de uma falha biológica, mas o triunfo da vontade humana de preservar a vida e, ao mesmo tempo, uma reafirmação da nossa vulnerabilidade, lembrando-nos de que, por mais que tentemos, a mortalidade permanece uma constante inescapável da condição humana. Dessa forma, os transplantes representam um símbolo paradoxal: ao mesmo tempo em que são um ato de cura, são também um lembrete da nossa mortalidade compartilhada e do valor inestimável da vida.

Referências

Afonso Júnior JE., Werebe EC, Carraro RM, Teixeira RHOB, Fernandes LM, Abdala LG e al.; Lung transplantation. Einstein. 2015;13(2):297-304.

Armitage WJ, Tullo AB, Larkin DFP; The first successful full thickness corneal transplant: a commentary on Eduard Zirm's landmark paper of 1906. Br J Ophthalmol. 2006 Oct; 90(10): 1222–1223. doi: 10.1136/bjo.2006.101527. PMCID: PMC1857444. PMID: 16980643.

Barker DE, New donor areas in skin grafting. *Ann Surg*. 1948;127(3):410–412. Transplante de retalho cutâneo no início do século passado

Barnard CN; The operation. A human cardiac transplant: an interim report of a successful operation performed at Groote Schuur Hospital, Cape Town. *S Afr Med J*. 1967;41(48):1271–1274.

Barret JP, Gavaldà J, Bueno J et al.; Full face transplant: the first case report. *Ann Surg*. 2011;254(2): 252–256.

Boggi U; Minimally Invasive Surgery of the Pancreas. Ed. Springer. Italy. 2017. 286 pgs.

Bokhari SFH; Artificial Intelligence and Robotics in Transplant Surgery: Advancements and Future Directions. Cureus. 2023 Aug 23;15(8).

Braz. J; Especial 100 Anos Professor Zerbini. Cardiovasc. Surg. 27 (1). Mar 2012. https://doi.org/10.5935/1678-9741.20120020.Hardy JD, Eraslan S, Webb WR. Transplantation of the lung. *Ann Surg*. 1964;160(3):440–448.

Calne RY, Alexandre GP, Murray JE; A study of the effects of drugs in prolonging survival of homologous renal transplants in dogs. *Ann N Y Acad Sci*. 1962;99(3):743–760. azatioprina

Casanova, D; Pancreas transplantation: 50 years of experience Cir Esp. 2017 May;95(5):254-260

Deltz, E, Thiede,A., Hamelmann, H; Small-Bowel Transplantation: Experimental and Clinical Fundamentals. Ed. Springer. Germany. 2011. 272 pags.

Dubernard JM, Petruzzo P, Lanzetta M, et al. Functional results of the first human double-hand transplantation. *Ann Surg*. 2003;238(1):128–136.

Gaston RS; APPENDIX D, PART 1: Immunosuppressive Therapy: The Scientific Basis and Clinical Practice of Immunosuppressive Therapy in the Management of Transplant Recipients Extending Medicare Coverage for Preventive and Other Services Institute of Medicine (US) Committee on Medicare Coverage Extensions; Editors: Marilyn J. Field, Robert L. Lawrence, and Lee Zwanziger. Washington (DC): National Academies Press (US); 2000.

Helderman JH, Bennett WM, Cibrik DM, Kaufman DB, Klein A, Takemoto SK; Immunosuppression: practice and trends. Am J Transplant. 2003;3:41–52. Khan S, Jehangir W. Evolution of Artificial Hearts: An Overview and History Cardiol Res. 2014 Oct 6;5(5):121–125.

Kristen D, Nordham, BA, Ninokawa, BS; The history of organ transplantation PROC (BAYL UNIV MED CENT) 2022;35(1):124–128.

Marcon IM, Costa Gama AJ, Seminotti N, Marcon AS; Transplante de córnea. In: Neumann J, Abud Filho M, Garcia WD. Transplante de órgãos e tecidos. São Paulo: Sarvier; 1997. p. 336-52.

Meirelles Jr, RF; Pacheco-Silva PSA; Pancreas transplantation: review. Einstein. 2015;13(2):305-9.

Mollaret P, Goulon M; Coma dépassé (preliminary memoir). *Rev Neurol* (*Paris*). 1959;101(1):3–15 transplante em vivos

Murray JE, Merrill JP, Harrison JH, Wilson RE, Dammin GJ; Prolonged survival of human-kidney homografts by immunosuppressive drug therapy. *N Engl J Med.* 1963;268(24):1315–1323.

Murray J; The man who lost his face; how a severely burned World War II pilot with a will to live helped launch the age of organ transplants. *Newsweek,* 2005. https://www.newsweek.com/man--who-lost-his-face-113709

Perico N, Remuzzi G; Prevention of transplant rejection: current treatment guidelines and future developments. Drugs. 1997 Oct;54(4):533-70.

Princeteau M; Greffe renale. *J Med Bourdeaux.* 1905;26:549.

Reemtsma K; Xenotransplantation: a historical perspective. *Ilar J.* 1995; 37(1):9–12.

Shayan H; Organ Transplantation: From Myth to Reality. Journal of Investigative Surgery Volume 14, 2001 – Issue 3

Starzl TE, Demetris AJ; Liver transplantation: a 31-year perspective. Part I. *Curr Probl Surg.* 1990;27(2):49–240.

Voronoy Y; Sobre el bloqueo del aparato reticulo-endothelial del hombre en algunas formas de intoxicacion por el sublimado y sobre la transplantacion del rinon cadaverico como metodo de tratamiento de la anuria consecutive a aquella intoxicacion. *El Siglo Med.* 1936;97:296.

Capítulo 2

A SITUAÇÃO MUNDIAL DOS TRANSPLANTES

- Djalma José Fagundes
- André Ibrahim David
- José Homero Soares
- Murched Omar Taha

I. História da Transplantação de Órgãos: Evolução e Dados Recentes

A transplantação de órgãos é uma prática médica com raízes antigas, mas que alcançou marcos significativos somente no século XX. Um evento de grande destaque ocorreu em 23 de dezembro de 1954, quando Joseph Murray (1919-2012) e David Hume realizaram o primeiro transplante de rim entre pessoas vivas no Hospital Brigham, em Boston, EUA. Nesse procedimento inovador, um rim foi transplantado de Ronald Herrick para seu irmão gêmeo idêntico, Richard Herrick. Esse sucesso inicial abriu caminho para o desenvolvimento das técnicas de transplante de órgãos.

Outro marco importante foi em 3 de dezembro de 1967, quando o cirurgião Christiaan Barnard realizou o primeiro transplante de coração no

Hospital Groote Schuur, na Cidade do Cabo, África do Sul. Embora o paciente, Louis Washkansky, tenha sobrevivido apenas 18 dias, o impacto midiático foi enorme. O transplante cardíaco ganhou um simbolismo cultural significativo, visto que o coração é amplamente associado às emoções e à persistência da vida.

II. Avanços e Desafios no Campo dos Transplantes (1950-1970)

Nas décadas de 1950 a 1970, houve uma evolução notável na transplantação de órgãos, com inúmeros pesquisadores e instituições contribuindo para consolidar essa prática como uma abordagem terapêutica promissora. Foram necessários avanços em diversas áreas, como:

Técnicas Cirúrgicas: Refinamento das técnicas operatórias para melhorar a taxa de sucesso.

Cuidados Perioperatórios: Melhorias nos cuidados pré, intra e pós-operatórios para aumentar a sobrevivência dos pacientes.

Imunologia: Compreensão do fenômeno da rejeição, levando ao desenvolvimento de medicamentos imunossupressores, como a ciclosporina, que revolucionaram os transplantes na década de 1980.

Aspectos Éticos e Legais: Criação de legislações específicas para regulamentar doações e transplantes, garantindo segurança ao paciente e proteção jurídica às equipes médicas.

III. Desigualdade na Distribuição Global de Transplantes

A disseminação dos transplantes pelo mundo tem ocorrido de forma assimétrica. Países desenvolvidos, com maiores recursos financeiros e sistemas de saúde avançados, dominam o campo tanto tecnicamente quanto em volume de transplantes realizados. Em contraste, muitos países em desenvolvimento enfrentam desafios para implementar programas de transplantes devido a barreiras econômicas, logísticas e éticas.

IV. *Status* Atual dos Transplantes de Órgãos

Os transplantes de órgãos hoje salvam milhares de vidas, mas ainda enfrentam desafios significativos, como a escassez de doadores e desigualdades no acesso. De acordo com o *Global Observatory on Donation and Transplantation* (*GODT*), menos de 10% da demanda global por órgãos é atendida, refletindo a disparidade entre oferta e demanda.

Segundo dados apresentados na 77ª Assembleia Mundial da Saúde, (Tabela 1) mais de 150.000 transplantes de órgãos sólidos são realizados anualmente no mundo, o que representa menos de 10% da demanda global. Isso reflete um aumento de 52% em comparação com 2010. No entanto, houve uma queda significativa nas taxas de doação de órgãos de doadores falecidos entre 2019 e 2020, especialmente na Região das Américas, onde a redução foi de 33%. A nova resolução aprovada durante a Assembleia visa aumentar a disponibilidade de transplantes, garantindo acesso ético e supervisão, com foco especial em países com recursos limitados. Além disso, destaca-se a necessidade de uma estratégia global para doação e transplante, a ser desenvolvida pela OMS até 2026, com o objetivo de prevenir práticas antiéticas como o turismo de transplante e o tráfico de órgãos.

Dados globais sobre transplantes de órgãos

Tabela 1 ■ Número de Transplantes por Tipo de Órgão (2022).

Órgão	Total global	Principais países (por volume)
Rim	102.149	EUA, China, Índia, Brasil
Fígado	37.436	EUA, China, Alemanha, Japão
Coração	8.988	EUA, Alemanha, França, Brasil
Pulmão	6.784	EUA, Alemanha, Canadá, Austrália
Pâncreas	2.026	EUA, Reino Unido, Espanha, Itália

Os Estados Unidos lideram em volume de transplantes, especialmente de fígado, coração e pulmão. Apesar de se posicionar bem no ranking de números absolutos, a China, por ter a maior população do planeta, possui indicadores negativamente discrepantes quando a análise é feita em números per capita.

No país, menos de 1% da população que necessita de um transplante o recebe, em comparação com cerca de 20% nos Estados Unidos. Os costumes chineses sugerem que os corpos sejam enterrados ou cremados intactos para que uma pessoa possa reencarnar inteiramente. Isso desencorajaria os cidadãos a doar seus órgãos e representaria a principal razão de o país ter uma das mais baixas taxas de doação. A falta de transparência nas atividades médicas e no sistema de doação e transplantes seriam outros fatores a justificar os insignificantes números de doações voluntárias. Já países como o Brasil têm uma contribuição significativa, mas ainda enfrentam desafios para atender à demanda interna.

V. Análise Comparativa dos Transplantes de Órgãos: Predominância dos Estados Unidos e o Cenário Brasileiro

Os transplantes de órgãos são realizados para substituir órgãos doentes ou falhos por órgãos saudáveis de doadores vivos ou falecidos. Os órgãos mais comumente transplantados incluem rins, fígado, coração, pulmões e pâncreas O sucesso e a disponibilidade desses procedimentos, dependem de fatores como infraestrutura médica, legislação, doações de órgãos e campanhas de conscientização pública.

Os Estados Unidos são líderes incontestáveis no campo dos transplantes de órgãos, tanto em números absolutos quanto na taxa por milhão de habitantes (TMH). De acordo com dados fornecidos pelo *Global Observatory on Donation and Transplantation* (*GODT*) para o ano de 2022, os EUA realizaram aproximadamente 50% a 55% dos transplantes globais de determinados órgãos, como fígado, coração e pâncreas, refletindo sua posição dominante na medicina de transplantes (Tabela 2).

Os fatores que contribuem para essa liderança incluem:

Infraestrutura Avançada: O sistema de saúde dos EUA é robusto, com uma vasta rede de centros especializados em transplantes. Há mais de 250 centros de transplante de órgãos sólidos espalhados pelo país, garantindo acesso a tecnologias de ponta e equipes altamente treinadas.

Políticas de Doação Eficientes: O modelo de "opt-in" nos EUA é complementado por campanhas eficazes de conscientização e programas como o *Organ Procurement and Transplantation Network* (*OPTN*), que otimizam a alocação de órgãos.

Investimento em Pesquisa e Desenvolvimento: Os EUA têm investido significativamente em pesquisa para aprimorar técnicas de transplante, incluindo o uso de máquinas de perfusão para preservar órgãos, avanços em imunossupressores e estudos em xenotransplantes.

Tabelas Comparativas dos Transplantes de Órgãos

Tabela 2 ■ Comparação Brasil, EUA e Global (2022).

Órgão	Brasil (215,4M hab)	EUA (329,5M hab)	Global (7,8M hab)	% dos EUA no Mundo
Rim	5.029 (23,35)	39.223 (38,72)	102.149 (17,04)	38,39%
Fígado	2.049 (9,51)	13.387 (13,22)	37.436 (6,25)	55,58%
Coração	362 (1,68)	4.996 (4,93)	8.988 (1,5)	55,58%
Pulmão	106 (0,49)	3.313 (3,27)	6.784 (1,13)	48,83%
Pâncreas	133 (0,62)	1.171 (1,16)	2.026 (0,34)	57,79%
Intestino	(–)	90 (0,09)	170 (0,03)	52,94%
Total	**7.679 (35,65)**	**62.180 (61,38)**	**157.553 (6,29)**	**39,46%**

• *A porcentagem indica a participação dos EUA no total global de transplantes.*

Dados de Transplantes nos EUA em 2022

Tabela 3 ■ Número de transplantes por milhão de habitantes nos EUA em 2022.

Órgão	Número de Transplantes	Taxa por Milhão de Habitantes (TMH)
Rim	39.223	38,72
Fígado	13.387	13,22
Coração	4.996	4,93
Pulmão	3.313	3,27
Pâncreas	1.171	1,16
Intestino	90	0,09
Total	**62.180**	**N/A**

Análise:

Os Estados Unidos se destacam por sua capacidade de realizar um grande número de transplantes, especialmente de órgãos vitais como rins e fígados. Com uma taxa de transplantes de rim de 38,72 por milhão de habitantes (TMH), o país demonstra uma forte infraestrutura médica, capaz de atender tanto a sua própria demanda quanto a de pacientes internacionais que buscam procedimentos complexos.

Participação global dos EUA na realização dos transplantes

Tabela 4 ■ Transplantes realizados no EUA evidenciando sua hegemonia mundial.

Órgão	Participação Global (%)
Fígado	55,58%
Coração	55,58%
Pulmão	48,83%
Pâncreas	57,79%
Rim	38,39%

Análise:

Os EUA são responsáveis por uma significativa parcela dos transplantes globais, especialmente em órgãos como fígado (55,58%) e pâncreas (57,79%). Apesar disso, os transplantes de rim, embora sejam os mais comuns no mundo, representam 38,39% da participação global dos EUA, destacando a ampla capacidade de oferta de transplantes de órgãos nos EUA.

VI. Brasil: Liderança Regional com Desafios Internos

O Brasil é o maior país da América Latina em termos de população e território, também desempenha um papel de liderança em transplantes na região.

Em 2022, o Brasil realizou 4,87% do total de transplantes globais e 12,34% em comparação com os números dos EUA, segundo dados fornecidos pelo Ministério da Saúde do Brasil e coletados pelo GODT.

Desempenho do Brasil em 2022

Tabela 5 ■ Taxa de transplantes no Brasil em milhão de habitantes.

Órgão	Número de Transplantes	Taxa por Milhão de Habitantes (TMH)
Rim	5.029	23,35
Fígado	2.049	9,51
Coração	362	1,68
Pulmão	106	0,49
Pâncreas	133	0,62
Total de Órgãos Sólidos	**7.679**	**35,65**

Análise:

O Brasil, sendo o maior país da América Latina, é líder em transplantes na região. Com uma taxa de 35,65 transplantes de órgãos sólidos por milhão de habitantes, o Brasil realizou 12,34% dos transplantes dos EUA em 2022. Apesar de seu destaque regional, o país ainda enfrenta desafios internos para expandir sua capacidade de transplantes, principalmente devido a limitações logísticas e recursos hospitalares.

Comparação entre Brasil e EUA em 2022

Tabela 6 ■ Total de transplantes entre Brasil e EUA.

Indicador	EUA	Brasil
Rim	39.223	5.029
Fígado	13.387	2.049
Coração	4.996	362
Pulmão	3.313	106
Pâncreas	1.171	133
Total de Transplantes (Órgãos Sólidos)	**62.180**	**7.679**

Análise:

Os Estados Unidos lideram significativamente em todos os tipos de transplantes em comparação com o Brasil, com uma capacidade consideravelmente maior tanto em termos absolutos quanto em relação à população. Entretanto, o Brasil demonstra uma forte presença regional, sendo responsável por 4,87% do total de transplantes globais, o que indica um sistema de saúde robusto, mas com potencial de expansão.

Embora o Brasil seja um dos líderes em transplantes na América do Sul, ainda enfrenta desafios significativos, como:

Desigualdade Regional: Há uma concentração de centros de transplante nas regiões Sudeste e Sul, enquanto regiões como Norte e Nordeste têm menos acesso a esses procedimentos. Isso resulta em taxas mais baixas de transplantes por milhão de habitantes em certas áreas.

Necessidade de Expansão da Infraestrutura: Para aumentar sua taxa de transplantes e atender melhor sua população, o Brasil precisa ampliar o número de instituições aptas a realizar transplantes e melhorar a capacitação das equipes de saúde.

VII. Comparação de Transplantes na América do Sul em 2022

As Tabelas 8 e 9 apresentam uma comparação dos dados de transplantes de órgãos sólidos nos principais países da América do Sul, utilizando números absolutos e a taxa por milhão de habitantes (TMH). Os dados são fornecidos pelo Ministério da Saúde do Brasil e coletados pelo GODT. Além disso, consideram-se os Índices de Desenvolvimento Humano (IDH) dos países para melhor contextualizar os resultados:

Tabela 8 ■ Comparação dos dados de transplante entre países da América latina (Números Totais e TMH).

Órgão	Brasil (IDH 0,760)	Argentina (IDH 0,849)	Chile (IDH 0,860)	Colômbia (IDH 0,767)
Rim	5.029 (23,35)	1.434 (31,17)	326 (16,89)	841 (16,33)
Fígado	2.049 (9,51)	443 (9,63)	156 (8,08)	248 (4,82)
Coração	362 (1,68)	110 (2,39)	40 (2,07)	81 (1,57)

Pulmão	106 (0,49)	33 (0,72)	30 (1,55)	27 (0,52)
Pâncreas	133 (0,62)	36 (0,78)	9 (0,47)	13 (0,25)
Intestino	–	1 (0,02)	–	–
Total	**7.679 (35,65)**	**2.057 (44,72)**	**561 (29,07)**	**1.210 (23,5)**

Tabela 9 ■ Comparação entre outros países Sul-Americanos (Números Totais e TMH).

País	**Total de Transplantes**	**TMH**
Bolívia	50	4,7
Equador	192	10,0
Paraguai	38	2,51
Peru	183	5,45
Uruguai	187	53,4
Venezuela	27	0,92

Análise e considerações

Os dados revelam que, em 2022, o Brasil lidera em termos de volume total de transplantes na América do Sul, com um total de **7.679 transplantes** de órgãos sólidos e uma taxa de **35,65 transplantes por milhão de habitantes** (**TMH**). No entanto, países como a Argentina e o Uruguai destacam-se por suas altas taxas de TMH (44,72 e 53,4, respectivamente), apesar de realizarem menos transplantes em números absolutos.

Principais destaques

a) **Brasil:** Maior número absoluto de transplantes na região, especialmente em transplantes renais e hepáticos.

b) **Argentina:** Maior TMH em transplantes renais e hepáticos, indicando um sistema mais eficiente em termos proporcionais.

c) **Uruguai:** Embora com uma população menor, possui a maior TMH da região, o que sugere uma alta capacidade de atendimento relativo à sua população.

d) **Chile e Colômbia:** Apresentam números mais equilibrados, com destaque para o Chile em transplantes pulmonares (1,55 TMH).

Desafios para o Brasil: Apesar de sua posição de liderança, o Brasil precisa expandir o número de centros de transplante e melhorar a infraestrutura hospitalar para aumentar sua taxa de transplantes e diminuir as desigualdades regionais. A criação de mais instituições aptas e melhorias na logística de doação e transporte de órgãos podem contribuir para diminuir a diferença em relação a outros países da América do Sul, especialmente aqueles com maiores taxas de TMH.

VIII. Desafios e Oportunidades para a América Latina

Os países da América do Sul enfrentam desafios comuns:

a) **Baixa Taxa de Doadores**: A falta de conscientização e políticas inadequadas de doação de órgãos resultam em um número insuficiente de doadores, especialmente em comparação com os EUA e países europeus.

b) **Infraestrutura Limitada:** Muitos países carecem de centros especializados e equipamentos necessários para procedimentos de alta complexidade.

c) **Desigualdade no Acesso**: Há disparidades significativas entre áreas urbanas e rurais, com acesso muito mais limitado fora dos grandes centros urbanos.

Os dados de 2022 destacam a liderança dos Estados Unidos no campo dos transplantes de órgãos, com uma capacidade de realizar procedimentos complexos em larga escala. O Brasil, apesar de sua posição de liderança na América Latina, enfrenta desafios significativos para melhorar suas taxas de transplante por milhão de habitantes e reduzir desigualdades regionais.

Para que o Brasil e outros países da América Latina possam fechar essa lacuna, será necessário:

- ***Investir em Infraestrutura***: Ampliar o número de hospitais capacitados para transplantes e melhorar a capacitação das equipes médicas.
- ***Promover Campanhas de Conscientização***: Incentivar a doação de órgãos através de campanhas públicas eficazes.

- ***Aprimorar Políticas de Saúde:*** Desenvolver políticas que garantam acesso equitativo a transplantes, independentemente da localização geográfica.

O fortalecimento das redes de transplante e a colaboração internacional podem ajudar esses países a atenderem melhor suas populações e aumentar a disponibilidade de transplantes, salvando mais vidas.

IX. Status dos Transplantes de Órgãos na América Central e Caribe

Tabela 10 ▪ Dados de Transplantes na América Central e Caribe em 2022.

País	Total de Transplantes	Taxa por Milhão de Habitantes (TMH)
Bahamas	Sem registros	-
Belize	Sem registros	-
Costa Rica	96	18,45
Cuba	12	1,06
El Salvador	35	5,3
Guatemala	9	0,48
Honduras	4	0,39
Jamaica	5	1,67
Nicarágua	Sem registros	-
Panamá	46	10,5

Análise e considerações

A análise dos dados de transplantes na América Central e Caribe em 2022 revela um cenário heterogêneo em termos de capacidade e acesso a procedimentos de alta complexidade, como transplantes de órgãos sólidos. A diversidade nas taxas de transplantes por milhão de habitantes (TMH) reflete as disparidades socioeconômicas e os níveis de desenvolvimento dos sistemas de saúde na região.

Principais destaques

a) **Costa Rica** é o país com o maior número de transplantes e a maior taxa de TMH (18,45) na região, destacando-se como um modelo de eficiência em saúde pública. Este resultado reflete um sistema de saúde bem estruturado, capaz de oferecer tratamentos de alta complexidade a sua população.

b) **Panamá**, com uma TMH de 10,5, também demonstra um sistema de saúde relativamente avançado em comparação com seus vizinhos, indicando melhores capacidades hospitalares e maior acesso a procedimentos médicos sofisticados.

c) **Cuba** e **Jamaica**, apesar de terem uma infraestrutura de saúde reconhecida, apresentam números modestos (1,06 TMH para Cuba e 1,67 TMH para Jamaica), sugerindo limitações em relação à disponibilidade de doadores ou à infraestrutura necessária para suportar um programa de transplantes robusto.

d) Países como **Guatemala**, **Honduras**, e **El Salvador** mostram números extremamente baixos (0,48 TMH, 0,39 TMH e 5,3 TMH respectivamente), evidenciando os desafios significativos que enfrentam em termos de recursos de saúde e capacidade de transplantes.

Ausência de registros

Em países como **Bahamas**, **Belize**, e **Nicarágua**, não foram registrados transplantes de órgãos em 2022. A ausência desses procedimentos pode ser atribuída a fatores como a falta de infraestrutura médica especializada, programas nacionais de doação de órgãos insuficientes ou inexistentes, além de possíveis barreiras culturais e legais.

Comentários e recomendações

O panorama dos transplantes de órgãos na América Central e Caribe é marcado por profundas desigualdades, com apenas alguns países conseguindo desenvolver programas relativamente eficazes. Nações como Costa

Rica e Panamá estão à frente em termos de acesso a transplantes, enquanto outros países precisam enfrentar desafios significativos, como a melhoria da infraestrutura hospitalar, a promoção de programas de doação de órgãos e a capacitação de profissionais de saúde.

Essas disparidades indicam a necessidade de uma colaboração regional e internacional para melhorar o acesso ao transplante de órgãos, promovendo políticas de saúde que possam reduzir essas lacunas e salvar mais vidas na região.

Para melhorar a situação dos transplantes de órgãos na América Central e Caribe, algumas medidas podem ser adotadas:

1. **Fortalecimento de Políticas Públicas**: Governos locais precisam implementar políticas robustas de incentivo à doação de órgãos, além de garantir a alocação de recursos adequados para a infraestrutura de saúde.
2. **Colaborações Internacionais**: Parcerias com organizações internacionais de saúde, como a **Organização Pan-Americana da Saúde** (**OPAS**) e a **Organização Mundial da Saúde** (**OMS**), podem fornecer apoio técnico e financeiro para o desenvolvimento de programas de transplantes.
3. **Educação e Conscientização**: Investir em campanhas educativas para aumentar a conscientização sobre a importância da doação de órgãos pode contribuir para o aumento das taxas de doação.
4. **Capacitação Contínua**: Programas de intercâmbio e capacitação para profissionais de saúde são cruciais para aprimorar as habilidades necessárias para realizar transplantes complexos.

X. Países da América do Norte

Além do México com 3.006 (22,84) e EUA com 62.180 (61,38), o Canadá completa os dados da América do Norte com 2.966 (77,24). Chama atenção que, embora com números absolutos de transplantações menores em relação ao Brasil 7.679 (35,65), a taxa de transplante por milhão de habitantes canadenses é o dobro do que a brasileira e superior aos EUA.

O transplante de fígado continua a crescer e evoluir na América do Norte. Mudanças na disponibilidade de órgãos, seleção de receptores, indicações e abordagens progressivas para tratamento oncológico ocorreram nos últimos cinco anos. Apesar do aumento da atividade em doação de falecidos e vivos na América do Norte, continua a haver uma alta mortalidade na lista de espera, pois as indicações do receptor mudaram ao longo do tempo, o que levou a novas abordagens para ajudar pacientes com doença hepática em estágio terminal.

Aumento do transplante de fígado de doador vivo

A escassez de fígados de doadores falecidos sempre foi um grande fator limitante no transplante de fígado. Como forma de aumentar o número de enxertos de fígado, o transplante de segmentos de fígado de doadores vivos foi introduzido há 30 anos. Desde 1988, a doação de fígado do segmento lateral esquerdo tornou-se altamente bem-sucedida no transplante de fígado pediátrico, e o primeiro transplante de fígado de doador vivo adulto para adultos (LDLT – *Living Donor Liver Transplantation*) nos Estados Unidos foi relatado em 1998. O LDLT adulto já foi realizado em mais de 4.500 pacientes em 89 centros nos Estados Unidos.

Embora tenha havido um aumento constante no LDLT nos Estados Unidos, ele continua sendo uma pequena porcentagem do total de transplantes em comparação com outras áreas do mundo, onde o uso de fígados de doadores falecidos não é a principal opção de transplante. As vantagens do LDLT incluem a otimização do momento do transplante, melhor qualidade do órgão e menores taxas de mortalidade do receptor em comparação com a permanência na lista de espera para transplante de fígado de doador falecido (DDLT). No entanto, a LDLT também é cercada por questões éticas porque pode envolver morbidade e até mortalidade do doador. Apesar desses riscos, a LDLT agora é realizada com regularidade, proporcionando benefício significativo de sobrevivência aos receptores e resultados seguros para o doador quando feita com seleção cuidadosa e realizada em centros de excelência experientes ao redor do mundo.

No entanto, a alta mortalidade na lista de espera em algumas regiões, o atual acesso precário a enxertos de doadores falecidos para pacientes com baixas pontuações MELD e as indicações em expansão para LT levaram a comunidade norte-americana a reconsiderar o LDLT como uma alternativa válida e muito útil. Tal tem sido o caso de que nos Estados Unidos o número anual de LDLT de adulto para adultos tem mostrado um aumento constante desde 2013.

Por exemplo, motivada pela escassez de órgãos, a Universidade de Pittsburgh aumentou drasticamente seus números anuais de LT às custas de LDLT, constituindo agora a principal fonte de enxertos de fígado em sua instituição. Por outro lado, no Canadá, liderado pela experiência da Universidade de Toronto, o número de LDLT para receptores adultos e pediátricos permaneceu bastante estável. Além disso, o volume anual e a experiência deste programa permitiram que a comunidade de transplantes na América do Norte esclarecesse e embarcasse no uso desta técnica para fornecer LDLT, com ótimos resultados, para pacientes que de outra forma não atrairiam enxertos de fígado de doadores falecidos (ou seja, CHC com critérios estendidos, metástase hepática colorretal irressecável).

Expansão da oncologia de transplante

Após os benefícios oncológicos observados no carcinoma hepatocelular (CHC), houve uma expansão das indicações de câncer para LT na América do Norte. As políticas relativas a exceções de câncer são semelhantes entre os EUA e o Canadá. Essas indicações variam geograficamente, resultando em diferenças na disponibilidade de órgãos e políticas de alocação. No entanto, por meio de critérios rigorosos de seleção, estratégias de sequenciamento de tratamento multimodal, inovações cirúrgicas e gerenciamento multidisciplinar, o transplante de fígado foi reconhecido por oferecer a muitos pacientes anteriormente considerados irressecáveis longevidade e até mesmo uma chance de cura. Embora esse campo seja atualmente limitado pela incompatibilidade entre a demanda e a disponibilidade de órgãos e reservado para pacientes considerados irressecáveis, há potencial futuro para a LT entrar no reino da oncologia cirúrgica para doenças em estágio inicial. Consequentemente, a LT pode se tornar uma opção para pacientes ao lado da ressecção hepática, potencialmente com melhores resultados oncológicos.

XI. Comparação de Transplantes: Brasil e Países da Europa Ocidental

Visão Geral

Os dados apresentados na Tabela 11, são baseados em informações do Ministério da Saúde do Brasil (2022) e do *Global Observatory on Donation and Transplantation* (GODT), comparando o Brasil com países da Europa Ocidental com Índices de Desenvolvimento Humano (IDH) elevado. Esta análise revela uma discrepância interessante: o Brasil realiza mais transplantes em números absolutos do que países como Alemanha, Reino Unido e França, mas apresenta taxas menores por milhão de habitantes.

Tabela 11 ▪ Comparação de Transplantes por Tipo de Órgão (2022).

Tipo de Transplante	Brasil	Alemanha	Reino Unido	França
Rim	5.029 (23,35)	1.966 (23,43)	3.192 (46,6)	3.377 (51,48)
Fígado	2.049 (9,51)	748 (8,92)	922 (13,46)	1.294 (19,73)
Coração	362 (1,68)	356 (4,24)	202 (2,95)	419 (6,39)
Pulmão	106 (0,49)	254 (3,03)	95 (1,39)	342 (5,21)
Pâncreas	133 (0,62)	44 (0,52)	146 (2,13)	70 (1,07)
Intestino	(–)	2 (0,02)	24 (0,35)	1 (0,02)
Total	**7.679 (35,65)**	**3.370 (40,17)**	**4.581 (66,88)**	**5.503 (83,89)**

• **Nota**: Os valores entre parênteses representam a taxa por milhão de habitantes.

Análise

Brasil realiza **56,1% mais transplantes** em números absolutos que a Alemanha, **40,3% a mais** que o Reino Unido e **28,3% a mais** que a França. Entretanto, quando analisamos a taxa por milhão de habitantes, países europeus como o Reino Unido (66,88) e França (83,89) superam significativamente o Brasil (35,65).

XII. Outros Países Europeus: Transplantes em 2022

Ao expandir a análise para outros países europeus, a tendência é semelhante: o Brasil realiza um número absoluto maior de transplantes, mas com uma taxa inferior por milhão de habitantes (Tabela 12):

Tabela 12 ▪ Número de transplantes e taxa por milhão de habitantes.

País	Número Absoluto de Transplantes	Taxa por Milhão de Habitantes
Áustria	687	75,49
Holanda	1.419	75,49
Espanha	5.385	115,31
Itália	3.943	72,01
Portugal	798	72,01
Polônia	1.520	40,32

Destaque

A Espanha se destaca com 5.385 transplantes e uma alta taxa de 115,31 por milhão de habitantes, refletindo um programa de doação de órgãos altamente eficiente.

Países escandinavos

Os países nórdicos, embora apresentem números absolutos menores devido à sua população reduzida, possuem taxas de transplante por milhão de habitantes relativamente altas (Tabela 13).

Tabela 13 ▪ Número de transplantes em Países escandinavos.

País	Número Absoluto de Transplantes	Taxa por Milhão de Habitantes
Suécia	775	74,02
Noruega	386	78,80
Finlândia	371	66,25
Dinamarca	341	58,79
Islândia	8	26,67

XIII. Histórico e Desenvolvimento do Transplante na Europa

Avanços Científicos e Cooperação

O desenvolvimento dos transplantes na Europa foi amplamente impulsionado por avanços científicos e pela criação de organizações de cooperação como a **Eurotransplant**:

Anos 1960: Transplantes realizados apenas com base na compatibilidade sanguínea.

Descoberta do Sistema HLA: Pioneiro Prof. **Jon van Rood** introduziu a combinação de doadores e receptores com base em antígenos HLA, aumentando significativamente o sucesso dos transplantes renais.

Fundação da Eurotransplant (1967): Inicialmente com 12 centros de transplante em 3 países, expandiu-se para 68 centros em 6 países, incluindo Alemanha, Bélgica, Croácia e Hungria. A Eurotransplant centraliza a alocação de órgãos para otimizar a distribuição e reduzir o tempo de espera.

Situação atual

Doenças Não Transmissíveis (DNTs) são responsáveis por 77% das doenças e 86% das mortes na Europa, aumentando a demanda por transplantes.

Em 2019, mais de 34.285 transplantes de órgãos sólidos foram realizados na União Europeia, sendo 85% transplantes renais e 15% hepáticos.

Países como Espanha, França e Reino Unido são líderes em programas de doação, influenciando positivamente outros países.

Desafios e estratégias futuras

Desigualdades no acesso a transplantes entre países devido a variações nas políticas e práticas.

Propostas incluem:

- Estabelecimento de metas nacionais para transplantes.
- Campanhas de conscientização pública para aumentar a doação de órgãos.
- Fortalecimento da infraestrutura para doações de doadores vivos e falecidos.

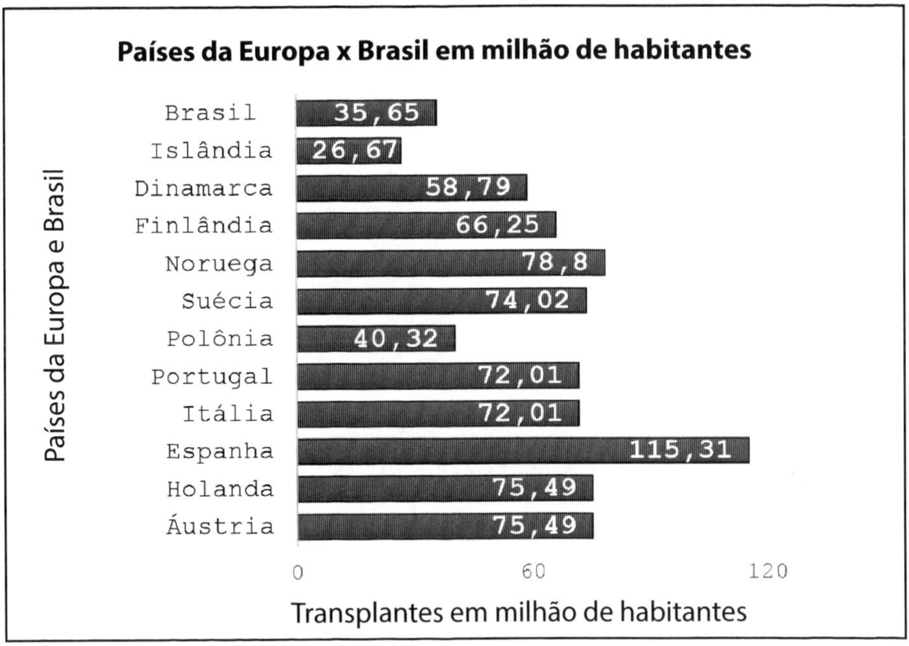

Gráfico 1 ■ Com representação em barras horizontais da **taxa de transplantes por milhão de habitantes** em diferentes países da Europa para o ano de 2022. Este gráfico permite visualizar as discrepâncias entre as taxas de transplante em diferentes países, destacando áreas de excelência e possíveis oportunidades de melhoria para outras nações.

Observações

a) **Espanha** destaca-se significativamente com a maior taxa de transplantes (115,31 por milhão de habitantes), refletindo seu sistema altamente eficiente de doação de órgãos.

b) **França** e o **Reino Unido** também apresentam altas taxas, enquanto o **Brasil** está abaixo desses países europeus, com uma taxa de 35,65.

c) Países escandinavos como **Noruega** e **Suécia** possuem taxas elevadas em comparação com outras nações de menor população, demonstrando um sistema de saúde eficiente.

d) **Islândia**, devido ao seu menor número de habitantes, apresenta a menor taxa (26,67), mas isso não necessariamente reflete a eficiência do sistema.

XIV. Análise dos Transplantes de Órgãos no Oriente Próximo em 2022

As Tabelas 14 e 15 abaixo apresentam uma comparação detalhada dos transplantes de órgãos sólidos em países do Oriente Próximo e no Brasil, utilizando dados absolutos e a taxa por milhão de habitantes (TMH). Os números foram coletados pelo GODT e consideram o Índice de Desenvolvimento Humano (IDH) de cada país.

Tabela 14 ■ Transplantes de Órgãos Sólidos no Oriente Próximo e Brasil (2022).

Órgão	Brasil (IDH 0,760)	Irã (IDH 0,873)	Arábia Saudita (IDH 0,752)	Paquistão (IDH 0,537)	Israel (IDH 0,919)
Rim	5.029 (23,35)	1.160 (32,4)	2.431 (28,27)	1.709 (7,45)	468 (52,58)
Fígado	2.049 (9,51)	440 (12,29)	893 (10,38)	401 (1,75)	99 (11,12)
Coração	362 (1,68)	41 (1,15)	130 (1,51)	–	32 (3,6)
Pulmão	106 (0,49)	38 (1,06)	9 (0,1)	–	61 (6,85)
Pâncreas	133 (0,62)	14 (0,39)	38 (0,44)	–	3 (0,34)
Intestino	–	5 (0,14)	9 (0,1)	–	–
Total	**7.679 (35,65)**	**1.698 (47,43)**	**3.510 (40,81)**	**2.110 (19,9)**	**663 (74,49)**

Tabela 15 ■ Transplantes em Outros Países do Oriente Próximo 2022.

País	Total de Transplantes	TMH
Emirados Árabes	219	21,68
Jordânia	199	19,32
Kuwait	100	22,73
Qatar	63	21,0
Omã	21	3,96
Etiópia	9	0,07
Bahrain	Sem registros	–
Iraque	Sem registros	–
Líbano	Sem registros	–
Egito	Sem registros	–

Análise e considerações

Os dados revelam uma diversidade significativa nas capacidades de transplantes de órgãos nos países do Oriente Próximo. O Brasil, embora liderando em termos de números absolutos de transplantes, apresenta taxas por milhão de habitantes (TMH) inferiores a países como Israel, Irã e Arábia Saudita, que possuem sistemas de transplante relativamente mais eficientes.

Principais destaques

a) **Israel** lidera com uma taxa de **74,49 TMH**, especialmente em transplantes renais (52,58 TMH) e pulmonares (6,85 TMH). Isso reflete a alta eficiência do sistema de saúde israelense e sua capacidade de realizar transplantes complexos.

b) **Irã** apresenta uma TMH de **47,43**, destacando-se em transplantes renais (32,4 TMH) e hepáticos (12,29 TMH). O país tem um programa bem-sucedido de transplante renal, que é amplamente acessível.

c) **Arábia Saudita**, com **40,81 TMH**, possui um sistema bem desenvolvido para transplantes renais e hepáticos, o que é crucial para atender à crescente demanda interna.

d) **Paquistão** apresenta uma TMH modesta de **19,9**, com uma concentração em transplantes renais, mas enfrenta desafios em infraestrutura e doação de órgãos.

Países com registros limitados ou ausentes

- **Emirados Árabes, Jordânia, e Kuwait** têm programas de transplante em desenvolvimento, com TMH variando entre 19 e 22.
- Outros países, como **Omã, Etiópia, e Qatar**, têm programas de transplantes limitados, refletindo restrições em termos de recursos e infraestrutura médica.
- **Bahrain, Iraque, Líbano, e Egito** não apresentaram registros de transplantes em 2022, indicando possíveis desafios relacionados a doações de órgãos, infraestrutura hospitalar, ou regulamentações médicas.

Comentários

A análise dos dados de transplantes no Oriente Próximo em comparação com o Brasil revela um Quadro heterogêneo:

Liderança de Israel em termos de eficiência (alta TMH), enquanto o Brasil lidera em números absolutos, devido à sua maior população.

Irã e Arábia Saudita mostram um equilíbrio entre volume de transplantes e eficiência, refletindo programas bem-estruturados.

Desafios para o Brasil: Embora o Brasil seja um líder em números absolutos, a eficiência do sistema (medida pela TMH) ainda pode ser aprimorada, especialmente quando comparado a países como Israel e Irã.

Os dados indicam que, enquanto alguns países do Oriente Próximo têm sistemas de transplante bem desenvolvidos, outros ainda estão em fases iniciais de desenvolvimento ou enfrentam dificuldades significativas. Essas disparidades sugerem a necessidade de maior cooperação internacional e investimentos regionais em infraestrutura e programas de doação de órgãos.

XV. Países do Extremo Oriente

Tabela 16 ▪ Dados nacionais fornecidos pelo Ministério de Saúde do Brasil no ano de 2022 (215,40 habitantes) e coletados pelo GODT. Números absolutos de transplantações e taxa por milhão de habitantes comparados com países extremo oriente, tendo como base o Índice de Desenvolvimento Humano (Japão = IDH 0,920, China = IDH 0,788 e Coréia do Sul = IDH 0,929, Brasil = IDH 0,760). Tabela elaborada a partir dos dados do GODT.

	Brasil	Japão	China	Coréia do Sul
Rim	5.029 (23,35)	1.656 (13,18)	12.712 (8,73)	2.034 (39,65)
Fígado	2.049 (9,51)	422 (3,36)	6,053 (4,15)	1,428 (27,84)
Coração	362 (1,68)	79 (0,63)	710 (0,49)	167 (3,26)
Pulmão	106 (0,49)	108 (0,86)	798 (0,55)	136 (2,65)
Pâncreas	133 (0,62)	30 (0,24)	45 (0,03)	31 (0,6)
Intestino	(-)	5 (0,04)	15 (0,01)	1 (0,02)
Total	**7.679 (35,65)**	**2.300 (18.31)**	**20.333 (13,96)**	**3.797 (74,02)**

Principais observações da Tabela 16

1. **China** possui o maior número absoluto de transplantes (**20.333**), mas sua taxa por milhão de habitantes (**13,96 TMH**) é consideravelmente baixa devido à sua grande população. Isso indica um sistema que está escalando em volume, mas ainda com cobertura limitada proporcionalmente.
2. **Coreia do Sul** apresenta um alto nível de eficiência no sistema de transplantes, com uma taxa de **74,02 TMH**, o que é significativamente superior à taxa brasileira (**35,65 TMH**). Apesar de ter números absolutos menores que o Brasil, a eficiência proporcional destaca a excelência do sistema sul-coreano em termos de acessibilidade e cobertura.
3. **Japão**, apesar de seu elevado IDH (**0,920**) e um sistema de saúde avançado, tem números de transplantes surpreendentemente baixos, tanto em números absolutos (**2.300**) quanto em TMH (**18,31**). Isso pode refletir questões culturais, como a baixa taxa de doação de órgãos, e barreiras legais que dificultam o aumento dos transplantes.
4. **Brasil** lidera em números absolutos entre os países analisados (exceto China) e apresenta uma taxa intermediária de transplantes por milhão de habitantes. A taxa brasileira é maior que a da China e do Japão, mas fica atrás de países como Coreia do Sul, Austrália, e Nova Zelândia.
5. **Austrália e Nova Zelândia** mostram taxas de transplante por milhão de habitantes impressionantes (**57,89 TMH** e **53,64 TMH**, respectivamente). Esses países têm sistemas de saúde bem desenvolvidos e políticas de incentivo à doação de órgãos, refletindo uma alta eficiência relativa ao tamanho de suas populações.

Considerações gerais e perspectivas

A análise dos dados dos países do Extremo Oriente e Oceania revela diferentes níveis de desempenho e eficiência nos sistemas de transplantes de órgãos:

a) **Eficiência x Volume**: **Coreia do Sul** e **Austrália** são exemplos de alta eficiência com taxas elevadas de transplante por milhão de habitantes, mostrando sistemas robustos e bem-organizados. **China**, por outro lado, lidera em volume absoluto, mas precisa melhorar a cobertura proporcional para atender sua vasta população.

b) **Fatores Culturais e Legais**: **Japão** e **China** enfrentam desafios culturais e legais que impactam negativamente suas taxas de doação e transplante. No Japão, por exemplo, a relutância cultural em relação à doação de órgãos pode explicar a baixa taxa de transplante, apesar do elevado IDH e qualidade do sistema de saúde. **Brasil** ocupa uma posição de destaque na América Latina e é competitivo em relação a vários países do Extremo Oriente, especialmente em números absolutos de transplantes. No entanto, ainda há espaço para aumentar sua eficiência e alcançar uma TMH comparável à de países como Coreia do Sul e Austrália.

c) **Potencial de Expansão**: Países como o Brasil e China têm um enorme potencial de expansão na eficiência de transplantes, se aumentarem as campanhas de conscientização sobre doação de órgãos e melhorarem as políticas de saúde pública.

Recomendações

Aprimorar a infraestrutura de transplantes, especialmente em países com baixos números absolutos e TMH, para atender a uma maior parte da população.

Promover campanhas educativas para aumentar a conscientização e aceitação da doação de órgãos, particularmente em países onde barreiras culturais ou legais limitam a prática.

Compartilhar melhores práticas internacionais entre países com alta eficiência (como Coreia do Sul e Austrália) e aqueles com volumes elevados, mas eficiência baixa (como China e Brasil), para otimizar os sistemas de transplante globalmente.

Este panorama demonstra a importância de políticas públicas focadas na doação de órgãos e na capacitação de sistemas de saúde para melhorar as taxas de transplante e, assim, salvar mais vidas.

XVI. Sudeste Asiático (SEA)

1. Malásia

0.1 **Sistema de Saúde**: A Malásia, com 33 milhões de habitantes, possui serviços de saúde públicos e privados. Embora não haja um programa nacional de seguro, todos os cidadãos têm acesso a tratamentos a baixo custo, incluindo transplantes, em hospitais governamentais.

0.2 **Histórico de Transplantes**: O primeiro transplante de rim (doador vivo) ocorreu em 1975, seguido pelo primeiro transplante de rim de doador falecido em 1976.

0.3 **Infraestrutura**: Sete hospitais realizam transplantes de rim, fígado, coração e pulmão, sendo que apenas hospitais públicos e universitários realizam transplantes de doadores falecidos. O Programa Nacional de Transplante é supervisionado pelo Conselho Nacional de Transplante.

0.4 **Desafios**: Apesar de esforços, as taxas de doação falecida são inferiores a 1,0 doador por milhão de habitantes (pmp). A maioria dos transplantes é de doadores vivos.

2. Tailândia

2.1 **Sistema de Saúde**: A Tailândia, com 69,6 milhões de habitantes, possui um sistema de saúde que cobre toda a população através de três esquemas de seguro governamentais. Em 2008, a cirurgia de transplante passou a ser reembolsável pelo sistema de saúde universal.

2.2 **Histórico de Transplantes**: O primeiro transplante ocorreu em 1972. Atualmente, há 28 centros que realizam transplantes de rim, fígado, coração e pulmão. O Centro de Doação de Órgãos, fundado em 1994, supervisiona as práticas de transplante.

2.3 **Desempenho**: As taxas de doação de falecidos aumentaram de 0,7 pmp em 2005 para 4,8 pmp em 2020, tornando-se as mais altas do Sudeste Asiático.

2.4 **Desafios**: Apesar do aumento nas doações, a escassez de órgãos ainda é um problema devido à falta de um sistema abrangente de leis específicas para doação de órgãos.

3. Filipinas

3.1 **Sistema de Saúde**: O país, com 108,1 milhões de habitantes, tem um sistema de saúde descentralizado, onde governos locais têm autonomia em políticas e finanças. O seguro social de saúde (PhilHealth), introduzido em 1995, cobre apenas uma pequena parte dos custos de saúde.

3.2 **Histórico de Transplantes**: A Lei de Doação de Órgãos de 1991 legalizou doações falecidas, e o PhilNOS (Rede Filipina para Compartilhamento de Órgãos) foi estabelecido em 2010 para coordenar atividades de transplante.

3.3 **Desafios**: Entre 2017 e 2019, apenas 26 doações falecidas foram registradas. Há 18 centros de transplante credenciados, mas a capacidade de doação falecida ainda é limitada.

4. Mianmar

4.1 **Sistema de Saúde**: Com uma população de 54 milhões, Mianmar possui cobertura universal através de instalações públicas, mas não tem um sistema de seguro de saúde nacional.

4.2 **Histórico de Transplantes**: Transplantes de rim começaram em 1995 e de fígado em 2004. No entanto, o país ainda enfrenta desafios como a falta de laboratórios especializados e suporte financeiro.

4.3 **Desafios**: A maioria dos transplantes é de doadores vivos. A lei de 2004, revisada em 2015, permite doações falecidas, mas um programa robusto para doadores falecidos ainda não foi implementado.

5. Análise comparativa

Tabela 18 ■ Dados dos países do SEA.

País	Sistema de Saúde	Histórico de Transplantes	Desafios
Malásia	Sistema público e privado sem seguro nacional	Primeiro transplante de rim em 1975	Taxa de doação falecida < 1,0 pmp
Tailândia	Sistema de saúde universal	28 centros realizam transplantes; alta taxa de doações falecidas (4,8 pmp em 2020)	Escassez de órgãos, falta de legislação específica
Filipinas	Sistema descentralizado; cobertura parcial	Lei de Doação de 1991; PhilNOS coordena transplantes	Apenas 26 doações falecidas entre 2017-2019
Mianmar	Cobertura universal, sem seguro nacional	Transplantes de rim e fígado desde 1995	Falta de suporte financeiro e laboratórios especializados

Fontes: Ministérios da Saúde locais e relatórios de transplantes nacionais.

Tailândia lidera em doações falecidas no Sudeste Asiático, enquanto Malásia e Filipinas enfrentam desafios estruturais significativos. Expansão de programas de transplantes é mais viável em países de renda média alta (Malásia e Tailândia) em comparação com economias mais limitadas (Filipinas e Mianmar).

5.1 **Capacidade Econômica**: Malásia e Tailândia, países de renda média alta, demonstram uma capacidade maior de expandir programas de doação falecida em comparação com Filipinas e Mianmar.

5.2 **Diferenças Culturais e Sociais**: Cada país enfrenta desafios específicos que influenciam suas taxas de doação e transplante, exigindo estratégias personalizadas para melhorar esses índices.

XVII. Países Africanos

Situação geral

Transplantes de órgãos são feitos na Região Africana desde 1967, quando o primeiro transplante de coração foi realizado na África do Sul. Desde então, outros países da região estabeleceram programas de transplante de órgãos funcionais. Nesses países, há pelo menos um centro de transplante renal com capacidade para realizar transplante renal e tratamento pós-transplante de receptores dentro das fronteiras do país. Dados da Nigéria mostram que entre 2000 e 2010, um total de 143 transplantes renais de doadores vivos foram realizados em cinco centros de transplante, enquanto dados de Gana mostram que 17 transplantes renais de doadores vivos foram realizados entre 2008 e 2014.

Em Gana, um registro nacional para doença renal em estágio terminal e transplante renal foi estabelecido em 2015. Em 2013, a Sociedade Sul-Africana de Transplante convidou 10 países da África Subsaariana (Camarões, Etiópia, Gana, Quênia, Malawi, Nigéria, Ruanda, Senegal, Sudão, Tunísia e Zâmbia), que tinham a necessidade e a capacidade de desenvolver um programa de transplante, para participar de uma reunião da Aliança Global sobre Transplante em Durban, África do Sul. Dos países convidados, cinco países (Gana, Quênia, Nigéria, Sudão e Tunísia) realizaram transplantes de doadores vivos relacionados em 2012. A África do Sul foi o único país onde foram realizados transplantes renais de doadores vivos e falecidos (Tabela 19).

Desafios identificados

a) Falta de estruturas legais específicas para doação e transplante de órgãos.
b) Capacidades insuficientes de financiamento e proteção financeira para pacientes.
c) Escassez de profissionais treinados e recursos técnicos.

Dados de alguns Países

África do Sul: O único país na região a realizar transplantes de doadores vivos e falecidos,

Nigéria: Realizou 222 transplantes renais de doadores vivos entre 2000 e 2022.

Gana: Entre 2008 e 2014, realizou 17 transplantes renais de doadores vivos. Em 2015, estabeleceu um registro nacional para doença renal em estágio terminal.

Quênia: 55 (9,98)

Tanzânia: 04 (12,9)

Tabela 19 ■ Dados de Transplantes por Países.

País	Rim	Sistema
África do Sul*	Único país com transplantes de doadores vivos e falecidos	Falta de infraestrutura e legislação
Nigéria	222 transplantes (2000-2022)	Descentralizado com baixa capacitação técnica
Gana	17 transplantes (2008-2014)	Registro nacional estabelecido em 2015
Quênia	55 transplantes (9,98 pmp)	Recursos limitados e escassez de profissionais treinados

*Na África do Sul, não há dados publicados rotineiramente disponíveis publicamente sobre números de listas de espera ou resultados ou atividade de transplante para órgãos e tecidos; esses dados devem ser um recurso e prerrogativa nacional. O Renal Registry atualmente fornece os melhores dados sobre diálise na África do Sul; esses dados, no entanto, são limitados e subótimos em relatórios sobre os resultados de longo prazo do transplante renal

O *Organ Donor Foundation Registry* representa apenas uma expressão de um indivíduo de sua intenção de doar e esses registros não estão disponíveis para solicitantes de consentimento, pois as famílias são sempre abordadas para consentimento em todos os casos em que há um doador potencial.

A taxa de transplante renal na África do Sul foi de 4,5 por milhão de pessoas (pmp) em 2016, com disponibilidade e atividade diferentes entre as províncias, bem como entre os setores estadual e privado. Dos pacientes com terapia de substituição renal, o transplante renal ocorreu em 28,1% (n = 893) no setor estadual e 7,5% (n = 532) dos pacientes no setor privado. Essa discrepância nas taxas de transplante deve ser avaliada no contexto do racionamento de diálise do setor estadual de 68 pmp em comparação com o setor privado, que tem 798 pacientes em diálise pmp.

Não há um registro nacional formal na África do Sul para doação de tecidos e olhos. Os tecidos têm uma longa vida útil, são preservados de forma diferente dos órgãos e são disponibilizados em todo o país. O potencial para doação de tecidos e olhos também é maior do que para doação de órgãos, pois o doador em potencial não precisa estar em ventilação mecânica no final de sua vida. Independentemente dessas considerações, a África do Sul tem um número muito baixo de doadores de tecidos e olhos, e baixas taxas de consentimento impactaram o acesso dos pacientes a terapias com base nessas doações. Entre os anos de 2002/2003 e 2016, o número de doadores de córneas caiu 86,9%. Em 2016, 3.000 pacientes em todo o país precisaram de transplante de córnea e apenas 150 córneas locais foram transplantadas; em 2017, 1.800 córneas foram importadas a um custo total de R$ 55,8 milhões. Outros dados de doação de tecidos mostram que doadores de ossos e tendões diminuíram em 59,2% em um período similar embora 27.000 aloenxertos tenham sido entregues, ainda houve um déficit de 21% na necessidade. A doação de válvulas cardíacas diminuiu em 72,3%.

Desafios identificados

Falta de legislações específicas para doação e transplantes.

Escassez de recursos financeiros e proteção para pacientes.

Déficit de profissionais capacitados e suporte técnico.

Propostas para melhoria

Desenvolvimento de políticas nacionais que incentivem doações e transplantes.

Fortalecimento da formação de recursos humanos e adoção de padrões técnicos para garantir a qualidade e segurança dos transplantes.

Aumento do financiamento, tanto nacional quanto internacional, para programas de transplante.

O status dos transplantes de órgãos varia amplamente entre países devido a fatores econômicos, sociais e culturais. O fortalecimento da legislação, melhorias na infraestrutura de saúde e campanhas de conscientização são essenciais para aumentar as taxas de doação e a eficiência dos transplantes.

Estratégias personalizadas e o apoio de parcerias internacionais podem ser decisivos para enfrentar os desafios atuais, especialmente em países com recursos limitados.

XVIII. Países do BRICS

BRICS representa uma parceria entre cinco das maiores economias emergentes do mundo: Brasil, Rússia, Índia, China e África do Sul. No conjunto representam 42% da população mundial,30% do território do planeta, 23%do PIB mundial e 18% do comércio internacional. A grande população da Índia (1.428 bilhão) e da China (1.425 bilhão) refletem no número absoluto de transplantes (Tabela 120

Tabela 20 ▪ Dados nacionais fornecidos pelo Ministério de Saúde do Brasil no ano de 2022 (215,40 habitantes) e coletados pelo GODT. Números absolutos de transplantações e taxa por milhão de habitantes comparados com países que compõem o BRICS tendo como base o Índice de Desenvolvimento Humano (Rússia= IDH 0,821, Índia = IDH 0,644 e África do Sul = IDH 0,717, Brasil = IDH 0,760). Tabela elaborada a partir dos dados do GODT.

	Brasil	China	Rússia *	Índia	África do Sul**
Rim	5.029 (23,35)	12.712 (8,73)	1.124 (7,7)	11.705 (8,32)	(–)
Fígado	2.049 (9,51)	6,053 (4,15)	559 (3,83)	3,920 (2,79)	(–)
Coração	362 (1,68)	710 (0,49)	251 (1,72)	243 (0,17)	(–)
Pulmão	106 (0,49)	798 (0,55)	11 (0,08)	144 (0,1)	(–)
Pâncreas	133 (0,62)	45 (0,03)	16 (0,11)	26 (0,02)	(–)
Intestino	(–)	15 (0,01)	1 (0,01)	3 (0)	(–)
Total	**7.679 (35,65)**	**20.333 (13,96)**	**1.962 (13,45)**	**16.041 (11,4)**	**(–)**

* Federação Russa. Somente disponíveis dados de 2020
**África do Sul. Dados indisponíveis desde 2019

Brasil, segundo a Tabela 20, lidera em números absolutos de transplantes de rim e fígado entre os BRICS. **China** e **Índia** têm altos números absolutos devido à grande população, mas taxas per capita relativamente baixas. **Rússia** e **África do Sul** apresentam desafios em termos de infraestrutura e disponibilidade de dados.

XIX. Estado da Arte no Brasil

O Brasil é um dos países com um dos sistemas de transplante de órgãos mais organizados e abrangentes do mundo. A seguir, detalhamos as principais regulamentações, resultados, e desafios no campo dos transplantes de órgãos no país.

Legislação e estruturação do sistema

O marco regulatório para transplantes de órgãos no Brasil é a **Lei nº 9434 de 4 de fevereiro de 1997**, conhecida como a "Lei dos Transplantes", que foi atualizada e regulamentada pelo **Decreto nº 9175 de 18 de outubro de 2017**. Este arcabouço legal estabelece as diretrizes para a doação, captação, e transplante de órgãos, tecidos e células, visando garantir a ética e a transparência em todo o processo.

O **Sistema Nacional de Transplantes** (**SNT**) é o órgão responsável pela coordenação dessas atividades, atuando através da **Coordenação-Geral do Sistema Nacional de Transplantes** (**CGSNT**), vinculada ao Ministério da Saúde. O SNT tem como objetivo central o desenvolvimento e a supervisão do processo de doação, captação, e distribuição de órgãos e tecidos.

Infraestrutura do sistema de transplantes no brasil

Segundo o Ministério da Saúde, o Brasil possui uma ampla rede de apoio para transplantes, composta por:

- 625 hospitais
- 1.208 serviços especializados
- 1.559 equipes de transplante autorizadas
- 78 Organizações de Procura de Órgãos (OPO)

- 516 Comissões Intra-Hospitalares de Doação de Órgãos e Tecidos para Transplantes (CIHDOTT)
- 50 bancos de tecidos oculares
- 45 laboratórios de histocompatibilidade

Dados recentes de transplantes (2022-2023) (Fontes: Ministério da Saúde, Fiocruz)

Em 2023, entre janeiro e setembro, foram realizados **6.766 transplantes** em todo o país, representando um aumento em relação ao mesmo período de 2022, que contabilizou **6.055 transplantes**. Este crescimento marca o melhor desempenho dos últimos dez anos. Em 2022, o Brasil realizou mais de **22 mil transplantes**, com destaque para:

Tabela 21 ▪ Número de transplantes distribuídos por órgãos em 2022.

Tipo de Transplante	Número (2022)
Rim	4.800
Fígado	2.000
Coração	334
Pulmão	84
Córnea	7.348
Medula Óssea	2.882

Associação Brasileira de Transplante de Órgãos (ABTO)

A Associação Brasileira de Transplante de Órgãos (ABTO) é uma entidade médica sem fins lucrativos, fundada em 1986, que desempenha um papel crucial no desenvolvimento de atividades relacionadas a transplantes. Ela é responsável pela coleta e divulgação de dados por meio do Registro Brasileiro de Transplantes (RBT), que oferece uma análise detalhada das atividades de transplantes em cada estado brasileiro.

Recordes e desempenho de transplantes em 2023

De acordo com a ABTO, em 2023, o Brasil quebrou recordes históricos nos transplantes, atingindo o quarto lugar mundial em transplantes de rim, atrás apenas de EUA, China e Índia.

Tabela 22 ■ Transplantes realizados em números absolutos em 2023.

Transplantes Realizados em 2023	Números Absolutos
Rim	6.035
Fígado	2.365
Coração	424
Pâncreas	117
Pulmão	78
Total de Transplantes de Órgãos	**9.019**

Transplantes de tecidos (2023) (Fonte: ABTO)

Tabela 23 ■ Transplantes de tecidos em 2023.

Tipo de Tecido	Números Absolutos
Córnea	15.968
Ossos	10.427
Medula Óssea	4.262
Pele	194
Total	**30.851**

Desafios e perspectivas

Apesar dos avanços significativos, o Brasil ainda enfrenta desafios importantes, tais como:

1. **Expansão do número de doadores** – Incentivar a doação voluntária é crucial para reduzir o tempo de espera nas filas.
2. **Aumentar a taxa de doadores por milhão de habitantes** – Atualmente, o país está em uma posição intermediária em comparação com outras nações.

3. **Reduzir as assimetrias regionais** – Melhorar a distribuição de recursos e acesso aos transplantes em regiões menos favorecidas.

Fila de espera atual (2023)

Tabela 24 ■ Fila de transplantes.

Órgão	Pacientes na Fila
Rim	32.862
Fígado	1.391
Coração	359
Pulmão	158
Córnea	24.907

Estes desafios indicados pela atual fila de espera expressa na Tabela 24, indicam a necessidade de políticas públicas mais efetivas e campanhas de conscientização para incentivar a doação de órgãos e melhorar a infraestrutura médica em regiões com menor taxa de doadores.

XX. Legislação e Combate ao Tráfico de Órgãos

O tráfico de órgãos é uma preocupação global. Em 2007, estimou-se que até 10% dos transplantes no mundo envolviam práticas antiéticas, incluindo o tráfico de órgãos e o turismo de transplante. Em resposta, várias iniciativas internacionais têm sido implementadas:

Declaração de Istambul (2008): Um consenso global contra o tráfico de órgãos e turismo de transplante, estabelecido por 151 especialistas, com apoio de mais de 135 sociedades médicas internacionais. A declaração orienta políticas para garantir que os transplantes sejam realizados de forma ética e equitativa.

Resolução WHA57.18 (2004) da Organização Mundial da Saúde (OMS): Esta resolução instou os Estados-Membros a implementarem uma supervisão nacional eficaz na aquisição, processamento e transplante de órgãos, células e tecidos humanos. Em resposta, o *Observatório Global sobre Doação e Transplante* foi estabelecido para monitorar as atividades globais dc transplante.

Essas políticas ajudaram a reduzir significativamente o tráfico de órgãos em várias regiões e fortaleceram a confiança pública nos sistemas de doação.

XXI. Perspectivas Futuras e Inovações

O futuro dos transplantes de órgãos depende de avanços tecnológicos e legislativos que podem transformar este campo:

1. **Xenotransplantes**: O uso de órgãos de animais, como corações de porcos geneticamente modificados, está sendo pesquisado como uma solução para a escassez de órgãos humanos. Embora promissores, ainda enfrentam desafios relacionados à rejeição imunológica.
2. **Bioimpressão 3D**: A criação de órgãos utilizando impressoras 3D e células-tronco representa um horizonte inovador. Essas tecnologias podem, no futuro, eliminar a dependência de doadores humanos.
3. **Legislações de "Consentimento Presumido"**: Países como a Espanha, que adotaram o consentimento presumido, lideram as taxas de doação de órgãos. Essa abordagem sugere que todos são doadores, a menos que optem por não ser, aumentando significativamente a disponibilidade de órgãos.
4. **Perfusão Normotérmica**: Técnicas de preservação de órgãos que mantêm os órgãos em condições quase fisiológicas antes do transplante, melhorando sua viabilidade e disponibilidade.

XXII. Desafios Persistentes e Estratégias para Superação

Apesar dos avanços, o campo ainda enfrenta desafios críticos:

1. **Escassez de Doadores**: Longas listas de espera são comuns em todo o mundo. Campanhas de conscientização e programas de doação obrigatória são estratégias potenciais para aumentar a disponibilidade de órgãos.

2. **Desigualdade no Acesso**: Países em desenvolvimento carecem de infraestrutura para transplantes, resultando em disparidades significativas na taxa de transplantes por milhão de habitantes.
3. **Impacto da COVID-19**: A pandemia reduziu temporariamente os números de transplantes devido à realocação de recursos hospitalares, mas a demanda por transplantes cresceu 9,1% em 2023, em comparação com níveis pré-pandêmicos.

XXIII. Comentários Finais

Comentar sobre um tema tão vasto e profundo, como o status dos transplantes de órgãos ao redor do mundo, exige uma reflexão que vá além dos números e políticas, tocando nas dimensões mais humanas e filosóficas dessa prática.

Λ história dos transplantcs é, cm muitos aspcctos, uma narrativa sobrc o triunfo da ciência médica, mas também sobre a solidariedade humana. Ela transcende a técnica cirúrgica, chegando ao âmago do que significa ser humano: a capacidade de salvar vidas, de renovar esperanças e de transformar perdas em novas possibilidades de existência. Cada órgão transplantado não é apenas um pedaço de tecido, mas uma extensão da generosidade de um ser humano que, no limiar da vida, escolheu perpetuar a vida de outro.

Os transplantes de órgãos representam um diálogo íntimo entre a vida e a morte, onde a fronteira entre o fim e o recomeço se dissolve em um ato de profunda empatia. Em diferentes culturas e sistemas de saúde ao redor do mundo, essa prática revela tanto o progresso da ciência quanto as nuances éticas, culturais e espirituais que permeiam nossas sociedades. É um campo onde o avanço científico se entrelaça com questões filosóficas sobre a identidade, o corpo, e a dádiva da vida.

Neste contexto global, os desafios permanecem: a escassez de doadores, as disparidades regionais no acesso ao transplante, e as complexas questões éticas que surgem à medida que a ciência progride. Porém, à medida que a medicina avança, o ato de doar se torna um símbolo universal de esperança. Em um mundo fragmentado por divisões, os transplantes de órgãos são um raro testemunho de nossa interconexão; eles são um lembrete de que, apesar das diferenças, há algo de universal em nossa humanidade, algo que nos convida a cuidar uns dos outros, mesmo quando não há mais nada a ser dito.

Assim, a história dos transplantes não é apenas uma crônica de realizações médicas, mas um mosaico que reflete o melhor de quem somos enquanto espécie – capazes de criar, através da dádiva de um órgão, um elo que desafia o tempo, o espaço e a finitude da vida.

Que esta jornada continue não apenas como um avanço técnico, mas como um testemunho perene daquilo que nos torna verdadeiramente humanos: a capacidade de dar, de receber, e de encontrar significado na continuidade da vida de outro.

Referências

Abu-Gazala S, Olthoff KM; Current status of living donor liver transplantation in the United States. Annu. Rev. Med., 70 (2019), pp. 225-238.

Annual Data Report of the US Organ Procurement and Transplantation Network (OPTN) and the Scientific Registry of Transplant Recipients (SRTR). https://srtr.transplant.hrsa.gov/annual_reports/2022_ADR_Preview.aspx

Bookholane H, Michaelides A, Prins L; Factors influencing consent rates of deceased organ donation in Western Cape Province, South Africa. South African Medical Journal 2020; 110(3), 204-209. http://www.samj.org.za/index.php/samj/article/view/12857.

Chan-On C, Sarwal MM; A coomprehensive analysis of current status and unmet needs in kidney transplantation in Southeast Asia. Front Med (Lausanne). 2017 Jun 23;4:84. doi: 10.3389/fmed.2017.00084. eCollection 2017.

Davids MR, Jardine T, Marais N; South African Renal Registry Annual Report 2016. African Journal of Nephrology 2018; 21(1): 61-72.

Global Observatory on Donor Transplantation (GODT) https://www.transplant-observatory.org/data--charts-and-tables/

Global Observatory on Donor Transplantation (GODT) – International Report on activities year of 2022 https://www.transplant-observatory.org/wp-content/uploads/2023/11/2022-data-global--report_VF_2.pdf

Global Observatory on Donor Transplantation (GODT) – Data Charts and Tables. https://www.transplant-observatory.org/data-charts-and-tables/

https://www.gov.br/planalto/pt-br/agenda-internacional/missoes-internacionais/reuniao-do--brics-2023/historia-do-brics

Irodata Main Guidelines (International registry in organ donation and transplantation. https://www.irodat.org/?p=about

Lunsford KE, Javle M, Heyne K, Shroff RT, Abdel-Wahab R, Gupta N *et al.*; Liver transplantation for locally advanced intrahepatic cholangiocarcinoma treated with neoadjuvant therapy: a prospective case-series. Lancet Gastroenterol. Hepatol., 3 (5) (2018), pp. 337-348.

Mahillo B, Carmona M, Alvarez M, Marco J, Nuñez JR, López-Fraga M, Matesanz R, Domínguez-Gil B; Worldwide distribution of solid organ transplantation and access of population of those practices. Transplantation 102():p S71-S72, July 2018. | DOI: 10.1097/01.tp.0000542650.33995.b3.

Massie AB, Kuricka LM, Segev DL; Big Data organ transplantation: registries and administrative claims. Am J Transpl. 2015, 14(8):1723-173. https://doi.org/10.1111/ajt.12777.

Portal da Fiocruz. https://portal.fiocruz.br/noticia/brasil-registra-o-maior-numero-de-transplantes--de-orgaos-em-10-anos

PortalGOV.BR;https://www.gov.br/saude/ptbr/assuntos/noticias/2022/dezembro/ministerioda-saude-garante-90 dostransplantes-de-orgaos-pelo-sus

Registro Brasileiro de Transplantes, ano XXX, número 4, Dimensionamento dos Transplantes no Brasil e em cada estado 2016-2023). https://site.abto.org.br/wp-content/uploads/2024/04/rbt2023-restrito.pdf

Resolution WHA57.18. Human organ and tissue transplantation. In: Fifty-seventh World Health Assembly, Resolutions and decisions, annexes. Geneva, 17-22 May, 2004. Geneva: World Health Organization; 2004

Wachs ME, Bak TE, Karrer FM; 1998.Adult living donor liver transplantation using a right hepatic lobe. Transplantation 66(10):1313–16.

WHO Collaborating Centre on Donation and Transplantation https://apps.who.int/whocc/Detail.aspx?si7yOpgHF9ZQN6sdxNUVPA

Capítulo 3

A REJEIÇÃO DE TRANSPLANTES

- Sibele Lessa Braga
- Gisele Guimarães Maciel
- Igor Luna Peixoto
- Irene L. Noronha
- Nertan Luiz Tefilli

Introdução

Nos transplantes de tecidos e órgãos, a partir do encerramento dos procedimentos cirúrgicos, entra em cena o fenômeno da rejeição ao enxerto. O manejo do paciente irá depender das respostas celulares e humorais de não--aceitação do enxerto, encarado pelo organismo como um corpo estranho a ser isolado e expulso.

Os seres vivos, e em especial os humanos, possuem mecanismos de defesa sofisticados e complexos contra a invasão de bactérias, vírus e outros materiais estranhos que ultrapassem a barreira cutânea-mucosa e atinjam o meio interno. Estes mecanismos, que constituem o conjunto do sistema imunitário, não conseguem, lamentavelmente, diferenciar entre microrganismos causadores de doenças e as células de um transplante que promovem um sustentáculo de melhora da qualidde de vida ou mesmo a presevação da própria vida. Ambos são percebidos como estranhos e estão sujeitos ao ataque do sistema imunológico. Essa reação imunológica leva à **rejeição**, o maior problema no sucesso do enxerto de tecidos e órgãos.

O mecanismo da Rejeição

Todos os tecidos humanos transplantados de um indivíduo para outro correm risco de rejeição. A extensão do risco depende da disparidade do receptor de células T HLA-hospedeiro do doador. As respostas das células T às incompatibilidades nos transplantes estão associadas ao grau de incompatibilidade, e relacionada ao maior número de clones de células T que respondem. Consequentemente, mais grave será o processo de rejeição. Incompatibilidades cumulativas no HLA estão associadas a uma menor sobrevivência do enxerto.

A rejeição ao aloenxerto envolve uma intricada rede de interações celulares e humorais, na qual o linfócito T desempenha um papel central e indispensável. A resposta imune é desencadeada após o transplante quando os linfócitos T reconhecem moléculas do Complexo Principal de Histocompatibilidade (MHC: *major histocompatibility complex,* chamados em humanos de HLA: *Human Leukocyte Antigen*) não próprias.

O reconhecimento dos aloantígenos pelos linfócitos T do receptor ocorre por meio do receptor de linfócitos T, o TCR (*T-Cell Antigen Receptor*). Essa interação entre os aloantígenos e o TCR gera o primeiro sinal no processo de ativação dos linfócitos T. A ativação plena depende de um segundo sinal, caracterizado pela interação entre moléculas co-estimuladoras e seus ligantes.

Com a ativação dos linfócitos T, ocorre a ativação da calcineurina, que induz a produção de IL-2 e outras citocinas. A interação da IL-2 com seus receptores (IL-2R) resulta no terceiro sinal, que promove a ativação do ciclo celular e a proliferação clonal, culminando no surgimento de um grande número de células efetoras.

O resultado final dessa complexa cadeia de eventos é o agravamento da resposta inflamatória local e agressão ao aloenxerto por meio de diferentes vias efetoras.

Seleção de Doadores e Compatibilidade de Tecidos

Todos os tecidos humanos transplantados de um indivíduo para outro correm risco de rejeição. A extensão do risco depende da disparidade do receptor de células T HLA-hospedeiro do doador. As respostas das células T às incompatibilidades nos transplantes estão associadas ao grau de incompatibilidade, e relacionada ao maior número de clones de células T que respondem. Consequentemente, mais grave será o processo de rejeição. Incompatibilidades cumulativas no HLA estão associadas a uma menor sobrevivência do enxerto.

A tipagem de tecidos, usando linfócitos, envolve a identificação dos antígenos HLA de um indivíduo. Os linfócitos que serão tipados são mesclados com um reagente de tipagem, um soro que contém anticorpos para certos antígenos HLA. Se os linfócitos carregam antígenos HLA para os quais o reagente tem anticorpos, os linfócitos aglutinam ou morrem. Embora os antígenos de transplante sejam numerosos e complexos, os princípios da tipagem de tecidos são os mesmos do agrupamento de glóbulos vermelhos (sistema ABO). É importante também que os glóbulos vermelhos sejam pesquisados, uma vez que os antígenos do grupo de glóbulos vermelhos estão presentes em outros tecidos e podem causar rejeição do enxerto.

Caso os linfócitos do receptor e do doador em potencial forem inativados por um determinado soro, então, os indivíduos têm antígenos em comum. Caso nem os linfócitos do doador nem os do receptor forem afetados, então o doador e o receptor não têm antígenos em comum. Por outro lado, se os linfócitos do doador forem inativados, mas não os do receptor, então um antígeno está presente no doador e está ausente no receptor.

Assim, ao testar seus linfócitos contra um espectro de soros de tipagem, é possível determinar o quão próximo o receptor e o doador correspondem em antígenos HLA. Como precaução final antes do enxerto, uma prova cruzada direta é realizada entre o soro do receptor e os linfócitos do doador. Uma prova cruzada positiva geralmente contraindica o transplante doador-receptor em consideração.

A tipagem de tecidos não está suficientemente avançada para dar uma previsão precisa do resultado de um enxerto em um caso individual, particularmente quando o doador e o receptor não são parentes um do outro.

A Imunossupressão

Os esforços da pesquisa em transplante estão voltados atualmente para a aplicação de drogas/procedimentos que permitam ao receptor aceitar o enxerto permanentemente, sem efeitos colaterais relevantes. Com os medicamentos disponíveis para esse fim, após alguns meses a dosagem pode muitas vezes ser reduzida ou mesmo interrompida sem que o enxerto seja rejeitado. Parece haver uma adaptação do receptor em relação ao enxerto e do enxerto em relação ao receptor.

A adaptação é provavelmente semelhante à dessensibilização, um processo utilizado por vezes para curar pacientes que sofrem de certos tipos de alergias, dando-lhes exposição repetida a pequenas doses do alérgeno ao qual são sensíveis.

Em relação aos imunossupressores, a atuação ocorre nos diversos níveis da resposta imune. Os corticosteróides (prednisona, metilprednisolona) são responsáveis pelo bloqueio do primeio sinal de ativação, que resulta na produção de IL-1 e IL-6. A globulina anti-timocitária (timoglobulina) é um anticorpo policlonal que promove a depleção de linfócitos T e B induzindo um estado de intensa imunossupressão, podendo ser usada como indução ou tratamento da rejeição. A interação da IL-2 com a unidade do seu receptor (IL-2R) pode ser bloqueada por anticorpos monoclonais, quiméricos, como o basiliximabe, utilizado na indução da imunossupressão.

As drogas envolvidas na manutenção da imunossupressão incluem: inibidores da calcineurina (tacrolimo e ciclosporina), os inibidores da mTOR (sirolimo e everolimo), e as drogas que atuam no ciclo celular, denominadas anti-proliferativas, (azatioprina, o micofeniolato mofetil e o micofenolato sódico), além dos corticosteroides.

A rejeição permanece como uma importante causa de morbidade, mesmo com os atuais avanços terapêuticos, podendo levar à perda ou à redução acentuada da sobrevida do enxerto em diferentes fases da evolução pós transplante.

Diagnóstico

O diagnóstico da rejeição é essencialmente baseado em achados clínicos, laboratoriais, histopatológicos e métodos de imagem. Clinicamente, o paciente pode apresentar disfunção do enxerto, identificado por exames específicos para cada órgão, porém, do ponto de vista clínico, a maioria dos casos são oligossintomáticos, identificados por exames de monitoramento em rotina de seguimento ambulatorial.

Diante desta suspeita é necessário confirmar com biópsia do enxerto e exame anatomopatológico, que é considerado o padrão-ouro para o diagnóstico. Neste exame, através de um sistema classificatório que avalia os compartimentos envolvidos, o processo patológico (humoral ou celular) e a intensidade do processo inflamatório (*Critérios de Banff* – individualizada para os diferentes órgãos), é possível estabelecer a gravidade da agressão e qual a melhor intervenção para o tratamento da lesão.

A pesquisa de anticorpos específicos contra o doador (DSA) pode ser utilizada para uma melhor elucidação do Quadro, principalmente quando a biópsia apresenta características histológicas compatíveis com rejeição mediada por anticorpos.

Algumas citocinas e marcadores celulares já foram estudados na tentativa de predizer a ocorrência de rejeição. Porém, até o momento, inexistem biomarcadorres que possam ser utilizados com segurança para o diagnóstico de rejeição pós transplante.

Em virtude da possibilidade de outras causas de disfunção do enxerto, é necessária uma avaliação inicial detalhada, a fim de excluir os principais diagnósticos diferenciais da rejeição pós-transplante. É importante considerar causas cirúrgicas (vasculares ou anastomoses de derivações), infecciosas (citomegalovírus-CMV e outros vírus, fúngicas e bacterianas), assim como recidiva da doença de base.

Recentemente, vem sendo utilizada a análise de células livres de DNA (cfDNA, ou "cell-free DNA") para o diagnóstico de rejeição em transplantes de órgãos sólidos. Trata-se de uma abordagem inovadora e minimamente invasiva, conhecida como biópsia líquida, que permite monitorar a saúde do órgão transplantado e detectar sinais precoces de rejeição. Esse método baseia-se no princípio de que, durante o processo de rejeição, o órgão transplantado libera fragmentos de seu DNA no sangue do receptor, o que pode ser medido e analisado. O DNA do órgão transplantado (do doador) tem diferenças genéticas em relação ao DNA do receptor (paciente). A tecnologia moderna consegue identificar e quantificar essas diferenças, detectando a presença e a quantidade de cfDNA específico do órgão transplantado no sangue do paciente. Em uma situação normal, sem rejeição, os níveis de cfDNA do órgão transplantado são baixos. Porém, durante episódios de rejeição, ocorre ativação da reposta imune culminado com agressão e dano às células do enxerto, o que resulta no aumento do cfDNA derivado do doador no sangue. Esse teste é minimamente invasivo, permite um monitoramento contínuo, com detecção precoce de eventos imunológicos, porém seu custo elevado e a dificuldade na interpretação dos resultados ainda não tornaram esta abordagem factível na rotina pós-transplante.

Tabela 1 ■ Métodos diagnósticos de rejeição transplante de órgão sólido.

• Análise bioquímica evidenciando disfunção do órgão
• Anatomopatológico do enxerto
• Pesquisa de anticorpos específicos contra o doador (DSA)
• Análise de células livres de DNA

Classificação da Rejeição

Rejeição Aguda mediada por linfócitos T (T-cell mediated rejection)

A rejeição aguda mediada por linfócitos T manifesta-se histologicamente pela presença majoritária de infiltrado linfocítico, acompanhado em menor grau por macrófagos, linfócitos B e outras células inflamatórias. A gravidade do Quadro é baseada em achados específicos, por órgão, conforme descrito na Classificação de Banff, sendo fundamental a avaliação por patologista com experiência em transplante.

Rejeição crônica mediada por linfócitos T (Chronic active T-cell)

De uma forma geral, um único episódio de rejeição aguda mediada por linfócitos T com tratamento adequado e remissão laboratorial e histológica não compromete a função do enxerto a longo prazo. Entretanto, é conhecido que episódios de rejeição aguda constituem um fator de risco para o desenvolvimento de rejeição crônica. Consiste em agressão prolongada ao órgão transplantado, resultando em deterioração gradual do enxerto. A manifestação é mais insidiosa, levando semanas ou meses para se manifestar, com deterioração da função do enxerto de maneira progressiva.

Em alguns órgãos, exames de imagem começam a apresentar alteração morfológica do enxerto, corroborando para o diagnóstico, visto que em alguns transplantes alterações macrovasculares e morfológicas podem ser identificadas. É possível identificar em exame anatomopatológico infiltrado linfocitário com áreas de fibrose progressiva do tecido. Alterações vasculares também são comuns.

O diagnóstico de rejeição crônica mediada por células T é complexo e requer uma abordagem multidisciplinar. O seguimento de níveis de células livres de DNA também pode ser um marcador útil para identificar lesão.

É importante diferenciar a rejeição crônica mediada por linfócitos T ativa, que possui potencial de progressão e culminar na perda do enxerto renal. Essa diferenciação é feita principalmente com a análise anatomopatológica cuidadosa e, se sinais de atividade, tratamento diferenciado poderá ser proposto.

Rejeição mediada por anticorpos (*Antibody Mediated Rejection – AMR*)

A rejeição mediada por anticorpos (AMR) pode ser aguda (RAMA) ou crônica. A Rejeição Aguda Mediada por Anticorpos (RAMA) ocorre geralmente nas primeiras semanas após o transplante e, de acordo com a classificação de Banff, três critérios devem estar presentes:

- Evidência histológica de lesão aguda, incluindo inflamação microvascular e arterite íntima.
- Evidência de interação de anticorpos com endotélio vascular, incluindo C4d+ em capilares e inflamação microvascular.
- Evidência sorológica de anticorpos específicos do doador (DSA) anti-HLA. Nos casos de alta suspeita, e preenchidos os critérios histológicos, o tratamento deve ser direcionado.

A Rejeição Crônica Mediada por Anticorpos é diagnosticada através de critérios clínicos, histopatológicos e imunológicos. A disfunção progressiva do enxerto é frequentemente o primeiro sinal, com alterações funcionais específicas em cada órgão. A análise histopatológica é essencial e pode revelar as características Rejeição Crônica Mediada por Anticorpos (Tabela 2), sendo comum a associação de depósitos de C4d nos capilares peritubulares. A presença de anticorpos específicos contra o doador é uma forte evidência que sugere processo mediado por anticorpos.

Na rejeição crônica mediada por anticorpos (RCMA), a análise histopatológica do enxerto em transplantes de órgãos sólidos revela características específicas de dano tecidual, inflamação e lesão vascular, resultantes de uma resposta imunológica humoral contra o órgão transplantado. Esse tipo de rejeição é causado quando anticorpos dirigidos contra antígenos do doador são continuamente produzidos e, através de antígenos do complexo principal de histocompatibilidade (HLA), levam a danos progressivos e crônicos no enxerto.

A principal diferença nos pacientes com RCMA, nos achados histopatológicos, é que são encontradas alterações sugestivas de fibrose e alteração estrutural do enxerto, além dos achados que sugerem atividade imunológica. Então a inflamação microvascular e a presença de C4d depositado principal-

Tabela 2 ■ Tratamentos utilizados para rejeição de transplante de órgão sólido.

Rejeição aguda mediada por células T e rejeição crônica ativa mediada por células T	Rejeição aguda mediada por anticorpos	Rejeição crônica mediada por anticorpos
Corticoterapia (habitualmente solumedrol em altas doses)	Plasmaférese	Avaliar esquema imunossupressor – otimizar medicação antiproliferativa
	Imunoglobulina humana	
Thymoglobulina, em caso de evidência de córtico-resistência ou gravidade da lesão	Anticorpo monoclonal anti-CD20 (rituximabe)	
	Anticorpo monoclonal anti-C5 (eculizumabe)	Se sinais de atividade, mesmo tratamento que rejeição aguda mediada por anticorpos
Reavaliação do esquema imunossupressor (principalmente nas rejeições crônicas)	Imunoglobulina recombinante anti-IgG	
	Reavaliação do esquema imunossupressor (principalmente nas rejeições crônicas)	

mente nos capilares dos enxertos, são associados a arteriosclerose, fibrose da camada íntima das artérias, fibrose e atrofia, geralmente associados a presença de DSA no estudo do painel de reatividade de anticorpos.

A RCMA é um processo insidioso e muitas vezes irreversível, sendo fundamental o diagnóstico precoce para implementar terapias que possam mitigar o avanço da rejeição e preservar a função do enxerto pelo maior tempo possível.

Tratamento da Rejeição

O tratamento da rejeição tem como objetivo reduzir a resposta imunológica contra o enxerto, minimizando o dano tecidual e preservando a função renal a longo prazo. A escolha do tratamento depende da gravidade da rejeição, da resposta ao tratamento prévio e das condições clínicas do paciente. A escolha do tratamento deve considerar o contexto clínico e laboratorial, somado com o resultado da biópsia do enxerto.

Quando se trata de rejeição aguda mediada por linfócitos T, o uso de corticosteroides em altas doses é considerado para a maioria dos casos, seja de forma isolada ou associado a terapia com outros imunossupressores, como tratamento de primeira linha para rejeições mais leves. A metilprednisolona é comumente administrada por via endovenosa em doses altas (pulsoterapia), com esquemas diferenciados para cada tipo de órgão transplantado. Na maioria dos casos, a função do enxerto melhora dentro de alguns dias após o início da terapia.

A globulina anti-timocitária (timoglobulina) é utilizada em casos nos quais a agressão tecidual é mais grave ou em casos de rejeição córtico-resistente. A dose e a duração do tratamento com timoglobulina variam, mas geralmente é utilizada uma dose inicial de 1,5 mg/kg/dia, administrada por 5 a 10 dias. Este tratamento é reservado para rejeições moderadas a graves ou quando há falha no tratamento com corticosteroides.

Além da terapia escolhida, é comum ajustar o regime de imunossupressão de manutenção. Isso pode incluir o aumento das doses do inibidor de calcineurina (tacrolimo ou ciclosporina), o ajuste da dose de antiproliferativos (micofenolato mofetil, micofenolato sódico ou azatioprina) ou a adição de inibidores de mTOR (como sirolimo ou everolimo). Esses ajustes são feitos para garantir um controle imunológico mais eficaz e reduzir o risco de futuras rejeições. Sempre é importante avaliar também se o paciente possui aderência ao tratamento ou se houve alguma falha posológica por qualquer outro motivo que possa ter predisposto o processo imune.

Na rejeição aguda mediada por anticorpos (RAMA) o objetivo do tratamento é remover os anticorpos circulantes, interromper a cascata inflamatória mediada pelo complemento, que estão causando o dano ao enxerto renal, e inibir a produção de novos anticorpos. A rejeição mediada por anticorpos possui baixa responsividade ao uso de corticoides e os tratamentos atualmente mais utilizados são plasmaferese, uso de imunoglobulina intravenosa (IVIg), anti-CD20 (rituximabe), considerando a possibilidade de uso de globulina anti-timocitária associada se houver componente celular. É válido avaliar o esquema imunossupressor e considerar conversão para esquema com antiproliferativo, se essa classe de medicação não estiver em uso no momento.

A plasmaférese é uma intervenção essencial para a remoção dos anticorpos circulantes que causam dano ao enxerto. O procedimento consiste na separação do plasma, que contém os anticorpos patogênicos, do restante dos componentes sanguíneos. Recomenda-se a realização de trocas plasmáticas diárias ou em dias alternados, dependendo da resposta clínica e da redução dos títulos de DSAs. A plasmaférese é frequentemente combinada com outras terapias imunossupressoras para maximizar a eficácia.

A administração de imunoglobulina intravenosa (IVIg) é uma terapia adjuvante importante no tratamento da rejeição aguda mediada por anticorpos. A imunoglobulina exerce múltiplos mecanismos de ação, incluindo a neutralização de anticorpos patogênicos, a modulação de receptores de células imunológicas e a inibição da ativação do complemento. A dose clássica de IVIg é de 0,5 a 2 g/kg, dividida em várias doses ao longo de um período de dias a semanas, dependendo da resposta clínica.

O rituximabe é um anticorpo monoclonal anti-CD20 que depleta células B, reduzindo a produção de anticorpos. É indicado em casos de AMR moderada a grave ou quando não há resposta adequada às terapias de primeira linha. A dose usual é de 375 mg/m^2 por infusão intravenosa, administrada em dose única. Estudos demonstram que o rituximabe pode melhorar a sobrevida do enxerto em pacientes com AMR, especialmente quando combinado com outras modalidades terapêuticas.

O eculizumabe é um anticorpo monoclonal que inibe a proteína C5 do complemento, bloqueando a ativação terminal do complemento. É utilizado em casos graves de AMR, particularmente quando há evidência de ativação significativa da via do complemento, como indicado pela deposição de C4d. O esquema de tratamento com eculizumabe ainda é de custo elevado e pouco utilizado na população brasileira.

O tratamento da AMR está em constante evolução, com novos agentes e estratégias sendo explorados. Entre eles, destacam-se a imfilidase, uma enzima recombinante que cliva imunoglobulinas G (IgG) e reduz rapidamente os níveis de anticorpos, sendo estudada em contextos de rejeição aguda, assim como terapias celulares, com infusões de células T reguladoras, que têm o potencial de modular a resposta imunológica de forma específica, promovendo a tolerância ao enxerto.

Prognóstico

O prognóstico da rejeição aguda depende de múltiplos fatores, incluindo a gravidade da rejeição, a rapidez do diagnóstico, a resposta ao tratamento e a presença de episódios recorrentes. Episódios bem controlados, especialmente quando diagnosticados e tratados precocemente, geralmente resultam em bom prognóstico a longo prazo. No entanto, rejeições graves ou recorrentes podem levar a danos progressivos ao enxerto e à falência do mesmo.

A personalização do regime de tratamento, com base no perfil imunológico do paciente e na resposta às terapias anteriores, é essencial para otimizar os resultados. O manejo multidisciplinar envolvendo nefrologistas, imunologistas e outros especialistas é fundamental para garantir o cuidado ideal desses pacientes.

Em conclusão, o tratamento da rejeição aguda no transplante exige uma abordagem integrada e adaptável, combinando terapias imunossupressoras potentes com suporte clínico rigoroso. A evolução contínua das estratégias de imunossupressão e monitoramento imunológico promete melhorar ainda mais o prognóstico e a sobrevida do enxerto nos próximos anos.

Referências

Calne, RY. Tissue transplant. Editors of Encyclopaedia Britannica. Disponível em:https://www.britannica.com/science/transplant-surgery/Tissue-transplants

Loupy A, Lefaucheur C. Antibody-Mediated Rejection of Solid-Organ Allografts. N Engl J Med. 2018 Sep 20;379(12):1150-1160. doi: 10.1056/NEJMra1802677. PMID: 30231232.

Editors of Encyclopaedia Britannica. Disponível em: https://www.britannica.com/science/immunosuppressant

Harrington CR, Yang GY, Levitsky J. Advances in Rejection Management: Prevention and Treatment. Clin Liver Dis. 2021 Feb;25(1):53-72. doi: 10.1016/j.cld.2020.08.003. Epub 2020 Oct 26. PMID: 33978583.

Poggio ED, Augustine JJ, Arrigain S, Brennan DC, Schold JD. Long-term kidney transplant graft survival-Making progress when most needed. Am J Transplant. 2021 Aug;21(8):2824-2832. doi: 10.1111/ajt.16463. Epub 2021 Feb 8. PMID: 33346917.

Demetris AJ, Bellamy C, Hübscher SG, O'Leary J, et al. 2016 Comprehensive Update of the Banff Working Group on Liver Allograft Pathology: Introduction of Antibody-Mediated Rejection. Am J Transplant. 2016 Oct;16(10):2816-2835. doi: 10.1111/ajt.13909. Epub 2016 Jul 14. PMID: 27273869.

Edwards RL, Menteer J, Lestz RM, Baxter-Lowe LA. Cell-free DNA as a solid-organ transplant biomarker: technologies and approaches. Biomark Med. 2022 Apr;16(5):401-415. doi: 10.2217/bmm-2021-0968. Epub 2022 Feb 23. PMID: 35195028.- Charlton M, Levitsky J, Aqel B, et al. International Liver Transplantation Society Consensus Statement on Immunosuppression in Liver Transplant Recipients. Transplantation. 2018 May;102(5):727-743. doi: 10.1097/TP.0000000000002147. Erratum in: Transplantation. 2019 Jan;103(1):e37. PMID: 29485508.

Helanterä I, Mengel M. Revisiting acute T cell-mediated rejection in kidney allografts. Am J Transplant. 2022 Mar;22(3):681-682. doi: 10.1111/ajt.16923. Epub 2021 Dec 18. PMID: 34897977.

Cozzi E, Colpo A, De Silvestro G. The mechanisms of rejection in solid organ transplantation. Transfus Apher Sci. 2017 Aug;56(4):498-505. doi: 10.1016/j.transci.2017.07.005. Epub 2017 Jul 8. PMID: 28916402.

Lee JG, Lee J, Lee JJ, et al. Efficacy of rabbit anti-thymocyte globulin for steroidresistant acute rejection after liver transplantation. Medicine (Baltimore). 2016 Jun;95(23):e3711. doi: 10.1097/MD.0000000000003711.

Volpin R, Angeli P, Galioto A, et al. Comparison between two high-dose methylprednisolone schedules in the treatment of acute hepatic cellular rejection in liver transplant recipients: a controlled clinical trial. Liver Transpl. 2002 Jun;8(6):527-34. doi: 10.1053/jlts.2002.33456. PMID: 12037783.

Beyzaei Z, Shojazadeh A, Geramizadeh B. The role of regulatory T cells in liver transplantation. Transpl Immunol. 2022 Feb;70:101512. doi: 10.1016/j.trim.2021.101512. Epub 2021 Dec 3. PMID: 34871717. – Garcia JHP, Viana CFG. Doenças hepáticas: aprendizado baseado em 2000 transplantes de fígado. Editores: Huygens Garcia, Cyntia Viana. – Fortaleza: Imprensa Universitária, 2022.

Choudhary NS, Saigal S, Bansal RK, Saraf N, Gautam D, Soin AS. Acute and Chronic Rejection After Liver Transplantation: What a Clinician Needs to Know. Journal of Clinical and Experimental Hepatology. 2017. DOI:https://doi.org/10.1016/j.jceh.2017.10.003

Jain A, Demetris AJ, Kashyap R, Blakomer K, Ruppert K, Khan A, Rohal S, Starzl TE, Fung JJ. Does tacrolimus offer virtual freedom from chronic rejection after primary liver transplantation? Risk and prognostic factors in 1,048 liver transplantations with a mean follow-up of 6 years. Liver Transpl. 2001 Jul;7(7):623-30. doi: 10.1053/jlts.2001.25364. PMID: 11460230; PMCID: PMC2965463.

Parte II

Transplantes de Tecidos

Capítulo 4

GENERALIDADES DO TRANSPLANTE DE TECIDOS

■ **Marcia Regina Issa Salomão Libânio**

Os transplantes de tecidos constituem uma área extremamente importante e bem-sucedida nos procedimentos de transplantação, sendo frequentemente necessários como parte do tratamento de várias doenças e traumatismos, possibilitando a reabilitação e melhor qualidade de vida dos pacientes.

Há tecidos que podem ser doados em vida, como a membrana amniótica, o sangue de cordão umbilical e as células reprodutivas, mas a maioria dos tecidos somente pode ser doada após o óbito (*post mortem*).

Os tecidos oculares (córnea e esclera) são os mais frequentemente doados, mas além destes há a possibilidade de doação também de outros, como a pele, o tecido musculoesquelético, tecidos cardiovasculares (valvas cardíacas, artérias e veias) e o tecido nervoso, sendo que desta forma um único doador pode vir a beneficiar dezenas de pacientes receptores.

O processo de captação e transplante de tecidos apresenta algumas particularidades que o diferenciam da doação e transplante de órgãos sólidos, fazendo com que o número de potenciais doadores seja muito maior se comparado aos doadores de órgãos.

Diferentemente da doação de órgãos sólidos, somente possível em doadores em morte encefálica, os tecidos podem ser captados também após a parada cardiorrespiratória, em faixas etárias e prazos definidos para cada tecido específico, de forma a manter a sua viabilidade para o transplante.

De forma geral, não há necessidade de compatibilidade sanguínea, peso ou idade entre o doador e receptor, não havendo rejeição, portanto sem a necessidade de uso de medicação imunossupressora no pós-operatório, necessária apenas em casos muito especiais.

As normas aplicáveis à doação e transplante dos diversos tecidos estão descritas no Regulamento Técnico do Sistema Nacional de Transplantes e nas normas específicas da ANVISA, que definem as boas práticas em tecidos humanos para uso terapêutico[1,2]. Esta regulamentação abrange todo o processo doação-transplante, desde a identificação do potencial doador, a entrevista familiar, a obtenção do Termo de Consentimento Livre e Esclarecido (TCLE), a identificação de contraindicações médicas que configurem risco de transmissão de doenças infectocontagiosas ou doenças malignas por intermédio dos tecidos do doador, a triagem clínica e laboratorial, o processamento, a avaliação e a liberação dos tecidos doados. As normas são periodicamente revisadas à luz de novos conhecimentos e evolução das técnicas de preservação e transplante.

As notificações de potencial doador de tecidos podem ser realizadas diretamente à Central Estadual de Transplantes (CET) ou ao Banco de Tecidos responsável pela área de abrangência, conforme definido pela CET, havendo a possibilidade também de alocação a nível nacional, através da Central Nacional de Transplantes[3,4].

O processo de identificação do doador, obtenção do TCLE, entrevista familiar e triagem clínica e laboratorial, incluindo a obtenção de material para exames sorológicos, pode ser realizada pelas equipes próprias dos bancos de tecidos, pela Comissão Intra-hospitalar de Transplantes (CIHDOTT) ou outras equipes, desde que autorizadas pelo Sistema Nacional de Transplantes.

A captação ou retirada dos tecidos poderá ser realizada pela equipe do Banco de Tecidos devidamente autorizado ou por equipe formalmente autorizada através de Portaria do Ministério da Saúde para esta retirada, devendo neste segundo caso os tecidos serem imediatamente encaminhados para o Banco de Tecidos responsável.

Todos os tecidos doados para transplante devem ser obrigatoriamente encaminhados para os Bancos de Tecidos autorizados para funcionamento pelo Sistema Nacional de Transplantes.

Os Bancos de Tecidos são definidos como os estabelecimentos de saúde que dispõem de instalações físicas, equipamentos, recursos humanos e técnicas adequadas para identificação e triagem dos doadores, captação, processamento, armazenamento e distribuição de tecidos e seus derivados, de procedência humana, de doadores vivos ou cadáveres, para fins terapêuticos e de pesquisa. Estes serviços devem possuir recursos humanos capacitados, infraestrutura mínima conforme definido pela legislação e programas de controle de qualidade, de forma a assegurar a qualidade do tecido a ser utilizado para transplante.

Os tecidos são alocados seguindo critérios específicos definidos pela legislação, pela equipe transplantadora e pelos bancos de tecidos.

Os transplantes somente poderão ser realizados por equipes formalmente autorizadas para a sua realização, nos estabelecimentos de saúde devidamente autorizados.

No Brasil são realizados também transplantes de valvas cardíacas, que podem ser utilizadas em cirurgias para a substituição de valvas cardíacas ausentes, doentes, danificadas ou mal funcionantes em crianças e adultos ou para cirurgia cardíaca reconstrutiva em pacientes com doenças cardíacas congênitas ou adquiridas.

Embora ainda não frequentes no país, outros tecidos cardiovasculares que podem ser doados incluem as veias safenas, vasos femorais e a artéria aortoilíaca, que podem ser utilizadas em procedimentos cirúrgicos para restaurar, substituir ou suplementar a função vascular, por exemplo a restauração de circulação causadas por doença vascular periférica, *bypass* de artérias coronarianas e derivações de diálise em pacientes em hemodiálise.

Outros tecidos que podem ser doados após a morte e utilizados para transplante são os nervos periféricos, sendo utilizados para o tratamento de pacientes após trauma, doença ou cirurgia que resultam em dor ou perda da função motora e/ou sensitiva, proporcionando recuperação parcial ou completa destas funções.

Neste livro serão abordadas em separado as peculiaridades dos transplantes de tecidos musculoesqueléticos na área de Ortopedia (capítulo 5) e Odontologia (capítulo 6), o transplante de pele (capítulo 7) e o transplante de membrana amniótica nas áreas de Cirurgia Plástica e Oftalmologia (capítulo 8).

Referências

1. BRASIL. Portaria de Consolidação N. 4, de 28 de Setembro de 2017. Consolidação das normas sobre os sistemas e os subsistemas do Sistema Único de Saúde. Brasília, DF, 2017. Disponível em: https://www.gov.br. Acesso em: 30 ago. 2024
2. ANVISA. Resolução da Diretoria Colegiada – RDC nº 707, de 01 de Julho de 2022. Dispõe sobre as boas práticas em tecidos humanos para uso terapêutico. Disponível em: https://www.anvisa.gov.br/legis. Acesso em: 30 ago. 2024.
3. Sistema Estadual de Transplantes. http://www.saude.sp.gov.br
4. Ministério da Saúde. https://www.into.saude.gov.br/banco-de-tecidos
5. American Association of Tissue Banks, 2024. Disponível em: https://www.aatb.org.br. Acesso em: 30 ago. 2024.

Capítulo 5

TRANSPLANTES EM ORTOPEDIA

▪ Rafael Augusto Dantas Prinz

Introdução

A menção mais antiga de um procedimento de enxerto ósseo é de 1668, quando Jacob van Meekeren descreveu um xenoenxerto bem-sucedido de um calvário de cão para o crânio de um soldado[1]. Em 1879, o cirurgião escocês, William MacEwen realizou o primeiro transplante ósseo bem sucedido de aloenxerto humano, utilizando parte da tíbia de uma criança com raquitismo numa falha óssea de uma criança de 3 anos de idade, a qual havia perdido a diáfise umeral devido a uma sequela de osteomielite.[2].

Desde então, um rápido avanço do conhecimento e da tecnologia, quer na ortopedia propriamente dita e na ciência em geral, propriciou uma consistente melhoria dos resultados clínicos.

Atualmente o osso continua sendo o segundo tecido mais comumente transplantado nos EUA, com mais de 2 milhões de procedimentos de enxerto ósseo realizados por ano em todo o mundo[3].

Nesse capítulo serão abordados os tópicos mais relevantes do transplante na ortopedia:

- Transplante de Tecido Musculoesquelético em Ortopedia
- Transplante Ósseo em Ortopedia
- Transplante Tendinoso em Ortopedia
- Transplante Meniscal na Ortopedia

- Transplante Osteocondral (Fresco) na Ortopedia
- Rejeição do Transplante em Ortopedia
- Perspectivas do Transplante Músculoesquelético em Ortopedia

Transplante de Tecido Musculoesquelético em Ortopedia

O transplante de tecido musculoesquelético na Ortopedia tem como objetivos:

- preenchimento de áreas com baixo estoque ósseo e/ou necessidade de suporte estrutural ósseo local, no caso do transplante ósseo;
- substituição ligamentar em articulações com lesões multiligamentares e para o tratamento de instabilidades articulares, no caso de tendões;
- reposição de falhas em ressecções meniscais, no caso do transplante meniscal;
- preenchimento de grandes lesões articulares, no caso do transplante osteocondral; (Figura 1);
- apoio a lesões musculares que necessitem de prolongamento.

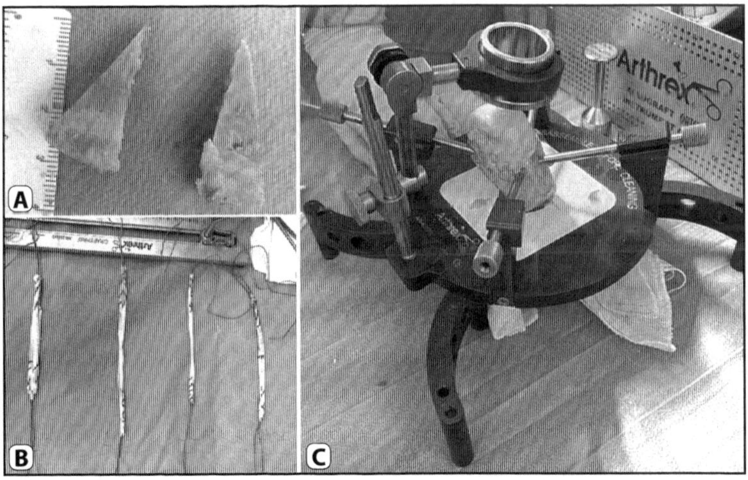

Figura 1 ■ Opções de utilização do transplante de tecido musculoesquelético na cirurgia ortopédica. **A** – Blocos córtico-esponjosos de crista ilíaca preparados para a cirurgia de osteotomia valgizante da tíbia; **B** – Preparação peri-operatória de tendões para ligamentoplastia dos ligamentos cruzado posterior, cruzado anterior, colateral medial e canto póstero-lateral em paciente com lesão multi-ligamentar do joelho; **C** – Preparação peri-operatória de transplante osteocondral de côndilo femoral em paciente com grande falha articular em sua superfície articular. (Imagens cedidas por cortesia do Dr. Rafael Erthal de Paula).

Transplante Ósseo em Ortopedia

A maior parte dos transplantes ósseos em Ortopedia são utilizadas em conjunto com cirurgias de artroplastias de revisão do ombro, joelho e quadril, situações estas onde há falta de estoque ósseo necessário para o suporte da nova prótese que será colocada na região. Para estas situações, são solicitadas na sua maioria cabeças femorais e/ou terço distal de fêmur, os quais por vezes serão triturados em tecido ósseo moído para preenchimento da falha óssea local. Em outros casos, eles serão mantidos íntegros para utilização como enxerto ósseo estruturado local em conjunto com a prótese (Figura 2).

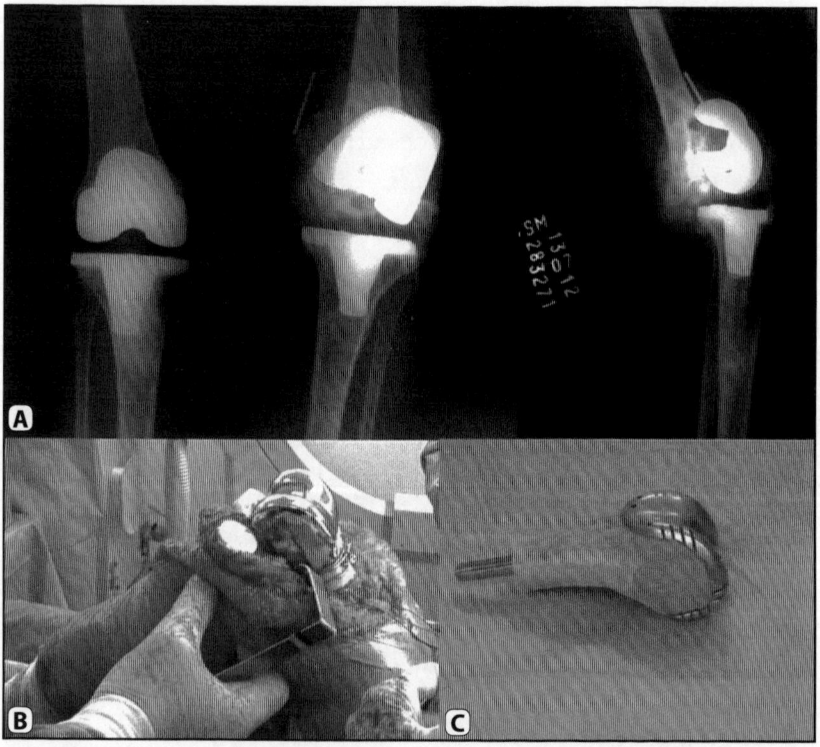

Figura 2 ■ Utilização do transplante ósseo na cirurgia de revisão de artroplastia do joelho. **A** – Radiografia em incidências ântero-posterior e perfil do joelho esquerdo, com falência grave do componente femoral associado a insuficiente estoque ósseo local; **B** – Preparação peri-operatória do bloco córtico esponjoso segmentar de terço distal do fêmur em conjunto com o componente protético de revisão proposto; **C** – Aspecto final após implantação do transplante córtico esponjoso em conjunto com a revisão de prótese articular do joelho. (Imagens cedidas em cortesia pelo Dr. Hugo Cobra).

Em situações de falhas periprotéticas corticais, e/ou com reabsorções corticais locais, pode-se utilizar a colocação de réguas ósseas para reforço e/ou diáfises ósseas.

Crianças têm a peculiaridade de não possuírem áreas doadoras adequadas de tecidos ósseos, como os adultos, devido a sua estrutura óssea ainda estar em formação. Sendo assim, são elegíveis a transplantes para correção de pés planos (maior parte de indicações), sendo necessário um bloco de de crista ilíaca ou tíbia distal para a interposição na osteotomia do calcâneo que será realizada (Figura 3).

Também há a necessidade de utilização de tecido ósseo moído em cirurgias para correção de escoliose e ou outras deformidades da coluna vertebral, com o objetivo de imobilizar ("artrodesar") os níveis operados.

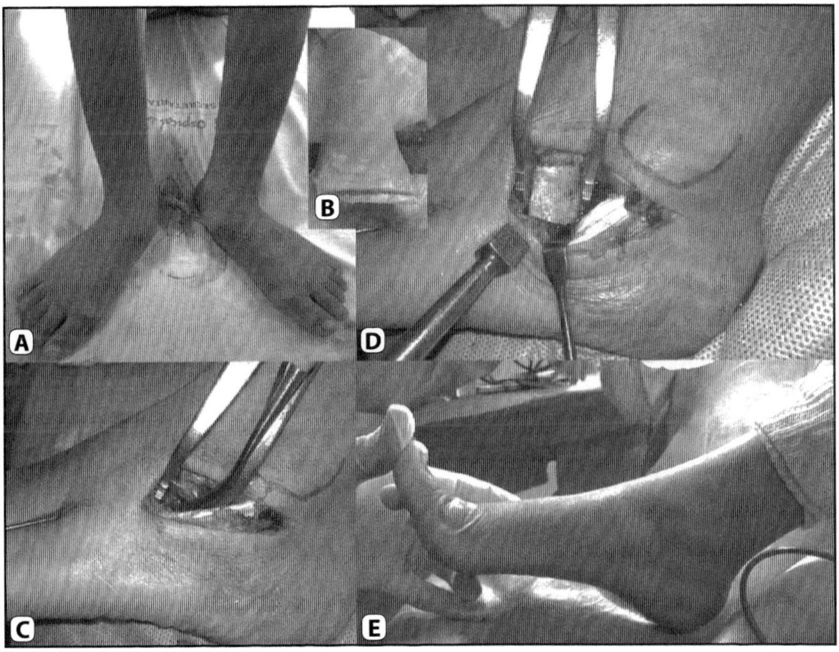

Figura 3 ▪ Utilização do transplante ósseo na cirurgia ortopédica infantil de correção de pé plano. **A** – Imagem do exame físico de paciente infantil portador de pé plano, com pé planovalgo e queda do arco plantar; **B** – Bloco de tecido córtico-esponjoso de tíbia distal utilizado para preparação do enxerto ósseo; **C** – Espaço gerado após osteotomia do calcâneo durante o peri-operatório; **D** – Colocação do enxerto ósseo proveniente do banco de tecidos no espaço gerado pós-osteotomia do calcâneo; **E** – Aspecto final ao final do procedimento com formação do arco plantar medial, antes inexistente. (Imagens cedidas em cortesia pelo Dr. Márcio Cunha).

No caso de ressecções de tumores ósseos locais, com perda de grande parte óssea de determinada região, há a indicação de colocação de próteses biológicas ósseas (como fêmur ou tíbia inteiras), e/ou extensos segmentos ósseos em conjunto com endopróteses (Figura 4), visando suporte estrutural delas.

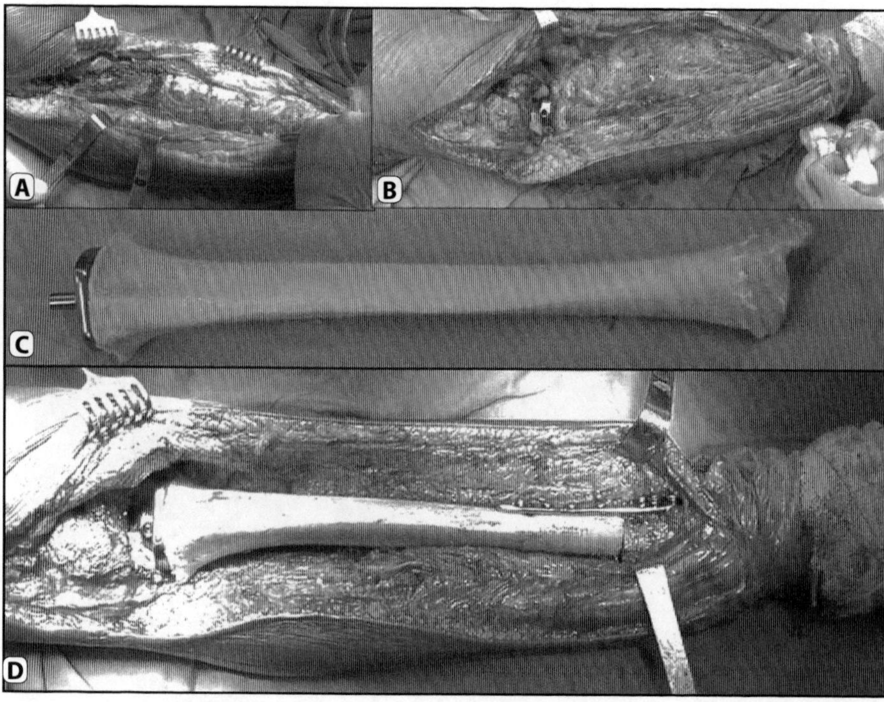

Figura 4 ■ Utilização do transplante na cirurgia ortopédica de tumor ósseo. **A** – Imagem peri-operatória de metalose associada a endoprótese em paciente submetido a ressecção extensa de tumor ósseo prévia; **B** – Imagem peri-operatória da perna após limpeza e retirada da endoprótese; **C** – Preparação da tíbia inteira proveniente de banco de tecidos para utilização em conjunto com o implante ortopédico de revisão; **D** – Aspecto final ao final da implantação do transplante. (Imagens cedidas em cortesia pelo Dr. Walter Meohas).

No caso de sequelas traumáticas e de pseudoartroses, há a possibilidade de utilização de enxerto ósseo homólogo moído em conjunto com enxerto autólogo para estímulo a consolidação local. Como exemplo, nos casos de pacientes com fraturas proximais de úmero osteoporóticas, há a possibilidade de utilização de placa bloqueada em conjunto com a colocação intramedular da fíbula para reforço ósseo estrutural local, com melhora pós-operatória da função do ombro' havendo também espaço para utilização de enxertos ósseos segmentares para correção das falhas ósseas pós-traumáticas.

Transplante Tendinoso em Ortopedia

A maior parte dos transplantes de tendões são utilizados em pacientes com lesões ligamentares sem área doadora suficiente e/ou adequada autóloga, para utilização em ligamentoplastias.

O joelho é a articulação mais envolvida nestas situações, principalmente em pacientes com lesões multiligamentares. Nestes casos, atualmente para reconstrução do ligamento cruzado anterior, têm-se utilizado o ligamento patelar, semitendíneo e grácil ou tendão tibial anterior. Para a reconstrução do ligamento cruzado posterior, utiliza-se o tendão tibial posterior, fibular ou tendão de Aquiles. Nos casos de reconstrução do canto póstero lateral, têm-se utilizado com frequência o tendão tibial ou tendão fibular longo (Figura 5). Para lesões do aparelho extensor (tendão patelar) em pacientes com artroplastia total, têm-se utilizado o aloenxerto de aparelho extensor.

Na articulação acrômio-clavicular, em casos de correção cirúrgica da luxação têm-se utilizado tendão semitendíneo para estabilização dinâmica local. Na articulação do ombro, para lesões irreparáveis do manguito rotador têm-se utilizado o tendão de Aquiles ou fáscia lata para prolongamento do músculo trapézio. Na articulação do cotovelo, utiliza-se tendões grácil ou semitendíneo para correção de instabilidade articular, em uma cirurgia chamada de *Box-loop*.

Em lesões tendinosas crônicas da musculatura do antebraço, pode-se utilizar tendões como o flexor radial do carpo, flexor profundo e/ou superficial dos dedos para reconstrução tendinosa em segundo tempo. Para cirurgias de rizartrose, resultante do desgaste da articulação, em conjunto a ressecção do trapézio pode-se utilizar aloenxerto tendinoso para interposição local. Na articulação do tornozelo, utilizam-se os tendões flexor longo do hálux ou flexor longo dos dedos para reconstrução ligamentar na instabilidade crônica articular.

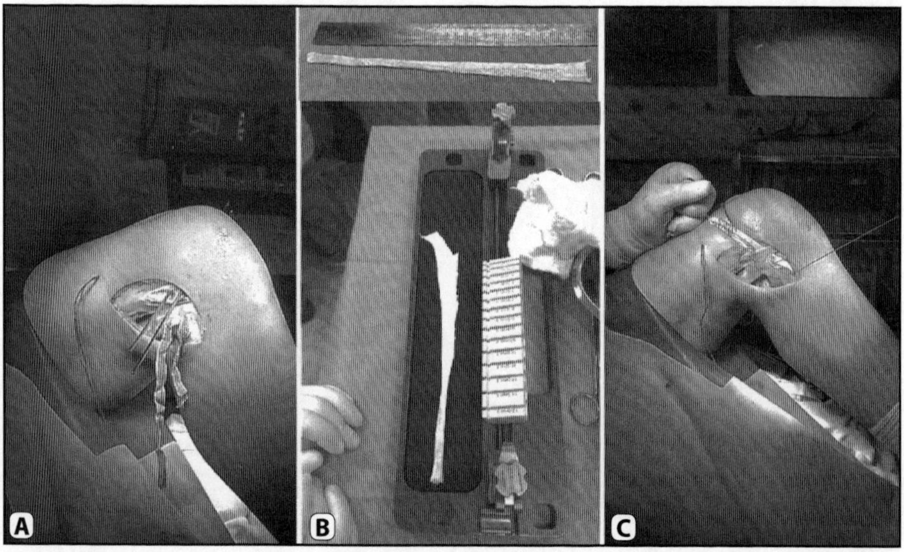

Figura 5 ■ Utilização do transplante na cirurgia ortopédica de lesão ligamentar. **A** - Imagem peri-operatória de preparação para a passagem tendinosa para lesão do canto póstero-lateral; **B** - Acima - tendão tibial posterior disponibilizado pelo banco de tecidos para o transplante; abaixo- preparação do tendão durante o peri--operatório; **C** - Aspecto final durante a passagem para reconstrução do canto-póstero-lateral do joelho. (Imagens cedidas em cortesia pelo Dr. Rafael Erthal de Paula).

Transplante Meniscal na Ortopedia

O transplante meniscal na ortopedia possui indicações específicas, as quais devem ser observadas: dano precoce na cartilagem articular do joelho, transplante meniscal associado a *resurfacing* da cartilagem ou osteotomia, reconstrução do ligamento cruzado anterior associada a deficiência do menisco medial e transplante profilático em casos de perda meniscal extensa ou total.

Para o êxito no transplante meniscal, o tamanho do platô tibial na radiografia em AP (anteroposterior) ou na tomografia computadorizada deve ser aproximadamente similar entre o doador e receptor, visando o transplante de um menisco de tamanho compatível. Também é fornecido para a realização da cirurgia a inserção óssea meniscal, importante para a fixação do mesmo no receptor (Figura 6).

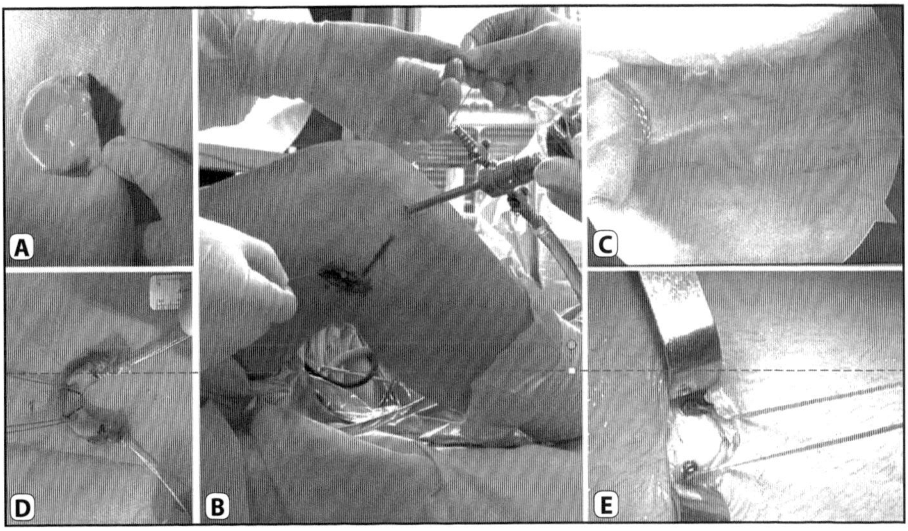

Figura 6 ■ Utilização do transplante meniscal na cirurgia ortopédica. **A** – Menisco disponibilizado para o transplante; **B** – Imagem perioperatória de preparação meniscal; **C** – Tensionamento transoperatório do menisco transplantado; **D** – Visão artroscópica da posição meniscal; **E** Fixação com botão da raiz meniscal. (Imagens cedidas em cortesia pelo Dr. Carlos Victória).

Transplante Osteocondral (Fresco) na Ortopedia

O transplante de cartilagem, para ter êxito, precisa ser acompanhado de um tecido ósseo subcondral para integração dele ao receptor. São vantagens de sua utilização: prover um enxerto homólogo na medida necessária para o preenchimento da falha articular, principalmente em lesões cartilagíneas de maior tamanho, sendo os transplantes com tecido a fresco os que mantém maior viabilidade dos condrócitos, portanto melhores resultados a longo-prazo. Assim como no transplante meniscal, é importante a similaridade de tamanho do tecido a ser transplantado, até para termos as mesmas curvaturas topográficas entre o doador e receptor.

O joelho é a articulação mais comumente envolvida no transplante osteocondral, seja de um segmento como o côndilo femoral ou de um "plugue" osteocondral para preenchimento de uma extensa área de falha articular.

O ombro utiliza cabeça femoral osteocondral para casos de lesões articulares pós-luxação recidivante posterior do ombro, e para reconstrução de falhas articulares extensas da glenóide, nesta situação sendo utilizadas ou glenóide osteocondral ou a tíbia distal osteocondral.

O cotovelo também possui como opção o transplante osteocondral hemiarticular, sendo solicitada a articulação como um todo para planejamento cirúrgico, para pacientes com sequelas traumáticas e/ou advindas de ressecções tumorais locais. Transplantes articulares totais da articulação tiveram evoluções insatisfatórias no passado, tendo sido descontinuados. Há atualmente resultados satisfatórios de utilização de cartilagem osteocondral de côndilo femoral para o tratamento de lesões do capitelo advindas de osteocondrite dissecante do cotovelo.

No punho, a substituição osteocondral no rádio distal e no capitato (pós carpectomia proximal) de pacientes com lesões articulares locais é uma opção para se manter algum grau de mobilidade articular, se contrapondo a artrodese. Ainda há a necessidade de maior acompanhamento de follow-up para se analisar os benefícios da técnica a longo prazo.

No quadril, a substituição osteocondral é sugerida para casos com lesões na cartilagem articular- a partir de 2 cm^2 e principalmente entre 6 a 8 cm^2, esta última como opção a artroplastia do quadril, tendo como desafios a dificuldade técnica de realização.

No tornozelo a substituição osteocondral articular está indicada para pacientes com lesões articulares na tíbia e no tálus, como uma alternativa a artrodese e a artroplastia do tornozelo, com manutenção da amplitude articular funcional do paciente (Figura 7). Também há a possibilidade de utilização de transplante osteocondral somente do tálus, para correção de largas lesões osteocondrais na sua cartilagem articular, sendo aqui utilizado um "plugue" osteocondral talar para o preenchimento local.

Rejeição do Transplante em Ortopedia

O próprio processo de armazenamento, no caso de tecidos ósseos, fáscias e tendões ultracongelados acaba por diminuir a imunogenicidade tecidual. O processamento ao qual todos os tecidos captados são submetidos para prepará-los para o transplante, também é responsável por diminuir a imunogenicidade tecidual, tanto que é consenso que não há a necessidade de utilização de imunossupressores no pós-operatório deste tipo de transplante.

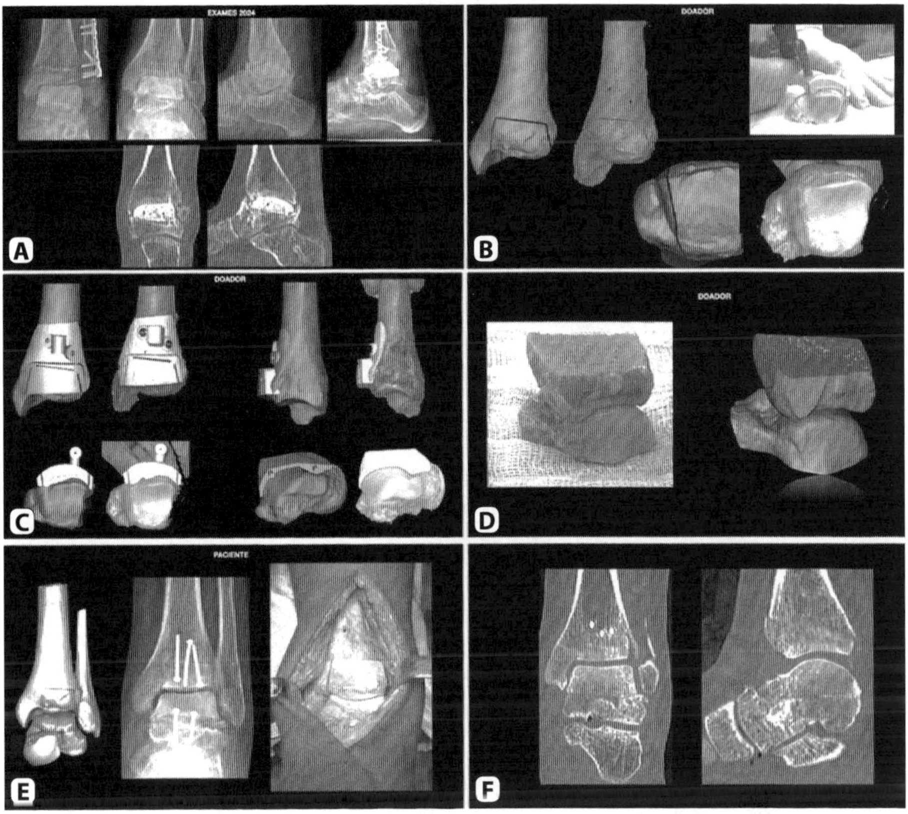

Figura 7 ■ Utilização do transplante osteocondral na cirurgia ortopédica. **A** – Radiografias pré-operatórias do tornozelo do receptor em incidências anteroposterior e em perfil, apresentando espaçador de cimento no lugar da tróclea do tálus (devido a perda articular) e artrose local; **B/C/D** – Reconstrução em 3D da peça doadora e consequentes cortes durante cirurgia seguindo planejamento pré-operatório; **E** – Programação 3D, radiografia pós-operatória e imagem do bloco osteocondral transplantado durante o peri-operatório; **F** – Tomografia pós-operatória da articulação do tornozelo reconstruída. (Imagens cedidas em cortesia pelos Drs. Rodrigo Simões Castilho e Roberto Zambelli).

No caso do tecido osteocondral, por ser mantido refrigerado para manutenção da viabilidade da cartilagem articular, o processamento ganha importância para diminuição da imunogenicidade tecidual, assim como a utilização em menor proporção do tecido ósseo (com foco no tecido subcondral), visando diminuir a rejeição tecidual óssea.

Também é consenso que não há a necessidade de utilização de imunossupressores no pós-operatório deste tipo de transplante.

Perspectivas do Transplante Músculoesquelético em Ortopedia

Observa-se no Brasil, assim como no exterior, o aumento da necessidade de tecidos ortopédicos para transplante. Em nosso país observa-se a estabilização da demanda pelos tecidos ósseos, com projeção no futuro de diminuição da necessidade relacionada a artroplastia do quadril, à medida em que novos implantes articulares forem mais largamente disponibilizados, com incremento da utilização na área da traumatologia. Em relação ao tecido tendinoso, observa-se incremento no número de solicitações, principalmente relacionadas a cirurgias do joelho. Em relação ao transplante meniscal, observa-se estabilização da utilização do mesmo e para o transplante osteocondral, possibilidade de expansão do número de utilizações assim como de articulações envolvidas, sendo uma área promissora para os próximos anos.

Referências

1. Schmidt, Andrew H. Autologous bone graft: Is it still the gold standard? Injury, Volume 52, S18 – S22. 2021.
2. Hernigou P. Bone transplantation and tissue engineering, part I. Mythology, miracles and fantasy: from Chimera to the Miracle of the Black Leg of Saints Cosmas and Damian and the cock of John Hunter. Int Orthop. 2014 Dec;38(12):2631-8. doi: 10.1007/s00264-014-2511-y. Epub 2014 Sep 9. PMID: 25201179.
3. PJ Meeder, C. Eggers. The history of autogenous bone grafting Injury, 25 (Suppl 1) (1994), pp. SA2-SA4.
4. American Association of Tissue Banks, 2024. Disponível em: https://www.aatb.org.br. Acesso em: 30 ago. 2024
5. Beer AJ, Tauro TM, Redondo ML, Christian DR, Cole BJ, Frank RM. Use of allografts in orthopaedic surgery: safety, procurement, storage, and outcomes. Orthop J Sports Med [Internet]. 1 dez 2019 [citado 28 jul 2024];7(12):232596711989143. Disponível em: https://doi.org/10.1177/2325967119891435
6. Della Valle A, Compagnoni R, Puglia F, Priano D, Menon A, Teani L, La Maida GA, De Feo T, Sacchi M, Ambrogi F, Cicatelli A, Randelli PS. Allografts use in orthopedic surgery: trend change over the past 11 years from a regional tissue bank. Cell Tissue Bank [Internet]. 22 fev 2024 [citado 28 jul 2024]. Disponível em: https://doi.org/10.1007/s10561-024-10134-3
7. Gross AE, Blackley H, Wong P, Saleh K, Woodgate I. The role of allografts in revision arthroplasty of the hip. Instr Course Lect. 2002 [citado 28 jul 2024];51:103-13. PMID: 12064094.
8. Docquier PL, Paul L, Mousny M, Cornu O, Delloye C. The use of allografts in paediatric orthopaedic surgery. Acta Orthop Belg. Oct 2007 [citado 28 jul 2024];73(5):551-7. PMID: 18019908.

9. López-Martínez JJ, Puertas-García-Sandoval P, Fernández-Hernández JA, Calatayud-Mora JA, Clavel-Sainz C. Tratamiento mediante aloinjertos óseos estructurales en resecciones por tumores óseos de huesos largos. Revisión de 37 casos. Rev Espanola Cirugia Ortop Traumatol [Internet]. Jul 2012 [citado 28 jul 2024];56(4):286-94. Disponível em: https://doi.org/10.1016/j.recot.2011.10.004

10. Liu N, Wang BG, Zhang LF. Treatment of proximal humeral fractures accompanied by medial calcar fractures using fibular autografts: a retrospective, comparative cohort study. World J Clin Cases [Internet]. 26 set 2023 [citado 29 jul 2024];11(27):6363-73. Disponível em: https://doi.org/10.12998/wjcc.v11.i27.6363

11. Strauss MJ, Varatojo R, Boutefnouchet T, Condello V, Samuelsson K, Gelber PE, Adravanti P, Laver L, Dimmen S, Eriksson K, Verdonk P, Spalding T. The use of allograft tissue in posterior cruciate, collateral and multi-ligament knee reconstruction. Knee Surg Sports Traumatol Arthrosc [Internet]. 1 mar 2019 [citado 28 jul 2024]. Disponível em: https://doi.org/10.1007/s00167-019-05426-1

12. Fonseca F. Transplante de aloenxerto de aparelho extensor do joelho em casos de rotura do tendão patelar em pacientes com artroplastia total. Rev Bras Ortop [Internet]. Set 2018 [citado 28 jul 2024];53(5):552-6. Disponível em: https://doi.org/10.1016/j.rbo.2017.05.015

13. Vogt W, Borchert GH, Ahmed N, Brune JC. Anatomical acromioclavicular joint stabilization with chemically sterilized tendon allografts: a retrospective study. Shoulder Amp Elb [Internet]. 24 nov 2022 [citado 29 jul 2024]:175857322211368. Disponível em: https://doi.org/10.1177/17585732221136863

14. Ho SW, Denard PJ, Chong XL, Collin P, Wang S, Lädermann A. Achilles tendon–bone block allograft for massive rotator cuff tears with bony deficiency of the greater tuberosity: a minimum 2-year follow-up study. Orthop J Sports Med [Internet]. 1 fev 2022 [citado 29 jul 2024];10(2):232596712110737. Disponível em: https://doi.org/10.1177/23259671211073719

15. Finkbone PR, O'Driscoll SW. Box-loop ligament reconstruction of the elbow for medial and lateral instability. J Shoulder Elb Surg [Internet]. Abr 2015 [citado 28 jul 2024];24(4):647-54. Disponível em: https://doi.org/10.1016/j.jse.2014.12.008

16. Hollevoet N, Thys C, Vekens L, Benis S, Vanhove W. Results of treatment of trapeziometacarpal osteoarthritis with trapeziectomy and tendon allograft interposition. Acta Orthop Belg [Internet]. Dez 2021 [citado 28 jul 2024];87(4):779-85. Disponível em: https://doi.org/10.52628/87.4.26

17. Yang KC, Chen PY, Loh C, Tzeng IS, Chang SM, Wang CC. Chronic lateral ankle instability treated with tendon allografting: a preliminary comparison of arthroscopic and open anatomic ligament reconstruction. Orthop J Sports Med [Internet]. 1 out 2022 [citado 29 jul 2024];10(10):232596712211266. Disponível em: https://doi.org/10.1177/23259671221126693

18. Gilat R, Cole BJ. Meniscal allograft transplantation: indications, techniques, outcomes. Arthroscopy [Internet]. Abr 2020 [citado 29 jul 2024];36(4):938-9. Disponível em: https://doi.org/10.1016/j.arthro.2020.01.025

19. Simon TM, Jackson DW. Articular cartilage: injury pathways and treatment options. Sports Med Arthrosc Rev [Internet]. Set 2006 [citado 29 jul 2024];14(3):146-54. Disponível em: https://doi.org/10.1097/00132585-200609000-00006

20. Wang X, Ren Z, Liu Y, Ma Y, Huang L, Song W, Lin Q, Zhang Z, Li P, Wei X, Duan W. Characteristics and clinical outcomes after osteochondral allograft transplantation for treating articular cartilage defects: systematic review and single-arm meta-analysis of studies from 2001 to 2020.

Orthop J Sports Med [Internet]. Set 2023 [citado 29 jul 2024];11(9). Disponível em: https://doi.org/10.1177/23259671231199418

21. Lai WC, Bohlen HL, Fackler NP, Wang D. Osteochondral allografts in knee surgery: narrative review of evidence to date. Orthop Res Rev [Internet]. Ago 2022 [citado 29 jul 2024];Volume 14:263-74. Disponível em: https://doi.org/10.2147/orr.s253761

22. Vivacqua T, Rocha T, Rocha de Faria JL, Prinz R, Mozella A, Guimarães JA. Aloenxerto osteocondral fresco em uma fratura complexa de Hoffa – Relato de caso. Rev Bras Ortop [Internet]. 7 mar 2022 [citado 28 jul 2024]. Disponível em: https://doi.org/10.1055/s-0042-1742599

23. Prigmore B, Tabbaa S, Crawford DC. Osteochondral allograft transplantation in the shoulder: a systematic review of indications and outcomes. Cartilage [Internet]. 8 nov 2023 [citado 29 jul 2024]. Disponível em: https://doi.org/10.1177/19476035231205678

24. Kharrazi FD, Busfield BT, Khorshad DS, Hornicek FJ, Mankin HJ. Osteoarticular and total elbow allograft reconstruction with severe bone loss. Clin Orthop Relat Res [Internet]. Jan 2008 [citado 29 jul 2024];466(1):205-9. Disponível em: https://doi.org/10.1007/s11999-007-0011-8

25. Hassebrock JD, Diduch DR, Chhabra AB. Osteochondral allograft transplantation to the capitellum: technical considerations of a mega osteochondritis dissecans technique. Arthrosc Tech [Internet]. Abr 2024 [citado 29 jul 2024]:102997. Disponível em: https://doi.org/10.1016/j.eats.2024.102997

26. Bagdady KR, Slovacek C, Firouzbakht PK, Mailey BA. Radiocarpal osteochondral allografts for wrist pain postproximal row carpectomy. J Wrist Surg [Internet]. 11 abr 2024 [citado 29 jul 2024]. Disponível em: https://doi.org/10.1055/s-0044-1781429

27. Mei XY, Alshaygy IS, Safir OA, Gross AE, Kuzyk PR. Fresh osteochondral allograft transplantation for treatment of large cartilage defects of the femoral head: a minimum two-year follow-up study of twenty-two patients. J Arthroplast [Internet]. Jul 2018 [citado 29 jul 2024];33(7):2050-6. Disponível em: https://doi.org/10.1016/j.arth.2018.02.001

28. El Bitar YF, Lindner D, Jackson TJ, Domb BG. Joint-preserving surgical options for management of chondral injuries of the hip. J Am Acad Orthop Surg [Internet]. Jan 2014 [citado 29 jul 2024];22(1):46-56. Disponível em: https://doi.org/10.5435/jaaos-22-01-46

29. Bugbee WD, Khanna G, Cavallo M, McCauley JC, Görtz S, Brage ME. Bipolar fresh osteochondral allografting of the tibiotalar joint. J Bone Jt Surg Am Vol [Internet]. Mar 2013 [citado 29 jul 2024];95(5):426-32. Disponível em: https://doi.org/10.2106/jbjs.l.00165

30. Gross CE, Palanca A. Fresh osteochondral allograft for large talar osteochondral lesions. Foot Ankle Clin [Internet]. Set 2023 [citado 29 jul 2024]. Disponível em: https://doi.org/10.1016/j.fcl.2023.07.009

31. Acocella A, Bertolini MM, Borgonovo AE, De Santis G, Sarti G, Vasquez GD. New perspectives in the use of porous hydroxyapatite blocks for maxillary sinus floor augmentation: a case series. J Oral Implantol. 2010;36(3):223-232.

32. Antebi AU, Mathor MB, da Silva AF, Guimarães RP, Honda EK. Efeitos da radiação ionizante nas proteínas presentes em ossos humanos desmineralizados, liofilizados ou congelados. Rev Bras Ortop. 2016;51(2):224-230.

33. Bone Graft Substitute Market Size, Growth, Report 2032. Disponível em: https://www.marketresearchfuture.com/reports/bone-graft-substitutes-market-1195. Acesso em 20/05/2024.

34. Frame JW, Laidlaw RS, Pattison GLD, Wright V. Bone and cartilage damage in experimental chronic arthritis. Ann Rheum Dis. 1980;39(4):396-400.

Capítulo 6

TRANSPLANTES DE TECIDOS MUSCULOESQUELÉTICOS NA ODONTOLOGIA

- Karla Bachega
- Eduardo Accetturi

Introdução

Os transplantes de tecidos musculoesqueléticos são fundamentais na odontologia e visam tratar os defeitos causados por trauma, doença periodontal, lesões endodônticas, infecções, cistos, distúrbios bioquímicos e anomalias no desenvolvimento esquelético, permitindo a reconstrução e restauração de estruturas essenciais para a função e estética bucais.

Na implementação de novas técnicas, é crucial utilizar enxertos que ofereçam tanto a qualidade quanto a quantidade adequada de ossos conforme necessário, com a finalidade de regenerar o tecido ósseo perdido além de manter a longevidade do implante e o sucesso na osseointegração.

Os enxertos ósseos a serem utilizados na prática odontológica podem ser de origem:

- Autógena/Autóloga: Derivado do próprio corpo do paciente.
- Homógena/Homóloga: Proveniente de um doador da mesma espécie.
- Heterógena/Xenógena: Originado de um doador de espécie diferente (animal).
- Aloplástico ou Sintético: Fabricado artificialmente, não biológico.

Existem diferentes processos que facilitam a regeneração óssea, sendo importante o seu conhecimento para a definição do material a ser utilizado:

- osteogênese: consiste na formação de novo osso a partir das células osteogênicas presentes no enxerto ou no tecido circundante;
- osteoindução: capacidade que as proteínas sinalizadoras presentes no enxerto apresentam em recrutar e induzir a diferenciação de células-tronco mesenquimais a se diferenciarem em células osteogênicas;
- osteocondução: capacidade do material em fornecer o suporte físico para o crescimento ósseo, servindo como um arcabouço para o crescimento e a maturação das células ósseas, promovendo a formação de novo osso ao longo do enxerto.

O osso autógeno é considerado o padrão ouro entre os diversos tipos de enxertos, por apresentar as três propriedades da engenharia tecidual que facilitam a regeneração óssea, a osteogênese, a osteoindução e a osteocondução, enquanto os substitutos de origem xenógena e sintética são apenas osteocondutores.

Os transplantes musculoesqueléticos estão indicados em uma variedade de situações clínicas da odontologia e serão apresentados a seguir alguns exemplos da utilização de tecidos musculoesqueléticos nesta área. Também serão abordados aspectos relacionados à rejeição e perspectivas dos transplantes de tecidos musculoesqueléticos na prática odontológica.

Defeitos Alveolares pós Extração

Os tecidos musculoesqueléticos podem ser utilizados para o tratamento de anomalias resultantes da remoção de um dente, onde ocorre a perda de osso alveolar e tecido mole adjacente. Esses defeitos podem variar em extensão e gravidade, e o tratamento geralmente envolve técnicas de enxerto ósseo na reconstrução do osso alveolar.

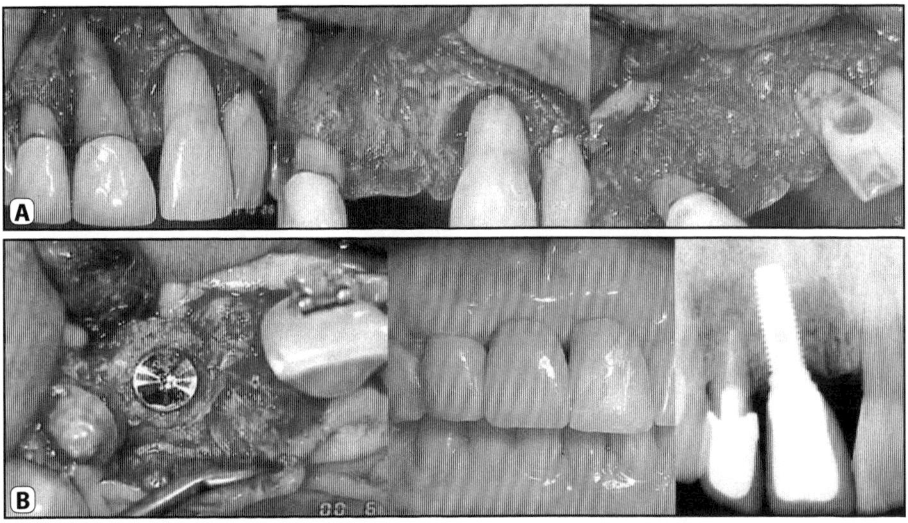

Figura 1 ■ **A** – Defeito ósseo alveolar, causado por doença periodontal, tendo sido reconstruído com osso homógeno particulado. **B** – Após 4 meses a paciente recebeu um implante na região e após um período de seis meses de osteointegracão, foi reabilitada com uma coroa protética sobre implante. (Fonte: própria).

Fraturas Dentais

Os tecidos também podem ser utilizados em casos de fraturas dentais (Figura 2).

Enxerto em Blocos para Ganho Vertical e Horizontal

Com a perda precoce dos dentes, ocorre a remodelação do rebordo alveolar, levando a diminuição do volume ósseo no sentido vertical e horizontal, podendo ser utilizada a técnica cirúrgica na qual um bloco de enxerto ósseo é fixado na área receptora para aumentar o volume, visando preparar o local para a colocação de implantes dentários (Figuras 3 e 4).

Enxerto Ósseo de Seio Maxilar

Com a perda dos dentes posteriores da maxila, ocorre a pneumatização do seio alveolar e a diminuição da altura do osso alveolar. São necessários

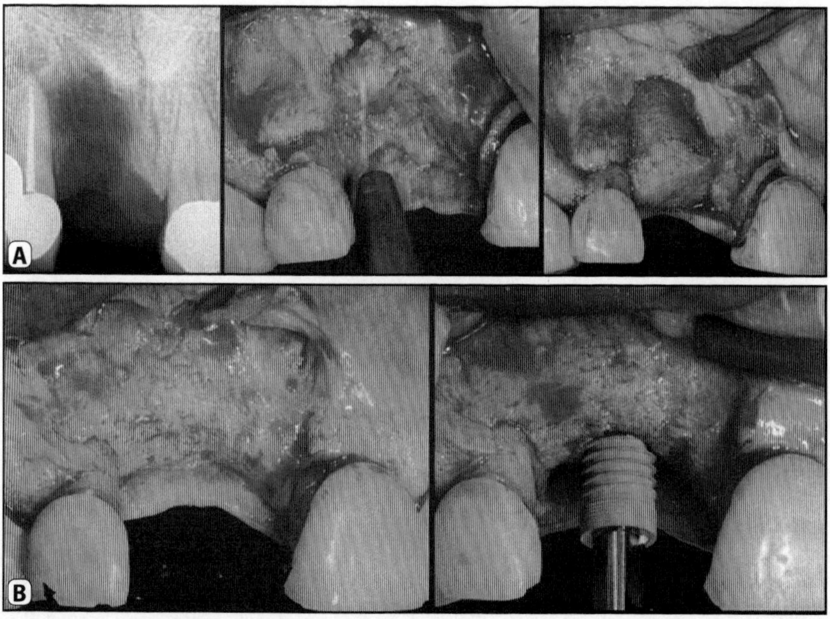

Figura 2 ■ **A** – Defeito ósseo permeável causado por uma fratura dental, foi reconstruído com um cilindro de osso homólogo. **B** – Após 5 meses o osso recém-formado recebeu um implante dentário para posterior reconstrução protética. (Fonte: própria).

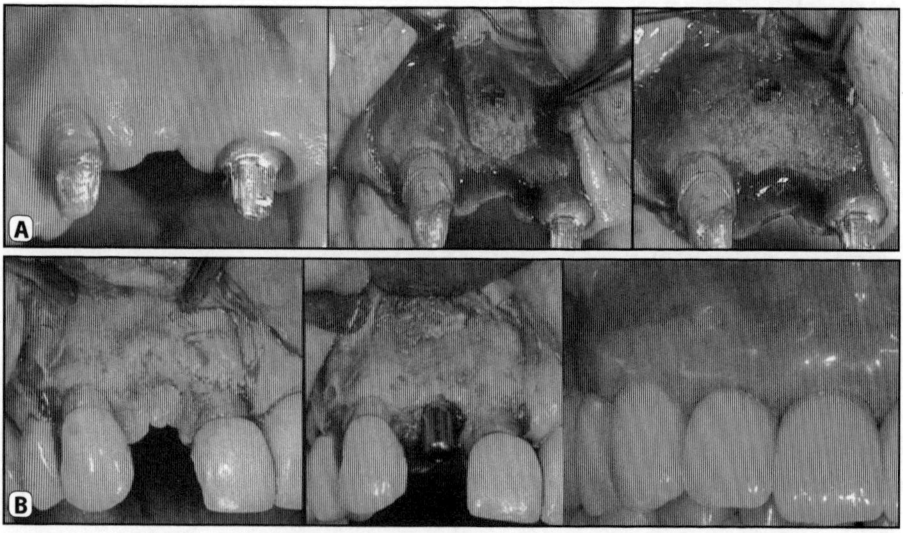

Figura 3 ■ **A** – Enxerto em bloco na região do incisivo lateral superior direito para ganho de espessura, sendo os espaços preenchidos com osso particulado, ambos de origem homógena. **B** – Após seis meses a paciente recebeu um implante que foi reabilitado com uma coroa protética. (Fonte: própria).

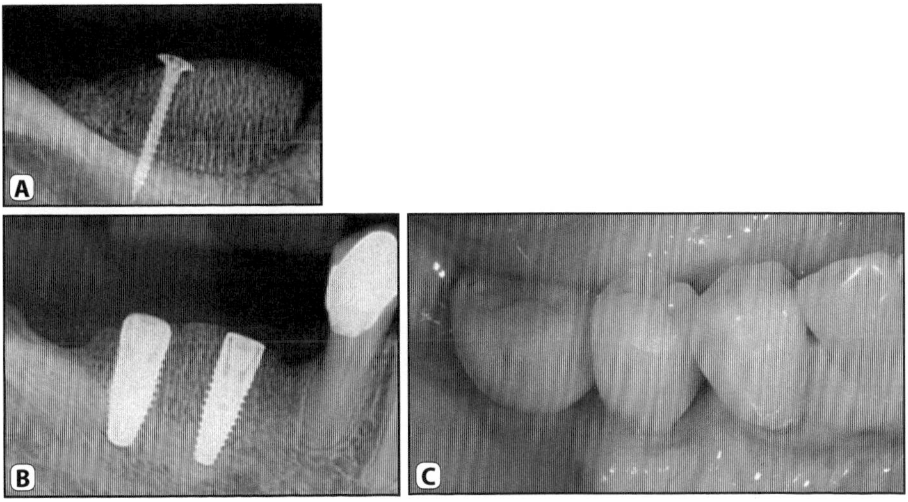

Figura 4 ■ **A** – A perda precoce dos dentes inferiores posteriores leva a uma reabsorção óssea na região, necessitando de enxerto para ganho vertical. **B** – Cinco meses após, na reabertura para a instalação de implante, o enxerto já foi todo incorporado. **C** – Após seis meses da instalação dos implantes o paciente recebeu a reabilitação protética. (Fonte própria).

procedimentos de levantamento do seio maxilar, onde enxertos ósseos são colocados no seio maxilar para aumentar a altura do osso disponível para a colocação de implantes dentários (Figura 5).

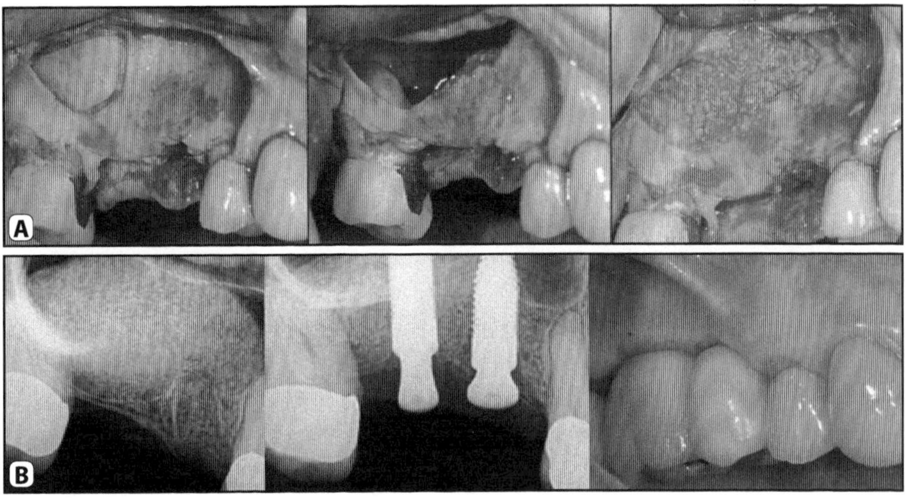

Figura 5 ■ **A** – Correção da pneumatização do seio maxilar com um enxerto de osso homólogo particulado. **B** – Após seis meses o paciente recebeu dois implantes e reabilitação protética. (Fonte própria).

Maxilas e Mandíbulas Atróficas com Osso Esculpido sobre Biomodelos

Nos casos de maxilas e mandíbulas atrofiadas por grandes reabsorções ósseas pós exodontia (extração de um ou mais dentes) ou uso de próteses totais por muito tempo, pode ser realizada a reconstrução por enxertos ósseos moldados e adaptados sobre biomodelos tridimensionais, criados a partir de imagens tomográficas do paciente, com o objetivo de restaurar a função mastigatória e a estética facial (Figura 6).

Tratamento de Cistos

Nos casos de intervenção cirúrgica para remoção de lesões císticas nos ossos maxilares, são necessários enxertos ósseos para preencher a cavidade deixada por sua remoção, restaurando a integridade estrutural da mandíbula ou maxila.

Deformidades Faciais (Fendas Palatinas)

Anomalias craniofaciais caracterizadas por aberturas no palato e/ou lábio podem ser corrigidas cirurgicamente por meio de técnicas de fechamento da fenda e reconstrução óssea e tecidual, visando restaurar a função mastigatória, a fala e a estética facial (Figura 8).

Figura 6 ■ **A** – Maxila atrófica com pneumatização dos seios maxilares, não apresentando osso maxilar para suportar uma reabilitação com implantes. **B** – Sobre um biomodelo 3D impresso a partir da tomografia da paciente, foi esculpida uma maxila em duas partes, usando o osso patelar de um doador. **C** – Realizado enxerto no seio maxilar com osso homógeno e as duas partes da maxila esculpidas foram fixadas sobre o rebordo para ganho de espessura. Após seis meses a região foi reaberta e a paciente recebeu oito implantes. **D** – Foram aguardados seis meses para a integração dos implantes e a paciente recebeu uma prótese fixa. **E** – Em um controle de dez anos, podemos observar a saúde dos tecidos ao redor dos implantes, **F** – Radiografia panorâmica demonstrando a manutenção do tecido ósseo. (Fonte própria). ▶

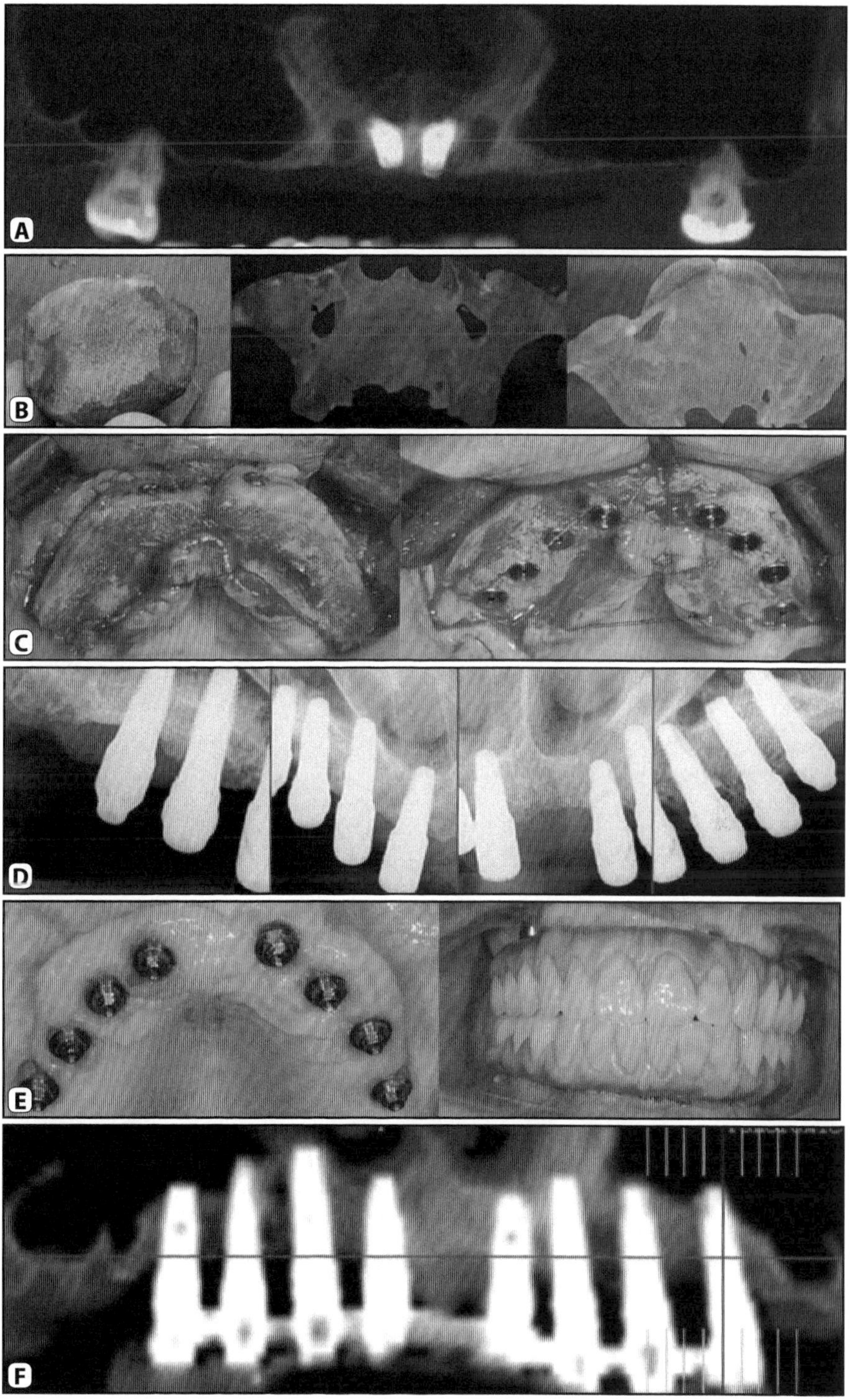
A
B
C
D
E
F

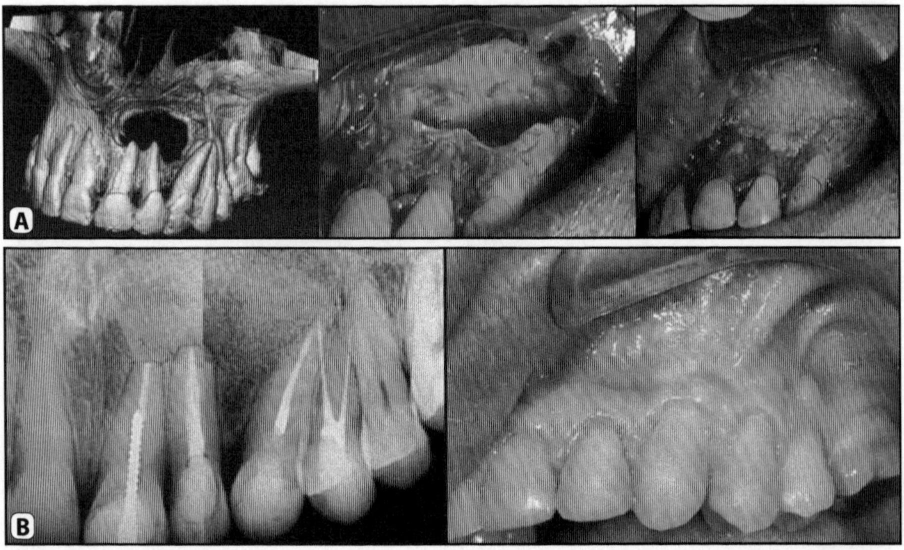

Figura 7 ■ **A** – Após a remoção de uma lesão cística no maxilar, o defeito foi preenchido com osso homógeno particulado. **B** – Vista radiográfica e clínica da região do cisto. (Fonte própria).

Rejeição

Ao longo de muitos anos de utilização de tecidos musculoesqueléticos provenientes de bancos de tecidos humanos, foi verificada a ausência de casos de rejeição, sendo a segurança e eficácia deste uso respaldada pela literatura internacional, que demonstra que o ultracongelamento reduz significativamente a imunogenicidade do tecido e a resposta imune do receptor

A segurança e eficácia da utilização de tecido musculoesquelético humano como substituto ósseo também estão respaldados no criterioso e cuidadoso protocolo proposto pela ANVISA, destacando a confiabilidade dessa abordagem na prática clínica odontológica.

Perspectivas para o Futuro dos Transplantes na Odontologia

As perspectivas para os transplantes de tecidos musculoesqueléticos na odontologia são promissoras, com avanços contínuos em técnicas cirúrgi-

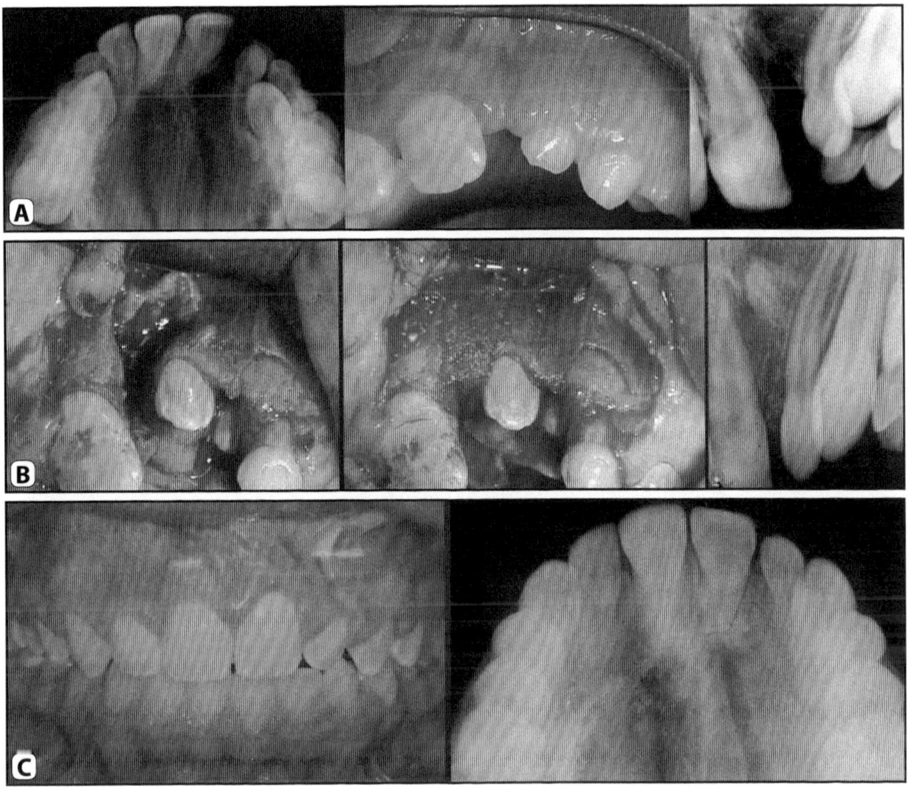

Figura 8 ■ **A** – Cirurgia de enxerto com osso homógeno particulado para correção de fenda palatina. **B** – Avaliação após seis anos da oclusão do paciente corrigida e fechamento ósseo da fenda. (Fonte própria.).

cas, incorporando outros tipos de tecidos alógenos, como tendões e fáscia lata.

As pesquisas são promissoras, nas técnicas de impressão 3D de tecidos ósseos, a partir da matriz óssea em forma de pó agregada a uma biotina que permita a impressão de ossos personalizados mantendo o seu potencial osteoindutor e osteocondutor (Figura 9).

Richard J. Miron em seu livro "A Nova Geração de Biomateriais" em 2020, já previa um crescimento de 50% no uso de substitutos ósseos até 2022. Com o envelhecimento da população, a previsão é que a aplicação de

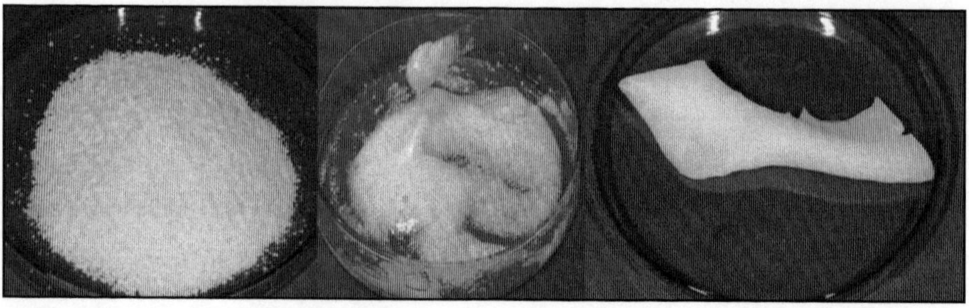

Figura 9 ■ Osso homógeno moído, misturado com biotina para permitir a impressão 3d. Uma meia mandíbula impressa em 3D com matriz óssea mantendo as propriedades indutivas e condutivas. (Fonte própria).

substitutos ósseos continue crescendo até 2032 a uma proporção de 18% ao ano. (Bone Graft Substitute Market Size, Growth, Report 2032).

A importância do treinamento contínuo do cirurgião dentista é fundamental para o sucesso dos transplantes e para a melhoria da qualidade de vida dos pacientes.

Referências

1. Hiun J. Bone regeneration using synthetic bone graft substitutes: a clinical study. J Clin Periodontol. 2011;38(4):456-462.
2. Jornal Oficial da União Europeia. Regulamento (CE) n.º 28/2004 do Parlamento Europeu e do Conselho de 28 de janeiro de 2004.
3. Lynch G, Genco R, Marx R. Tissue Engineering: Applications in Maxillofacial Surgery and Periodontics. Capítulo 4. 1999. Quintessence Publishing Co, Inc.
4. Miron RJ, Zhang Y. Nova Geração de Biomateriais para Regeneração Óssea e Periodontal, 2020. Napoleão Editora. Brasil.
5. Reikeras O, Sigurdsen UW, Shegarfi H. Impacto f freezing on Immunology and incorporation of bone allograft, 2010.
6. Solakoglu O, Steinbach B, Gotz W, Heydecke G, Pantel K, Schwarzenbanch H. Characterization of circulating DNA in Plasma of Patients After Allogeneic Bone Grafting. 2019.
7. Bone Graft Substitute Market Size, Growth, Report 2032. Disponível em: https://www.marketresearchfuture.com/reports/bone-graft-substitutes-market-1195.

Capítulo 7

TRANSPLANTE DE PELE

▪ André Oliveira Paggiaro

Introdução

O Banco de Pele do Instituto Central do Hospital das Clínicas – FMUSP é um exemplo de diversos outros bancos de tecidos existentes no país. O centro é responsável pela captação, processamento e distribuição de pele, para utilização principalmente em pacientes grandes queimados ou com grandes perdas de pele, seja por traumatismos ou doenças degenerativas da pele do paciente.

A principal indicação para o transplante de pele consiste no tratamento de queimaduras. Lesões cutâneas promovidas por algum tipo de radiação calórica ou ionizante, agentes químicos ou físicos, sejam cáusticos ou ácidos, provocam infiltração de células inflamatórias no leito da ferida cutânea, estímulo a reepitelização, formação de tecido de granulação, deposição de matriz extracelular, contração e maturação das fibras colágenas, estabelecendo o processo de reparação tecidual. Entretanto, algumas condições clínicas, agudas ou crônicas, prejudicam o natural processo fisiológico de cicatrização, fazendo com que a cura da ferida não ocorra.

Pacientes com extensas áreas de superfície corpórea queimada são exemplos de trauma cutâneo agudo. Apresentam profundas alterações em sua homeostase devido à interrupção da continuidade da pele, com maior predisposição às infecções e perdas volêmicas. A cobertura precoce destas feridas propicia o melhor controle clínico dos doentes.

Entretanto, a escassez de áreas doadoras autógenas obriga a busca por alternativas terapêuticas como os substitutos cutâneos, que permitem um melhor controle clínico e ao mesmo tempo, estimulam o processo de reparação da ferida.

Nas feridas crônicas, a cicatrização evolui desordenadamente com acúmulo de metaloproteínases, colagenases e elastases, as quais degradam prematuramente fibras colágenas e fatores de crescimento. O microambiente tem baixa tensão de oxigênio, o que leva a proliferação de fibroblastos e consequentemente, aumento de fibrose tecidual. Além disso, a falta de oxigênio aumenta a propensão para colonização por bactérias e fungos, servindo de base para formação do biofilme. Desta forma, no leito destas lesões encontramos estímulos inflamatórios persistentes, prolongando o período de inflamação e gerando resultado incompleto ou o estado de não cicatrização.

Embora tenham sido inicialmente criados para tratamento de condições agudas, os substitutos cutâneos também têm sido utilizados no tratamento de lesões crônicas, porque podem modificar o microambiente crônico do leito.

Substitutos Cutâneos

Os substitutos cutâneos compõem um grupo heterogêneo de materiais que permitem a oclusão temporária ou permanente de algumas feridas, dependendo das características do leito e do produto utilizado.

Constituem alternativas para o tratamento de situações clínicas, em que o uso clássico da enxertia autógena se mostra ineficaz ou insuficiente para a resolução de traumas do revestimento cutâneo.

Podem ser originados a partir de materiais biológicos como tecidos animais ou humanos, ou criados por meio de compostos químicos em laboratório (sintéticos). Entre eles destacam-se a sulfadiazina de prata associada ou não ao nitrato de cério, hidrocoloides, hidrogel, AGE (ácidos graxos essenciais) gazes não aderentes, membranas sintéticas e biológicas, matriz de regeneração dérmica.

Substitutos Cutâneos Biológicos de Origem Humana

Os substitutos cutâneos biológicos de origem humana são processados e disponibilizados pelos bancos de tecidos humanos. Atualmente, a pele alógena e a membrana amniótica são os dois produtos disponíveis de origem biológica humana para uso clínico como substitutos cutâneos.

Enxertos de Pele Alógena

Muitos consideram o transplante de pele alógena como o padrão-ouro. Em geral, funcionam como curativo biológico temporário com o objetivo de estimular a reepitelização em lesões de espessura parcial ou preparar o leito da ferida para autoenxertia em queimaduras de espessura total. Propiciam redução da dor, boa aderência ao leito, redução da carga microbiana, estimulam vascularização, melhoram a termorregulação, a retenção hídrica e o controle de eletrólitos. Podem ainda prover elementos dérmicos persistentes ao leito para restauração dérmica, dependendo da forma como o tecido foi processado.

Inicialmente, a pele alógena era utilizada em pacientes com escassez de áreas doadoras de enxertos autógenos. Porém, a prática clínica mostrou outras utilidades ao tecido, podendo servir como substituto cutâneo temporário para queimaduras mais superficiais, reduzindo taxas de mortalidade. Esses produtos podem também preparar o leito da ferida, aumentando a chance de integração de autoenxertos e melhorando a qualidade estética e o manuseio da cicatriz final.

Desta maneira, a pele alógena pode servir tanto para grandes queimados de segundo e terceiro grau, como para queimaduras menores de terceiro grau em que se deseja reduzir a chance de perda de enxertos e melhorar a qualidade cicatricial final.

Em recente estudo publicado por Choi et al., foram estudados retrospectivamente 1.282 pacientes com superfície queimada maior que 30%. Destes, 698 foram tratados com pele alógena, enquanto 584 receberam tratamento convencional. A taxa de mortalidade foi menor no grupo que recebeu o transplante, principalmente quando o procedimento foi realizado na fase aguda mais inicial.

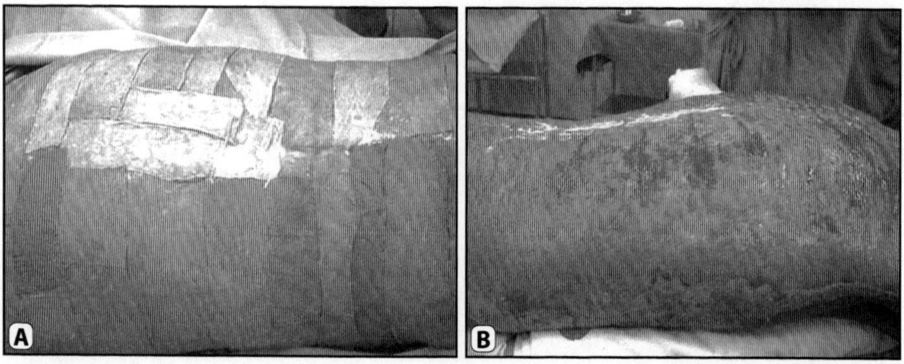

Figura 1 ■ **A** – Transplante de pele sobre queimadura de terceiro grau previamente desbridada cirurgicamente; **B** – Tecido de granulação com bom aspecto após retirada dos enxertos alógenos, leito preparado para enxertia autógena. Fonte: Dr. André Oliveira Paggiaro.

Outro uso bastante comum da pele alógena é como cobertura de enxertos em malha. Uma grande revolução no tratamento dos grandes queimados aconteceu com a criação dos enxertos em malha, quando são feitas várias perfurações na pele extraída para que haja expansão do tecido e aumento da superfície a ser aderida à lesão. Porém em malhas amplas, a região central da malha tarda em reepitelizar, gerando núcleos de granulação hipertrófica responsáveis por perdas tardias e cicatrizes pouco estéticas. Para evitar este problema, Kreis et al. desenvolveram a chamada "técnica de sanduíche", consistindo na aplicação de enxertos alógenos sobre as malhas autógenas amplas, tornando o enxerto autógeno um recheio entre o leito da ferida e o componente alógeno. Esta tática se vale dos efeitos moduladores dos enxertos alógenos sobre a resposta inflamatória no leito da ferida, favorecendo a epitelização e a oclusão dos interstícios da malha.

Outro aspecto bastante discutido sobre os enxertos alógenos é a sua capacidade de servir como uma matriz de regeneração dérmica tecidual. Uma matriz de regeneração dérmica é um biomaterial inerte e imunocompatível, composto de elementos dérmicos não vivos de origem alogênica ou xenogênica, servindo como um arcabouço para o crescimento de células do próprio indivíduo. Postula-se que dependendo do tipo de processamento empregado na conservação do tecido, pode ocorrer uma integração de parte da derme do tecido no leito receptor em virtude de uma redução da antigenicidade tecidual e redução do processo de rejeição.

Em enxertos glicerolados e irradiados, como utilizado no Brasil, observa-se a epiteliólise (perda do epitélio) espontânea da epiderme cerca de cinco a dez dias após o transplante, enquanto há a permanência de parte da derme, que permite uma enxertia autóloga sobre ela.

Referências

1. Banco de Pele do Instituto Central do Hospital das Clínicas (ICHC) da Faculdade de Medicina da USP. Informe da assessoria de imprensa. Disponível em: https://www.saopaulo.sp.gov.br/eventos/saude-banco-de-pele-do-hospital-das-clinicas-de-sao-paulo
2. Falanga V. The chronic wound: impaired healing and solutions in the context of wound bed preparation. Blood Cells Mol Dis [Internet]. [cited 2019 Feb 28];32(1):88–94. Available from: http://www.ncbi.nlm.nih.gov/pubmed/1475741
3. Choi YH, Cho YS, Lee JH, Choi Y, Noh SY, Park S, et al. Cadaver skin allograft may improve mortality rate for burns involving over 30% of total body surface area: a propensity score analysis of data from four burn centers. Cell Tissue Bank [Internet]. 2018 Dec 31 [cited 2019 Mar 5];19(4):645–51. Available from: http://www.ncbi.nlm.nih.gov/pubmed/30066103
4. Kreis RW, Vloemans AF, Hoekstra MJ, Mackie DP, Hermans RP. The use of non-viable glycerol-preserved cadaver skin combined with widely expanded autografts in the treatment of extensive third-degree burns. J Trauma [Internet]. 1989 Jan [cited 2019 Mar 5];29(1):51–4. Available from: http://www.ncbi.nlm.nih.gov/pubmed/2642973
5. Bianchi C, Cazzell S, Vayser D, Reyzelman AM, Dosluoglu H, Tovmassian G, et al. A multicentre randomised controlled trial evaluating the efficacy of dehydrated human amnion/chorion membrane (EpiFix®) allograft for the treatment of venous leg ulcers. Int Wound J [Internet]. 2018 Feb [cited 2019 Feb 5];15(1):114–22. Available from: http://www.ncbi.nlm.nih.gov/pubmed/29024419

Capítulo 8

TRANSPLANTE DE MEMBRANA AMNIÓTICA

- André Oliveira Paggiaro
- Marcia Regina Issa Salomão Libânio

A membrana amniótica (MA) é um tecido de grande disponibilidade e fácil obtenção, podendo ser doado nos casos de partos cesarianos, observadas todas as orientações no que se refere à triagem clínica e laboratorial da gestante, coleta, processamento e armazenamento da MA nos bancos de tecidos, podendo ser processada com baixos custos. Em geral, há uma facilidade de aceitação da doação pelas gestantes.

O uso terapêutico da MA é crescente em todo o mundo e está descrito nas áreas de cirurgia plástica, oftalmologia e ginecologia, entre outras especialidades.

A Membrana Amniótica e as Feridas Cutâneas

A MA é a mais interna das membranas fetais, originando-se do citotrofoblasto subjacente à face dorsal do disco germinativo. Trata-se de um tecido histologicamente muito semelhante ao cutâneo, também se originando do ectoderma embrionário.

Quando aplicada à ferida, forma uma barreira contra a invasão bacteriana, reduz a perda de fluidos corpóreos e proteínas, diminui a dor e aporta fatores de crescimento e moduladores da cicatrização ao leito. Por conseguinte, restabelece condições ideais para que os processos de cicatrização endógenos progridam satisfatoriamente.

Funcionam como curativos de matrizes extracelulares para estímulo do processo de cicatrização da ferida, permanecendo por sete a quatorze dias no leito da ferida. A capacidade de estímulo de cicatrização deriva da liberação de diversos fatores de crescimento acumulados na MA processada, como o Fator de Crescimento Epidérmico, o Fator de Crescimento Transformador, o Fator de Crescimento Semelhante à Insulina, o Fator de Crescimento do Hepatócito, o Fator de Crescimento Neural e **o** Fator de Crescimento Vascular Endotelial. Todas essas citocinas têm sido apontadas como mecanismos de influência positiva sobre o crescimento das células epiteliais.

Ao proteger as terminações nervosas, prevenir a invasão bacteriana, reduzir a inflamação local, manter a hidratação e, principalmente, reduzir o número de trocas de curativo, o âmnio proporciona uma ferida menos dolorosa.

As características de MA, como a capacidade de se aderir fortemente ao leito e de acelerar o processo de restauração tecidual, tornam seu uso como ideal para o tratamento de queimaduras de espessura parcial.

Quinby et al. utilizaram o âmnio como cobertura cutânea temporária em quatro grupos com situações clínicas distintas: em curativos de áreas doado-

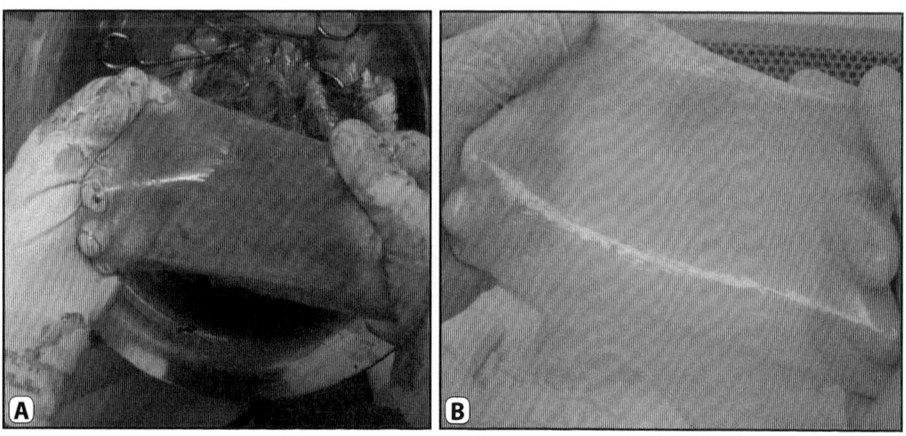

Figura 1 ■ **A** – Separação da membrana amniótica do córion; **B** – Membrana amniótica limpa pós processamento. Fonte: Foto por cortesia do Dr. André Paggiaro.

ras de enxertos autólogos, em queimaduras de segundo grau, no preparo do leito receptor para posterior enxertia autóloga e em feridas contaminadas. Nos dois primeiros, houve uma reepitelização semelhante a outros curativos convencionais, mas com acentuada redução da dor. Como mecanismo de preparo da ferida, comprovou-se que a taxa de integração dos enxertos beirou 95% de sucesso. Já nas feridas contaminadas, com o auxílio de culturas quantitativas seriadas, verificou-se a redução da contagem bacteriana.

Em crianças, a MA parece ser especialmente interessante. Em estudo prospectivo, 102 crianças foram divididas em dois grupos: sulfadiazina de prata e MA seca irradiada. A MA demonstrou muitas vantagens: reduz tempo de internação, número de trocas de curativo, reepitelização mais rápida, menos dor e odor, sendo o procedimento mais confortável para os médicos e crianças.

Em relação as feridas crônicas, a MA apresenta características bastante favoráveis para seu uso no tratamento destas lesões. Um exemplo é o seu uso no tratamento de feridas crônicas causadas pelo *diabetes mellitus* (DM). Nas feridas diabéticas, o processo de cicatrização encontra-se alterado, com uma secreção inadequada de proteínas da MEC e a desregulação da atividade de macrófagos. Além disso, há um aumento da apoptose de fibroblastos e comprometimento da angiogênese e reepitelização. O âmnio, aplicado à ferida, compõe um obstáculo contra infecções, atenua a perda proteica e de fluídos corpóreos, leva fatores inflamatórios e de crescimento ao leito da ferida. Desta forma, cria-se condições ideais para o estímulo ao desenvolvimento dos processos de cicatrização endógena.

Em uma recente revisão sistemática e metanálise publicada, avaliou-se o efeito das membranas amnióticas na cicatrização de úlceras em pés diabéticos. Como critérios de inclusão foram aceitos apenas ensaios clínicos controlados e randomizados sobre o assunto. No total, cinco estudos foram selecionados para compor a amostra final. Percebeu-se que a cicatrização no grupo tratado com âmnio ocorre 2,5 mais vezes e 32 dias mais rápido que no grupo tratado com curativos convencionais.

Também as úlceras venosas parecem se beneficiar do tratamento com MA. Em recente estudo multicêntrico americano, comparou-se o uso de terapias convencionais compressivas à associação destas terapias compressivas com Epifix® (membrana corio/amniótica). Após 12 semanas, observou-se que com o Epifix® mais úlceras cicatrizavam e mais rapidamente.

A membrana amniótica também pode ser utilizada na área de Oftalmologia, havendo a indicação do seu uso em diversas doenças da superfície ocular, como o tratamento de queimaduras oculares, Síndrome de Stevens-Johnson, tratamento de pterígio, úlceras de córnea, ceratopatia bolhosa sintomática, assim como cirurgias de glaucoma e reconstrução da superfície ocular, entre outras indicações (Figuras 2, 3 e 4).

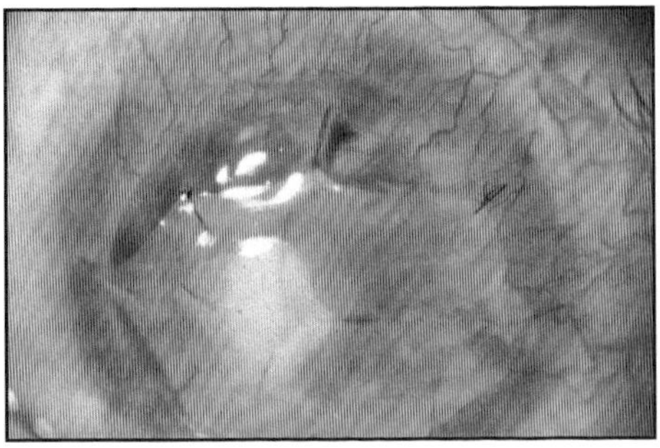

Figura 2 ▪ Recobrimento de úlcera córnea trófica com duas camadas de membrana amniótica. Fonte: foto por cortesia da Profa. Dra. Diane Ruschel Marinho.

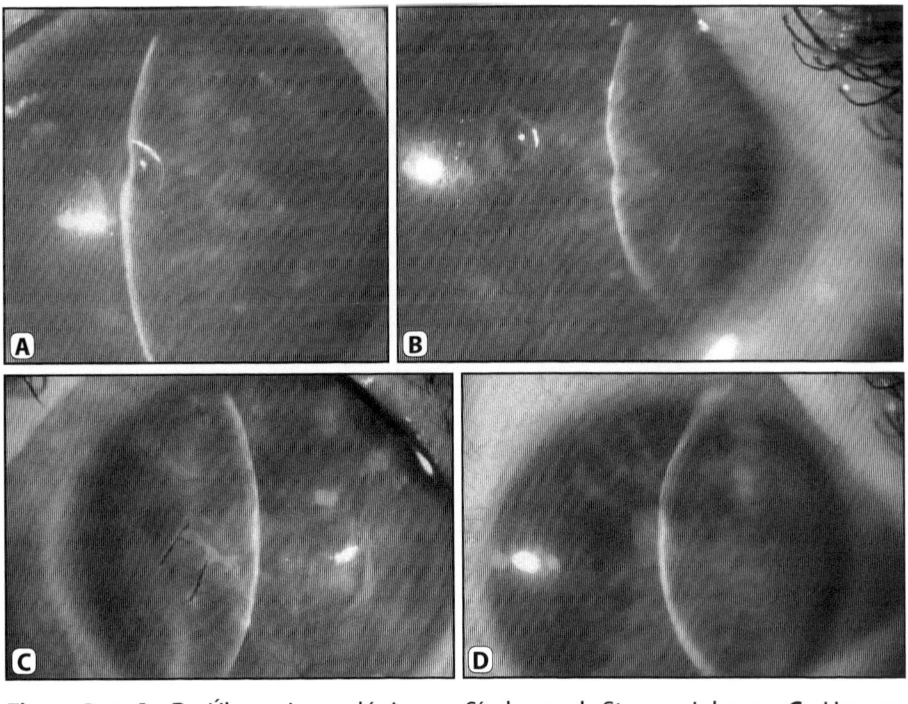

Figura 3 ▪ **A** e **B** – Úlceras imunológicas na Síndrome de Stevens Johnson. **C** – Uma semana após enxerto com membrana amniótica. **D** – Trinta dias de pós-operatório, com fechamento das úlceras. Fonte: foto por cortesia da Profa. Dra. Diane Ruschel Marinho.

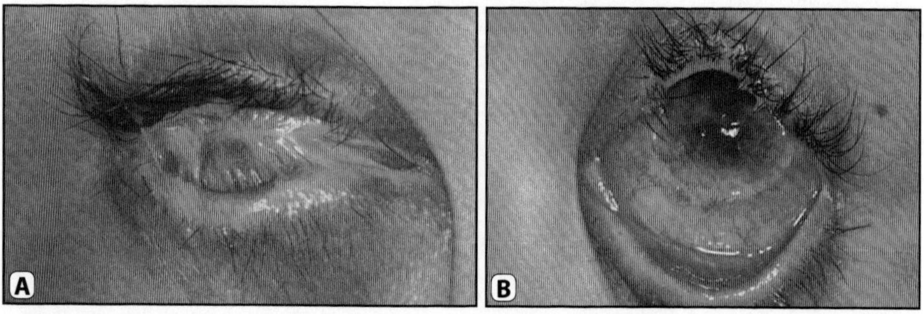

Figura 4 ■ **A** – Queimadura por bomba de cal. **B** – Reconstituição de fundo de saco com membrana amniótica e conformador escleral. Fonte: foto por cortesia da Profa. Dra. Diane Ruschel Marinho.

Desta forma, é extremamente importante que a membrana amniótica possa ser disponibilizada em nosso meio, de forma a proporcionar a possibilidade desta alternativa terapêutica, para que vários pacientes possam ser beneficiados.

Referências

1. Quinby WC, Hoover HC, Scheflan M, Walters PT, Slavin SA, Bondoc CC. Clinical trials of amniotic membranes in burn wound care. Plast Reconstr Surg [Internet]. 1982 Dec [cited 2018 Jun 14];70(6):711–7. Available from: http://www.ncbi.nlm.nih.gov/pubmed/6755515
2. Paggiaro AO, Menezes AG, Ferrassi AD, De Carvalho VF, Gemperli R. Biological effects of amniotic membrane on diabetic foot wounds: a systematic review. J Wound Care [Internet]. 2018 Feb 1 [cited 2018 Sep 11];27(Sup2):S19–25. Available from: http://www.ncbi.nlm.nih.gov/pubmed/29419367
3. Bianchi C, Cazzell S, Vayser D, Reyzelman AM, Dosluoglu H, Tovmassian G, et al. A multicentre randomised controlled trial evaluating the efficacy of dehydrated human amnion/chorion membrane (EpiFix ®) allograft for the treatment of venous leg ulcers. Int Wound J [Internet]. 2018 Feb [cited 2019 Feb 5];15(1):114–22. Available from: http://www.ncbi.nlm.nih.gov/pubmed/29024419
4. Yadav PK, Arya AK, Shukla A. Effectiveness and safety of amniotic membrane grafting for corneal surface disorder: a randomized clinical study. Asian Journal Of Pharmaceutical And Clinical Research. Vol. 17, Issue 3, 2024. DOI: http://Dx.Doi.Org/10.22159/Ajpcr.2024v17i3.49343
5. Susiyanti M, Panjaitan M, Wangge G, Gondhowiardj TD. A randomized clinical trial of freeze-dried amniotic membrane transplantation and conjunctival-limbal graft for pterygium excision and evaluation of conjunctival inflammation marker in tears. Med J Indones. 2020;29:359–65 https://doi.org/10.13181/mji.oa.203818

6. Sharma N, Thenarasun SA, Kaur M, Pushker N et al. Adjuvant Role of Amniotic Membrane Transplantation in Acute Ocular Stevens Johnson Syndrome – A Randomized Control Trial Ophthalmology 2016;123:484-491. dx.doi.org/10.1016/j.ophtha.2015.10.027
7. Tamhane A, Vajpayee RB, Biswas NR, Pandey RM, Sharma N, Titiyal JS, Tandon R. Evaluation of Amniotic Membrane Transplantation as an Adjunct to Medical Therapy as Compared with Medical Therapy Alone in Acute Ocular Burns Ophthalmology 2005;112:1963–1969. doi:10.1016/j.ophtha.2005.05.022
8. Jirsova K, Jones GLA. Amniotic membrane in ophthalmology: properties, preparation, storage and indications for grafting-a review. Cell Tissue Bank. 2017 Jun;18(2):193-204. doi: 10.1007/s10561-017-9618-5. Epub 2017 Mar 2. PMID: 28255771.

Capítulo 9

TRANSPLANTE DE CÉLULAS-TRONCO HEMATOPOÉTICAS (TRANSPLANTE DE MEDULA ÓSSEA)

■ Ricardo Rabello Chiattone

Introdução

A história do transplante de medula óssea (TMO) começa em 1949 com os estudos de Jacobson e colaboradores em camundongos, demonstrando que, com a proteção do baço, é possível submeter os animais à irradiação em doses letais, permitindo a sobrevivência destes[1].

Posteriormente, em 1955, Main e Prehn relataram que camundongos irradiados, eram protegidos pela infusão subsequente de medula óssea alogênica. Ainda na década de 1950, Bekum e DeVries observaram que células alogênicas da medula óssea enxertadas com sucesso podem montar um ataque imune contra o hospedeiro, posteriormente conhecida como doença do enxerto-contra-

-hospedeiro. Uphoff relatou que nos transplantes alogênicos de medula óssea, a gravidade da reação imunológica das células do doador contra o receptor era controlada por fatores genéticos e que, o metotrexato, como agente imunossupressor, podia prevenir ou melhorar a reação do enxerto contra hospedeiro[2,3].

Na década de 1960, estudos em cães, lideradas pelo Dr. E. Donnall Thomas, detentor de prêmio Nobel de medicina por essas importantes contribuições, forneceram informações importantes sobre o transplante de medula óssea, aplicáveis à espécie humana. Em seus estudos, foi descoberto o sistema de antígenos leucocitários caninos, e, com isso, a descoberta do que hoje chamamos de compatibilidade HLA (antígenos leucocitários humanos), um sistema de antígenos de histocompatibilidade presentes no braço curto do cromossomo 6 (Figura 1).

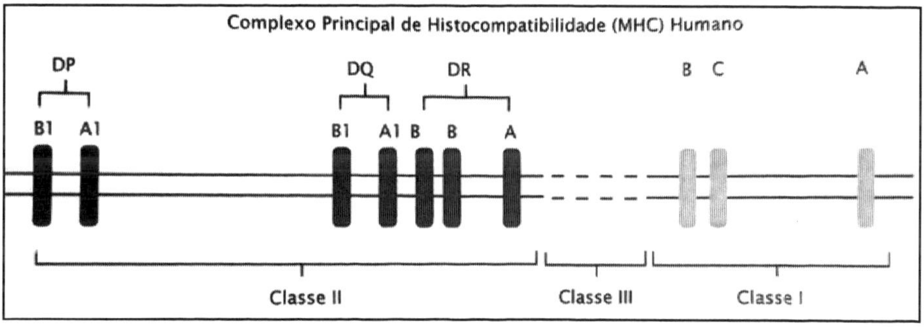

Figura 1 ■ Complexo de Histocompatibilidade Humano (MHC) Fonte: Transplante de células-tronco hematopoéticas. Julio C. Voltarelli[1].

No final da década de 1960, o grupo de TMO de Seattle começou uma série de transplantes usando irmãos HLA-compatíveis como doadores para pacientes em estágios avançados de leucemia ou anemia aplástica. Entretanto, apenas no final dos anos 1970 é que o TMO foi considerado um tratamento aceito após melhoria dos resultados com mais amplo estudo imunológico e genético[2].

Fontes de Células-Tronco Hematopoéticas

A realização do transplante requer a obtenção de células-tronco hematopoéticas, ou seja, que originam as séries sanguíneas, para que possam ser adequadamente enxertadas e produzam as diferentes células sanguíneas (hemácias, leucócitos e plaquetas). São elas:

a) Células-tronco hematopoéticas de medula óssea (CTHMO)
d) Células-tronco hematopoéticas de sangue periférico (CTHSP)
c) Células-tronco hematopoéticas de sangue de cordão umbilical (CTHSCU)

A obtenção de CTHMO é feita através de múltiplas punções nas cristas ilíacas do doador, sob anestesia geral, aspirando-se o sangue de dentro da medular óssea. Esse sangue é então filtrado para retirar as espículas ósseas decorrentes do trauma da punção óssea e armazenado em uma bolsa de transfusão que posteriormente será utilizado para a infusão via endovenosa no paciente (receptor).

A obtenção de CTHSP é feita através da chamada mobilização de células-tronco hematopoéticas da medula óssea para o sangue periférico. É utilizado um fator de crescimento de granulócitos (G-CSF) via subcutânea no doador, que será responsável por estimular as células-tronco hematopoéticas da medula óssea a se multiplicarem e caírem na corrente sanguínea. Dessa forma, pode-se coletar essas células através de procedimentos de aférese, separando e extraindo essas células pela veia do doador. Essas células, no procedimento de aférese, são coletadas em uma bolsa de transfusão que posteriormente será utilizado para a infusão via endovenosa no paciente (receptor).

A obtenção de CTHSCU é feita no momento do nascimento de uma criança, através de punções da veia umbilical placentária. Esse sangue do cordão umbilical foi identificado como boa fonte de células-tronco hematopoéticas inicialmente em 1989 pela equipe Dra. Eliane Gluckman[4], em Paris. Da mesma forma que as outras fontes, o sangue do cordão umbilical é armazenado em bolsa de transfusão para posterior uso via endovenosa no paciente (receptor)[4].

As indicações para uso de cada fonte de células dependerão de fatores relacionados ao diagnóstico do paciente, logística de obtenção, preferência do doador, entre outras[5]. Cada fonte de célula tem alguns prós e contras em relação ao receptor (Tabela 1).

Tabela 1 ▪ Prós e Contras de cada fonte de células-tronco. DECH: Doença do enxerto-contra-hospedeiro. (Fonte: Própria).

	Prós	Contras
CTHMO	- Menor chance de DECH	- Difícil obtenção (centro cirúrgico) - Maior tempo para enxertia
CTHSP	- Fácil obtenção - Menor tempo para enxertia	- Maior chance de DECH
CTHSCU	- Fácil obtenção - Grande disponibilidade - Menor chance de DECH	- Maior tempo de todos para enxertia - Pequena quantidade de células em cada unidade de cordão

Regime Preparatório ou Regime de Condicionamento

Nos primeiros TMOs, a radioterapia foi uma escolha lógica como regime preparatório pois as células leucêmicas eram conhecidas por serem altamente sensíveis à irradiação, a qual tinha sido largamente utilizada em estudos animais com TMO. Entretanto, posteriormente, foi comprovado que a radioterapia isoladamente não era suficiente tanto para controle da doença quanto para adequada enxertia. Dessa forma, foram estudados e desenvolvidos novos regimes de condicionamento pré transplante envolvendo quimioterapia e/ou radioterapia e, mais recentemente a incorporação de novas drogas como imunoterapias.

Dentre as drogas de diferentes classes mais tradicionalmente utilizadas em diversos regimes de condicionamento estão: ciclofosfamida, fludarabina, bussulfano, melfalano, gencitabina, entre outras.

Intensidade do regime de condicionamento

Tradicionalmente, o regime de condicionamento tinha como premissa ser mieloablativo, ou seja, terem a capacidade de exterminarem por completo as células-tronco do paciente para que a doença de base fosse mais bem combatida e para uma enxertia mais adequada das células do doador. Entretanto, os regimes mieloablativos são altamente tóxicos para o paciente, com efeitos colaterais muitas vezes graves, como Quadros infecciosos graves decorrentes da prolongada e intensa leucopenia, mucosite oral e gastrointestinal graves decorrente da morte de células epiteliais, entre outras complicações. Assim, apenas pacientes jovens e com boa performance clínica poderiam receber o regime de condicionamento. Os pacientes mais idosos e frágeis eram contraindicados para o transplante. Posteriormente, em estudos clínicos, regimes de condicionamento menos intensos foram testados com bons resultados levando-se em consideração a doença de base e características relacionadas ao paciente. Portanto, atualmente, os regimes de condicionamento podem ser classificados de acordo com sua intensidade que podem ser:

Condicionamento mieloablativo

Utilizado em pacientes mais jovens, sem comorbidades, portadores doenças oncohematológicas graves e de difícil controle.

Condicionamento de intensidade reduzida

Utilizado em pacientes com idade mais avançada (acima de 55 anos) e/ou com comorbidades, portadores de doenças oncohematológicas em geral.

Condicionamento não-mieloablativo

Utilizado em pacientes muito idosos e/ou com comorbidades graves, mas ainda com indicação de transplante ou em pacientes com algumas doenças hematológicas benignas como anemia falciforme e talassemia maior.

A escolha do regime adequado de condicionamento, nem sempre é uma tarefa fácil pois a maioria dos estudos ao longo dos anos mostram que os regimes de condicionamento mieloablativos são mais efetivos contra uma série de doenças oncohematológicas graves, entretanto geram uma toxicidade elevada com maior morbimortalidade por esta causa. Por outro lado, os regimes de condicionamento de intensidade reduzida, são menos tóxicos e, portanto, mais bem tolerados por pacientes mais frágeis. Entretanto, diversos estudos mostram maior risco de recidiva da doença de base pós transplante.

Compatibilidade HLA

Conforme exposto na introdução, a identificação do sistema de histocompatibilidade humano representou uma mudança de paradigma nos desfechos dos transplantes pois antes dessa descoberta, transplantes realizados entre doadores HLA incompatíveis não tinham sucesso. Conforme exposto na Figura 2, tradicionalmente são utilizados os *locus* A, B, DR, e DQ para definir a compatibilidade. Atualmente o *locus* DP está sendo incorporado na definição de compatibilidade, principalmente no uso de doadores não familiares (não-aparentados). Posteriormente, a realização de transplantes HLA compatíveis, permitiu adequada enxertia e doença do enxerto-contra-hospedeiro aceitável e tratável.

Com o desenvolvimento dos novos regimes de condicionamento e de novas profilaxias de doença do enxerto-contra-hospedeiro, foi possível a realização de transplantes não totalmente compatíveis, ou seja, com alguma disparidade HLA. O complexo sistema imunológico que envolve o sistema HLA é estudado incansavelmente pelos imunologistas que estão lado-a-lado com as equipes de transplantadores de medula óssea, determinando a cada dia, riscos de transplantes com diferentes disparidades HLA. Além disso, os exames para determinação da tipagem HLA de pacientes e doadores estão cada vez mais detalhados, com novas técnicas de PCR (reação em cadeia de polimerase). Assim sendo, do ponto de vista de compatibilidade, os transplantes podem ser assim classificados:

HLA-idênticos

Paciente e receptor possuem todos os antígenos HLA iguais

Com disparidade HLA

Paciente e receptor possuem um ou mais antígenos HLA diferentes

HLA-haploidênticos

Paciente e receptor possuem um haplótipo igual, portanto, são 50% compatíveis. São doadores familiares como pai, mãe, filhos, irmãos, tios ou primos, entre outros.

Tipos de Doadores

Os doadores de pacientes (receptores) de transplantes de células-tronco hematopoéticas podem ser:

Autólogo

O doador é o próprio paciente. Essa modalidade de transplante é realizada em doenças como Linfomas e Mieloma Múltiplo.

Alogênico aparentado

Doadores familiares que podem ser pai, mãe, filhos, irmãos, tios, primos. Em alguns casos, faz-se a chamada busca estendida na família, quando, a depender do HLA, é possível encontrar um doador adequado em familiares mais distantes.

Alogênico não-aparentado

São doadores do Registro Brasileiro de Doadores de Medula Óssea (REDOME). Trata-se do banco brasileiro de doadores de medula óssea que conta atualmente com mais de 5,5 milhões de doadores, sendo o terceiro maior do mundo. É conectado com os bancos dos outros continentes fornecendo possibilidade de busca de doadores nacionais e internacionais.

Profilaxia de Doença do Enxerto-contra-Hospedeiro (DECH)

A DECH é uma doença imunológica decorrente do ataque de linfócitos T e outras células do doador contra diferentes células do receptor. Um capítulo adiante tratará detalhes da DECH. Assim sendo, é importante que ainda no regime de condicionamento, drogas imunossupressoras sejam incluídas com intuito de evitar formas graves de DECH aguda e crônica.

A primeira droga utilizada para combater a DECH foi o metotrexato que é incluída, até os dias de hoje, nos esquemas de profilaxia contra a doença. Com o melhor entendimento da imunologia do TMO, foram desenvolvidos novos esquemas de profilaxia envolvendo inibidores de calcineurina como a ciclosporina e o tacrolimus, o uso de globulina anti-timocítica (ATG), micofenolato de mofetila, sirolimus, entre outros imunossupressores.

A escolha do esquema adequado de imunossupressão dependerá de fatores como a doença de base, fonte de células utilizada, compatibilidade HLA e o regime de intensidade de condicionamento.

Com isso, é possível determinar o esquema de tratamento do paciente a ser submetido a um transplante de células-tronco hematopoéticas. Abaixo, encontra-se o que chamamos de "mapa de transplante". Trata-se de uma ferramenta que guia o transplantador ao longo dos dias de tratamento (Figura 2).

Indicações

Existe uma gama de doenças hematológicas malignas e benignas, além de algumas doenças não-hematológicas cujo TMO pode ser indicado em algum momento do curso dessas doenças, a saber:

- Leucemia Mielóide Aguda
- Leucemia Linfóide Aguda
- Leucemia Mielóide Crônica
- Leucemia Linfóide Crônica
- Anemia Aplástica Grave (Aplasia de medula óssea)
- Linfoma Não-Hodgkin
- Linfoma de Hodgkin
- Mieloma Múltiplo
- Anemia Falciforme
- Talassemia Maior
- Esclerose Múltipla
- Seminoma de testículo
- Retinoblastoma
- Neuroblastoma
- Doença de Crohn
- Retocolite ulcerativa

Principais Complicações Relacionadas ao TCTH

Doença do Enxerto-contra-Hospedeiro Aguda (DECHa)

A DECHa continua a ser uma importante causa de morbidade e mortalidade no campo dos transplantes alogênicos de células-tronco hematopoéticas mesmo quando o doador e o receptor são compatíveis.

Data																					
Dia TMO		**–8**	**– 7**	**– 6**	**– 5**	**– 4**	**– 3**	**– 2**	**– 1**	**0**	**+1**	**+2**	**+3**	**+4**	**+5**	**+6**	**+7**	**+8**	**+9**	**+10**	**+11**
	Dose																				
Hidratação	2L/m²																				
Fludarabina	40 mg/m²																				
Bussulfan	130 mg/m²																				
Infusão																					
Ciclosporina	3mg/Kg/d																				
Metotrexate	5mg/m²																				

Figura 2 ■ Exemplo de mapa de transplante de células-tronco hematopoéticas. (Fonte: Própria).

Fisiopatologia

A DECHa ocorre em três fases reconhecidas. A primeira é o resultado do regime de condicionamento, que é conhecida como "tempestade de citocinas"; a segunda é uma fase de ativação de células T, que é caracterizada pela ativação de células T do doador por citocinas e células apresentadoras de antígeno. A terceira fase é a efetora, em células T iniciam o processo de agressão às células de alguns tecidos do receptor.

O sistema imune adaptativo é afinado para lidar com os diferentes desafios para a manutenção homeostase orgânica. São muitos os subtipos de células T e B, bem como as células apresentadoras de antígenos (APC), que interagem através de citocinas coestimuladoras e outras moléculas para criar uma resposta imune que irá repelir os agentes agressores. As células T *helper* ou auxiliares podem ser diferenciadas, primariamente em Th1 e Th2. A primeira gera células T citotóxicas, que atuam via citotoxicidade direta, e diversas citocinas inflamatórias, como IL-1, IL-6, IL-12, IFN-gama e TNF-alfa, que agem de modo indireto. As reações Th2, por outro lado, promovem alergia ou tolerância imunológica, através das citocinas IL-4, IL-10 e TNF-beta, mas também estimulam a imunidade humoral e a ativação de células B. As células T regulatórias, um subtipo de células T que possuem importante função supressora, estão intimamente envolvidas nessas interações e ajudam a promover a tolerância imunológica e as células Th17 têm ação órgão-específica na DECHa[6] (Figura 3).

Apresentação clínica

Clinicamente, a DECHa caracteriza-se por Quadro inflamatório no(s) órgão(s) ou sistema(s) acometido(s). Na pele, observamos uma dermatite, indistinguível clinicamente de farmacodermia ou outro Quadro alérgico, na maioria das vezes necessitando de biópsia para fechar diagnóstico. No fígado, observamos uma hepatite, com elevação de transaminases, bilirrubinas e enzimas canaliculares. O intestino, observamos uma colite, representada por diarreia, que pode ser de grande volume, com ou sem produtos patológicos, dor abdominal (intestinal) e/ou náuseas, vômitos e anorexia (trato

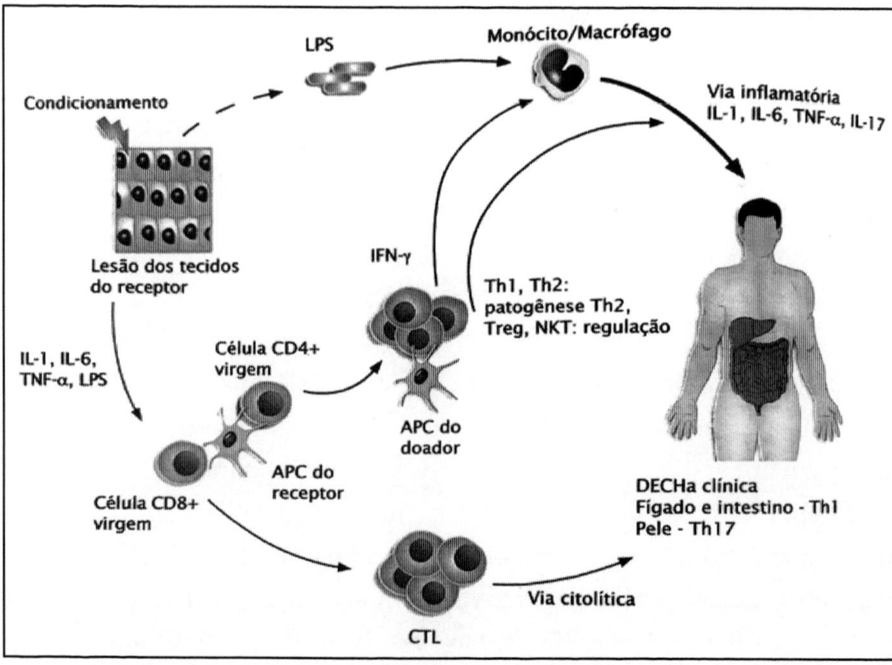

Figura 3 ■ Fisiopatologia da DECHa (Fonte: Diretrizes da Sociedade Brasileira de Transplante de Medula Óssea[3] – 2021).

digestório alto). A intensidade das manifestações, conforme a classificação na Tabela 2, servem de base para a classificação de DECHa de acordo com a classificação MAGIC (Tabela 3).

Tratamento

O tratamento deve ser iniciado em pacientes que apresentam DECHa de grau II ou superior.

Os corticosteroides continuam sendo a terapia de 1ª linha da DECHa. A formas mais graves devem ser tratadas com Metilprednisolona 2 mg/Kg/dia associado ao inibidor de calcineurina (o mesmo ou outro usado na profilaxia). Havendo resposta ao tratamento, deve reduzir a dose para 1 mg/Kg/dia após 5 a 7 dias e posteriores reduções conforme melhora do Quadro. Quando não há resposta ou há piora da DECHa após redução do corticóide, considera-se DECHa refratária a corticoides, situação de mais elevada

Tabela 2 ■ Intensidade das manifestações clínicas da DECH aguda que servem de base para a classificação da doença. (Fonte: Diretrizes Sociedade Brasileira de transplante de medula óssea[3] – 2012).

Estágio	Pele	Bilirrubina	TGI Alto	TGI Baixo
0	Sem Rash Eritemato-Papular	< 2 mg/dL	Náusea, vômito ou anorexia ausente ou intermitente	Adulto: < 500mL ou 3 episódios/dia Crianças: <10 mL/Kg/dia ou 4 episódios/dia
1	Rash Eritemato-Papular < 25% SC	2-3 mg/dL	Náusea, vômito ou anorexia persistente	Adulto: 500 a 999 mL ou 3-4 episódios/dia Crianças: 10-19,9 mL/Kg/dia ou 4-6 episódios/dia
2	Rash Eritemato-Papular 25 – 50% SC	3.1 – 6 mg/dL		Adulto: 1000-1500 mL ou 5-7 episódios/dia Crianças: 20-30 mL/Kg/dia ou 7-10 episódios/dia
3	Rash Eritemato-Papular >50% SC	6.1 – 15 mg/dL		Adulto: >1500mL ou >7 episódios/dia Crianças: >30 mL/Kg/dia ou >10 episódios/dia
4	Eritroderma generalizado, presença de bolhas e descamação	>15 mg/dL		Dor abdominal, íleo, fezes sanguinolentas independente de volume

Tabela 3 ■ Graduação da DECHa de acordo com a classificação MAGIC. (Fonte: Diretrizes Sociedade Brasileira de transplante de medula óssea[3] – 2012).

Graduação geral	Pele (eritema)	Fígado (bilirrubina)	TGI Alto	TGI Baixo
0	0	0	0	0
I	1-2	0	0	0
II	3	1	1	1
III	0-3	2-3	0-1	2-3
IV	4	4	0-1	4

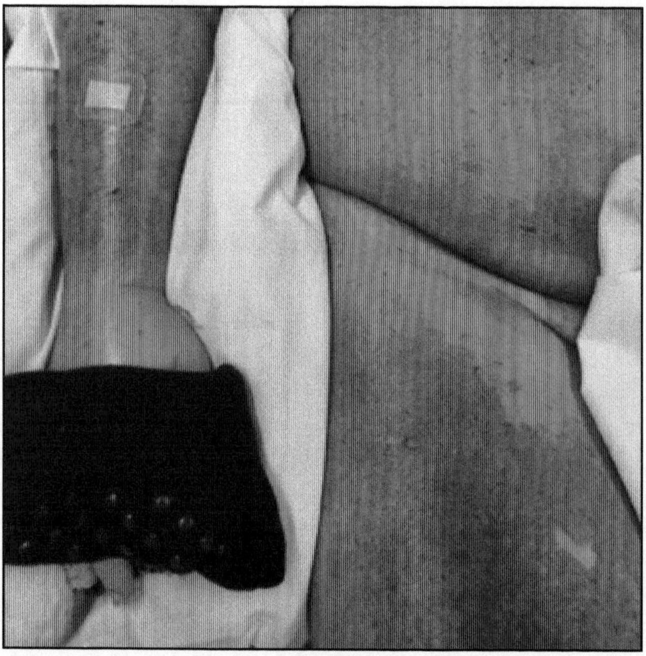

Figura 4 ■ Eritema máculo-papular característico de DECHa de pele. (Diretrizes Fonte: Própria).

morbidade e mortalidade. Nessa situação, lança-se mão de tratamentos de 2ª linha que podem incluir Ruxolitinib, fotoferese extracorpórea, globulina antitimocítica, uso de células mesenquimais, micofenolato de mofetila, ertanercept, infliximab, entre outros[7].

Doença do enxerto-contra-hospedeiro crônica (DECHc)

Com uma prevalência de 30 a 70% nos pacientes submetidos à TMO Alogênico, a DECHc é a principal causa de morbidade e mortalidade de longo prazo.

Diagnóstico e diferenciação de DECHa

O Consenso do NIH de 2014 reconheceu as categorias aguda e crônica de DECH[8]. As manifestações clínicas e não apenas o início dos sintomas é que definem os diagnósticos de aguda e crônica (Tabela 4)

Tabela 4 ▪ Classificação de categorias agudas e crônicas. (Fonte: Consenso da Sociedade Brasileira de transplante de medula óssea – 2021).

Categoria		Início	DECHa	DECHc
DECHa	Clássico	~100 dias	Sim	Não
	Persistente/Recorrente/Agudo tardio	> 100 dias	Sim	Não
DECHc	Clássico (*de novo*/quiescente/ progressivo)	Sem limite	Não	Sim
	Sobreposição	Sem limite	Sim	Sim

Os órgãos-alvo de acometimento da DECHc incluem pele, boca, olhos, trato gastrointestinal, fígado, pulmões, articulações, fáscia e trato genital. Cada órgão recebe uma classificação de gravidade em uma escala de 4 pontos (0-3) onde "0" representa ausência de envolvimento e "3" representa o envolvimento mais grave. A Figura 5 mostra os níveis de gravidade por órgão da DECHc.

DECHc Leve Envolvimento de 1 ou 2 órgãos com grau 1 **E** pulmão grau 0
DECHc Moderada $\geq$ 3 órgãos com grau 1 **OU** pelo menos 1 órgão com grau 2 **OU** pulmão grau 1
DECHc Grave Pelo menos 1 órgão com grau 3 **OU** pulmão grau 2

Figura 5 ▪ Graus de gravidade da DECHc. (Fonte: Consenso da Sociedade Brasileira de transplante de medula óssea – 2021).

Tratamento

O tratamento sistêmico está indicado na DECHc que compromete ao menos 1 órgão grau 2, três ou mais órgãos grau 1 com pulmão grau 1 ou 2 ou presença de DECHc leve com características de alto risco como trombocitopenia < 100.000/mm^3 e uso de imunossupressores ao diagnóstico de DECHc[9].

O tratamento sistêmico padrão consiste em um inibidor de calcineurina, em geral ciclosporina, associada à prednisona 1 mg/Kg/dia por aproximadamente 2 meses. Tratamentos de segunda linha incluem fotoferese extracorpórea, micofenolato de mofetila, sirolimus, rituximab, metotrexate, Ibrutinib e ruxolitinib[10,11].

Além do tratamento sistêmico, cada órgão, sempre que possível, deverá receber tratamento tópico adjuvante para melhoria dos sintomas. Por exemplo, para DECHc de pele, utiliza-se uma gama de corticoides em creme ou óleo[12]. Para os olhos, utiliza-se colírios de corticoide, colírios imunossupressores, oclusão de ducto lacrimal, entre outros[13]. A mucosa da boca acometida por DECHc, pode se beneficiar de tratamento com géis orobase de corticoide e umidificantes da mucosa[14]. Além disso, é de suma importância nas mulheres o acompanhamento ginecológico por profissional com experiência em DECH genital.

Infecções

O paciente submetido à TMO fica exposto a intensa e prolongada imunossupressão. Dessa forma, é esperado que infecções façam parte da gama de complicações possível em todo o processo. Durante o período peritransplante imediato, infecções bacterianas e virais são bastante comuns. Após um período de neutropenia mais prolongada, observamos um aumento na incidência de infecções fúngicas invasivas, como a aspergilose invasiva. Também é bastante frequente, particularmente nos transplantes alogênicos, a reativação viral principalmente de citomegalovírus, vírus Epstein-Baar e herpes vírus tipo 6. No paciente imunossuprimido, tais reativações devem ser tratadas preventivamente com o intuito de não evoluírem para doença viral aguda, em geral grave. Dessa forma, é importante haver interface com equipe de infectologia treinada em pacientes imunossuprimidos.

Falha de Enxertia e perda do Enxerto

Outra complicação dramática do TCTH é a falha de enxertia e a perda de enxertia das células-tronco hematopoéticas. Esta, caracteriza-se por queda dos leucócitos abaixo de 200/mcL após uma enxertia prévia. Há diversas causas, entre elas, quantidade inadequada de células-tronco hematopoéticas infundida; qualidade das células; uso de drogas mielotóxicas como ganciclovir, por exemplo, muito utilizado para tratamento de reativação de citomegalovírus, além de causas imunológicas relacionadas ao doador, como presença de anticorpos anti-HLA.

O tratamento da falha de enxertia primária é a realização de um segundo transplante, preferencialmente utilizando-se outro doador para evitar causas imunológicas e/ou outro esquema de condicionamento.

A perda do enxerto é suspeita quando, após uma enxertia bem estabelecida, ocorre citopenias. A confirmação da perda do enxerto é realizada através do exame de quimerismo por técnica de PCR ou VNTR onde consegue-se determinar a porcentagem de alelos provenientes do doador e do receptor. Quando o quimerismo é menor que 100% doador, dizemos que existe uma quimera mista, que é de risco para evolução para uma perda de enxertia, onde temos um quimerismo com menos de 50% de células do doador. A quimera mista pode ser tratada com a redução da imunossupressão e/ou com infusão de linfócitos do doador, estimulando imunologicamente as células-tronco hematopoéticas do doador e possibilitando a reversão para uma quimera completa. Caso haja evolução para a perda de enxertia, um segundo transplante deve ser considerado.

Complicações tardias

O TCTH agrega risco de complicações de longo prazo, que devem ser monitorizadas em consultas na clínica de longo prazo.

Alterações endócrinas como hipotireoidismo são relativamente comuns pelo efeito quimio e radioterápico. A infertilidade e a menopausa precoce nas mulheres também ocorrem com frequência também como toxicidade quimioterápica e radioterápica. Dessa forma, é importante que seja discutido previamente ao transplante, desejo e possibilidade de garantir tecido ovariano viável para futura eventual gestação[15].

Outra complicação que deve ser monitorizada são as neoplasias secundárias. O risco de neoplasias secundárias é aumentado nos pacientes submetidos à TCTH. Neoplasias sólidas como mama, tireoide, cólon e mesmo hematológicas como leucemias agudas, mieloma e linfoma são mais frequentes.

A DECH crônica, discutida acima, pode estar em atividade durante longo tempo pós transplante, inclusive com necessidade de uso de imunossupressores por longos períodos, agregando diversas outras complicações de longo prazo como infecções e perda de qualidade de vida, além do aumento de morbidade e mortalidade.

Perspectivas Futuras

O transplante de células-tronco hematopoéticas como tratamento de doenças hematológicas malignas e benignas vem apresentando importante evolução ao longo dos últimos anos. As modalidades de transplante com doadores alternativos (não-aparentados, haploidênticos) e com disparidades HLA, além de condicionamentos menos tóxicos, vêm dando a oportunidade de transplante para um número cada vez maior de pacientes que, no passado, não teriam doadores disponíveis, ou não eram elegíveis ao procedimento por idade ou performance. Portanto, a modernização nas técnicas determinação de HLA, novos esquemas de condicionamento e de profilaxia e tratamento de doença do enxerto-contra-hospedeiro, tem permitido a ampliação de indicações além de melhoria dos resultados.

Recentemente, vem ocorrendo uma mudança nos paradigmas de tratamento de doenças oncohematógicas com o advento das terapias celulares, particularmente as células CAR-T. Trata-se de células geneticamente modificadas onde um antígeno quimérico específico é introduzido no linfócito T do paciente, produzindo uma célula que ataca especificamente a célula tumoral do tumor em questão. Os resultados dos estudos nesse campo são promissores e esses tratamentos vêm ganhando relevância nos últimos anos, com promessas de resultados nunca antes experimentados nessas doenças.

Referências

1. Transplante de Células-Tronco Hematopoéticas. Júlio C. Voltarelli, Ricardo Pasquini, Euza T. T. Ortega. Editora Atheneu, 2009
2. Thomas' Hematopoietic Cell Transplantation Fouth Edition. Frederick R. Appelbaum, Stephen J. Forman, Robert S. Negrin, Karl G. Blume. Wiley-Blackwell, 2009

3. Diretrizes da Sociedade Brasileira de Transplante de Medula Óssea – 2021. Fernando Barroso Duarte, Nelson Hamershlack
4. Gluckman, E. Broxmeyer HE, Auerbach AD, et al. Hematopoietic reconstitution in a patient with Fanconi's Anemia by means os umbilical-cord blood from an HLA-identical sibling. N Engl J Med 1989;321:1174-8
5. The EBMT Handbook 2022. Nicolaus Kroger, John Gribben, Christian Chabannon, Ibrahim Yakoub-Agha, Herman Einsele. Springer
6. Sullivan KM, Parkman R. The pathophysiology and treatment of graft-versus-host-disease. Clin Haematol. 1983; 12(3):775-89
7. Martin PJ, Rizzo JD, Wingard JR, Ballen K, Curtin PT, Cutler C, et al. First-and Second-line systemic treatment of acute graft-versus-host-disease: recommendations of the American Society of Blood and Marrow Transplantation. Biol Blood Marrow Transplant. 2012; 18(8):1150=63
8. Jagasia MH, Greinix HT, Arora M, *et al.* National Institutes of Health Consensus Development Project on Criteria for Clinical Trials in Chronic Graft-versus-Host Disease: I. The 2014 Diagnosis and Staging Working Group Report. Biol. *Blood Marrow Transplant.* v.21, n.w3, p. 389-401 2015.
9. Koc S, Leisenring W, Flowers MED, *et al.* Therapy for chronic graft-versus-host disease: a randomized trial comparing cyclosporine plus prednisone versus prednisone alone. *Blood.* v. 100, n.1, p. 48-51, 2002.
10. Flowers MED, Martin PJ. How we treat chronic graft-versus-host disease. *Blood.* v. 125, n. 4, p. 606-615, 2015.
11. Cutler C, Miklos D, Kim HT, *et al.* Rituximab for steroid-refractory chronic graft-versus-host disease. *Blood.* v. 108, n. 2, p. 756-762, 2006.
12. Choi CJ, Nghiem P.Tacrolimus ointment in the treatment of chronic cutaneous graftvs-host disease: a case series of 18 patients. *Arch Dermatol.* v. 137, n.9, p. 1202-6, 2001.
13. DIETRICH-NTOUKAS, T., CURSIEFEN, C., WESTEKEMPER, H., *et al.* 2012. Diagnosis and treatment of ocular chronic graft-versus-host disease: report from the German-Austrian-Swiss Consensus Conference on Clinical Practice in chronic GVHD. Cornea, 31, p. 299 310.
14. Fall-Dickson JM, Pavletic SZ, Mays JW, Schubert MM (2019) Oral Complications of Chronic Graft-Versus- Host Disease *J Natl Cancer Inst Monogr* 2019
15. Sanders JE. Endocrine complications of high-dose therapy with stem cell transplantation. *Pediatr Transplant.* v.8, p. 39-50, 2004.

Parte III

Transplantes de Órgãos Sólidos

Capítulo 10

TRANSPLANTE DE CÓRNEA

- **Bianca Nicolela Susanna**
- **Claudio Lottenberg**
- **Nicolas Cesário Pereira**
- **Adriana Santos Forseto**

Introdução

A cegueira decorrente de doença corneana afeta aproximadamente 4,5 milhões pessoas globalmente, sendo a quinta causa mais prevalente de cegueira no mundo.[1] O transplante de córnea é uma opção eficaz para o tratamento de doenças corneanas, com alta taxa de sucesso na reabilitação visual. De acordo com dados do Ministério da Saúde, o transplante de córnea é o mais realizado no país, com 11.932 cirurgias em 2023, comparado com as 4.514 cirurgias de transplante de rim, segundo órgão mais transplantado.[2] O Brasil é autossuficiente e o terceiro país em números absolutos de transplantes de córnea, atrás apenas dos Estados Unidos da América e da Índia.[3]

Apesar de existirem aproximadamente 400 serviços em todo o país autorizados pelo Sistema Nacional de Transplantes do Brasil a realizar transplantes de córnea, há grandes variações regionais em relação à disponibilidade de tecido doador. De maneira geral, em países subdesenvolvidos há um desequilíbrio global entre a oferta de córneas e a demanda, com uma média de uma córnea disponível para cada 70 necessárias.[4] Como resultado, o número de pessoas na fila de espera por córnea doadora aumenta a cada ano.

Neste capítulo, discutiremos o papel do Banco de Tecidos Oculares (BTO), os aspectos clínicos e cirúrgicos do transplante de córnea e suas perspectivas futuras.

O Papel do Banco de Tecidos Oculares (BTO)

No Brasil, a implantação de bancos de tecidos oculares (BTO) teve início há mais de 50 anos, mas a profissionalização começou apenas em 1990. Em 2001, foi criado o Sistema Nacional de Transplantes (SNT), vinculado ao Ministério da Saúde, e responsável pelo controle e monitoramento de todo o processo de doação, captação, armazenamento e distribuição de tecidos no Brasil.[5,6] Além disso, o SNT realiza a gestão do financiamento, o credenciamento das equipes cirúrgicas e centros transplantadores, e a elaboração de portarias que regulamentam o processo.[6]

O BTO deve atender às exigências legais para autorização e instalação, incluindo a aprovação pela vigilância sanitária local e pelas Secretarias Municipal e Estadual de Saúde, e, na sua criação, deve justificar a necessidade de um BTO naquela região. Após a instalação, o BTO é responsável pela captação de córneas e tecidos oculares, avaliação da qualidade e viabilidade para transplante, preservação e armazenamento da córnea doada. A córnea é analisada em todas as suas estruturas e, apenas após essa avaliação, é então classificada como viável para transplante de córnea penetrante, lamelar ou tectônico.[6]

Os BTO devem estar articulados com as Centrais de Notificação, Captação e Distribuição de Órgãos (CNCDO) do estado em que estão instalados. As CNCDO são responsáveis pela distribuição dos tecidos de acordo com a lista de espera, além de gerenciar a lista, analisar casos especiais ou de emergência e fiscalizar a qualidade das cirurgias. Todas essas etapas são fiscalizadas pelo Ministério Público.[6]

A Resolução da Diretoria Colegiada (RDC), publicada pela ANVISA (Agência de Vigilância Sanitária), dispõe sobre as boas práticas em tecidos humanos que são exigidas aos BTO. A RDC também estabelece a obrigatoriedade dos BTO enviarem seus dados de produção regularmente à ANVISA, sob pena de infração sanitária.[6]

Processo de seleção e captação dos doadores de córnea

O SNT estabelece que a córnea precisa ser retirada em até 6 horas após a parada cardíaca ou 24 horas para córneas refrigeradas a 8°C.[6] De acordo com a RDC 707 de julho de 2022, os BTO devem realizar uma avaliação de risco para seleção de doadores de tecidos que inclui: história clínica, exame físico e testes sorológicos do doador, e avaliação do tecido.[6] São realizados os seguintes testes laboratoriais:

- HIV-1 e HIV-2: detecção combinada do anticorpo contra o HIV e antígeno p24 do HIV, incluindo a detecção do grupo O.
- Infecção pelo HBV: detecção do antígeno de superfície (HBsAg) do HBV e detecção do anticorpo contra o capsídeo (anti-HBc IgG ou IgG + IgM) do HBV.
- Infecção pelo HCV: detecção combinada do anticorpo e antígeno do HCV.
- Infecção pelo HTLV I e II: detecção de anticorpo contra o HTLV I e II.

Se o teste anti-HBc for reagente e HbsAg for não-reagente, fica a critério do BO a realização do teste anti-Hbs para comprovação de imunidade ao HBV. Caso o teste anti-Hbs seja reagente, deve ser feita uma avaliação de risco quanto à aceitação do doador. Apesar de não obrigatórios, caso o doador apresente os testes anti-CMV (IgG) e anti-Toxoplasma (IgG) reagentes, isso deve ser informado ao transplantador, que decidirá sobre a utilização do tecido doado.

Os critérios de exclusão para doação e utilização terapêutica de tecidos oculares incluem[6,7]:

- Morte de causa desconhecida e doença ou história de doença de etiologia desconhecida.
- Risco de transmissão de enfermidades causadas por príons, como Doença de Creutzfeldt-Jakob ou variante; doença neurológica com diag-

nóstico não estabelecido; demência (exceto cerebrovascular, tumoral ou traumática); pan-encefalite esclerosante subaguda; leucoencefalopatia multifocal progressiva.

- Síndrome de Reye, rubéola congênita e raiva.
- Infecção sistêmica não controlada no momento da doação ou infecção local significativa nos tecidos a doar.
- História, dados clínicos ou presença de fatores de risco de transmissão do vírus da imunodeficiência humana (HIV-1 e -2), vírus da hepatite B (HBV), vírus da hepatite C (HCV) e vírus T-linfotrópico humano (HTLV I e II).
- Receptores de hormônios de crescimento derivados da hipófise humana (entre 1963-85).
- Neoplasias hematológicas.
- Doenças oculares: processo inflamatório intraocular ativo; retinoblastoma; tumores malignos do segmento anterior.
- História prévia de transplante de órgão ou receptores de transplante de córnea, esclera e dura-máter.

São aceitos doadores com idade igual ou maior a 2 anos e menor ou igual a 80 anos, que não apresentem riscos de transmissão de doenças através do enxerto, podendo esta faixa ser alterada pela CNCDO Estadual e/ou Regional, conforme necessidade local[6]. Na prática, córneas de doadores com mais de 75 anos tendem a ter menor aceitação por parte dos transplantadores.[9]

A remoção do tecido pode ser feita pela técnica de enucleação, prática da maioria dos bancos de olhos nacionais, ou excisão in situ da rima córneo-escleral. No primeiro caso, após avaliação do globo ocular no laboratório, procede-se a preservação do botão córneo-escleral em meio específico.

Avaliação do botão doador

A avaliação do globo ocular e posteriormente do botão doador preservado deve ser padronizada e cada BTO tem seu protocolo específico. Utilizando a lâmpada de fenda com aumento mínimo de 40 vezes, um médico ou técnico capacitado avalia todas as camadas da córnea (epitélio, estroma, membrana de Descemet e endotélio) e sua espessura. Após, realiza-se o exame de contagem endotelial com microscopia especular. Será dada uma pontuação para cada uma das estruturas avaliadas, e o profissional determinará seu uso para cada tipo de transplante.[9]

Os transplantes podem ser indicados de acordo com a sua finalidade, determinando o tipo de córnea doada[9]:

- Córnea óptica: utilizado para reabilitação visual, todas as camadas da córnea devem ser funcionais e transparentes. Utilizada para transplantes ópticos e cosméticos.
- Córnea tectônica: utilizado para restaurar a córnea e preservar o globo ocular em casos de afinamentos, perfurações, meltings estromais, ou ceratites infecciosas não responsivas ao tratamento em situações de urgência. Utilizada para transplantes tectônicos, servindo como um tecido de reforço nas situações de afinamento, sendo irrelevante a qualidade endotelial; ou terapêuticos, geralmente necessitando de um novo transplante óptico após a resolução do quadro inicial.
- Córnea Lamelar anterior: nova classificação. Utilizada para transplantes lamelares anteriores, onde será preservado o endotélio do receptor, sendo que neste caso, a densidade endotelial do doador não é importante, porém, as camadas anteriores da córnea precisam ter boa qualidade e ausência de opacidades.
- Córnea lamelar posterior: nova classificação. Neste caso o doador possui uma boa vitalidade endotelial, porém algum comprometimento das camadas mais anteriores, como opacidade estromal ou história previa de cirurgia refrativa, sendo reservada para os transplantes lamelares posteriores ou endoteliais.

O sistema de classificação tradicional não incluía as formas lamelares. Assim, as córneas com opacidade anterior, mas endotélio viável, ou córneas com endotélio insuficiente, mas com transparência estromal, eram consideradas tectônicas. Contudo, 20% das córneas classificadas como tectônicas poderiam ser usadas em transplantes lamelares, o que impactaria significativamente a fila de espera.[9] Recentemente, alguns BTO começaram a classificar córneas como lamelar anterior e lamelar posterior, em parceria com as Centrais Estaduais de Transplante de forma que o sistema reconhecesse este tipo de tecido para distribuição da fila.[9]

Conservação da córnea

Apesar de existirem outros, o principal meio de conservação é o Optisol GS (Bausch & Lomb, Irvine, California, EUA), composto de cultura tecidual 199, solução salina balanceada de Earle, sulfato de condroitina, dextrano, ferro, colesterol, vitaminas e antibióticos (gentamicina e estreptomicina).[7] Sendo assim, o meio tem ação nutritiva, antibiótica e antioxidante. É capaz de manter o tecido viável por 14 dias a 4°C.

Entretanto, a qualidade do tecido é melhor quando o transplante é realizado mais precocemente. O frasco com o botão corneano deve permanecer em temperatura ambiente por pelo menos uma hora antes do procedimento cirúrgico para garantir a ação antimicrobiana.[7]

Processo de distribuição de córneas

A lista de espera de transplantes é estadual ou regional em alguns Estados do Brasil, seguindo a ordem de inscrição na lista única. Em casos de transferência da inscrição para outra região, desconsidera-se a anterior. Existem critérios de urgência para priorizar a distribuição[10] do tecido, como:

- Falência primária do transplante
- Úlcera de córnea refratária a tratamento
- Iminência de perfuração corneana (descemetocele)
- Perfuração do globo ocular
- Pacientes com idade inferior a 7 anos
- Opacidade corneana bilateral

Aspectos Clínicos

Indicações de Transplante de Córnea

As doenças que necessitam de transplante de córnea são aquelas que resultam em perda de transparência ou qualidade óptica, como ceratocone e outras ectasias, disfunção endotelial e ceratopatia bolhosa, leucomas, distrofias corneanas, ceratite intersticial, trauma e queimaduras corneanas.[11] As principais causas de transplante de córnea no mundo são o ceratocone e ceratite (infecciosa ou não), sendo o ceratocone a principal causa de transplante na América do Sul e no Brasil.[3,11] Nos EUA, a principal causa é a disfunção endotelial, incluindo a distrofia de Fuchs e a ceratopatia bolhosa.[3]

No Hospital Oftalmológico de Sorocaba, um serviço terciário de alto volume cirúrgico no Brasil, tem-se observado uma redução nas indicações de transplante por ceratocone e um aumento nas indicações por disfunção endotelial, resultando em um aumento dos transplantes endoteliais em detrimento dos transplantes penetrantes.[12]

Aspectos Técnicos Cirúrgicos

A escolha do tipo de transplante de córnea depende da etiologia, gravidade, comorbidades oculares e, principalmente, da camada corneana afetada (**Figuras 1 e 2**). Para indicações ópticas, o transplante pode ser:[13]

- Penetrante (PK: *penetrating keratoplasty*): transplante de toda a córnea.
- Lamelar anterior (SALK – *superficial anterior lamellar keratoplasty*; FALK – *femtosecond assisted anterior lamellar keratoplasty* ou DALK – *deep anterior lamellar keratoplasty*): transplante apenas das camadas anteriores da córnea, mantendo-se o endotélio e a membrana de Descemet do receptor.
- Lamelar posterior/endotelial (DMEK- *descemet membrane endothelial keratoplasty*, DSEK ou DSAEK- *descemet stripping* (*automated*) *endothelial keratoplasty*): transplante apenas das lamelas posteriores, com retirada da membrana de Descemet e do endotélio do receptor.

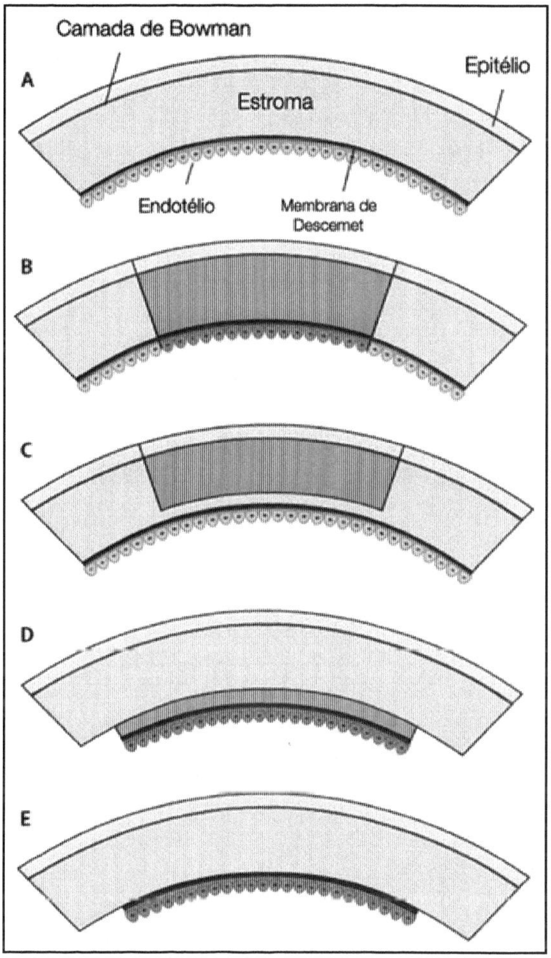

Figura 1 ■ Desenho ilustrativo das camadas da córnea e tipos de transplante corneano. (Fonte: Adaptado de Tan et al.[43]). **1a.** Camadas da córnea. **1b.** transplante penetrante: todas as camadas são transplantadas. **1c.** Transplante Lamelar Anterior Profundo. **1d.** *Descemet's stripping automated endothelial keratoplasty*. **1e.** *Descemet's membrane endothelial keratoplasty.*

Os transplantes podem ser realizados sob anestesia geral, tópica (ex. cloridrato de tetracaína 1% ou proximetacaína 0,5%) ou, mais comumente, com anestesia local (bloqueio retro e peribulbar) acompanhada de sedação. Para o bloqueio, utiliza-se de 3 a 8 ml de anestésico, evitando aumentar a pressão intraorbitária com grandes volumes. A lidocaína 2% pode ser diluí-

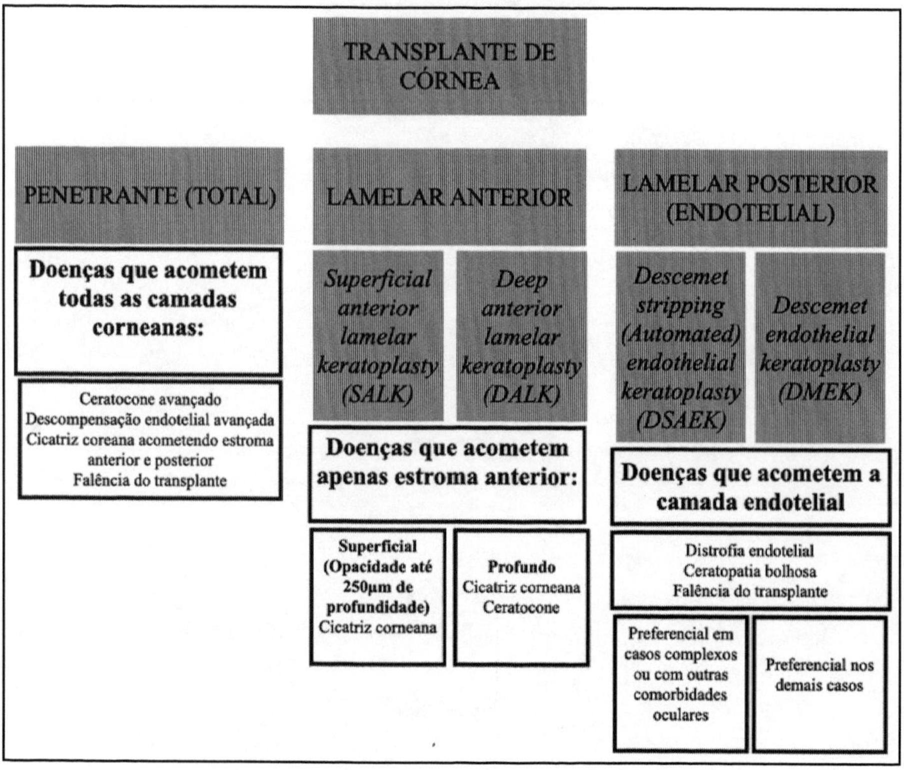

Figura 2 ■ Fluxograma de classificações e indicações de transplante de córnea.

da com rupivacaína 0,75% ou bupivacaína 5%. Muitos serviços, incluindo o nosso, preferem anestesia local com sedação devido à sua eficácia no controle da dor e movimentação ocular, segurança, rápida indução e reversibilidade, otimizando a dinâmica do centro cirúrgico.[14]

Preparo do botão doador

A técnica de preparo do botão depende da técnica cirúrgica. Na maioria dos países, assim como no Brasil, o preparo do botão é realizado pelo próprio cirurgião, geralmente antes da anestesia do paciente, para minimizar o risco de perda do tecido doado. Em alguns lugares, como nos EUA, o banco de olhos também pode preparar a córnea para o transplante lamelar, com córneas "prontas pré-cortadas".[15]

Para transplantes penetrantes ou lamelares anteriores, o botão pode ser preparado manualmente ou com laser de femtossegundo, que permite cortes de diversas profundidades, diâmetros e formatos, potencialmente melhorando a adesão do transplante (ex: *hat, mushroom, zeta-shaped trephination*).[16]

Classificação e indicações de transplante de córnea (Figura 2)

- **Transplante Penetrante (PK)**

  O botão deve ser trepanado com um diâmetro entre 0,25 e 1,00 mm maior que a trepanação da córnea receptora. Em nosso serviço, geralmente realizamos uma trepanação 0,5 mm maior, reservando 0,75 ou 1,00 mm para transplantes tectônicos ou terapêuticos (urgências) e 0,25 mm em alguns casos de ectasia corneana.[17]

- **Transplante Lamelar Anterior Profundo (DALK)**

  O botão é preparado 0,25 mm maior ou do mesmo tamanho que o botão receptor.[18] Pode-se ou não retirar a membrana de Descemet da córnea doadora, embora a permanência desta membrana possa aumentar o risco de câmara dupla e falência cirúrgica no pós-operatório.[19]

- **Transplante Endotelial**

  O tamanho do botão é calculado a partir do tamanho da córnea receptora, geralmente 2,5 mm menor que o diâmetro vertical da córnea receptora, com um limite mínimo e máximo de 6,0 a 9,0 mm, respectivamente. Botões menores que 6,0 mm podem ter menos células endoteliais, enquanto botões maiores que 9,0 mm são de difícil manipulação, impactando a técnica cirúrgica de posicionamento e abertura.[20]

  - *Descemet Stripping (Automated) Endothelial Keratoplasty* (DSAEK/DSEK)

    A lamela posterior da córnea é dissecada manualmente (DSEK) ou com microcerátomo automatizado (DSAEK), criando um botão doador com estroma de 50 a 200 micra de espessura. Botões mais finos que 100 micra, conhecidos como *ultra-thin* DSAEK, oferecem melhor qualidade visual pós-operatória.[21]

- *Descemet Membrane Endothelial Keratoplasty* (DMEK)

  A confecção do botão para DMEK é um dos passos mais desafiadores e importantes. O botão deve ser regular e livre de traumas endoteliais que levem à perda de células. Nesta técnica, separa-se apenas a membrana de Descemet com endotélio, resultando em um tecido doado com não mais que 10 micra de espessura. A técnica cirúrgica envolve cinco passos cardinais: *scoring*, *stripping*, trepanação, coloração com azul de Trypan, e posicionamento do botão no cartucho.

Técnica Cirúrgica

Todos os procedimentos são realizados obedecendo às normas de assepsia e antissepsia, colocação de campos estéreis e blefaroestato.

Transplante penetrante – Penetrating Keratoplasty (PK)

O PK pode ser utilizado para tratar doenças que acometem todas as camadas da córnea. Com a introdução de técnicas modernas de transplante lamelar, que oferecem reabilitação visual mais rápida e menor risco de rejeição, há uma tendência de preferir essas técnicas e reduzir o número de transplantes penetrantes mundialmente. Atualmente, as indicações mais comuns para PK incluem ceratocone avançado não tratável com DALK, falência endotelial avançada com opacidade estromal, cicatriz de ceratite acometendo todas as camadas corneanas, doença herpética com falência endotelial, falência de transplante prévio e grande afinamento corneano.[11]

O passo-a-passo resumido da técnica está ilustrado na **Figura 3.**

Transplante lamelar anterior profundo – *Deep Anterior Lamellar Keratoplasty* (DALK)

Esse tipo de transplante envolve a substituição de toda a camada estromal anterior, preservando a membrana de Descemet e o endotélio do receptor.

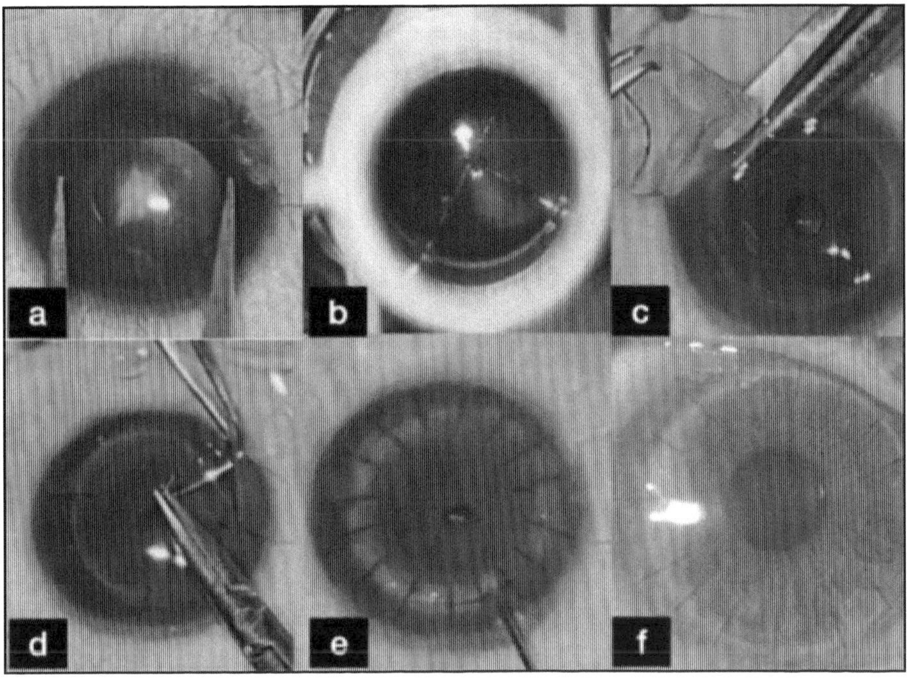

Figura 3 ■ Técnica cirúrgica do transplante penetrante em paciente com ceratocone e cicatriz de hidrópsia (*Fonte: cortesia do Dr. Rafael Garcia*). 1.Marcação da córnea e medida da córnea (**Figura 3a**); 2. Trepanação parcial com trépano manual ou a vácuo (**Figura 3b**); 3. Incisão no sulco criado com a trepanação parcial: Injeção de carbacol (miose pupilar e proteção dos componentes intraoculares) e metilcelulose (para manutenção da câmara anterior); 4. Corte da córnea receptora seguindo o sulco prévio (**Figura 3c**); 5. Sutura do botão doador: são dados pelo menos 16 pontos com nylon 10-0, respeitando a simetria de tensão e localização dos pontos (**Figura 3d e 3e**). Todos os pontos são sepultados; 6. Enchimento da câmara anterior com solução salina fisiológica (**Figura 3e**); Aparência da cirurgia no pós-operatório tardio (**Figura 3f**).

Quanto menos estroma residual, melhor a qualidade visual pós-operatória. A técnica cirúrgica é semelhante ao PK, mas são necessárias manobras específicas, como injeção de ar no estroma ("*Big-Bubble*")[23] para acessar um plano profundo da córnea receptora sem perfurá-la. Duas técnicas comumente realizadas e com boa eficácia são a "*Pachy-bubble*" e a dissecção manual.[18,24] O passo-a-passo resumido da técnica esta ilustrado na **Figura 4.**

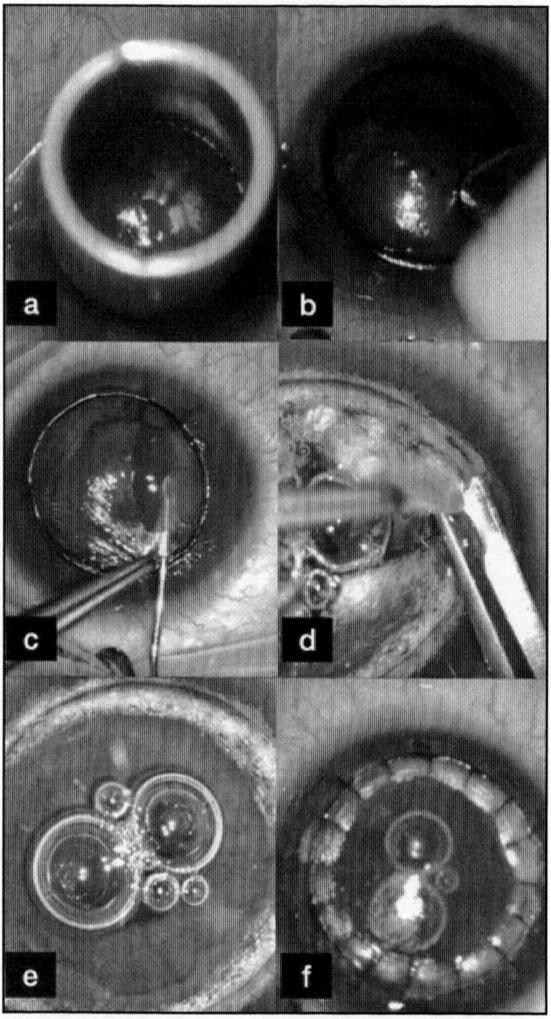

Figura 4 ■ Técnica cirúrgica do transplante lamelar anterior (DALK) em paciente com ceratocone sem cicatriz corneana – Pachy-bubble (*Fonte: Cortesia do Dr. Rafael Garcia*). Marcação da área de trepanação e trepanação parcial (**Figura 4a**); 2. Medida da espessura corneana 1mm interno à trepanação utilizando paquímetro intraoperatório (**Figura 4b**); 3. Incisão com profundidade de aproximadamente 90% da espessura medida com paquímetro, utilizando bisturi de diamante; 4. Introdução e anteriorização de cânula especial na incisão confeccionada, conectada à seringa contendo ar (**Figura 4c**); 5. Injeção de ar no estroma profundo e formação da *big-bubble* (bolha de ar com separação da Descemet e estroma); 6. Acesso da *big-bubble* e retirada das camadas de estroma corneano (**Figura 4d**); 7. Manutenção apenas da camada de Descemet, fina camada de estroma posterior, ou camada de Dua, e endotélio (**Figura 4e**); 8. Sutura do botão doador na córnea receptora, como no transplante penetrante (**Figura 4f**). Fonte: própria.

Transplante lamelar posterior – *Descemet Stripping Automated Endothelial Keratoplasty* (DSAEK/DSEK) e *Descemet Membrane Endothelial Keratoplasty* (DMEK)

DSAEK e DMEK são as técnicas de escolha para o tratamento de doenças endoteliais da córnea devido à sua previsibilidade e rápida reabilitação visual. A ceratoplastia endotelial representava apenas 4,5% dos transplantes de córnea nos Estados Unidos em 2005, e hoje corresponde a 60% das cirurgias. Indicações comuns incluem distrofia endotelial de Fuchs, ceratopatia bolhosa pseudofácica e falha de enxerto endotelial prévio.[11]

Os passos iniciais do DSAEK e DMEK são semelhantes. Deve-se confeccionar uma incisão principal e pelo menos três incisões acessórias, sendo uma delas para realizar a iridectomia cirúrgica inferior. No entanto, como os botões são preparados com espessura diferente, a incisão para inserir o botão na câmara anterior, assim como as manobras necessárias para manipula-lo com mínimo trauma, também são divergentes. Em ambos os procedimentos cirúrgicos o transplante é posicionado definitivamente utilizando-se uma bolha de ar intracameral.

DSAEK: O botão espesso é colocado manualmente, utilizando um cistítimo, através de uma incisão de 5,2 mm. Por conter estroma e ser espesso, sua manipulação e posicionamento correto são menos desafiadores. Uma vez que a incisão é maior, necessita-se pelo menos duas suturas de córnea com nylon 10-0. [25](**Figura 5**)

DMEK: O botão fino é injetado por um cartucho através de uma incisão de 2,75 mm. Ele precisa ser desenrolado e posicionado rapidamente, utilizando diversas manobras cirúrgicas.[22] (**Figura 6**)

Resultados Cirúrgicos: Eficácia e Segurança

O transplante de córnea tem alto índice de sucesso em reabilitação visual. Os resultados visuais e a sobrevida do transplante estão diretamente relacionados à etiologia, comorbidades oculares associadas e tipo de transplante realizado.[16]

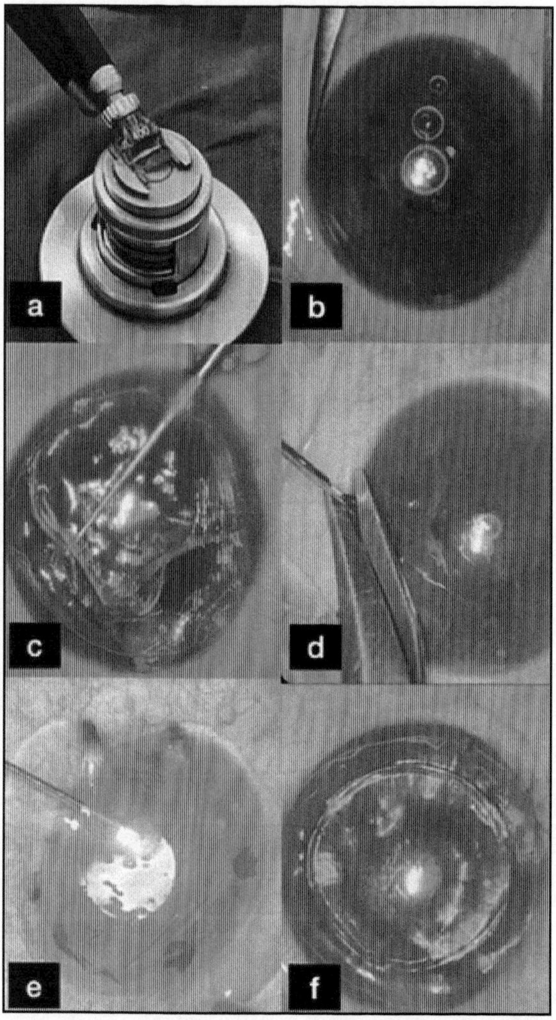

Figura 5 ■ Técnica cirúrgica do DSAEK em paciente com descompensação endotelial (*Fonte: cortesia do Dr. Rafael Garcia*). 1. Confecção do botão doador automatizada com microcerátomo de lâmina variável, a qual determinará a espessura da lamela (**Figura 5a**); 2. Medida da córnea – trepanação será 2.5 mm menor que a medida vertical da córnea (**Figura 5b**); 3. Incisões acessórias; 4. Descemetorexis com *Sinskey* invertido (**Figura 5c**); 5. Iridectomia periférica inferior (**Figura 5d**); 6. Incisão principal de 5.2mm; 7. Introdução do botão com cistítimo pela incisão principal (**Figura 5e**); 8. Sutura da incisão principal; 9. Posicionamento do botão e injeção de ar na câmara anterior (**Figura 5f**). Fonte: Própria.

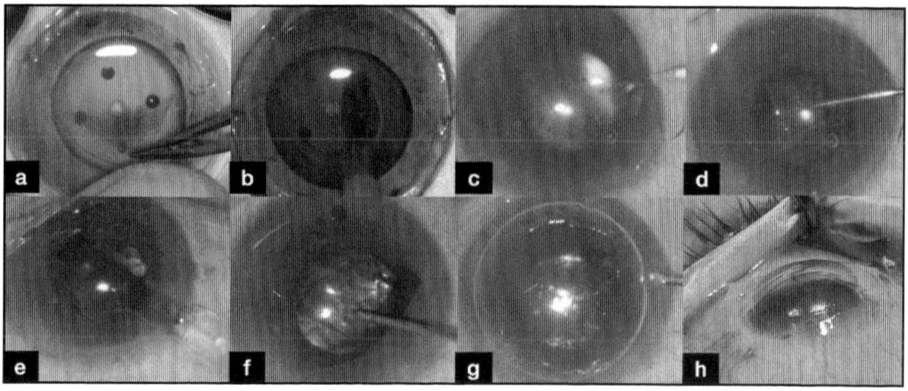

Figura 6 ■ **Técnica cirúrgica do DMEK em paciente com distrofia de Fuchs** (*Fonte: cortesia do Dr. Rafael Garcia*). 1.Preparação do botão manualmente. Na **Figura 6a** observa-se o passo de separação manual da membrana de Descemet e endotélio da córnea doadora (*stripping*), após o *scorring;* 2. Coloração do botão com azul de Trypan; 3. Inserção do botão no injetor específico (**Figura 6b**); 4. Confecção das incisões assessórias corneanas (**Figura 6c**)**;** 5. Descemetorrexis (**Figura 6d**)**;** 6. Iridectomia cirúrgica; 7. Incisão principal; 8. Injeção do botão doador (**Figura 6e**)**;** 9. Posicionamento do botão utilizando manobras específicas. Na **Figura 6f** observa-se o tapping; 10. Injeção de ar e pressurização (**Figura 6g**)**;** 11. Redução da quantidade de ar na câmara anterior, deixando o olho normotenso (**Figura 6h** demonstrando o aspecto final da cirurgia). Fonte: própria.

A **Tabela 1** mostra um comparativo entre as vantagens, desvantagens, índice de rejeição, sobrevida e complicações de cada técnica cirúrgica. [13,21,26–35]

Resultados Visuais:

- PK: Média de ganho de aproximadamente 5 linhas de visão corrigida. Oitenta por cento dos pacientes relatam satisfação com o procedimento.[36] Os melhores resultados são obtidos em pacientes com ceratocone e sem outras comorbidades, com mais de 70% dos casos atingindo uma acuidade visual corrigida com óculos de 20/50 ou melhor.[33,34]
- DALK: a literatura reporta principalmente resultados em ceratocone, com acuidade visual corrigida média a longo prazo de 20/30. Um terço dos pacientes atingem visão corrigida de 20/20.[32,35]
- DSAEK/DSEK: 60% dos pacientes atingem acuidade visual corrigida de 20/40 ou melhor, com 25% alcançando 20/25 ou melhor.[30]

Tabela 1 ■ Resultados, vantagens e desvantagens de cada técnica para transplante de córnea.

Técnica	Indicações	Sobrevida	Rejeição	AVCC 20/40 ou melhor	Complicações mais comuns	Vantagem	Desvantagem
PK	Ceratocone e outras ectasias, distrofia de Fuchse e outras distrofias, ceratite infecciosa ou ulcerativa, re-transplante, trauma, opacidades	Geral: - 10 anos: 60-80% Ceratocone: - 10 anos: 90%	20-30%	40-60%	Falência primária: 0.3-12% Glaucoma: 20% Ceratite infecciosa: 0.5-2%	1. Ótimos resultados visuais, pois não tem problemas relacionados à interface. 2. Técnica relativamente simples. 3. Trata qualquer doença corneana.	1. Maior risco de complicações intra e pós operatórias 2. maior risco de rejeição 3. Frequente a ocorrência de astigmatismo irregular 4. Tempo prolongado de recuperação visual
DALK	Ceratocone, cicatriz estromal anterior, distrofias estromais, ceratites	94%-99% em 10 anos	1-10%	40-60%	Falência primária: 0.9% Glaucoma: 10%	1. Menor risco de complicações e rejeição 2. Possibilidade de retirada de suturas precocemente E desmame mais rápido de corticoide	1. Não tem benefício visual em relação ao PK 2. Tecnicamente mais complicado
DSAEK	Ceratopatia bolhosa, distrofias endoteliais	Fuchs: 92% em 10 anos Ceratopatia bolhosa: 62% em 10 anos	2-12%	60-80%	Falência primária: 1.4-5% Glaucoma: 10% Ceratite infecciosa: 0.5% Descolamento do botão: 15%	1. Baixo risco de rejeição e outras complicações 2. Necessidade de apenas 2 a 4 suturas 3. Desmame mais rápido do corticoide tópico	Desvantagens semelhante ao DSAEK, porém: 1. Demanda maior habilidade cirúrgica 2..Contraidicado em casos complexos devido à dificuldade técnica e maior risco de falência do transplante 3. Maior índice de reabordagem (especialmente por descolamento)
DMEK	Ceratopatia bolhosa, distrofias endoteliais	Geral: 90-97% em 5 anos	0.1-5%	80-100%	Falência primária: 0.3-18% Glaucoma: 2-6% Descolamento do botão: 30%	1. Reabilitação visual mais rápida e e maior ganho de visão 2. Demais vantagens semelhantes ao DSAEK	1. Demanda maior habilidade cirúrgica 2..Contraidicado em casos complexos devido à dificuldade técnica e maior risco de falência do transplante 3. Maior índice de reabordagem (especialmente por descolamento)

PK: transplante penetrante; DALK: transplante lamelar anterior profundo; DSAEK: transplante endotelial e *stripping* da descemet; DMEK: transplante endotelial e da descemet.

- DMEK: Aproximadamente 90% dos pacientes atingem acuidade visual corrigida de 20/40 ou melhor, com 70-80% alcançando 20/25 ou melhor após 6 meses da cirurgia.[30,31] Estes resultados parecem estar associados à menor adição de tecido que o DSAEK[30] (piora da qualidade óptica com mais estroma) e ausência de indução de astigmatismo (como no PK).[30]

Vantagens e desvantagens de cada técnica cirúrgica

O PK é a cirurgia mais tradicional de transplante, com menor curva de aprendizado, com ótimos resultados visuais, corrige defeito em qualquer camada corneana, e por isso é a técnica ainda mais amplamente realizada. No entanto, apresenta mais riscos relacionados ao ato intraoperatorio e aos cuidados pós operatórios. Os transplantes lamelares, por acresentarem menos tecido alógeno, tem consideralvemente menor risco de rejeição. Além disso, por não serem cirurgias realizadas a "céu-aberto" (a córnea não é retirada totalmente, deixando as estruturas intraoculares desprotegidas), são menos susceptíveis a complicações graves, como infecção e hemorragia expulsiva. As desvantagens e vantagens de cada técnica estão dispostas na **Tabela 1.**

Aspectos da Rejeição ao Transplante de Córnea

A córnea é considerada um tecido de privilégio imune devido à ausência de vasos sanguíneos e linfáticos, presença de fatores imunomoduladores no humor aquoso (inibição de células inflamatórias) e características imunes das células endoteliais (baixa quantidade de complexo de histocompatibilidade na membrana celular).[37] Esses mecanismos são responsáveis pelo alto sucesso do transplante de córnea e baixas taxas de rejeição.

No entanto, a rejeição ainda pode ocorrer, especialmente após PK. Em pacientes considerados de baixo risco, a sobrevida do transplante é alta (90% em 1 ano após a cirurgia).[38] Em pacientes com alto risco de rejeição, a sobrevida do transplante pode diminuir para abaixo de 50% (discutido na seção de fator de risco para rejeição).[39] De fato, há uma correlação direta entre o número de quadrantes corneanos vascularizados e o risco de reações imunológicas após transplante.[38]

Classificação das rejeições

A rejeição é classificada de acordo com a localização anatômica da resposta imune:

- Epitelial
- Subepitelial
- Estromal (ocorre no DALK)
- Endotelial: corresponde a 50% das rejeições no transplante penetrante e 100% das rejeições endoteliais. É o mais grave pelo potencial de induzir falência endotelial e, portanto, do transplante. Se manifesta como hiperemia, dor ou desconforto ocular, fotofobia e baixa de visão. No entanto, a rejeição nos transplantes endoteliais pode ser assintomática.

Índice de rejeição

A ocorrência de rejeição é maior no primeiro ano e meio após o transplante , mas pode ocorrer até 20 anos ou mais após a cirurgia (maior prevalência com 19,8 ± 20,4 meses).

A taxa de rejeição varia para cada transplante e esta relacionada à quantidade de tecido transplantada, sendo o DMEK o menos acometido (0,7-5%), seguido pelo DSAEK (5-12%), DALK (1-24%), e por fim pelo PK (18-31%).[27,37] Além disso, as rejeições no DMEK são menos intensas, evoluindo com menos falência que as demais técnicas de transplante. O Registro de Transplante de Córnea Australiano relata que as taxas de falência secundária a rejeição foram de 9% para DMEK, 13% e 28% para DSAEK e PK, respectivamente, com alguns estudos relatando até 50% de falência no PK[27,37]. Existem alguns fatores de risco bem definidos para maior probabilidade de rejeição, como veremos a seguir.

Definição do paciente de alto risco para rejeição[40]

- Inflamação pré-operatória (ex herpes ocular, doença imune ocular)
- Neovascularização corneana (> 2 quadrantes)
- Idade jovem do receptor (<35 anos)

- Sinequias da íris à margem do transplante
- Transplantes com diâmentro grande (>9mm)
- Histórico de doença inflamatória sistêmica, inclusive atopias
- Cirurgia ocular prévia
- Rotura de suturas
- Rejeição prévia de enxerto
- Doença de superfície ocular
- Glaucoma, especialmente se histórico de cirurgia

Manejo pré-operatório dos pacientes de alto risco para rejeição[40,41]:

- Controle da inflamação local.
- Melhora da superfície corneana.
- Controle da pressão intraocular.
- Tratamento dos neovasos corneanos.

Alguns estudos demonstraram benefício em utilizar corticosteroides tópicos, e via oral, associado a algum imunomodulador tópico (tacrolimus ou ciclosporina A).

Não há evidências suficientes que indiquem o teste de compatibilidade de HLA para pacientes de alto risco de rejeição.

Profilaxia e tratamento da rejeição no pós-operatório[39-41]:

Profilaxia

- Todos os pacientes recebem a prescrição de corticoide tópico de alta potência (dexametasona 0,1% ou prednisolona 1%), que deve ser instilado com alta frequência nas primeiras semanas de pós operatório (2/2h a 4/4h a depender da técnica cirúrgica (dexametasona 0,1% ou prednisolona 1%).
- Desmame lento, podendo durar de 30 a 90 dias (transplantes endoteliais), 6 meses (transplante lamelar anterior ou penetrante) ou até 12 meses para pacientes de alto risco.

- Uso contínuo de corticoide de baixa penetração (ex loteprednol) em pacientes com transplante lamelar (devido ao risco de rejeição assintomática) e pacientes de alto risco.
- Associação de imunomodulador tópico (tacrolimus ou ciclosporina) em casos de paciente de alto risco.

Tratamento

Após o diagnóstico de rejeição ao transplante, deve-se iniciar corticoterapia tópica de 1/1h nos primeiros dois ou três dias, seguido de desmame quinzenal (ou mais lento), até atingir uma vez ao dia. Após início do tratamento, o paciente deve retornar em até dois dias, pois se não houver melhora pode ser necessário introduzir corticoterapia sistêmica (oral ou venosa), e/ou injeção subconjuntival de corticoide.

Perspectivas Futuras

A descompensação endotelial vem sendo tratada com bons resultados com os transplantes lamelares. No entanto, a escassez de tecido doador e dificuldade da técnica cirúrgica são fatores limitantes. Assim, tem ocorrido avanços na área de medicina regenerativa e terapia celular, com resultados promissores. [42]

Medicina regenerativa: uso de inibidores de quinases associadas a Rho (ROCK) (Rho-kinase)[42]

As ROCK pertencem à família de serina-treonina quinases da AGC (quinase dependente de cAMP/quinase G/quinase C). Eles são importantes no controle de vias de transdução de sinais centrais para funções celulares essenciais, como a adesão, motilidade, proliferação e apoptose celular. ROCK também desempenha um papel crucial na modulação da infiltração e migração celular inflamatória, assim como na expressão gênica que leva à regulação do ciclo celular e diferenciação.

No campo do transplante de córnea, tem-se demonstrado que os inibidores de ROCK parecem promover a adesão celular, inibição da apoptose e aumento da proliferação de células endoteliais cultivadas de primatas e humanos. Assim, o uso de colírio contendo inibidores de ROCK parece promover a regeneração endotelial em pacientes com distrofia de Fuchs ou ceratopatia bolhosa, quando associado o procedimento cirúrgico que consiste em retirada dos 4mm centrais de da membrana de Descemet (*descemet stripping only – DSO*).

Terapia celular[42]

Na terapia celular, utiliza-se injeções de células endoteliais corneanas (CECs) cultivadas de doadores cadavéricos, mostrando resultados encorajadores de segurança e eficácia a longo prazo. Essas células, quando cultivadas sob condições adequadas, podem proliferar in vitro, possibilitando múltiplos tratamentos a partir de uma única córnea doadora.

Referências

1. Flaxman, S. R. *et al.* Global causes of blindness and distance vision impairment 1990-2020: a systematic review and meta-analysis. *Lancet Glob Health* **5**, e1221–e1234 (2017).
2. Ministério da Saúde aumenta em 106% autorização para novos serviços de transplante em todo o Brasil — Ministério da Saúde. https://www.gov.br/saude/pt-br/assuntos/noticias/2023/setembro/ministerio-da-saude-aumenta-em-106-autorizacao-para-novos-servicos-de-transplante-em-todo-o-brasil.
3. Gain, P. *et al.* Global Survey of Corneal Transplantation and Eye Banking. *JAMA Ophthalmol* **4**, 167–173 (2016).
4. Chaurasia, S., Sharma, N. & Das, S. COVID-19 and eye banking. *Indian J Ophthalmol* **68**, 1215 (2020).
5. Almeida, H. G., Hida, R. Y. & Kara-Junior, N. Trends in corneal transplantation from 2001 to 2016 in Brazil. *Arq Bras Oftalmol* **81**, 529–538 (2018).
6. Brasil. Ministério da Saúde. Portaria nº 2.600, de 21 de outubro de 2009. Aprova o Regulamento Técnico do Sistema Nacional de Transplantes. Diário Oficial da União. 2009 out 21 [citado 2025 jun 30]. Disponível em https://bvsms.saude.gov.br/bvs/saudelegis/gm/2009/prt2600_21_10_2009.html
7. Armitage, W. J. Preservation of Human Cornea. *Transfusion Medicine and Hemotherapy* **38**, 143 (2011).
8. Eye Bank Association of America Medical Standards 2022. *Eye Banking and Corneal Transplantation* **1**, e002 (2022).
9. Endothelial assessment of donated tectonic corneas: a viable option for posterior lamellar transplantation. doi:10.5935/0004-2749.20180021.
10. Legislação. http://tc-legis2.bvs.br/leisref/public/showAct.php?id=2689&word=.

11. Mathews, P. M., Lindsley, K., Aldave, A. J. & Akpek, E. K. Etiology of Global Corneal Blindness and Current Practices of Corneal Transplantation: A Focused Review. *Cornea* **37**, 1198–1203 (2018).
12. Moriyama, A. S. *et al.* Trends in Corneal Transplantation in a Tertiary Hospital in Brazil. *Cornea* **41**, 857–866 (2022).
13. Terry, M. A. The evolution of lamellar grafting techniques over twenty-five years. *Cornea* **19**, 611–616 (2000).
14. Bizrah, M. *et al.* Local anaesthesia as a standard of care for penetrating keratoplasty? *Eye 2021 36:7* **36**, 1486–1493 (2021).
15. Mohamed, A. *et al.* Precut cornea for Descemet's stripping endothelial keratoplasty: experience at a single eye bank. *Int Ophthalmol* **37**, 525–529 (2017).
16. Rajan, M. S. Surgical strategies to improve visual outcomes in corneal transplantation. *Eye* **28**, 196–201 (2014).
17. Speakman, J. S. & Jones, J. D. CORNEAL TREPHINING FOR PENETRATING KERATOPLASTY. *British Journal of Ophthalmology* **40**, 216–221 (1956).
18. Nanavaty, M. A., Vijjan, K. S. & Yvon, C. Deep anterior lamellar keratoplasty: A surgeon's guide. *J Curr Ophthalmol* **30**, 297–310 (2018).
19. Zare, M., Feizi, S., Hasani, H. & Silbert, D. Comparison of Descemet-On Versus Descemet-Off Deep Anterior Lamellar Keratoplasty. *Cornea* **32**, 1437–1440 (2013).
20. Parekh, M. *et al.* DMEK graft: One size does not fit all. *Acta Ophthalmol* **101**, (2023).
21. Droutsas, K. *et al.* Visual Outcomes of Ultrathin-Descemet Stripping Endothelial Keratoplasty versus Descemet Stripping Endothelial Keratoplasty. *J Ophthalmol* **2018**, 1–5 (2018).
22. Chen, S.-Y. & Terry, M. Step-by-step Descemet's membrane endothelial keratoplasty surgery. *Taiwan J Ophthalmol* **9**, 18 (2019).
23. Anwar, M. & Teichmann, K. D. Big-bubble technique to bare Descemet's membrane in anterior lamellar keratoplasty. *J Cataract Refract Surg* **28**, 398–403 (2002).
24. Ghanem, R. C., Bogoni, A. & Ghanem, V. C. Pachymetry-Guided Intrastromal Air Injection ("Pachy-Bubble") for Deep Anterior Lamellar Keratoplasty. *Cornea* **34**, 625–631 (2015).
25. Koo, E. H. A modified surgical technique for Descemet's stripping automated endothelial keratoplasty (DSAEK) in altered or abnormal anatomy. *Am J Ophthalmol Case Rep* **15**, 100497 (2019).
26. Henein, C. & Nanavaty, M. A. Systematic review comparing penetrating keratoplasty and deep anterior lamellar keratoplasty for management of keratoconus. *Contact Lens and Anterior Eye* **40**, 3–14 (2017).
27. Liu, S., Wong, Y. L. & Walkden, A. Current Perspectives on Corneal Transplantation. *Clinical Ophthalmology* **Volume 16**, 631–646 (2022).
28. Lemaitre, D., Tourabaly, M., Borderie, V. & Dechartres, A. Long-term Outcomes After Lamellar Endothelial Keratoplasty Compared With Penetrating Keratoplasty for Corneal Endothelial Dysfunction: A Systematic Review. *Cornea* **42**, 917–928 (2023).
29. Reinprayoon, U. *et al.* Survival Outcome and Prognostic Factors of Corneal Transplantation: A 15-Year Retrospective Cohort Study at King Chulalongkorn Memorial Hospital. *Clinical Ophthalmology* **Volume 15**, 4189–4199 (2021).
30. Woo, J.-H., Ang, M., Htoon, H. M. & Tan, D. Descemet Membrane Endothelial Keratoplasty Versus Descemet Stripping Automated Endothelial Keratoplasty and Penetrating Keratoplasty. *Am J Ophthalmol* **207**, 288–303 (2019).

31. Peraza-Nieves, J. *et al.* Two-Year Clinical Outcome of 500 Consecutive Cases Undergoing Descemet Membrane Endothelial Keratoplasty. *Cornea* **36**, 655–660 (2017).
32. Kasbekar, S. A., Jones, M. N. A., Ahmad, S., Larkin, D. F. P. & Kaye, S. B. Corneal Transplant Surgery for Keratoconus and the Effect of Surgeon Experience on Deep Anterior Lamellar Keratoplasty Outcomes. *Am J Ophthalmol* **158**, 1239–1246 (2014).
33. Chow, S.-P. *et al.* Stability of visual outcome between 2 and 5 years following corneal transplantation in the UK. *British Journal of Ophthalmology* **102**, 37–41 (2018).
34. PRAMANIK, S., MUSCH, D., SUTPHIN, J. & FARJO, A. Extended Long-term Outcomes of Penetrating Keratoplasty for Keratoconus. *Ophthalmology* **113**, 1633–1638 (2006).
35. Reinhart, W. J. *et al.* Deep Anterior Lamellar Keratoplasty as an Alternative to Penetrating Keratoplasty. *Ophthalmology* **118**, 209–218 (2011).
36. Mendes, F. *et al.* Assessment of visual function after corneal transplantation: the quality of life and psychometric assessment after corneal transplantation (Q-PACT) study. *Am J Ophthalmol* **135**, 785–793 (2003).
37. Hos, D. *et al.* Immune reactions after modern lamellar (DALK, DSAEK, DMEK) versus conventional penetrating corneal transplantation. *Prog Retin Eye Res* **73**, 100768 (2019).
38. Williams, K. A. *et al.* How Effective Is Penetrating Corneal Transplantation? Factors Influencing Long-Term Outcome in Multivariate Analysis. *Transplantation* **81**, 896–901 (2006).
39. Bachmann, B., Taylor, R. S. & Cursiefen, C. Corneal Neovascularization as a Risk Factor for Graft Failure and Rejection after Keratoplasty. *Ophthalmology* **117**, 1300-1305.e7 (2010).
40. Gurnani, B., Czyz, C. N., Mahabadi, N. & Havens, S. J. *Corneal Graft Rejection.* (2024).
41. The collaborative corneal transplantation studies (CCTS). Effectiveness of histocompatibility matching in high-risk corneal transplantation. The Collaborative Corneal Transplantation Studies Research Group. *Arch Ophthalmol* **110**, 1392–403 (1992).
42. Ong, H. S., Ang, M. & Mehta, J. Evolution of therapies for the corneal endothelium: past, present and future approaches. *British Journal of Ophthalmology* **105**, 454–467 (2021).
43. Tan, D. T., Dart, J. K., Holland, E. J. & Kinoshita, S. Corneal transplantation. *The Lancet* **379**, 1749–1761 (2012).

Capítulo 11

TRANSPLANTE DE CORAÇÃO

- Noedir Stolf
- Paulo Manuel Pêgo Fernandes

Introdução

A era moderna dos transplantes iniciou-se no começo do século XX, quando os cirurgiões Aléxis Carrel e Charles C. Guthrie[1] desenvolveram a técnica de sutura dos vasos sanguíneos e realizaram despretensiosamente o primeiro transplante cardíaco heterotópico, implantando o coração de um cão na região cervical de outro animal. Todavia, a intenção dos pesquisadores estava voltada para o desenvolvimento da cirurgia vascular. Essa linha de pesquisa foi tão importante na época que conferiu ao primeiro autor o prêmio Nobel de Fisiologia ou Medicina em 1912.

Nos anos subsequentes, as pesquisas experimentais avançaram lentamente, restringidas pela praticidade limitada dos métodos disponíveis. No entanto, com o desenvolvimento da circulação extracorpórea, os estudos ganharam novo fôlego. Em 1.960, Lower e ReShumway[2] obtiveram as primeiras séries de transplantes ortotópicos experimentais com sucesso, cujos princípios técnicos foram aplicados mais tarde nos primeiros transplantes em humanos e permaneceram praticamente inalterados até recentemente com a denominada técnica clássica.

O primeiro transplante cardíaco humano foi realizado por Hardy et al. em 1964, quando transplantaram coração de macaco em um paciente em choque cardiogênico grave e várias comorbidades, mas o coração bateu por apenas algumas horas; esse feito teve por mérito demonstrar a exequibilidade do método[3]. Em 1966, Lower transplantou com sucesso, em macacos, corações de cadáveres que eram ressuscitados para doação de rins[2].

Muito embora seus estudos fossem bem conhecidos, nunca foram publicados. Barnard, de forma surpreendente, em 3 de dezembro de 1967, na Universidade de Cape Town, África do Sul, deu o passo decisivo no transplante cardíaco em humanos: seu paciente teve boa evolução clínica inicial, falecendo no 18º dia de pós-operatório em consequência de infecção pulmonar[4]. Kantrowitz et al., três dias após esse evento, realizaram o segundo transplante mundial em um paciente com 18 dias de vida, portador da doença de Ebstein, cuja sobrevida foi de apenas seis horas. Em 2 de janeiro de 1968, Barnard[5] realizou o seu segundo transplante em um paciente portador de miocardiopatia isquêmica, e Shumway, em 6 de janeiro de 1968, o quarto do mundo[2]. A partir de então, o interesse pelos transplantes cardíacos estendeu-se de tal forma que já no ano seguinte foram operados 101 pacientes

Zerbini e colaboradores[6], em 26 de maio de 1968, realizaram o primeiro transplante cardíaco da América Latina e o décimo sétimo no mundo, em um paciente portador de miocardiopatia dilatada. Dois outros pacientes foram transplantados, um deles (o segundo) com sobrevida superior a um ano, antes que esse programa fosse interrompido por dificuldades no controle da rejeição e infecção. Essa mesma atitude já vinha se estendendo em diferentes centros que tinham iniciado os seus programas e pelo mesmo motivo. Todavia, os maus resultados obtidos com o novo método não desmotivaram a equipe da Universidade de Stanford que, liderada por Shumway, manteve ativo o seu programa[2]. Essa atitude foi ainda seguida por outros poucos grupos, porém foi fundamental para se estabelecerem os critérios clássicos quanto à seleção dos doadores, dos receptores e à própria condução do transplante. A experiência acumulada nesse período propiciou importantes subsídios para a retomada dos transplantes nos anos de 1980, com a introdução da ciclosporina no esquema imunossupressor[7].

Nesse mesmo período foi introduzido uso rotineiro da biopsia endomiocárdica do ventrículo direito no seguimento do paciente transplantado. A pinça de biopsia foi desenvolvida na Universidade de Stanford e é utilizada até hoje em situações específicas.

O registro mais recente da *Internacional Society of Heart and Lung Transplantation* (ISHLT) apresenta a experiência acumulada de mais de 97.000 transplantes cardíacos realizados em diferentes centros espalhados por diversos países, dos quais mais da metade foram realizados nos Estados Unidos da América.

No Brasil o programa de transplante cardíaco foi reiniciado no segundo semestre de 1984. Segundo dados da Associação Brasileira de Transplante de Órgãos (ABTO) realizamos por ano cerca de 360 transplantes cardíacos, número muito abaixo da necessidade estimada, que seria de 1.681 transplantes[8].

O transplante cardíaco em nosso meio tem crescido de forma muito tímida por uma série de razões que passam por diferentes aspectos, como a necessidade de doadores de melhor qualidade e a falta de interesse dos próprios hospitais na manutenção de programas ativos pela remuneração que não atende os custos reais.

Aspectos Clínicos

A incidência da insuficiência cardíaca tem aumentado nos últimos anos em função do acréscimo na expectativa de vida, melhora do diagnóstico, evolução mais favorável do infarto agudo e dos progressos na cirurgia cardíaca. A introdução dos inibidores da enzima de conversão da angiotensina e dos beta-bloqueadores interferiu de forma decisiva na evolução natural da insuficiência cardíaca, permitindo postergar a indicação do transplante.

A avaliação de candidatos para transplante cardíaco

As diretrizes da *International Society for Heart and Lung Transplantation* (ISHLT) envolve uma abordagem multidisciplinar e criteriosa para garantir melhores resultados[9-10].

Avaliação médica

A avaliação médica inclui uma série de exames para determinar a condição clínica do paciente e a viabilidade do transplante. Entre esses exames estão:

- Testes de função cardíaca e pulmonar: como ecocardiogramas e cateterismos cardíacos para avaliar a função cardíaca e a presença de doenças coronarianas.
- Exames laboratoriais: que incluem testes de função renal e hepática, além de tipagem sanguínea e testes de compatibilidade para evitar rejeição.
- Avaliação de comorbidades: doenças como diabetes, hipertensão pulmonar e infecções ativas são cuidadosamente avaliadas, pois podem impactar negativamente no sucesso do transplante.

Avaliação psicológica e social

A saúde mental e o suporte social são componentes críticos na avaliação. Por isso são necessárias:

- Avaliação psicológica: para garantir que o paciente tenha a capacidade de lidar com o estresse e as demandas emocionais do transplante e da recuperação.
- Suporte social: é essencial que o paciente tenha uma rede de apoio robusta para ajudar na adesão ao regime pós-transplante, que inclui medicações imunossupressoras rigorosas e acompanhamento médico frequente.

Gravidade da insuficiência cardíaca: usualmente pacientes em classe III-IV da NYHA (*New York Heart Association*)

Decidir qual o melhor momento de indicar o transplante cardíaco nem sempre é tarefa fácil, exigindo do médico assistente o real conhecimento dos fatores de risco que estão em jogo. Aos pacientes portadores de arritmias ventriculares refratárias ou aos que requerem hospitalização com frequência para medicação parenteral ou, ainda, àqueles que necessitam de suporte circulatório mecânico, não existem grandes controvérsias na indicação do transplante. Ao contrário dos demais nos quais a escolha dos receptores deve ser feita entre aqueles considerados críticos para comporem a lista de espera. Com a expansão das indicações para o transplante e a persistente escassez de doadores, torna-se obrigatória à adoção de critérios padronizados na seleção dos candidatos.

Durante a avaliação clínica, objetiva-se a confirmação da gravidade da cardiopatia; descartar a possibilidade de terapias opcionais, como revascularização do miocárdio ou substituição valvar; verificar a ausência de contraindicações. A maior discussão ocorre no estabelecimento do real momento da indicação para o transplante, nos pacientes críticos e que apresentam contraindicações relativas ao procedimento.

O momento ideal para inscrever o candidato ao transplante em lista de espera constitui-se como um grande desafio. Por vezes, o real momento da indicação parece muito óbvio; todavia, cerca de 20 a 30% dos que ingressam na lista de espera apresentam sobrevida superior a um ano ou são retirados temporariamente pela melhora obtida com tratamento clínico agressivo e controlado.

As indicações para o Transplante Cardíaco seguem a Terceira Diretriz Brasileira de Transplante Cardíaco (Figura 1) [11].

Seleção do doador

O sucesso do transplante depende, entre outros fatores, da qualidade do enxerto, devendo-se assegurar que ele seja capaz de manter condições hemodinâmicas adequadas ao receptor após o implante e estar isento de transmitir doenças infecciosas ou tumorais. Para se obter órgãos em condições adequadas, é necessário que o doador continue sendo tratado como um paciente crítico mesmo após a confirmação da morte encefálica. No Brasil, por meio da Resolução Nº 1346 de 08/08/91, o Conselho Federal de Medicina publicou os critérios adotados no diagnóstico da morte encefálica, que em essência não diferem daqueles aceitos universalmente. Muito embora se

Classe de recomendação	Indicação	Nível de evidência
I	IC avançada na dependência de drogas inotrópicas e/ou suporte circulatório mecânico	C
	IC avançada classe funcional III persistente e IV com tratamento otimizado na presença de outros fatores de mau prognóstico	
	IC avançada e VO_2 de pico $\leq$ 12 mL/kg/minuto em pacientes em uso de betabloqueadores	B
	IC avançada e VO_2 de pico $\leq$ 14 mL/kg/minuto em pacientes intolerantes a betabloqueadores	
	Arritmias ventriculares sintomáticas e refratárias ao manejo com fármacos, dispositivos elétricos e procedimentos de ablação	C
IIa	IC refratária e VO_2 de pico $\leq$ 50% do previsto em pacientes com < 50 anos e mulheres	B
	Doença isquêmica com angina refratrária sem possibilidade de revascularização	C
IIIb	IC refratária e VO_2 de pico ajustado para massa magra $\leq$ 19 mL/kg/minuto em pacientes com índice de massa corporal > 30	B
	IC refratária e equivalente ventilatório de gás carbônico (relação VE/VCO_2) > 35 particularmente se VO_2 de pico $\leq$ 14 mL/kg/minuto e/ou teste cardiopulmonar submáximo (RER < 1,05)	
III	Disfunção sistólica isolada	C
	Prognóstico adverso estimado apenas por escores prognósticos ou VO_2 de pico isoladamente	
	IC classe funcional NYHAIII-IV sem otimização terapêutica	

IC: insuficiência cardíaca; VO_2: consumo de oxigênio; VE/VCC: equivalente ventüatório de gás carbônico; RER: coeficiente respiratório; NYHA: *New York Heart Assodation*.

Figura 1 ■ Critérios de indicação de transplante cardíaco[11].

tenha ampliado o investimento para aumentar o número de doadores de órgãos para transplante, a qualidade dos órgãos deixa ainda a desejar, sendo esse o maior fator de recusa dos órgãos doados.

A radiografia do tórax, eletrocardiograma e ecocardiograma são exames desejados na avaliação dos doadores de coração, e, em situações especiais, o cateterismo cardíaco. Na investigação laboratorial inclui-se a sorologia para sífilis, hepatite, doença de Chagas e SIDA. As determinações das sorologias para citomegalovírus e toxoplasmose apresentam valor no seguimento clínico do paciente.

No diagnóstico clínico da morte encefálica, é obrigatório o conhecimento da causa do coma, para excluir a possibilidade de intoxicações metabólicas ou exógenas. Os seguintes parâmetros neurológicos devem ser observados: coma profundo aperceptivo e arreativo; apnéia; midríase paralítica; ausência de reflexos óculo-motor e córneo-palpebral. Para confirmação do diagnóstico clínico da morte encefálica, os parâmetros acima descritos devem permanecer inalterados por período superior a seis horas. A sua documentação laboratorial é obrigatória e deve ser realizada por um dos métodos que confirme a ausência de fluxo cerebral, como a arteriografia, a cintilografia ou o ecodopller transcraniano, ou ainda que comprove a inatividade cerebral, como o eletroencefalograma ou o potencial evocado.

Os critérios adotados na seleção dos doadores de coração são mais rígidos que aqueles aplicados aos demais órgãos, podendo diferir entre as equipes ou pelas condições clínicas do receptor.

A presença de hipotensão arterial ou o uso de drogas vasoativas em altas doses, por período superior a 12-24 horas, constituem-se fatores de risco para o transplante e são, muitas vezes, responsáveis pelo aparecimento de disfunção do enxerto no pós-operatório. A parada cardíaca por si só não é critério de exclusão da doação, desde que após o evento o paciente readquira condições hemodinâmicas estáveis. O peso corpóreo do doador não deve ser inferior a 20% do peso do receptor, principalmente quando o receptor apresenta resistência vascular pulmonar elevada, preferindo-se, então, doadores de maior porte físico.

A procura de órgãos à distância é uma realidade e visa aumentar o número de transplantes. O método foi utilizado em coração pioneiramente pelo grupo de Stanford e corresponde a cerca de 80% dos transplantes na experiência internacional. O tempo de isquemia do coração não deve ultrapassar o limite de 4 a 6 horas para que o transplante seja realizado com segurança.

A histocompatibilidade entre o doador e o receptor é avaliada pela compatibilidade obrigatória entre os grupos sanguíneos ABO e pela obtenção do resultado negativo da prova cruzada de linfócitos do doador com o soro do receptor (*crossmatch*). Nos receptores cuja reatividade linfocitária é inferior a 10%, frente a um painel de linfócitos, não há obrigatoriedade de se aguardar o resultado da prova cruzada para se iniciar a operação. O fator Rh não é valorizado no caso dos transplantes de órgãos e a compatibilidade HLA tem apenas valor retrospectivo.

Aspectos Técnicos da Cirurgia

Operação no doador

A toracolaparotomia mediana é a via de acesso para exposição dos órgãos intracavitários. Na avaliação macroscópica do coração deve-se estar atento à presença de hematomas ou anormalidades na contração ventricular. A palpação das artérias coronárias e aorta auxiliam na identificação de placas de ateromas.

Administra-se heparina na dose de 400 UI/Kg de peso corpóreo, por via endovenosa, antes do início da retirada dos órgãos. A aorta é ocluída próximo à emergência do tronco braquicefálico, seguindo-se a infusão de solução cardioplégica cristaloide a 4°C e a infusão de solução salina gelada no saco pericárdico. Mantêm-se as câmaras cardíacas descomprimidas, evitando-se suas distensões. Após a remoção, o coração é imediatamente transportado em sacos plásticos estéreis e imerso em solução salina gelada a 4°C. No preparo final do coração, os orifícios das veias pulmonares podem ser unidos ou não, em função da técnica adotado no implante.

Operação no receptor

Cuidados adicionais devem ser adotados com os receptores de coração pela maior labilidade hemodinâmica e pela possibilidade de apresentarem parada cardíaca durante a indução anestésica. A monitorização hemodinâmica invasiva somente tem início no receptor após a realização da toracotomia no doador, tendo sido garantida a viabilidade do coração para o transplante. A via de acesso ao coração é a toracotomia longitudinal com esternotomia mediana seguindo-se a pericardiotomia longitudinal, permitindo assim ampla exposição do órgão para a instalação da circulação extracorpórea de forma habitual.

Na técnica clássica, pouco utilizada atualmente, o coração nativo é retirado pela excisão dos seus ventrículos, incluindo as valvas cardíacas, com secção nos planos atrioventricular e ventrículo-arterial (Figura 2). O tamanho dos átrios remanescentes é ajustado para receberem o enxerto. Inicia-se o implante do coração doador pela anastomose do átrio esquerdo em direção ao septo interatrial, finalizando-se com o fechamento do átrio direito. Em algumas situações, as dimensões dos átrios do receptor são excessivamente grandes e dificultam o ajuste perfeito com os átrios do doador. Nesses casos, recomenda-se para o átrio direito a sua redução pelo fechamento do seu ângulo inferior junto à desembocadura da veia cava inferior. A terceira anastomose a ser realizada é a do tronco pulmonar, cujos tamanhos e diâmetros devem estar perfeitamente compatíveis, tendo-se como ponto de orientação o alinhamento de uma das comissuras pulmonares. A anastomose da aorta obedece aos mesmos princípios descritos para o tronco pulmonar, iniciando-se pela parede posterior em direção ao ponto médio da parede anterior. Antes da retirada da pinça da aorta devem-se realizar as manobras habituais para retirada de ar das cavidades cardíacas. A sequência das anastomoses pode ser alterada se for necessário diminuir o tempo de isquemia.

Atualmente, tem-se utilizado à técnica do transplante ortotópico total, descrita inicialmente por Yacoub et al., em 1989, e posteriormente apresentada por Dreyfus et al., em 1991 (Figura 2) [12-13]. A razão básica do emprego dessa técnica apoia-se na hipótese de que as anastomoses diretas das veias pulmonares e das veias cavas mantêm intactos os átrios do doador oferecendo maior estabilidade elétrica e maior capacidade de bomba. A distorção das câmaras cardíacas é menor e, portanto, haveria menor incidência de insuficiência valvar tricúspide e mitral no pós-operatório; todavia, os resultados clínicos ainda são controversos e requerem maior experiência clínica.

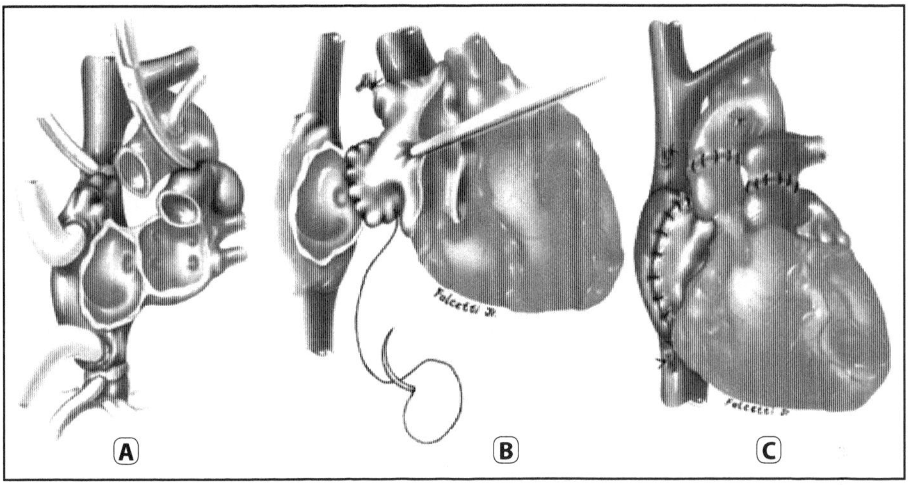

Figura 2 ▪ Transplante pela técnica clássica. **A** – Retirada do coração nativo. **B** – Anastomose dos átrios esquerdos. **C** – Aspecto final do implante do coração doador. Fonte: Acervo do autor- publicado em Rev Med (São Paulo). 2009 jul-set.;88(3) ed. especial:123-37.

Para reduzir a incidência de insuficiência tricúspide tardia, foi sugerida a realização profilática da anuloplastia tricúspide no coração doador (Figura 3A). Quanto à anastomose do átrio esquerdo pela técnica bicaval, essa pode ser realizada com anastomose uni-atrial ou bi pulmonar, pois se acredita essa última apresenta distorção menor (Figura 3B).

As dificuldades no retransplante são aquelas próprias das reoperações cardíacas, nas quais o sangramento é o fator de maior risco. As dissecções devem ser feitas de forma cuidadosa e as cânulas para instalação da circulação extracorpórea da forma habitual.

Transplante cardíaco heterotópico

O transplante heterotópico foi uma das primeiras modalidades de operações experimentais, iniciada por Carrel e Guthrie[1] e, posteriormente, por Demikhow. Todavia, foi aplicado pioneiramente na prática clínica por Barnard[4], em 1974, sendo inicialmente empregado como suporte ao ventrículo esquerdo e, mais tarde, como assistência biventricular. O transplante heterotópico não é o método de eleição, dado que suas indicações têm sido restritas e poucos centros apresentam larga experiência com esse procedimento.

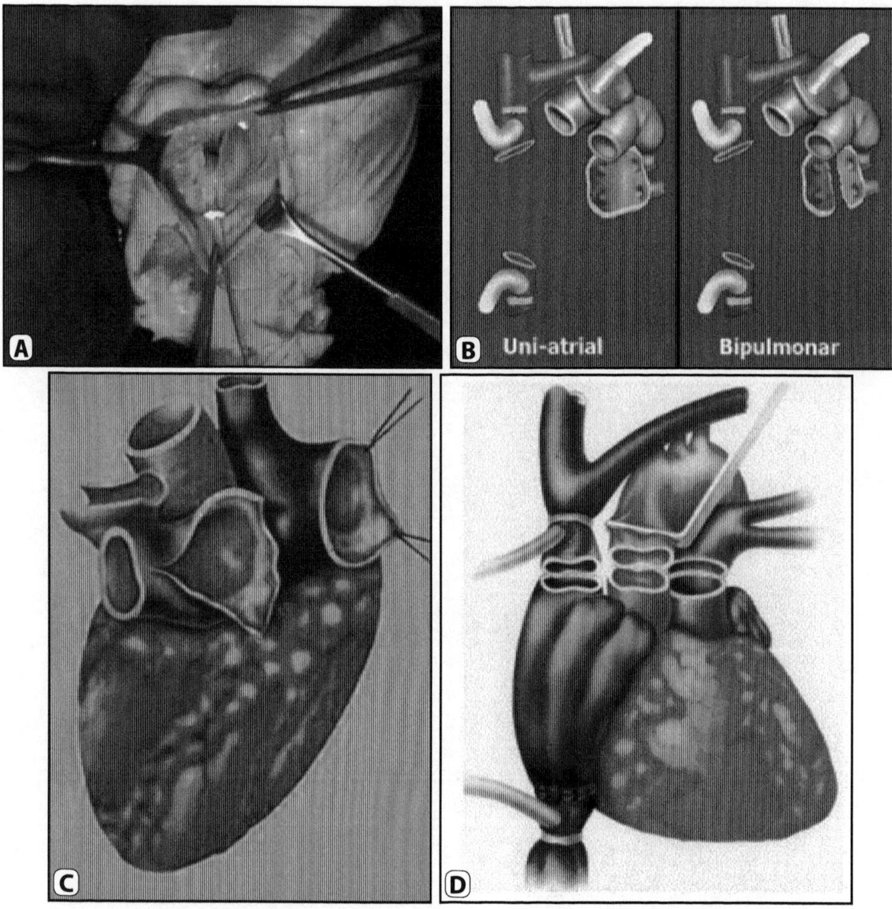

Figura 3 ■ **A** – Realização da anuloplastia profilática no coração doador. **B** – Pre--oaro do átrio esquerdo para anastomose uni-atrial ou bipulmonar com implante do enxerto pela técnica bicaval. **C** – Preparo do coração doador. **D** – Aspecto final do imolante oela técnica bicaval. Fonte: Acervo do autor- publicado em Rev Med (São Paulo). 2009 jul-set.;88(3) ed. especial:123-37.

As indicações para o transplante heterotópico são basicamente as mesmas adotadas no transplante ortotópico. Todavia, o transplante heterotópico tem sido reservado para situações especiais, tais como:

- receptor com resistência vascular pulmonar elevada, acima de 6 a 8 U Wood;
- quando o receptor se encontra em estado crítico e existe grande desproporção com o peso do doador;

- quando a viabilidade do coração doador pode estar comprometida por tempo de anóxia prolongado ou proteção miocárdica comprometida;
- quando é possível a recuperação do coração receptor, como nas miocardites ou após cirurgia cardíaca.

A insuficiência valvar grave ou presença de prótese cardíaca são critérios específicos de exclusão para o transplante heterotópico, devido aos riscos de endocardite ou tromboembolismo no pós-operatório. O transplante heterotópico não modifica substancialmente a função do coração nativo, e o débito cardíaco de cada um deles depende fundamentalmente da sua própria contratilidade, distensibilidade, da pré e pós-carga sistêmica. A eficiência hemodinâmica desse tipo de transplante pode ser observada pela melhora clínica dos pacientes, tolerando arritmias e mesmo parada do seu próprio coração. A Figura 4 apresenta a representação da técnica no transplante heterotópico[14].

Evolução pós-operatória

As complicações mecânicas do enxerto predominam na fase imediata à operação e ocorrem em consequência das lesões sofridas pelo coração doador, da sua adaptação no sistema vascular do receptor, do ato operatório propriamente dito ou pela associação destes fatores. As complicações que ocorrem mais tardiamente estão intimamente ligadas aos efeitos colaterais da imunossupressão, dos fenômenos imunológicos ou de ambos. A reatividade vascular pulmonar do receptor desempenha papel decisivo no comportamento imediato do enxerto após o transplante, pois, na vigência de resistência vascular pulmonar elevada, o ventrículo direito do enxerto é a câmara que sofre maior impacto. A sua falência reduz o débito cardíaco e predispõe à disfunção do ventrículo esquerdo, colocando em risco a perda total do enxerto. A recuperação do coração denervado geralmente ocorre em uma semana e durante esse período o uso de fármacos inotrópicos positivos (dopamina, dobutamina ou isoprenalina) e de vasodilatadores (nitroprussiato, nitroglicerina ou prostaglandina) constitui-se como um valioso recurso para auxiliar na fase de adaptação.

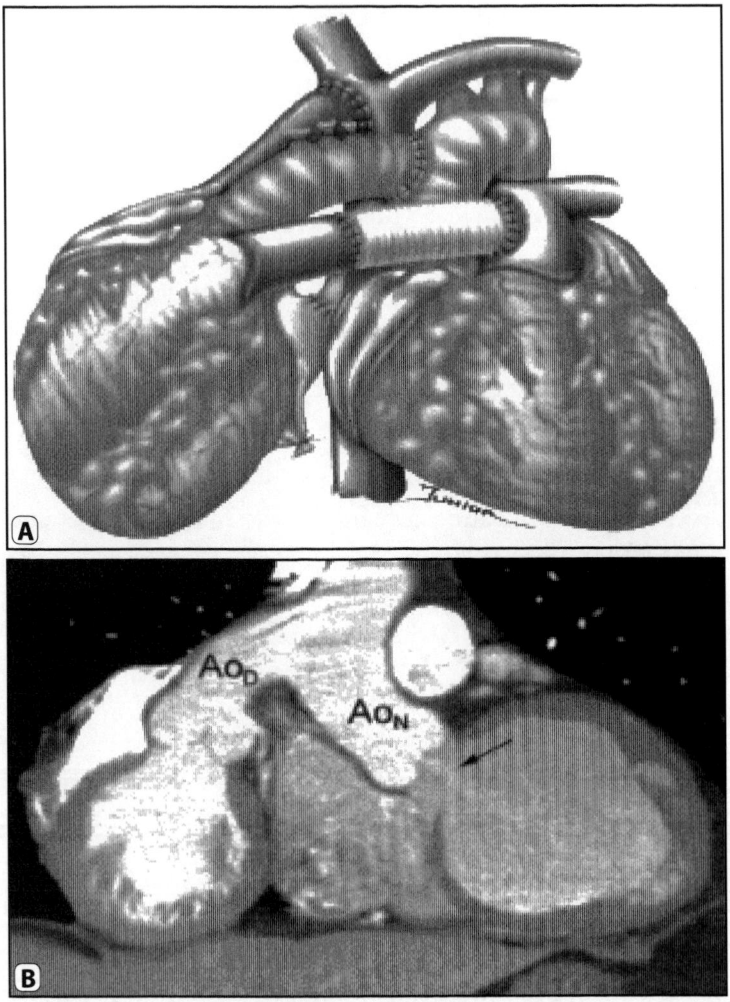

Figura 4 ■ **A** – No transplante heterotópico o coração doador fica à direita. Nota-se a interposição do enxerto tubular para unir o tronco pulmonar do doador ao do receptor. **B** – Angioressonância onde se pode identificar a união da aorta do doador (AoD) com a aorta nativa (AoN).

A disfunção do nó sinusal é a principal causa imediata de bradiarritmia, seguida de anomalias da condução atrioventricular. São, geralmente, reversíveis e decorrentes da anoxia do enxerto, do traumatismo cirúrgico ou de anomalias da artéria do nó sinusal. A estimulação cardíaca artificial temporária deve ser empregada quando a bradicardia é mais acentuada; porém, na sua persistência, indica-se o implante de marcapasso definitivo. Em nossa experiência, 12,3% dos pacientes operados necessitaram de estimulação cardíaca temporária, e 3,5% de definitiva [15].

Função renal e imunossupressão

A ciclosporina promove a vasoconstrição da arteríola eferente, que associada à sua ação tóxica direta nos túbulos renais determina a perda de função do néfron e predispõe ao aparecimento de hipertensão arterial. Todavia, a fisiopatologia da nefropatia no transplante é controversa e multifatorial, sendo inicialmente reversível e dose dependente, tornando-se mais tarde irreversível. Com a ciclosporina, a nefrotoxicidade é inevitável, podendo-se minimizar esse efeito com a redução da imunossupressão. A elevação progressiva dos níveis de creatinina pode ser observada já a partir do sexto mês de evolução, acompanhada de uremia desproporcionada, hipercalcemia, hiperuricemia e queda de excreção urinária de sódio. O esquema tríplice de imunossupressão é composto pela associação de ciclosporina, corticoide e azatioprina, estando presente nos protocolos atuais para minimizar os efeitos de cada fármaco isoladamente. A ciclosporina somente é introduzida no 2° ou 3° dia de pós-operatório por via oral na dose de 3 a 5mg/Kg de peso corpóreo, fracionada em duas tomadas, desde que a função renal e o estado hemodinâmico estejam preservados. Se a realimentação não puder ocorrer, então, esse fármaco é administrado por via endovenosa na dose diária de 1mg/Kg de peso corpóreo, em oito horas. Na presença de qualquer manifestação de disfunção renal, oligúria ou aumento de creatinina, a ciclosporina-A deve ser reduzida ou suspensa temporariamente.

Nesta última situação, tem-se associado a imunoglobulina antitimocitária (ATG) ou antilinfocitária (ALG) na dose de 10mg/Kg de peso corpóreo, por período de até duas semanas, ajustando-se a dose em função do número de linfócitos. Os anticorpos monoclonais contra linfócitos T3 (OKT3) também podem ser utilizados com benefícios controversos. Novos imunossupressores têm sido incorporados no arsenal terapêutico com vantagens adicionais. O micofenolato em substituição à azatioprina, o tracolimus, à ciclosporina, os inibidores da TOR (*target of rapamicina*) e outros. No desenvolvimento de novos imunossupressores visa-se a aliar propriedades antiproliferativas com o intuito de coibir a doença vascular do enxerto. O esquema de imunossupressão pode ser modificado em função da evolução clínica, nas rejeições, infecções, hiperglicemia persistente e nas neoplasias. Durante os períodos de rejeição graves utiliza-se a pulsoterapia endovenosa com 1g de metilprednisolona durante três dias, podendo ser repetida caso não ocorra a sua regressão. Nos casos de difícil regressão, utiliza-se um dos imunossupressores linfocíticos citados (ATG ou OKT3), e nos casos recorrentes tem-se associado o metotrexate com resultados satisfatórios[16-17].

Aspectos da Rejeição

A rejeição aguda mediada pela ativação de linfócitos é denominada de rejeição celular. Quando ocorre pela participação de anticorpos pré-formados, recebe a designação de rejeição humoral, cuja ocorrência é menos frequente. A distinção entre elas nem sempre é evidente, podendo coexistir ambos os mecanismos no mesmo processo de rejeição. A rejeição hiperaguda é uma forma grave de rejeição humoral e ocorre em curto espaço de tempo, determinando a destruição e a falência imediata do enxerto. A resposta é basicamente humoral e os anticorpos pré-formados reagem rapidamente contra antígenos do doador. Esses anticorpos resultam usualmente da exposição prévia aos antígenos por gravidez ou transfusão sanguínea. Deve-se ressaltar que esse tipo de rejeição pode ocorrer mesmo na ausência de incompatibilidade ABO ou de anticorpos anti-HLA, pois é mediado por anticorpos citotóxicos dirigidos contra o sistema endotelial. Sua incidência pode ser reduzida mediante o estudo prévio do grau de sensibilização alogênica do receptor denominado de painel de linfócitos e pela prova cruzada específica (cross-match), especialmente nos pacientes sensibilizados (painel > 10%).

Os episódios de rejeição aguda são fundamentalmente celulares e caracterizados por infiltração de linfócitos no miocárdio, aparecendo em geral a partir da primeira semana após o transplante. A expressão anatomopatológica é caracterizada pela quantidade de infiltrado linfocitário, presença de miocitólise e pelo tecido cicatricial fibroso. Os principais fatores de risco de rejeição são: receptor jovem do sexo feminino, grau de incompatibilidade

HLA, coração doador proveniente de mulher jovem, doador de grupo sangüíneo não-O, painel de linfócitos superior a 10%, prova cruzada positiva e infecção por citomegalovírus. A ciclosporina não reduziu a incidência de rejeição aguda, porém os episódios tornaram-se mais benignos com pouca repercussão hemodinâmica e de mais fácil controle. A biópsia endomiocárdica do ventrículo direito é o método padrão do diagnóstico de rejeição. Em nossa instituição, foram desenvolvidos protocolos especiais de avaliação ecocardiográfica e de cintilografia com Gálio-67, esse merecendo menção especial pela sua alta sensibilidade e especificidade. Em crianças, especialmente, pelas dificuldades técnicas do uso seriado das biópsias, o controle da rejeição tem-se apoiado no estudo ecocardiográfico.

Infecção

A profilaxia antimicrobiana tem sido proposta para infecções específicas; assim, nos primeiros meses após o tratamento da rejeição aguda, a pirimetamina e trimetropim-sulfametoxazol têm sido empregadas na prevenção da toxoplasmose e da pneumocistose, respectivamente. Nos casos de infecção por citomegalovírus, a profilaxia com aciclovir, ganciclovir ou imunoglobulina é controversa, apesar dessa infecção estar associada à alta morbidade e mortalidade. Todavia, quando o doador apresenta sorologia positiva para o citomegalovírus e o receptor, negativa, a profilaxia está indicada, considerando-se o risco de 25 a 45% do aparecimento da forma clínica de infecção.

A distribuição da incidência dos processos infecciosos acompanha a curva de rejeição, sendo mais frequente e mais grave nos primeiros meses após o transplante, pois nessa fase a imunossupressão é mais intensa. Na fase imediata ao transplante predominam as infecções hospitalares, associadas à contaminação no intra-operatório em relação à pré-operatória, ocasionadas por estafilococos ou por Gram negativos. Posteriormente, predominam as infecções por oportunistas, como o citomegalovírus, pneumocístis e fungos.

As infecções da ferida operatória ocorrem em pouco mais de 7% dos pacientes, porém podem cursar com alta mortalidade. A incidência de mediastinite pode atingir até 8% após o transplante cardíaco. O *Staphylococcus aureus* é o agente etiológico mais frequente seguido do *Staphylococcus epidermidis*.

Doença Vascular do Enxerto

A doença vascular do enxerto é o resultado final da agressão imunológica crônica à íntima do vaso, predispondo ao aparecimento da isquemia miocárdica silenciosa, que ao lado da fibrose miocárdica, causam disfunções em longo prazo no coração transplantado. A patogênese e os fatores coadjuvantes que atuam no seu aparecimento são múltiplos, discutindo-se a participação da agregação plaquetária sobre as lesões endoteliais e a ação de anticorpos citotóxicos. Recentemente, tem-se discutido a participação da infecção por citomegalovírus e as alterações dos lipídios como fatores coadjuvantes ao aparecimento dessa complicação após o transplante. Nas formas mais graves, a manifestação clínica usual é o infarto do miocárdio seguido da disfunção ventricular ou morte súbita. O emprego da cinecoronariografia é o exame que confirma diagnóstico da lesão coronária, uma vez que os exames não invasivos apresentam resultados com baixa sensibilidade.

Os resultados têm mostrado que a incidência dessa complicação ocorre no primeiro ano de evolução em torno de 10% dos pacientes, aumentando progressivamente até 50% no quinto ano. A introdução da ciclosporina na imunossupressão não parece ter modificado a sua incidência. As avaliações dos achados cinecoronariográficos no transplante cardíaco confirmam que as obstruções coronárias acometem geralmente os segmentos mais distais e mais extensos. A ocorrência de lesões críticas isoladas é muito rara no transplante, diminuindo as chances de angioplastia.

Em 83,3% das necropsias, em nossa experiência, observaram-se sinais de estenose coronária, enquanto a angiografia detectou apenas em 33,3%, confirmando que a incidência da lesão coronária é superior àquela observada em estudos cineangiográficos. Por outro lado, estudos morfológicos têm demonstrado que grande número de disfunções ventriculares parece ser decorrente de alterações isquêmicas causadas por oclusões dos pequenos vasos intramurais e que não são evidenciados na angiografia[16].

O ultrassom coronário permite avaliar além de estenoses, a espessura da camada média e íntima. O aumento de espessura da parede é preditor de estenoses coronárias futuras.

Alterações Gastrintestinais

A pancreatite aguda após o transplante ocorre com frequência variável entre 2% e 18% e, quando severa, apresenta alta morbidade e mortalidade. O seu aparecimento pode estar ligado a diferentes fatores, destacando-se a hipoperfusão esplênica, doença biliar, pancreática prévia, infecção por citomegalovírus ou pela ação das drogas imunossupressoras, em especial a ciclosporina e a azatioprina[17].

A hepatotoxicidade da imunossupressão, em especial pela ciclosporina-A, pode ser responsável pela elevação transitória inicial das enzimas hepáticas e das bilirrubinas. Essas alterações acentuam-se quando, no pré-operatório, há congestão passiva crônica como consequência do baixo débito. A ciclosporina-A predispõe à estase biliar, com elevação em geral da bilirrubina direta e da fosfatase alcalina.

A gastrite e a úlcera péptica podem aparecer ou ser reativadas pelo uso do corticoide ou pelas infecções, em especial, pelo citomegalovírus. Tem-se encontrado correlação estreita entre o tempo de aparecimento dessas complicações abdominais e o uso da pulsoterapia. A profilaxia com bloqueadores H2 e antiácidos, particularmente nos pacientes de risco, reduzem a incidência destas complicações. Deve-se salientar que as úlceras pépticas, ao lado dos divertículos dos cólons, podem perfurar e determinar Quadro clínico grave de peritonite, muitas vezes atenuado pela inibição da resposta inflamatória. As infecções ocasionadas por *cândida albicans*, herpes simples e fungos podem acometer o trato digestório alto produzindo disfagia em graus variáveis, cujo diagnóstico deve ser confirmado pela endoscopia com biópsia para a instalação de terapêutica adequada.

Perspectivas

A despeito dos grandes benefícios que o transplante propicia, em termos de melhora da perspectiva e qualidade de vida, existem três importantes limitações:

- contraindicações médicas e psicossociais;
- falta de doadores e
- efeitos colaterais dos agentes imunossupressores.

As contraindicações médicas e psicossociais se estabelecem por piores resultados do transplante quando elas estão presentas e também por falta de doadores.

As alternativas para aumentar o número de doadores passam pelo melhor cuidado do potencial doador e algumas técnicas de perfusão do coração não só para transporte a maiores distancias como para recuperação do órgão em doador em condições insatisfatórias[18-20].

O desenvolvimento de terapias imunossupressoras mais precisas e com menos efeitos colaterais está melhorando a qualidade de vida e os resultados a longo prazo dos pacientes transplantados.

Inúmeros estudos estão em desenvolvimento e prometem contribuir para melhorar tanto a disponibilidade de órgãos quanto a longevidade do enxerto.

Referências

1. Carrel A, Guthrie CC. The transplantion of veins and organs. Am Med. 1905;10:1101.
2. Lower RR, Shumway NE. Studies on orthotopic transplantation of the canine heart. Surg Forum.1960;11:18.
3. Hardy JD, Chavez CM, Kurrus FD, et al. Heart Transplantation in Man: Developmental Studies and Report of a Case. JAMA. 1964;188(13):1132–1140. doi:10.1001/jama.1964.03060390034008
4. Barnard C. The operation. A human cardiac transplantation: An interim report of the successful operation performed at Groote Schuur Hospital Cape Town. S Afr Med J. 1967;41:1271.
5. A. Kantrowitz, et.al. Transplantation of the heart in an infant and an adult. Am J Cardiol, 22 (1968), pp. 782-790.
6. Zerbini, E.J.;Decourt, L.V. Experience on three cases of human heart transplantation. In: Symposium Mondial Deuxiemé Level Heart Transplantation. Annals of the 2nd. World Symposium, Quebec, 1969. p.179.
7. Stolf NAG. History of Heart Transplantation: a Hard and Glorious Journey. Braz J Cardiovasc Surg [Internet]. 2017Sep;32(5):423–7. Available from: https://doi.org/10.21470/1678-9741-2017-0508.
8. Associação Brasileira de Transplante de Órgãos. Registro brasileiro de transplantes (RBT). Jan/Dez 2023. Acessed: Aug 6, 2023 Available from: https://site.abto.org.br/wp-content/uploads/2024/04/rbt2023-associados.pdf.
9. Khush KK, Cherikh WS, Chambers DC, et al. The International Thoracic Organ Transplant Registry of the International Society for Heart and Lung Transplantation: Thirty-sixth adult heart transplantation report – 2019; focus theme: Donor and recipient size match [published correction appears in J Heart Lung Transplant. 2020 Jan;39(1):91]. J Heart Lung Transplant. 2019;38(10):1056-1066. doi:10.1016/j.healun.2019.08.004

10. Angela Velleca, Michael A Shullo, Kumud Dhital, et al. The International Society for Heart and Lung Transplantation: Guidelines for the care of heart transplant recipients, The Journal of Heart and Lung Transplantation, 2023; 42(5): e1-e141.doi.org/10.1016/j.healun.2022.10.015.
11. Bacal F, Marcondes-Braga FG, Rohde LEP, Xavier Júnior JL, Brito F de S, Moura LAZ, et al. 3ª Diretriz Brasileira de Transplante Cardíaco. Arq Bras Cardiol 2018 Aug;111(2):230–89. Available from: https://doi.org/10.5935/abc.20180153
12. Yacoub MH, Radley-Smith R. Heart transplantation in infants and children. Semin Thorac Cardiovasc Surg.1990;2:206.
13. Dreyfus G, Jebara V, Mihaileanu S, Carpentier AF. Total orthotopic heart transplantation: an alternative to the standard technique. Ann Thorac Surg. 1991;52(5):1181-1184. doi:10.1016/0003--4975(91)91311-i
14. Fiorelli AI, Stolf NA, Abreu Filho CA, et al. Prophylactic donor tricuspid annuloplasty in orthotopic bicaval heart transplantation. Transplant Proc. 2007;39(8):2527-2530. doi:10.1016/j.transproceed.2007.07.025
15. Fiorelli AI, Stolf NAG. Cuidados pós-operatório do transplante cardíaco. Rev Bras Cir Cardiovasc.1996;11:30 https://doi.org/10.1590/S0102763819960001 00007
16. Bacal F, Veiga VC, Fiorelli AI, Bellotti G, Bocchi EA, Stolf NAG, Ramires JAF. Análise dos fatores de risco da doença vascular do enxerto em pacientes assintomáticos após transplante cardíaco. Arq Bras Cardiol. 2000;75(5):413-28.
17. Grattan MT, Moreno-Cabral CE, Starnes VA, et al. Eight-year results of cyclosporine treated patients with cardiac transplants. J Thorac Cardiovasc Surg.1990;99:500-9.
18. Cascalho M, Platt JL. Xenotransplantation and other means of organ replacement. Nat Rev Immunol. 2001;1(2):154-160. doi:10.1038/35100578.
19. Mohiuddin MM, Singh AK, Corcoran PC, et al. Genetically engineered pigs and target-specific immunomodulation provide significant graft survival and hope for clinical cardiac xenotransplantation. J Thorac Cardiovasc Surg. 2014;148(3):1106-1114. doi:10.1016/j.jtcvs.2014.06.002
20. Bacha E, Farr M. The Future of Pediatric and Adult Heart Transplantation: Perspective From the United States. Circulation.2024;149(5):339-341. https://doi.org/10.1161/CIRCULATIONAHA.123.065450

Capítulo 12

TRANSPLANTE DE RIM

- Guilherme Alonso Daud Patavino
- Roberto Ferreira Meirelles Junior

Aspectos Clínicos

Introdução

A doença renal crônica (DRC) é uma condição progressiva caracterizada pela perda gradual da função renal ao longo do tempo. Nos estágios avançados os rins não conseguem mais desempenhar suas funções essenciais, como a filtração de resíduos e a regulação dos fluidos e eletrólitos no sangue. Essa deficiência funcional pode resultar em complicações, incluindo hipertensão arterial, anemia, doenças ósseas, uremia e arritmias cardíacas, que podem levar a riscos significativos para a vida.

Nesse contexto, é imperativo considerar a terapia de substituição renal para manejar esta condição. As principais opções são a hemodiálise, a diálise peritoneal e o transplante renal. A escolha pela terapia de substituição renal deve ser cuidadosamente considerada, levando em conta os benefícios e desafios de cada abordagem.

O transplante renal é um procedimento cirúrgico em que um novo rim saudável é implantado no corpo do paciente. Este rim pode ser obtido de dois tipos de doadores: um doador vivo, que pode ser um parente ou um indivíduo que se ofereceu voluntariamente para a doação; ou um doador falecido, que teve seus órgãos doados após o falecimento.

Entre as vantagens do Transplante Renal, a principal é considerada a melhora significativa na qualidade de vida em comparação com as diálises, por possibilitar menor restrição dietética e uma recuperação da capacidade funcional para a sociedade. A longo prazo, também demonstra maior sobrevida e redução do custo em saúde populacional. Contudo, por ser um procedimento invasivo, apresenta riscos associados a qualquer procedimento cirúrgico de alta complexidade. Além disso, é fundamental o acompanhamento contínuo com necessidade de medicação imunossupressora para minimizar o risco de rejeição do enxerto pelo sistema imunológico do paciente.

Indicação de transplante renal

Pacientes com doença renal crônica em estágio avançado, que não apresentam mais resposta adequada aos tratamentos conservadores e estão prestes a necessitar de terapia renal substitutiva, são considerados candidatos primários para o transplante renal. No entanto, a decisão de prosseguir com o transplante deve levar em conta a preferência do paciente, pois a disposição para enfrentar o procedimento cirúrgico é um fator importante para a decisão do tratamento. Além disso, existem condições específicas que contraindicam a realização do transplante:

- Doenças Infecciosas Ativas, devido a supressão do sistema imunológico após o procedimento, com potencialização de agravo da infecção.
- Doenças Malignas Ativas, pelo risco de progressão e redução da eficácia do tratamento com o uso de imunossupressor.
- Doenças cardiovasculares não controladas ou comorbidades graves que podem aumentar o risco de complicações cirúrgicas e pós-operatórias.
- Risco de não adesão ao tratamento imunossupressor, incluindo pacientes com fatores psicossociais graves, como transtornos psiquiátricos não tratados ou falta de suporte social.

- Prova cruzada positiva entre receptor e doador, caracterizada pela presença de altas concentrações de anticorpos no sangue do receptor contra moléculas da superfície celular do doador.

Tipos de doadores

Os tipos de transplante renal são classificados em doadores vivos ou doadores falecidos, sendo este último separado em pacientes com diagnóstico de morte encefálica com coração batendo ou parado. Contudo, no Brasil, a modalidade com doadores em parada cardíaca não é realizada.

O transplante renal é uma prática altamente regulamentada e organizada pelo Sistema Nacional de Transplante (SNT). Cada tipo de doador segue um processo específico para garantir a segurança e eficácia do processo.

Para realizar transplante com doador vivo, é necessário ter uma pessoa disposta a doar o rim para a outra. Pode ser entre parentes de até quarto grau, ou indivíduos que não possuam laços sanguíneos (doação não relacionada), desde que seja um ato voluntário e altruísta.

O potencial doador é submetido a uma série de avaliações médicas e psicológicas para garantir que esteja em boas condições de saúde e apto para a doação. A compatibilidade entre o doador e o receptor é avaliada com base na tipagem ABO, no sistema HLA (antígenos leucocitários humanos) e pelo teste de *crossmatch* (teste cruzado para verificar a presença de anticorpos no sangue do receptor contra o doador) negativo. Em casos de doação não relacionada, um consentimento deve ser formalizado e validado por comitês éticos e de transplante para garantir que não haja coação ou compensação financeira envolvida.

Caso não haja doador vivo disponível, o paciente com indicação de transplante é incluído na lista de espera através do cadastro no SNT. O status do paciente é revisado periodicamente conforme suas condições clínicas. Uma vez notificado um caso de morte encefálica em um potencial doador falecido, a equipe de coordenação de doação realiza uma avaliação para confirmar a morte encefálica, verificar a adequação dos órgãos para doação e conversar com os familiares para aceite do processo.

Quando um órgão renal se torna disponível, o SNT comunica os centros transplantadores e realiza uma busca para encontrar os receptores mais compatíveis na lista de espera. O processo de alocação de rins de doadores falecidos é realizado com base em critérios técnicos e médicos, priorizando a compatibilidade entre o doador e o receptor. O SNT utiliza um sistema informatizado para distribuir os órgãos de acordo com a urgência médica, a compatibilidade, e o tempo de espera dos candidatos, conforme o Legislação Estadual.

Todas essas formas acima são consideradas como alotransplante, em que ocorre o transplante de órgãos ou tecidos entre indivíduos da mesma espécie que não são geneticamente idênticos. Devido aos avanços da engenharia genética com possibilidade de modificação genética de órgãos de animais, o xenotransplante (transplante de órgãos ou tecidos entre indivíduos de espécies diferentes, por exemplo: um órgão de um porco para um humano) surgiu como possibilidade para diminuir a lista de espera pelo órgão. Porém, ainda em fases de estudos experimentais, não está liberado para a prática clínica.

Aspectos Técnicos da Cirurgia

Anatomia cirúrgica do rim aplicada ao transplante

Cada rim possui três estruturas anatômicas essenciais para o transplante: a artéria renal, a veia renal e o ureter. Essas estruturas entram e saem do rim através do hilo renal – região central situada na borda medial do órgão.

O rim é irrigado pela artéria renal, ramificação direta da aorta abdominal. A artéria renal divide-se em ramos segmentares que fornecem sangue a diferentes regiões do rim, isoladamente. As variações anatômicas das artérias renais são relativamente comuns, sendo a multiplicidade de vasos a mais frequente. No transplante renal é fundamental preservar todos os ramos possíveis, para garantir a perfusão adequada de todo o enxerto.

A veia renal, responsável pela drenagem do sangue filtrado dos rins, acompanha a artéria renal e, normalmente, se localiza anteriormente a ela. Cada rim possui uma veia renal que desemboca na veia cava inferior, sendo a veia renal esquerda mais longa do que a direita. Variações anatômicas venosas também são comuns e podem incluir veias renais adicionais ou variantes de drenagem, como a veia renal esquerda retroaórtica.

O ureter é um tubo muscular estreito que origina da pelve renal e possui a função de transporte de urina até a bexiga através de contrações peristálticas. Ele é nutrido por ramos arteriais oriundos da artéria renal, aorta e vasos ilíacos, que se comunicam ao longo da adventícia do ureter, em todo o seu trajeto. Por isso, durante sua remoção para o transplante, é importante preservar a gordura periureteral, pois a única forma de irrigação preservada para o ureter é através de ramos provenientes da artéria renal.

Procedimento cirúrgico: o transplante renal

O procedimento de transplante renal pode ser dividido em duas fases principais: a cirurgia em banco e a cirurgia do implante renal.

I. Cirurgia em banco

Durante a cirurgia em banco, o enxerto renal é submetido a uma inspeção minuciosa para avaliar sua qualidade e perfusão. Esta etapa é crucial, pois rins de doadores falecidos podem apresentar alterações que não foram detectadas durante a extração, o que pode inviabilizar o transplante. Por essa razão, a cirurgia em banco deve ser realizada antes da indução anestésica do receptor.

O órgão é mantido em uma bacia com gelo esterilizado, pois a hipotermia reduz seu metabolismo celular enquanto está fora de circulação. A gordura perirrenal é removida para expor as estruturas do pedículo renal – artéria, veia e ureter – preservando o tecido adiposo do seio renal. É imperativo realizar a ligadura dos vasos linfáticos que acompanham as artérias e veias renais ao redor do hilo para prevenir complicações pós-operatórias, como a ocorrência de linforragias ou linfocele (acúmulo de linfa no espaço cirúrgico).

Os ramos venosos são dissecados separadamente, com ligadura de suas tributárias. A veia renal esquerda, geralmente longa e com três tributárias principais (adrenal, gonadal e lombar), e a veia renal direita, mais curta e com possibilidade de alongamento utilizando segmento da veia cava inferior, devem ser cuidadosamente preparadas (Figura 1).

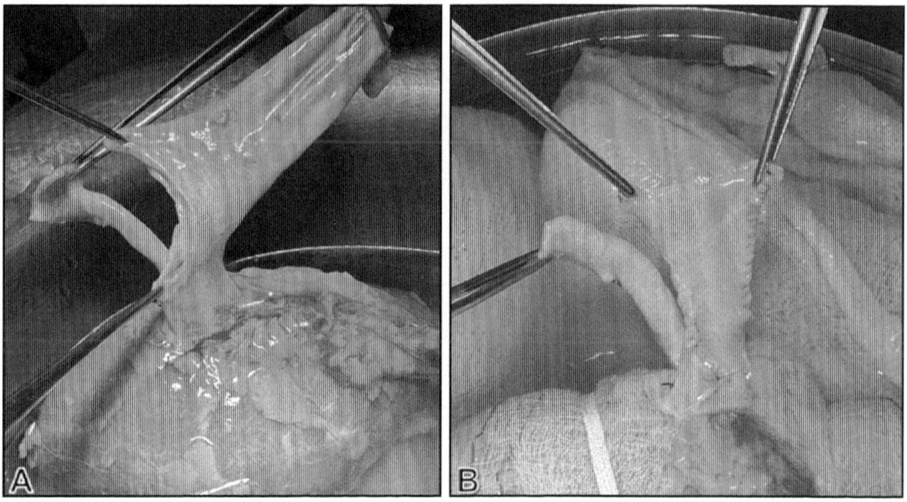

Figura 1 ■ Alongamento de veia renal direita com segmento de veia cava inferior (**A** – foto inicial; **B** – foto final). (Fonte: Foto cedida em cortesia pelo Dr. Murilo Noleto).

As artérias renais podem apresentar variações anatômicas significativas, incluindo a presença de ramos supranumerários. O cirurgião deve ficar atento às ramificações, devido a possibilidade de divisão em ramos segmentares externamente ao seio renal. É importante avaliar a presença de trombose ou lesões na camada íntima que possam impedir o transplante. No caso de rins de doadores falecidos, o uso do *patch* de aorta pode facilitar a anastomose arterial, desde que não haja placas ateroscleróticas graves. Aneurismas arteriais devem ser corrigidos (Figura 2) e ramos extranumerários podem ser unificados para simplificar a cirurgia.

O ureter é isolado, preservando a gordura periureteral, uma vez que sua única fonte de suprimento vascular é a artéria renal. A dissecação na região do "trígono de ouro" – entre a artéria renal, o polo inferior do rim e o ureter – deve ser realizada com cautela para evitar isquemia e necrose ureteral, que podem levar a complicações como fístula urinária ou estenose.

Após a cirurgia em banco, o enxerto é submetido a um teste de vazamento com a infusão do líquido de preservação pelos vasos renais (Figura 3) e, uma vez aprovado, é mantido na solução resfriada até o início da cirurgia do implante.

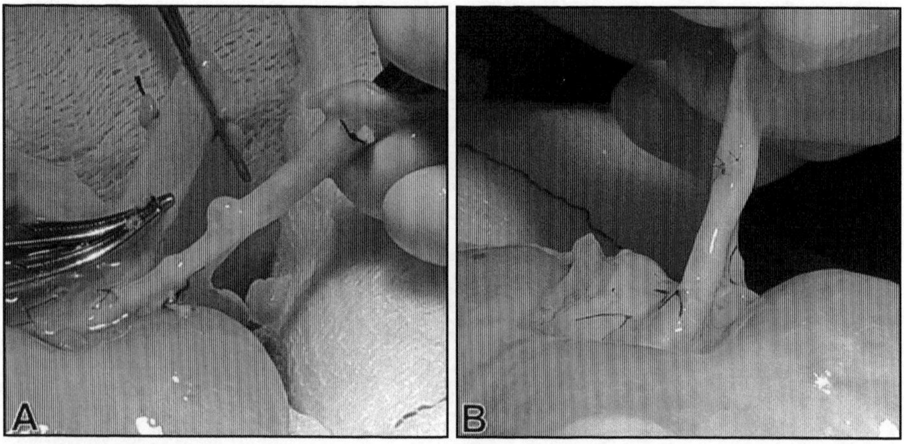

Figura 2 ■ Correção de aneurisma arterial (**A** – foto inicial; **B** – foto final). (Fonte: Foto cedida em cortesia pelo Dr. Guilherme Patavino).

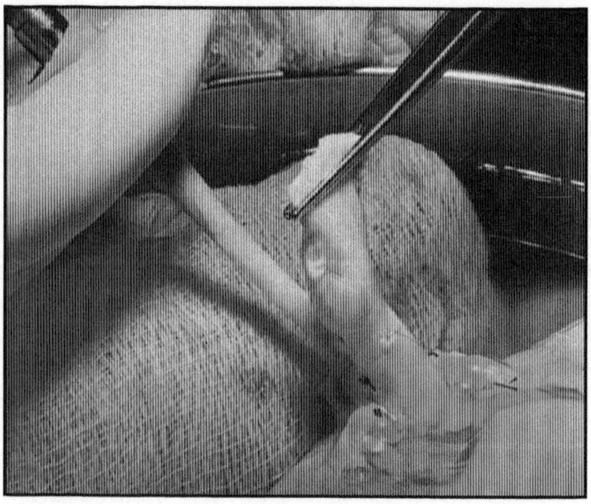

Figura 3 ■ Teste de vazamentos. (Fonte: Foto cedida em cortesia pelo Dr. Murilo Noleto).

II. Cirurgia do implante renal

No procedimento cirúrgico de implante, o primeiro passo após o preparo do enxerto e a avaliação do receptor é determinar o local de implante. A fossa ilíaca é o local preferido devido ao fácil acesso aos vasos ilíacos e à necessidade de um segmento ureteral curto para a conexão com a bexiga. A escolha da lateralidade pode variar: algumas equipes optam pela fossa ilíaca direita devido à posição mais superficial dos vasos ilíacos, enquanto outras preferem a inversão da lateralidade em relação ao enxerto para facilitar a manipulação da via excretora após a perfusão (por exemplo: colocar o rim direito na fossa ilíaca esquerda).

O paciente é posicionado em decúbito dorsal e submetido a anestesia geral, profilaxia antimicrobiana e imunossupressão inicial. A incisão de Gibson modificada, com acesso paramediano pararretal externo, é a via preferencial, pois permite a ampliação da incisão para abordar os vasos proximais, se necessário. O acesso retroperitoneal é preferido por reduzir o risco de complicações intestinais e permitir a fixação do enxerto no retroperitônio, evitando a torção do pedículo.

Para o preparo do leito cirúrgico, realiza-se a dissecção dos vasos ilíacos e a ligadura dos ramos linfáticos regionais, criando um espaço adequado para a colocação de *clamps* vasculares. A presença de placas ateroscleróticas e o calibre dos ramos venosos devem ser avaliados para garantir um fluxo sanguíneo adequado para o enxerto.

A anastomose venosa é tipicamente realizada em formato término-lateral na veia ilíaca externa com fios inabsorvíveis, podendo, em alguns casos, ser realizada em segmentos proximais, como a veia cava inferior. A artéria renal é geralmente suturada nos vasos ilíacos externos ou comuns, também em formato término-lateral, com fios inabsorvíveis (Figura 4). Em casos selecionados, a artéria ilíaca interna pode ser utilizada para uma anastomose término-terminal.

Após a reperfusão, o rim é posicionado sobre o músculo psoas e ilíaco, garantindo que os vasos hilares não sofram tração, compressão ou dobras. A liberação dos *clamps* vasculares e a reperfusão do órgão marcam o final do período de isquemia fria e da anastomose vascular.

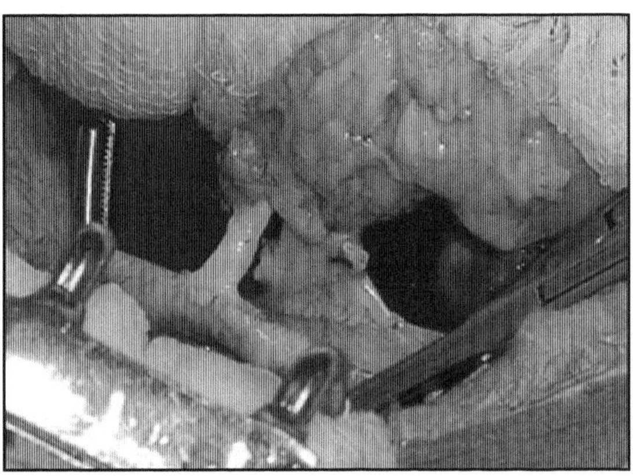

Figura 4 ■ Anastomoses vasculares. (Fonte: Foto cedida em cortesia pelo Dr. Guilherme Patavino).

Para a reconstrução do trânsito urinário, a técnica de ureteroneocistostomia extravesical é a mais comum devido à sua simplicidade técnica e menor risco de complicações urológicas. O uso de cateter duplo J é controverso, com evidências sugerindo benefícios para a diminuição de complicações urológicas, embora esses benefícios não tenham sido confirmados em estudos com cirurgiões experientes. O ureter nativo pode ser utilizado na reconstrução, mas é geralmente reservado para correções de complicações, não sendo a primeira escolha. Alternativas como ureteroenterostomia ou ureterocutânea podem ser empregadas conforme o histórico do receptor.

Aspectos da Rejeição

Manejo inicial do paciente transplantado renal

Os cuidados iniciais no pós-operatório imediato do transplante renal são cruciais para assegurar a função do novo rim e promover a recuperação segura do paciente. O monitoramento contínuo da produção de urina e a análise dos níveis séricos de creatinina são essenciais para avaliar a função do enxerto. A vigilância do balanço hídrico é fundamental para prevenir desidratação ou sobrecarga de fluidos, especialmente em pacientes com função imediata do enxerto que apresentem poliúria.

Esses pacientes devem ser monitorados de forma rigorosa quanto aos sinais vitais, devido ao risco de hipotensão secundária a sangramentos, infecções ou reações à imunossupressão inicial.

Considerando que se trata de uma cirurgia retroperitoneal, a introdução de uma dieta adequada pode ser iniciada precocemente, de acordo com a tolerância do paciente. A profilaxia antimicrobiana deve ser administrada conforme o protocolo institucional, com atenção especial às culturas prévias do doador, no caso de transplante de rim de doador falecido. O controle da dor no local da ferida operatória é essencial para melhorar o conforto do paciente. A mobilização precoce do paciente é incentivada. O uso de sonda vesical é imperativo, devendo ser mantido por um período breve, dependendo do tipo de reconstrução urinária realizada durante o transplante.

O início da terapia imunossupressora geralmente ocorre no momento do procedimento cirúrgico e deve ser mantida de forma contínua para prevenir a rejeição do enxerto. Esta terapia deve ser cuidadosamente planejada e monitorada pela equipe médica para garantir a melhor chance de sucesso do transplante e a recuperação do paciente. Ela pode ser dividida em duas fases: indução e manutenção.

A terapia de indução tem como principal objetivo reduzir o risco de rejeição aguda. Os agentes utilizados podem ser depletores de linfócitos T, como os anticorpos antitimócitos, ou não depletores, como o basiliximabe. A terapia de manutenção normalmente envolve a combinação de corticosteroides, inibidores da calcineurina e um antimetabólito ou inibidor da mTOR. Os protocolos de imunossupressão variam entre os centros de transplante. É fundamental realizar o monitoramento dos níveis séricos desses medicamentos para ajustar as doses e minimizar os efeitos colaterais.

Os mesmos medicamentos utilizados para prevenir a rejeição do enxerto podem aumentar o risco de desenvolvimento de infeções e neoplasias. Os imunossupressores diminuem a capacidade do sistema imunológico de combater patógenos, aumentando a suscetibilidade a infeções por bactérias, vírus, fungos ou parasitas. A prevenção inclui o uso de profilaxia medicamentosa e a realização de monitoramento regular para detectar infecções prevalentes precocemente. Além disso, certos tipos de câncer, como linfomas e carcinomas de pele, estão associados a infecções específicas.

Existem dois conceitos que são importantes no contexto do pós-operatório recente: função tardia do enxerto (em inglês: *delayed graft function*) e o não funcionamento primário (*primary non-function*). Após o transplante renal (geralmente de rins de doadores falecidos), o enxerto pode demorar alguns dias a semanas para começar a funcionar de forma adequada, mantendo níveis elevados de creatinina no sangue e necessitando terapia dialítica no pós-operatório. Isso é caracterizado como função tardia do enxerto e ocorre devido a algumas razões, como tempo de isquemia elevado, condições prévias do doador, infecções ou rejeições precoces. Situações em que o enxerto renal falha em iniciar a função após o transplante, são chamados de *Primary non-function*. É um evento grave e relativamente raro onde o enxerto não tem perspectiva de recuperação.

Rejeição

A rejeição do enxerto é uma complicação importante após o transplante renal, e a identificação precoce e o tratamento adequado são essenciais para o sucesso do transplante a longo prazo. Ocorre quando o sistema imunológico do receptor identifica o novo rim como um corpo estranho e tenta destruí-lo. Existem três principais tipos de rejeição que podem ocorrer após um transplante renal: rejeição aguda, rejeição crônica e rejeição hiperaguda.

Rejeição hiperaguda acontece quase imediatamente após o transplante, geralmente dentro de minutos a horas após a reperfusão do órgão, muitas vezes durante o próprio procedimento do transplante. Resulta da presença de anticorpos preexistentes do receptor contra antígenos do enxerto, que surgiram através de exposições anteriores a tecidos ou transfusões sanguíneas. É identificada pela mudança na cor e na aparência do rim transplantado. Devido a sua rápida instalação, a rejeição hiperaguda geralmente não pode ser revertida, e o rim afetado precisa ser removido. A realização da prova cruzada pré-transplante (*crossmatch*) é fundamental para prevenir este tipo de rejeição.

A rejeição aguda é a forma mais comum de rejeição após o transplante. Acontece dias, semanas ou meses após o procedimento, mesmo na presença do tratamento imunossupressor. Ela é mediada por células do sistema imunológico, especialmente células T. Os sinais incluem aumento dos níveis de creatinina no sangue, diminuição da produção de urina, dor no local do enxerto. O diagnóstico é feito através de biópsia. Pode ser tratada com ajustes na terapia imunossupressora, administração de corticosteroides ou, em casos mais graves, terapias adicionais como plasmaferese ou medicamentos imunossupressores mais potentes.

A rejeição crônica é um processo gradual que se desenvolve ao longo de meses a anos após o transplante resultante da combinação de fatores imunológicos e não imunológicos como hipertensão, infecções crônicas e toxicidade dos medicamentos. Caracteriza-se por uma deterioração progressiva da função renal, com alterações crônicas detectadas nas biópsias do enxerto. Não existe uma cura definitiva, o objetivo é focar no controle dos fatores que contribuem para o dano progressivo e otimizar o tratamento imunossupressor para preservar a função do enxerto pelo maior tempo possível.

Perspectivas do Transplante Renal

Muito embora o Transplante Renal seja a melhor terapia para pacientes renais crônicos que necessitam de diálise, a escassez de órgãos disponíveis limita a sua ampla aplicação nesta população. Os avanços nas áreas como o xenotransplante e a engenharia de tecidos oferecem perspectivas promissoras para o futuro, com pesquisas voltadas à utilização de órgãos de animais geneticamente modificados ou à criação de órgãos bioartificiais, visando superar a limitação crônica de doadores humanos.

Novas tecnologias também vêm sendo incorporadas no arsenal cirúrgico do transplante renal. A cirurgia robótica tem ganhado espaço nos Estados Unidos e países europeus para esse procedimento, por proporcionar maior precisão, menor trauma cirúrgico e recuperação mais rápida. As máquinas de perfusão, hipotérmicas e normotérmicas, permitem preservar e até recondicionar rins de doadores falecidos com critérios expandidos, aumentando a utilização de órgãos que antes seriam descartados.

Referências

1. Schrier RW. The role of the kidney in hypertension. N Engl J Med. 2004;350(15):1508-12. doi:10.1056/NEJMra032758.
2. Kovesdy CP. Management of acute and chronic kidney disease in older adults. Curr Opin Nephrol Hypertens. 2017;26(1):1-8. doi:10.1097/MNH.0000000000000276.
3. Ponticelli C, Auletta L. Transplantation of kidneys from living donors. Kidney Int. 2007;71(1):24-31. doi:10.1038/sj.ki.5002017.
4. Peters TG, Kwon T, Wong T, Rosenberg M, Giller P. Recent advances in transplantation. Transplantation. 2020;104(7):1357-68. doi:10.1097/TP.0000000000003168.
5. Meier-Kriesche HU, Kaplan B. Waiting time on dialysis as the strongest modifiable risk factor for renal transplant outcomes: a paired donor analysis. J Am Soc Nephrol. 2002;13(6):1659-64. doi:10.1681/ASN.V1361659.
6. Pruett TL, Gritsch HA. Kidney transplantation: procedures and outcomes. Curr Opin Organ Transplant. 2021;26(5):650-7. doi:10.1097/MOT.0000000000000905.
7. Azzi J, McCormick K, Smith R, et al. Immunosuppressive strategies in kidney transplantation: a review. Transplantation. 2017;101(1):31-43. doi:10.1097/TP.0000000000001467.
8. Halloran PF. Immunosuppressive drug therapy in kidney transplantation. Nat Rev Nephrol. 2009;5(10):556-66. doi:10.1038/nrneph.2009.154.
9. Weir MR, Sullivan EK. The role of the nephrologist in the management of the renal transplant recipient. Kidney Int. 2003;63(1):361-6. doi:10.1046/j.1523-1755.2003.00797.x.

10. Matas AJ, Smith JM, Skeans MA, et al. OPTN/SRTR 2020 annual data report: kidney. Am J Transplant. 2022;22(S2):21-48. doi:10.1111/ajt.16909.
11. Iwatsuki S, Starzl TE. Technical aspects of renal transplantation. J Urol. 1981;126(1):90-5. doi:10.1016/S0022-5347(17)52283-7.
12. Patavino G, Aguiar WF. A cirurgia do transplante renal. In: Pestana JM, editor. Transplante renal – Manual prático. 2ª ed. São Paulo: Balieiro; 2022. p. 83-92.
13. van der Boog PJM, van de Wetering J, Yudkin J, et al. Mortality and complications in living kidney donors. Am J Transplant. 2018;18(4):870-9. doi:10.1111/ajt.14508.
14. Wang W, Mao H, Liu Y, et al. Kidney transplantation from living and deceased donors in the United States: current status and future directions. J Am Coll Surg. 2019;229(3):306-13. doi:10.1016/j.jamcollsurg.2019.06.024.
15. Delaney C, Niazi M, Patil S, et al. Complications of kidney transplantation. Clin J Am Soc Nephrol. 2012;7(10):1603-13. doi:10.2215/CJN.03490412.
16. Li X, Zhang L, Xu X, et al. Outcomes of kidney transplantation with living donors versus deceased donors: a systematic review and meta-analysis. Transplant Proc. 2019;51(9):2876-84. doi:10.1016/j.transproceed.2019.02.074.
17. Abt PL, Forde KA, Iribarne A, et al. Donor and recipient factors affecting outcomes in kidney transplantation. Ann Surg. 2012;256(5):818-23. doi:10.1097/SLA.0b013e31826d1e2f.
18. Sharif A, Emond M, Sanchez-Escuredo A. Outcomes of kidney transplantation in elderly recipients. Transpl Int. 2017;30(10):1040-6. doi:10.1111/tri.13035.
19. Israni AK, Haynes R, Timmerman JL. New approaches to the management of kidney transplant patients. Nat Rev Nephrol. 2021;17(3):174-84. doi:10.1038/s41581-020-00419-4.
20. Gill JS, Khuu D, Kausz AT, et al. Early kidney transplant survival and long-term function: a prospective cohort study. Transplantation. 2021;105(8):1652-60. doi:10.1097/TP.0000000000003656.
21. James NT, Hasegawa T, Kawashima T. The use of robotics in kidney transplantation: a review of current literature. Surg Endosc. 2021;35(8):4058-67. doi:10.1007/s00464-020-07984-0.
22. Adams D, Niekamp A, Roth S. Long-term outcomes of kidney transplantation in patients with diabetes mellitus. Am J Kidney Dis. 2018;72(6):832-41. doi:10.1053/j.ajkd.2018.07.015.
23. Kuczynski J, McMorrow S, Zheng Y, et al. Advances in the management of kidney transplant recipients: a review. Kidney Int. 2019;96(4):891-905. doi:10.1016/j.kint.2019.04.029.
24. Eddleston AL, Hsu CM, Tanaka A. The impact of preoperative comorbidities on kidney transplant outcomes. Transplantation. 2021;105(3):517-25. doi:10.1097/TP.0000000000003138.
25. Pham PT, Pham PC, Nadim MK, et al. Immunosuppressive strategies in kidney transplantation. Transplant Proc. 2019;51(8):2466-70. doi:10.1016/j.transproceed.2019.07.024.
26. Swaminathan S, Arora S, Brown R. Current practices in managing complications of kidney transplantation. J Transplant. 2018;2018:1234567. doi:10.1155/2018/1234567.
27. Tantisattamo E, Shi W, Huang C, et al. Role of genetic factors in kidney transplantation outcomes. Transplantation. 2020;104(6):1218-25. doi:10.1097/TP.0000000000003169.
28. Tzeng IS, Wu HL, Chen YL, et al. Risk factors for graft failure in kidney transplantation: a systematic review and meta-analysis. Clin Transplant. 2019;33(11):e13740. doi:10.1111/ctr.13740.
29. Papadimitriou A, Karamichalis J, Androutsakos G. The role of pretransplant immunization in kidney transplantation. Transpl Int. 2020;33(10):1300-10. doi:10.1111/tri.13653.

30. Kayler LK, Matas AJ. Long-term outcomes of kidney transplantation. Semin Nephrol. 2017;37(1):75-82. doi:10.1016/j.semnephrol.2016.11.010.

31. Anand RP, Layer JV, Heja D, et. al. Design and testing of a humanized porcine donor for xenotransplantation. Nature. 2023 Oct;622(7982):393-401. doi: 10.1038/s41586-023-06594-4. Epub 2023 Oct 11.PMID: 37821590

32. Montgomery RA, Stern JM, Lonze BE, et. al. Results of Two Cases of Pig-to-Human Kidney Xenotransplantation. Engl J Med. 2022 May 19;386(20):1889-1898. doi: 10.1056/NEJMoa2120238. PMID: 35584156

33. Ramada, D.L., de Vries, J., Vollenbroek, J. et al. Portable, wearable and implantable artificial kidney systems: needs, opportunities and challenges. *Nat Rev Nephrol* **19**, 481–490 (2023). https://doi.org/10.1038/s41581-023-00726-9

Capítulo 13

TRANSPLANTE DE FÍGADO

- Adriano Miziara Gonzalez
- Barbara Burza Benini
- Mirella Medeiros Monteiro Marta
- Ilka de Fatima Santana Ferreira Boin
- Larissa Bastos Eloy da Costa
- Elaine Cristina de Ataíde

Introdução

O transplante de fígado é a principal opção de tratamento para pacientes com doença hepática crônica avançada, insuficiência hepática aguda grave e carcinoma hepatocelular (CHC).

Nas últimas décadas, o transplante evoluiu de uma abordagem experimental com alta taxa de mortalidade para um procedimento quase rotineiro com bons índices de sobrevida a curto e longo prazo.

O transplante de fígado envolve diferentes profissionais da área da saúde, além de aspectos éticos e legais. Assim, jugamos ser pertinente abordar esses aspectos multidisciplinares oferecendo uma visão holística e fundamental sobre o assunto.

A decisão de indicar e listar um paciente para o transplante deve ser tomada após uma avaliação abrangente envolvendo diferentes especialistas, como médicos clínicos, cirurgiões, enfermeiros, psicólogos e assistentes sociais, entre outros. É crucial que esses profissionais compartilhem conhecimentos sobre o caso para garantir que tanto o procedimento cirúrgico quanto o pós-operatório ocorram de forma bem-sucedida.

Assim, a decisão de inscrever um paciente para o transplante requer uma análise cuidadosa dos riscos e benefícios. As possíveis intercorrências na cirurgia, a possibilidade de recorrência da doença e os efeitos da imunossupressão prolongada devem ser ponderados em relação aos potenciais benefícios do procedimento.

Pacientes submetidos ao transplante necessitarão de cuidados contínuos ao longo da vida após o procedimento e com o aumento da sobrevida dessa população, é crucial que as equipes de saúde, inclusive de atenção primária, estejam familiarizadas com os aspectos básicos e os possíveis riscos a longo prazo.

Indicações ao Transplante de Fígado

As indicações para o transplante de fígado são diversas e podem ser classificadas em doença hepática crônica avançada, insuficiência hepática aguda e alguns tumores benignos e malignos no fígado. Uma visão geral é fornecida na Tabela 1 citando as principais causas.

No Brasil, assim como nos Estados Unidos da América e na Europa, os pacientes com insuficiência hepática aguda são priorizados na lista do transplante de fígado. Na ausência do transplante, esses pacientes ou terão uma recuperação completa da função hepática ou falecerão. No entanto, devido à dificuldade em saber como será a evolução do caso, os pacientes com insuficiência hepática aguda devem ser encaminhados a um centro de transplante de fígado o mais breve possível. Os pacientes que recebem transplante hepático por insuficiência hepática aguda grave, a sobrevida em um ano chega a 80%.[1]

O diagnóstico de cirrose hepática não é suficiente para indicar o transplante. Considera-se o procedimento quando o paciente evolui com descompensação da doença. Hemorragia digestiva varicosa, ascite, infecção de

Tabela 1 ■ Quadro das indicações para transplante de fígado no Brasil.

Insuficiência hepática aguda	**Outras indicações**
Hepatite viral A/B	Hiperoxalúria primária
Intoxicação (ex.: paracetamol)	Doença de Caroli
Doença de Wilson	Atresia das vias biliares
Hepatite autoimune	Polineuropatia Amiloidótica Familiar (PAF)
Doença hepática crônica avançada (Cirrose hepática)	Hemangioma gigante
Hepatite viral B/C	Adenomatose
Doença hepática alcoólica	**Doenças Malignas**
Metabolic dysfunction-associated steatotic liver disease (MASLD); antigamente conhecida como doença hepática gordurosa não alcóolica.	Câncer primário do fígado
Colangite biliar primária (CBP)	Carcinoma Hepatocelular (CHC) em critério de Milão
Hemocromatose	Metástase hepática de tumor neuroendócrino
Doença de Wilson	
Síndrome de Budd-Chiari	

(Fonte: Secretaria Estadual de Saúde. Central de Transplante. Nota Técnica 01/2011).

repetição e encefalopatia hepática são as principais manifestações da doença hepática em estágio avançado. O primeiro episódio de uma descompensação está associado a uma sobrevida significativamente menor.[2]

Criado nos anos 2.000 e validado no Brasil em 2.006, o MELD escore (*Model of end-stage liver disease*) é o critério de alocação dos pacientes na lista e é baseado nos valores de bilirrubina total, razão internacional normalizada para o tempo de protrombina (RNI), creatinina.[3] Em 2.019, o MELD-Na (MELD sódio) foi incorporado no nosso país, e o valor do sódio passa a ser levado em consideração no cálculo.[4] Os pacientes com cirrose geralmente são candidatos a transplante hepático quando o MELD-Na é ≥15. É importante ressaltar que devido à natureza dinâmica da cirrose, o valor do MELD-Na pode aumentar ou reduzir enquanto os pacientes aguardam um órgão.[1,2]

Algumas complicações decorrentes da doença hepática crônica avançada impactam muito a sobrevida e a qualidade de vida do doente, mas não refletem no valor do MELD-Na, como os tumores hepáticos, ascite refratária, encefalopatia hepática persistente, síndrome hepatopulmonar entre outras (Tabela 2). Por esse motivo, foram estabelecidas as chamadas "situações especiais" (SE). Nesses casos, pontos extras são incorporados ao valor do MELD-Na a fim de reduzir o tempo de espera em fila de transplante. O carcinoma hepatocelular (CHC) é uma das principais causas a receberem a situação especial a depender do tamanho do tumor, dos números de nódulos e do valor da alfafetoproteína.[5] Outras causas também podem receber SE como nos casos de tumores neuroendócrinos, hemangioendoteliomas, hemangiomatose, doença policística do fígado, adenomatose múltipla bilobar, doenças metabólicas com indicação de transplante de fígado, hepatoblastoma, polineuropatia amiloidotica familiar e trombose arterial hepática pós-transplante de fígado [1,2].

Tabela 2 ■ Exemplos de Situações Especiais aceitas no Brasil.

Situações especiais aceitas no Brasil
Ascite refratária
Encefalopatia hepática persistente
Prurido intratável
Colangite de repetição
Síndrome hepatopulmonar
Carcinoma hepatocelular dentro do critério de Milão
Outras

(Fonte: Secretaria Estadual de Saúde. Central de Transplante. Nota Técnica 01/2011)

Contraindicações ao Transplante de Fígado

Não apenas as contraindicações ao ato cirúrgico devem ser avaliadas antes da inclusão do paciente na lista de transplante, mas ausência de rede de apoio adequada, algumas comorbidades, restrições à utilização do tratamento imunossupressor por longo período podem impedir a inclusão da listagem do paciente.

As contraindicações absolutas e relativas estão listadas na Tabela 3. No Brasil, abstinência alcoólica há pelo menos 6 meses é mandatório. Idade avançada (> 70 anos) e infecção pelo vírus da imunodeficiência humana (HIV) são exemplos de contraindicações relativas e geralmente são decididas caso a caso.[3-7]

Tabela 3 ■ Contraindicações ao transplante hepático no Brasil.

Contraindicações absolutas	Contraindicações relativas
Uso abusivo de álcool	Condição psicossocial/má aderência ao tratamento clínico
Neoplasia maligna ativa	
Infecção sistêmica não controlada	Idade avançada (>= 70 anos)
CHC fora dos critérios de Milão ou com metástase à distância	Síndrome hepatopulmonar ou portopulmonar grave
Doenças cardiopulmonar ou neurológica graves com risco cirúrgico proibitivo	Obesidade grau 3
Síndrome da imunodeficiência adquirida (SIDA)	Desnutrição severa

(Fonte: Modificado da Secretária de Estado da Saúde. Central de Transplante[9]).

Obesidade grau 3 (índice de massa corpórea – IMC >= 40) também é uma contraindicação relativa ao transplante. Apesar de que não há estudos conclusivos sobre o desfecho desfavorável desses pacientes no peri e pós procedimento.[8]

Avaliação pré Transplante de Fígado

O objetivo da avaliação pré transplante é analisar a capacidade do paciente em tolerar o estresse fisiológicoque ocorre no intraoperatório, avaliar a tolerância ao tratamento imunossupressor e compreender adequadamente o contexto psicossocial do doente.

Cada centro transplantador tem suas indicações em relação aos exames necessários, a depender da idade, das comorbidades e dos hábitos de vida do paciente.

Há comorbidades que são descobertas durante a avaliação pré cirúrgica e devem ser corrigidas antes do procedimento. A idade acima de 70 anos não é mais uma contraindicação, se o paciente tiver um bom *performace status.*

Doenças cardiovasculares e metabólicas como obesidade, dislipidemia, hipertensão arterial e diabetes mellitus devem ser controladas antes da inclusão na lista de espera. É importante destacar que essas condições tendem a agravar a curto e médio prazo após o transplante, devido ao uso contínuo dos medicamentos imunossupressores.[10]

Exames laboratoriais

Os exames laboratoriais descritos na Tabela 4 (hematológicos e sorológicos) devem ser solicitados e atualizados de rotina aos pacientes que estão sendo avaliados para o transplante de fígado.

Tabela 4 ▪ Orientações e exames para avaliação pré transplante.

<table>
<tr><th colspan="2">Exames de sangue</th><th>Rastreio de neoplasias malignas</th></tr>
<tr><td colspan="2">Tipagem sanguínea ABO/Rh</td><td>De acordo com idade e fatores de riscos</td></tr>
<tr><td>Hemograma</td><td>Perfil metabólico</td><td>Imagem abdominal trifásica</td></tr>
<tr><td colspan="2" rowspan="2">Enzimas hepáticas e testes de função hepática</td><td>Avaliação odontológica</td></tr>
<tr><td>Atualização carteira vacinal</td></tr>
<tr><td>Função renal</td><td>Eletrólitos</td><td>Avaliação cardiopulmonar</td></tr>
<tr><td>Alfafetoproteína</td><td>Vitamina D</td><td>Eletrocardiograma</td></tr>
<tr><td>Urina tipo 1</td><td>Hormônios tireoidianos</td><td>Ecocardiograma</td></tr>
<tr><td colspan="2">Endoscopia digestiva alta</td><td rowspan="2">Teste de estresse cardíaco se indicado</td></tr>
<tr><td colspan="2">Sorologias virais</td></tr>
<tr><td colspan="2" rowspan="2">Hepatites virais A, B, C e D
Citomegalovírus, Sífilis, Varicela, HIV
Epstein-Barr, Toxoplasmose, Tuberculose</td><td>Oximetria de pulso</td></tr>
<tr><td>Testes adicionais de função pulmonar, se indicado</td></tr>
<tr><td colspan="2">Densitometria óssea</td><td>Avaliação psicossocial multidisciplinar</td></tr>
</table>

(Fonte: https://sites.google.com/unicamp.br/manuais-hc-unicamp/manuais-hc-unicamp).

Avaliação cardiopulmonar

A avaliação cardiopulmonar é feita para verificar a presença de doenças das artérias coronárias, doenças valvares cardíacas, cardiomiopatias, doenças pulmonares, síndrome hepatopulmonar e hipertensão pulmonar.

Não há um consenso entre os centros transplantadores sobre a melhor estratégia de avaliação, por isso, pela complexidade dos pacientes A *American Heart Association* (AHA) sugere rastreamento de doença coronariana em candidatos a transplante de fígado com testes de estresse cardíacos não invasivos e, a depender dos fatores de risco, a angiotomografia coronariana deve ser realizada.[11]

Há ainda aspectos cardiológicos que precisam ser considerados no paciente hepatopata crônico, como a redução da pós-carga e a circulação hiperdinâmica. Alguns achados descobertos durante os exames iniciais podem contraindicar o transplante, enquanto outros podem necessitar de tratamento ou correção antes da cirurgia. Dada a complexidade, a maioria dos centros trabalha em estreita colaboração com cardiologistas e anestesiologistas que têm conhecimento sobre a fisiologia da cirrose e a cirurgia de transplante.

Rastreio de neoplasias

O rastreio de carcinoma hepatocelular é mandatório em todo paciente cirrótico. É importante o exame dermatológico a procura câncer de pele. Rastreio de câncer colorretal, de mama e de próstata deve ser feito de acordo com a idade e o gênero.

Sorologias e vacinação

Além das sorologias virais mencionadas na Tabela 5, é crucial atualizar as vacinas antes do transplante. Vale destacar que vacinas com vírus vivos ou atenuados não podem ser administradas em pacientes pós-transplante devido à imunossupressão. [1,2]

Avaliação psicossocial

A análise psicológica e verificação se o paciente tem suporte social adequado são partes fundamentais da avaliação. O objetivo é detectar questões que possam prejudicar o sucesso do transplante e do seguimento clínico. As

Tabela 5 ■ Recomendação de cobertura vacinal para candidatos a transplantes, receptores de órgãos sólidos.

Vacina	Tipo	Paciente pré Tx	Paciente pós Tx
Difteria/Tétano/(dT)	I	Sim	Sim
Difteria/Tétano/Coqueluche(dTpa)	I	Sim	Sim
H. influenza b [1]	I	Sim	Sim
Hepatite A [2]	I	Sim	Sim
Hepatite B [2]	I	Sim	Sim
Pneumococo	I	Sim	Sim
Influenza (gripe)	I	Sim	Sim
Meningococo [3]	I	Sim	Sim
Pólio oral [4]	VA	Não	Não
Pólio inativada [4]	I	Sim	Sim
MMR/SCR [4]	VA	Sim	Não
Varicela [5]	VA	Sim	Não
Febre amarela [6]	VA	Sim	Não
Raiva [7]	I	Sim	Sim
Dengue	VA	Sim	Não
Herpes zoster [8]	VA	Sim	Não
Herpes zoster inativada (Shingrix)	I	Sim	Sim
HPV	I	Sim	Sim

(Fonte: modificado do Manual dos Centros de referência para Imunobiológicos Especiais.[12])

Siglas correspondentes aos dados da Tabela 5:

- Tx = transplante
- VA = vírus vivo atenuado,
- I = microrganismo inativado, fragmentado ou recombinante; MMR/SCR, sarampo, caxumba e rubéola = 1
- Para indivíduos não previamente vacinados = 2
- Para indivíduos com sorologia negativa = 3
- Conforme orientações dos órgãos de saúde pública locais = 4
- Apenas indivíduos não vacinados previamente = 5
- Para indivíduos sem história prévia de doença = 6
- Dose única = 7
- Em situações especiais de risco, e no pós-tx associar imunoglobulina se pós-exposição acima de 50 anos = 8

questões que podem se tornar problemas incluem a falta de entendimento sobre o procedimento, os cuidados a curto, médio e longo prazo necessários após o transplante e transtornos relacionados ao uso de álcool, drogas e hábitos de vida em geral.

A avaliação também envolve a instrução da família e/ou da rede de apoio do paciente. A necessidade de seguir as condutas médicas, de adesão as medicações, consultas e exames e manter estilo de vida saudável são cruciais após qualquer transplante de órgãos.

Aspectos Técnicos da Cirurgia do Transplante de Fígado

Desde o início do transplante hepático na década de 1.960, houve significativos avanços não apenas na imunossupressão, mas também na técnica cirúrgica. A técnica de transplante ortotópico de fígado foi desenvolvida inicialmente na Universidade do Colorado em Denver [13], e posteriormente na Universidade de Pittsburgh [14,15].

Ainda que as etapas da cirurgia sejam realizadas de forma padrão, alguns procedimentos se apresentam com adversidades diferentes e exigem ajustes. O uso da laparoscopia e cirurgia robótica para a hepatectomia e, mais recentemente para o implante, tem mostrado novas possibilidades técnicas para esses procedimentos complexos. Entre 2.013 e 2.015, Chen et al[16] demonstraram que a cirurgia robótica na hepatectomia para o transplante de doador vivo apresenta resultados comparáveis à cirurgia convencional quando se avalia a perda sanguínea, índices de complicações e de disfunção precoce do enxerto.

Cirurgia convencional

Preparo do paciente na sala

A cirurgia do receptor se inicia pelo posicionamento do paciente em decúbito dorsal horizontal, com os braços abertos ou o braço direito ao longo do paciente. O afastador comumente utilizado é o afastador de Thompson, cuja colocação deve evitar hiperextensão dos braços para prevenir lesões no plexo nervoso. Após a preparação pela equipe anestésica, são aplicadas botas pneumáticas nos membros inferiores e mantas térmicas nos membros superiores e inferiores, seguidas da preparação antisséptica do paciente. Após a desinfecção com clorexidina alcoólica, são fixados campos esterilizados e impermeáveis, e aplicada uma película de iodoforado. Esse campo plástico e adesivo incisional reduz o risco de infecções nas feridas cirúrgicas devido à sua atividade antimicrobiana contínua.

Incisão cirúrgica

A escolha da incisão cirúrgica varia entre as equipes médicas e as características físicas do paciente. Pode-se usar uma incisão longitudinal, com extensão lateral direita ou incisão de Makuuchi (conhecida como incisão em "Jota"), mas também pode ser realizada uma incisão subcostal bilateral, denominada incisão de "Mercedes" por Roy Calne. Após a abertura da pele, tecido celular subcutâneo, aponeurose, músculo e peritônio, é feito o acesso à cavidade abdominal. Em pacientes com ascite volumosa, é importante informar para a equipe anestésica o volume drenado, a fim de evitar déficit do balanço hídrico. Também é fundamental a coleta de cultura e de citologia oncótica do líquido ascítico, avaliar a sua coloração e a presença de grumos, determinando se há foco infeccioso ou neoplásico disseminado [17].

Alguns pacientes podem apresentar dificuldades técnicas durante a abertura da cavidade abdominal devido à cirurgias prévias, como naqueles com cirrose biliar secundária, especialmente após cirurgias de colecistectomias e derivações bileodigestivas. Alguns desses pacientes possuem crises de colangites e peritonite bacteriana recorrentes. Faz-se necessário o planejamento do melhor acesso, a fim de evitar lesões inadvertidas devido aderências e bridas envolvendo alças de intestino delgado e cólon.

Rotineiramente, o cirurgião deve realizar uma minuciosa avaliação em busca de lesões neoplásicas secundárias que possam contraindicar o procedimento, além de variações anatômicas ou complicações estruturais como trombose arterial e venosa.

Posteriormente ao acesso e a inspeção da cavidade abdominal, procede-se à secção e ligadura dos ligamentos falciforme e redondo seguido pelo posicionamento das pás do afastador de Thompson nos rebordos costais.

Embora o controle do sangramento durante a hepatectomia do receptor seja um momento crítico da cirurgia, as complicações na fase de preparo da cavidade podem comprometer o início do transplante, acarretando maior morbidade e elevação do tempo de isquemia. A presença de focos infecciosos abdominais (como peritonites recorrentes, ascite encapsulada) ou aderências de procedimentos cirúrgicos anteriores (como as cirurgias de Kasai) podem aumentar o risco de sangramento e de lesões estruturais.

Hepatectomia

Na maioria dos casos, a hepatectomia do receptor é uma técnica desafiadora, especialmente devido à condição subjacente e histórico médico, frequentemente complicada pela extensa circulação colateral, hipertensão portal, distúrbios de coagulação e aderências resultantes de cirurgias prévias. As manobras iniciais para abordagem hepática envolvem a mobilização, começando pela liberação dos ligamentos redondo, falciforme, triangular direito e esquerdo e hepatodiafragmático (coronário). A dissecção do hilo hepático deve ser cautelosa e, assim, é realizada preferencialmente com auxílio de pinça bisturi bipolar, primeiro identificando os ramos da artéria hepática e, em seguida, a via biliar.

A artéria hepática própria deve ser cuidadosamente seccionada, com a precaução de que será utilizada posteriormente para reconstrução. A ligadura da artéria não deve ser feita de forma abrupta, pois isso pode causar ruptura das placas e criar dissecção entre as camadas, inviabilizando a anastomose posterior. É crucial atentar à secção e ligadura do ligamento hepatogástrico à procura da artéria hepática esquerda acessória, ramo da artéria gástrica esquerda. Da mesma forma, durante a palpação posterior da veia porta, deve-se buscar a presença de ramo acessório direito. Caso presente, este também deve ser ligado e seccionado.

No hilo hepático, a última etapa realizada é a dissecção da veia porta. Deve ter cuidado para ligar o tecido adjacente à veia usando fios inabsorvíveis de algodão ou seda. Durante a dissecção retroperitoneal, é necessário manter adequada irrigação à parte distal do ducto colédoco do receptor, mantendo as longitudes dos vasos adjacentes. Continua-se a secção dos ligamentos triangular e coronário direito, expondo a área nua do fígado até a identificação da veia cava. Após a exposição da veia cava, inicia-se a retirada do fígado. A ligadura e a secção da veia porta pode acontecer em qualquer momento, no início, meio ou final da hepatectomia, a depender da experiência e preferência do cirurgião.

Técnica clássica e *bypass* veno-venoso

Na técnica clássica de hepatectomia, a veia cava retro hepática é removida junto à face posterior do fígado. Logo após a secção dos ligamentos triangulares e coronários, bem como da veia porta, ocorre a liberação parcial hepática. Neste momento, a veia cava fica exposta e clampeada com uma pinça vascular. O cirurgião realiza a ligadura e secção da veia suprarrenal direita e secção da reflexão peritoneal ao longo da veia retro hepática.

Tradicionalmente, utilizava-se o do *bypass* veno-venoso. Byres Shaw[18] descreveu o uso deste *bypass* durante a hepatectomia em 1984, acessando a veia cava inferior. Uma bomba de circulação extracorpórea era utilizada para interromper o fluxo na veia cava inferior e no pedículo hepático, permitindo que o retorno venoso fosse compensado pelo *shunt* artificial. Esse procedimento ocasiona a descompressão do sistema portal e da veia cava inferior com menor instabilidade hemodinâmica.

Com o clampeamento do sistema porta e da cava inferior, há congestão e aumento da pressão venosa abdominal. O *bypass* permite a diminuição da estase mesentérica e renal favorecendo o retorno venoso, melhorando a estabilidade hemodinâmica e diminuindo o sangramento da dissecção. Durante o procedimento, as veias axilares e safenas são cateterizadas por cânulas aramadas, assim como a veia porta na sua porção mais distal. Caso a veia porta apresente trombose, deve-se realizar a trombectomia ou canulação da veia mesentérica inferior. O *bypass* é mantido até que se termine a reperfusão portal durante a fase de implante do enxerto. Após a secção da veia cava supra-hepática, o fígado é removido o mais próximo possível das veias hepáticas, assim como a veia cava infra-hepática, o mais proximal do parênquima hepático. A área cruenta do diafragma é cauterizada ou reperitonizada.

Contudo, muitos grupos passaram a utilizar a técnica clássica mesmo sem o uso de *bypass*, pois com aprimoramento de técnicas anestésicas, grande parte desses pacientes passaram a suportar a ausência de retorno venoso tanto da porta como da cava, porém poucos centros ainda fazem uso deste procedimento.

Técnica de *piggy back*

Embora o *bypass* permita melhor retorno venoso e estabilidade hemodinâmica, existem algumas complicações descritas[19,20] e em 1.989, Tzakis difundiu uma variação significativa na técnica clássica de transplante hepático. Uma das mudanças mais notáveis, foi a eliminação do *bypass* veno-venoso. Nessa abordagem, conhecida como técnica "piggy back", a hepatectomia é realizada preservando a veia cava retrohepática e assim a veia cava inferior retro hepática do receptor é preservada, mantendo o fluxo venoso sistêmico na fase anepática. Essa abordagem foi descrita inicialmente por Sir Roy Calne em 1.968[22] e posteriormente difundida por Tzakis em 1.989 [21]. Além de preservar o fluxo venoso essencial, a técnica reduz o sangramento devido a menor dissecção do retroperitônio e permite uma maior mobilidade do enxerto.

Atualmente a técnica do *piggy back* é amplamente relatada na literatura e nos centros transplantadores, exceto em casos específicos nos quais há fígados volumosos, aderências significativas ou lobo caudado proeminente sobre a veia retro hepática. Foi demonstrado que o emprego desta técnica o procedimento pode ser realizado com maior estabilidade hemodinâmica, menor necessidade de transfusão sanguínea e menor tempo operatório [23-25].

A liberação inicial do fígado na técnica de *piggy back* é semelhante à técnica clássica. No entanto, de forma minuciosa, o fígado é separado da face anterior da veia cava, com a ligadura dos ramos venosos com fio de algodão ou clips metálicos. É importante a ligadura seletiva das veias de drenagem do lobo caudado. A homeostasia deve ser rigorosa, uma vez que a abordagem de um sangramento neste local torna-se muito difícil após o implante do enxerto.

Posteriormente, é feita a dissecção completa da face anterior da veia cava inferior por ligadura dos pequenos vasos que unem o lobo caudado à veia cava. Para completar a exposição da veia hepática direita, deve-se seccionar o ligamento hepatocaval ou de Makuuchi. As veias hepáticas são identificadas e preservadas em caso de serem utilizadas para o implante do receptor, ou ligadas, caso a técnica de implante seja feita na veia cava direto (conhecida como abordagem latero-lateral).

Embora a técnica *piggy back* melhore a estabilidade hemodinâmica durante a fase anepática, o pinçamento da veia porta pode levar à hipertensão portal e congestão esplâncnica, potencialmente resultando em disfunção renal e complicando a dissecção. Em 1.993, Tzakis et al.[14] descreveram o uso de derivação porto-cava temporária como uma estratégia para mitigar esses problemas, seguido por Belghiti et al. em 1.995 [27,28].

Assim, o *shunt* porto-cava temporário normalmente é reservado para casos em que há instabilidade durante o clampeamento da veia porta. Isso é mais comum em pacientes com pouca circulação colateral, exemplo na hepatite fulminante, onde o fluxo portal é crucial para o débito cardíaco. A anastomose porto-cava é feita de maneira lateral entre as veias porta e cava infra-hepática, utilizando fio inabsorvível 4-0, e é desfeita no início da reperfusão portal. Alguns grupos utilizam essa manobra de forma rotineira.

Implante do enxerto hepático

Anastomose da veia cava

Após o preparo das veias hepáticas para a anastomose e colocação do fígado doado na cavidade abdominal, inicia o período conhecido como isquemia quente. O implante começa pela anastomose veno-venosa entre a veia cava supra-hepática do doador e as veias hepáticas ou cava do receptor. Esta deve ser uma anastomose cuidadosa, pois, com frequência existe discordância de calibre entre as bocas a serem anastomosadas. A anastomose pode ser realizada término-terminal entre o óstio confeccionado entre as veias hepáticas do receptor, conectando-as formando um óstio único (direita, média e esquerda) com a cava do doador ou ainda, látero-lateral entre as veias cavas do doador e receptor.

Discrepâncias entre o calibre das veias cavas do doador e receptor, tamanho do fígado ou mesmo preferência da equipe, permitem alternativas técnicas para que o escoamento venoso do fígado seja feito e sempre, independente da técnica, de forma que não haja resistência a essa drenagem [29,30].

Na técnica clássica deve-se anastomosar a veia cava infra-hepática do doador com a do receptor, da mesma forma: sutura contínua com fio de Prolene (polipropileno) ou PDS (polidioxanona) calibre 4.0 ou 5.0, evitando uma possível sobra no comprimento (*kinking*). Já na técnica de piggyback, a cava inferior é ligada com fio de algodão ou seda zero, após o término da infusão do soro albuminado gelado.

Anastomose da veia porta

Após a anastomose do sistema cava, inicia a reconstrução do sistema portal. Caso haja anastomose porto-caval, ela deverá ser desfeita. A anastomose portal é realizada de forma término-terminal, com fio de Prolene ou PDS 6.0, adequando-se o tamanho da veia do doador para evitar torção ou estenose da área suturada. É indicado o *fator de crescimento*, isto é, sugere que o nó da sutura não seja completado até o enchimento da veia, permitindo uma expansão da sutura vascular, evitando estenose e/ou trombose portal. Anteriormente à liberação do *clamp* vascular, é importante que seja irrigada a veia porta, retirando possíveis trombos formados pelo tempo de clampeamento. Pode-se preencher a veia durante o final da anastomose com solução salina heparinizada.

Antes da reperfusão hepática, se faz necessária uma prévia remoção da solução que se encontra no parênquima hepático, solução esta que é rica em eletrólitos gerados durante a isquemia e da própria solução de preservação e que podem causar instabilidade hemodinâmica e até parada cardíaca. Essa lavagem pode ser feita com uma solução fisiológica gelada e albumina ou mesmo com sangue total, drenando um pouco pela veia cava inferior do enxerto, antes de liberar os *clamps* da veia cava.

A reperfusão portal do enxerto pode ser realizada na forma sequencial, onde os *clamps* da veia cava e da veia porta são inicialmente liberados, e a reconstrução da artéria hepática é feita posteriormente. Alternativamente, pode ser realizada de forma simultânea, onde as três anastomoses vasculares (veia cava, artéria hepática e veia porta) são feitas antes da reperfusão do enxerto, mantendo a anastomose cavo portal durante a anastomose arterial.

A principal vantagem da técnica sequencial sobre a técnica simultânea de perfusão do enxerto é um menor tempo de isquemia do enxerto, pois o fluxo portal é suficiente para uma boa perfusão e funcionamento do enxerto hepático. No entanto, uma desvantagem é o maior tempo de isquemia morna, o que pode levar a complicações na via biliar devido ao suprimento sanguíneo predominantemente arterial.

Após a reperfusão portal procede-se com a administração de soro morno na cavidade a fim de que se mantenha a temperatura do receptor e ajude na perfusão hepática. Neste momento pode ocorrer a síndrome de reperfusão com choque hemodinâmico do receptor. Nesses casos, por vezes, realiza-se o clampeamento intermitente da veia porta minimizando a síndrome de reperfusão.

Os casos de trombose portal não excluem o transplante de fígado ortotópico. Existem diferentes técnicas descritas que variam conforme o grau de obstrução, extensão e características da trombose. Ressalta nesses casos a importância de um planejamento pré-operatório em relação à presença dessas características e de *shunts* como esplenorrenais. Pode-se tentar a trombectomia bem como a utilização de enxertos extra anatômicos na veia mesentérica infrapancreática como em alguma veia dos *shunts* [31,32]. Em alguns raros casos existe a descrição da arterialização da veia porta e hemitransposição porto caval [33,34].

Anastomose arterial

A anastomose arterial é realizada em geral entre a artéria hepática comum, ou o tronco celíaco do doador, e a artéria hepática comum ou própria do receptor, sendo considerada um dos momentos mais críticos da reconstrução. Um planejamento radiográfico é importante para identificar a presença de variações anatômicas bem como estenoses ou placas arteriais. É recomendado o uso de lentes de aumento e técnicas de microcirurgia, utilizando fio de Prolene ou PDS 7.0, de forma contínua ou separada. (Figura 1). A anastomose deve ser cuidadosamente executada para alinhar os eixos e os óstios das artérias, evitando torções e discrepâncias de tamanho. Assim, como na veia porta, os fios são passados nos ângulos e reparados. O cirurgião sempre deve estar atento para garantir que a camada íntima esteja adequadamente posicionada na sutura, evitando seu descolamento futuro com o fluxo sanguíneo e dissecção arterial.

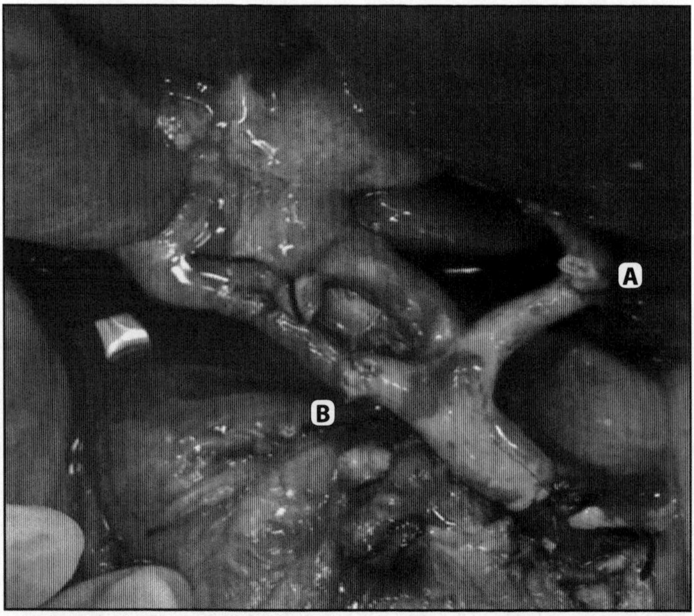

Figura 1 ■ Na parte superior da foto observa-se as anastomoses arterial e portal já realizadas, fluxo sanguíneo restabelecido, pode-se observar que havia variação anatômica e que a artéria hepática direita emergia da artéria mesentérica superior do doador e foi anastomosada a artéria esplênica. Na parte inferior, observa-se a patenticidade arterial através do exame ultrassonográfico (Fonte: Arquivo pessoal da Profa. Dra. Ilka Boin).

Durante a anastomose arterial, é comum o uso de *clamps* vasculares para controlar o fluxo sanguíneo reverso pela artéria do doador. É crucial realizar a heparinização da artéria enquanto o *clamp* está em uso.

Quando há duas artérias hepáticas no receptor, é preferível utilizar a dominante. Com o intuito de aumentar o fluxo, pode-se ligar a artéria gastroduodenal. Em casos de variações anatômicas significativas, dúvidas sobre a qualidade da artéria hepática do receptor ou grandes diferenças de calibre entre as artérias, pode-se optar por utilizar um enxerto de artéria ilíaca do doador. Nesse cenário, é realizada uma anastomose entre a aorta do receptor e a artéria hepática do doador utilizando o enxerto ilíaco. Além da anastomose principal, é feita uma segunda anastomose na aorta infrarrenal para posicionar o enxerto ilíaco de maneira retrogástrica e transmesocólica [35].

Anastomose biliar

Finalmente, na maioria das vezes, a reconstrução da via biliar é feita por anastomose do colédoco do doador com o colédoco do receptor. A sutura é realizada com fio de Prolene ou PDS 6-0, de forma contínua na parede posterior e pontos separados na parede anterior, para ajustar possíveis alterações no calibre dos colédocos. vigência de doenças da via biliar, como na colangite esclerosante, ou há discrepância entre o tamanho dos óstios, é realizada a reconstrução com uma colédoco-jejunal anastomose em Y de Roux.

Sempre que possível o ducto cístico é excisado, exceto se paralelo ao ducto colédoco, pois aí se mantém a vascularização do enxerto. Atualmente não é comum o uso de drenagem biliar externa [36]. A colecistectomia é sempre realizada.

Após todas as anastomoses serem concluídas, é essencial realizar uma revisão completa, além de garantir uma hemostasia rigorosa, antes de drenar a cavidade e fechar a incisão. O tipo de dreno varia conforme os centros transplantadores. A equipe de enfermagem da sala deve realizar uma verificação cuidadosa da contagem de compressas e pinças para evitar a possibilidade de deixar objetos estranhos na cavidade. A sutura da aponeurose é feita de forma individualizada por camadas, utilizando fio inabsorvível de calibre 0 ou 2 de maneira contínua, com Prolene ou PDS. A sutura da pele é realizada de forma contínua com fio Mononylon (poliamida) 4.0 para evitar vazamento de ascite no pós-operatório.

Técnicas diferenciadas de implante

Técnica de transecção

Na técnica de transecção, todo o órgão é retirado e preservado com as técnicas habituais de transplante de órgão inteiro. Durante a cirurgia do doador devem ser reconhecidas eventuais variações anatômicas assim como artéria hepática esquerda proveniente da artéria gástrica esquerda e artéria hepática direita proveniente da artéria mesentérica superior. Além disso, enxertos vasculares devem ser retirados para possíveis reconstruções de artérias e veias, caso necessite. Entre os enxertos vasculares mais frequentes estão: veia mesentérica inferior, artéria mesentérica superior e artéria ilíaca interna, todas com seus ramos menores.

O órgão é levado ao local da realização do preparo e colocado em um recipiente com gelo e solução de preservação. Em alguns centros é realizada pré-secção antes da colangiografia e arteriografia.

A dissecção do hilo hepático é realizada identificando os ramos da artéria hepática, veia portal e ductos hepáticos direito e esquerdo. Em geral o ducto hepático comum é mantido com o lobo direito, a não ser que o segmento IV permaneça com o lado esquerdo.

A divisão do suprimento arterial e portal deve ser idealizada com a colaboração das duas equipes que receberão os enxertos. A divisão deve ser racional respeitando os critérios do pedículo glissoniano. Na maioria dos casos, a veia porta esquerda e a artéria hepática direita são seccionadas por serem longas e com maior facilidade para serem anastomosadas no receptor. Pode ser utilizada a interposição de enxertos vasculares caso haja desproporção da circunferência dos vasos.

A linha de transecção do parênquima para a formação do segmento lateral esquerdo estende da confluência da veia hepática esquerda e média até aproximadamente 0,5 – 1 cm à direita da fissura umbilical, acima da placa hilar.

Existem diversas formas de proceder a divisão do parênquima entre elas: o método de clampeamento e a secção com a pinça Kelly e ligadura dos vasos, o uso do bisturi bipolar ou a dissecção com bisturi ultrassônico.

As estruturas vasculares ou vias biliares maiores devem ser controladas com clipes hemostáticos ou suturas. A veia hepática esquerda permanece com o segmento II-III, já a veia hepática direita, média e a veia cava, com o lobo direito.

Técnica do *Split Liver*

O transplante "split" divide o fígado do doador cadáver em duas partes para serem implantados em receptores adultos de baixo peso ou pediátricos. Esta técnica teve como precursora a redução hepática realizada por Bismuth, a qual foi realizada pela primeira vez por Pichlmayr em 1989 [37]. No mesmo ano, Bismuth também realizou com sucesso o *split* para dois adultos. A chave para realizar a divisão do enxerto e conseguir dois enxertos viáveis é realizar uma adequada dissecção do parênquima preservando as estruturas vasculares e biliares, o que requer da equipe um conhecimento apurado da anatomia hepática.

Doador vivo

O transplante hepático com doador vivo surgiu da convergência de uma melhor compreensão da anatomia segmentar do fígado, dos avanços técnicos na transecção do parênquima hepático e da limitada disponibilidade de enxertos de fígado de doadores falecidos. Essa técnica se fundamenta na capacidade regenerativa do fígado, onde uma parte do órgão, ao ser suprida por fluxo arterial e venoso adequado, além de uma drenagem venosa eficiente, pode regenerar massa hepática suficiente para atender às demandas metabólicas tanto do doador quanto do receptor. Além disso, o transplante com doador vivo é uma opção que tem vantagens, pois na maior parte das vezes o doador é geneticamente relacionado, existindo uma maior histocompatibilidade. A cirurgia é realizada em tempo apropriado e o enxerto é sempre favorável. A grande desvantagem é que envolve um procedimento cirúrgico no doador, sempre saudável. Este procedimento inicialmente foi realizado no Brasil em 1988 por Raia e col[38] e foi feito com sucesso em 1989 na Inglaterra por Strong[39].

A segurança do doador é de extrema importância. Em particular, é essencial deixar uma quantidade adequada de massa hepática no doador para garantir uma recuperação completa no pós-operatório. Esse volume pode ser ajustado para cima se o doador for mais idoso ou apresentar esteatose hepática. Volumétricamente será necessário de 40 % a 60 % do fígado do doador, que poderá comprometer dois ou mais segmentos hepáticos. A técnica utilizada varia entre segmentectomia lateral esquerda, lobectomia esquerda, lobectomia direita ou trissegmentectomia direita [40]. Embora a doação laparoscópica de fígado vivo tenha sido relatada, a maioria dos centros ainda realiza a hepatectomia por meio de cirurgia aberta [41]. Entre as complicações mais significativas está o "small for size", que ocorre quando o enxerto hepático transplantado é inadequado em relação ao tamanho, resultando em uma função hepática insuficiente. Além disso, também são observadas complicações biliares como parte dos desafios pós-operatórios do transplante hepático.

Cirurgia de Mesa – Preparo do Órgão (*Back Table*)

A cirurgia de mesa, também conhecida como "back table", é o processo em que o enxerto hepático é preparado após sua chegada à sala adjacente à cirurgia do receptor. Durante esta fase, o tecido hepático e suas estruturas vasculares são dissecados e preparados antes do implante. O fígado é transportado até a sala em uma caixa térmica, envolto em bolsas plásticas com quatro camadas de proteção, a uma temperatura de 4 graus Celsius. A primeira camada envolve o fígado junto com a solução de preservação. A segunda camada contém soro gelado. A terceira camada contém gelo estéril e a última camada envolve todas as demais.

Assim, durante a cirurgia de "back table", diversas etapas são executadas, como a inspeção e avaliação da qualidade e viabilidade do fígado doado, além da preparação das artérias, veias e ductos biliares para as anastomoses subsequentes. Variações anatômicas no suprimento arterial são frequentemente observadas e podem exigir reconstruções complexas [42].

Durante a reconstrução também é recomendado o uso de lentes de aumento e técnicas de microcirurgia, utilizando fio de Prolene ou PDS 7.0, com sutura contínua ou de pontos separados. A anastomose deve alinhar os eixos e os óstios das artérias, evitando torções e discrepâncias de tamanho, além de atenção às camadas da artéria a fim de evitar rompimento de placas e dissecção. O risco de trombose arterial e perda do enxerto aumenta com anastomoses arteriais adicionais, sendo as variações mais comuns a artéria hepática direita originada da artéria mesentérica superior, a artéria hepática esquerda originada da artéria gástrica esquerda, a artéria hepática direita originada diretamente da aorta e combinações entre as variações.

A reconstrução mais comum envolve a anastomose da artéria hepática direita na artéria gastroduodenal ou à artéria esplênica. Quando presente, a artéria hepática esquerda acessória, ramo da artéria gástrica esquerda, deverá ter seus ramos arteriais tributários na pequena curvatura ligados. Nessa situação, a anastomose no receptor é realizada na altura do tronco celíaco do doador. (Figura 2).

É importante ressaltar que neste tempo também os vasos portais ou arteriais devem ser preparados para enxertia nos casos que se fizerem necessário, ou seja alguns tipos de retransplantes ou anomalias arteriais importantes, a critério da equipe.

Recentemente, o uso da perfusão mecânica pode representar uma alternativa superior ao armazenamento refrigerado do órgão. Esses dispositivos

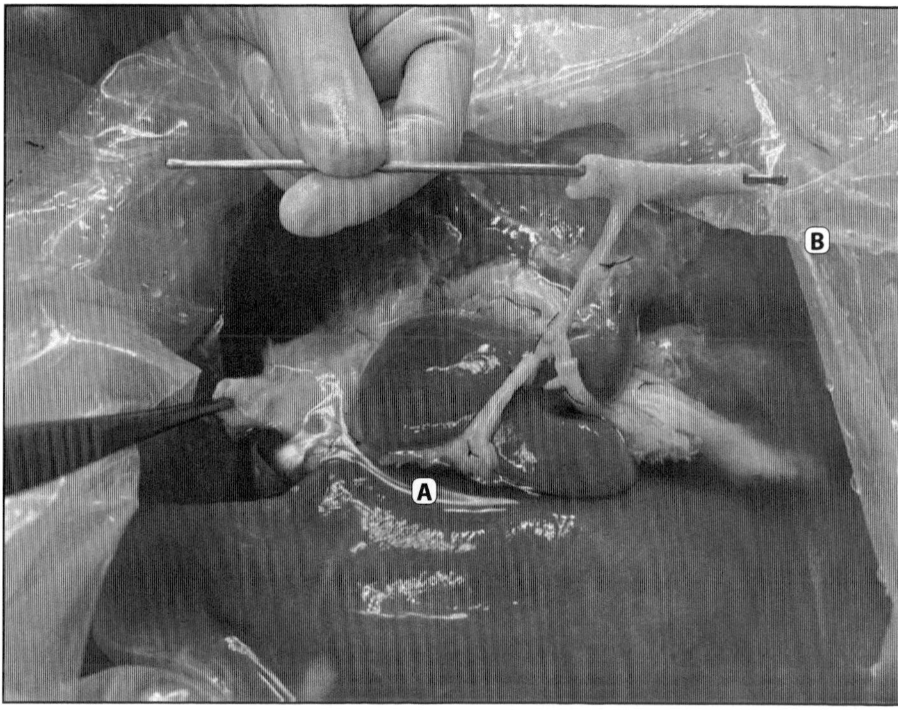

Figura 2 ■ Foto do órgão, em solução de preservação gelada, mostrando variação anatômica da artéria hepática esquerda saindo da artéria esplênica anastomosada à artéria hepática direita que era ramo da artéria mesentérica superior. (Fonte: acervo pessoal da Professora Dra. Ilka Boin).

permitem manter a perfusão dos órgãos após a obtenção do doador, conferindo algumas vantagens principalmente na avaliação das características macro e microscópicas, testes laboratoriais e escores funcionais, garantindo reabilitação e uma avaliação abrangente que apenas fígados adequados e saudáveis sejam utilizados para transplante. Uma nova alternativa fundamental para o sucesso e segurança do procedimento [43].

Cirurgia de Captação

A cirurgia de captação de fígado se inicia com a preparação do doador, incluindo estabilização hemodinâmica, suporte ventilatório e monitoramento contínuo dos sinais vitais. O doador é encaminhado a sala cirúrgica e submetido a anestesia padrão. Ocorre a degermação do paciente e antissepsia com solução alcoólica de clorexidina. Concomitantemente é montada a mesa de instrumental cirúrgico. São colocados campos estéreis e instalado o aspirador e o bisturi elétrico.

As etapas da remoção dos órgãos foram padronizadas e publicadas em 1984 por Starzl et al [44]. Uma incisão completa na linha mediana é feita desde a fúrcula supra esternal até logo acima da sínfise púbica, sendo utilizada uma serra de corte para o osso esterno. Procede-se a colocação de afastadores autostáticos (Finochietto no tórax e Gosset no abdome) sendo realizado o inventário da cavidade à procura de lesões neoplásicas, variações anatômicas ou presença de líquidos ou infecção. O espaço retroperitoneal é acessado através da manobra de Cattell-Braasch: incisão da reflexão peritoneal do cólon ascendente, ceco e parte distal do intestino delgado (íleo) permitindo acesso aos grandes vasos retroperitoneais. A aorta distalmente e a veia cava inferior infra-renal são dissecadas, circundadas e separadas dos tecidos adjacentes. Ambos os grandes vasos são mobilizados, ligando e seccionando a artéria mesentérica inferior e dois ou três conjuntos de ramos lombares. A dissecção ascendente da superfície anterior da aorta é contínua até que a veia renal esquerda seja encontrada cruzando a aorta da esquerda para a direita. Logo acima, a artéria mesentérica superior pode ser sensível como um fio tenso que passa quase que diretamente a 90 graus em sentido anterior, desde que os intestinos sejam suspensos na mesma direção. A aorta, veia cava inferior e artéria mesentérica superior são reparadas com fitas cardíacas ou fios de algodão.

Logo acima ou abaixo do diafragma, novamente a aorta é isolada e circundada. A maneira mais segura de acessá-la no nível mais-superior é estender a incisão da linha média até onde o tendão central do diafragma se funde com a superfície inferior do pericárdio. A fusão é aberta, separando cuidadosamente a porção esquerda do diafragma tendinoso do pericárdio. A aorta torácica inferior é identificada e imediatamente e circundada. Caso haja aderências pleurais, como alternativa a este local de futuro pinçamento, o ligamento triangular esquerdo do fígado pode ser incisado e a aorta abdominal infradiafragmática pode ser circundada logo acima da origem do tronco celíaco. Essa abordagem é feita com segurança após secção do ligamento arqueado e do hiato aórtico.

Terminado os procedimentos sobre o sistema arterial, procede-se, de modo similar, ao sistema venoso. A perfusão deste sistema poderá ser realizada pela veia mesentérica superior ou inferior. A veia mesentérica superior é reparada com a dissecção do mesentério, na borda inferior do colo pancreático e à direita da artéria mesentérica superior. Em contrapartida, a veia mesentérica inferior é encontrada na borda inferior da cauda pancreática, no mesocólon transverso, à esquerda da palpação aórtica. Uma das duas veias deverá ser reparada com fios de algodão.

Desse modo, sucede-se com a infusão venosa de 1 mg/kg de heparina no paciente. Cânulas são colocadas na parte distal da aorta, na veia mesentérica inferior ou superior e na veia cava inferior. A cânula aórtica e da veia mesentérica inferior ou superior são fixadas com fitas cardíacas ou fios de algodão e anexadas a um sistema de infusão sem ar, por meio do qual, as soluções de preservação resfriadas poderão ser posteriormente infundidas. A cânula da veia cava inferior infra-renal é conectada a um tubo que leva à uma bolsa de sangramento, coletado por gravidade, e fica colocada abaixo da mesa cirúrgica.

Após 5 minutos da administração de heparina, a aorta é pinçada imediatamente acima ou abaixo do diafragma para interromper o fluxo de solução em direção ao tórax. Soluções como Collins, Wisconsin, Celsior (de acordo com a escolha da equipe) entre outras são então infundidas através das cânulas inseridas na aorta e na veia mesentérica (inferior ou superior). Neste momento procede-se a exanguinação pela veia cava inferior que está drenada pela secção do átrio direito a fim de evitar congestão hepática. O suporte do procedimento anestésico é interrompido. Durante o período da perfusão com a solução de preservação e exanguinação, o corpo do doador é resfriado com a colocação de gelo nas cavidades abdominais e torácicas a 4° Celsius.

Procuram-se anomalias, das quais as artérias para o lobo esquerdo da artéria gástrica esquerda ou para o lobo direito da artéria mesentérica superior são as mais frequentes. Se a anatomia for normal, as artérias esplênica e gástrica esquerda são dissecadas, ligadas e divididas, e o tronco celíaco é dissecado o mais para trás em direção à aorta quanto for conveniente. A aorta é circundada acima e abaixo do tronco celíaco e seccionada transversalmente.

Caso haja captação em conjunto com pâncreas, a artéria esplênica é seccionada na emergência do tronco celíaco e reparada distalmente no pâncreas com fio de Prolene 6 ou 7.0.

A artéria gastroduodenal e a artéria gástrica direita (quando presente) são ligadas e divididas. Abaixo da artéria gastroduodenal é encontrada a veia porta. O ducto biliar comum é mobilizado para o nível mais inferior possível e seccionado. Ao mesmo tempo, a vesícula biliar é incisada e a bile é lavada com solução salina para evitar a autólise da mucosa das vias biliares. A veia porta é limpa inferiormente à junção da veia esplênica e da veia mesentérica superior e também seccionada. Caso haja a captação pancreática simultânea, todas essas secções devem respeitar a anatomia dos vasos pancreáticos. A veia cava inferior é seccionada logo acima das veias renais.

Prossegue-se com a dissecção da veia cava supra-hepática juntamente com o manguito do diafragma circundante. O fígado é liberado inferiormente, seccionando as inserções posteriores, incluindo as veias adrenais direitas e parte da adrenal direita. O fígado liberado é levado para uma mesa de apoio, recebendo uma lavagem final com um litro de solução fria após a canulação da veia porta com sonda. O órgão é colocado em um saco preenchido com o mesmo tipo de solução. O saco é selado e coberto com soro gelado, outro saco com gelo triturado e finalmente outro saco que isola o contato das soluções com o ambiente externo [45]. Ë importante que se retire o máximo de ar dentro dos sacos para que diminua oxigenação e possível replicação bacteriana. Após o fechamento dos sacos plásticos, o material é colocado num *cooler* com gelo para a manutenção do resfriamento durante o transporte.

Aspectos Anatomopatológicos da Rejeição no Enxerto Hepático

De um modo geral, a rejeição pode ser definida como uma resposta imunológica do hospedeiro aos antígenos do doador, com potencial lesivo[46]. Na maioria dos órgãos sólidos, este fenômeno pode ser dividido em rejeição celular, também denominada rejeição mediada por células "T" e rejeição mediada por anticorpos, sendo esta um evento raro e de feições clínico-patológicas não completamente elucidadas no fígado, por ser um órgão de sistema imunológico "privilegiado" [47].

De acordo com a última classificação do Sistema de Banff de 2016 [48], do ponto de vista anatomopatológico, as formas mais precoces de rejeição no fígado tendem a ocorrer por volta dos 3 aos 6 meses após o transplante, enquanto as formas tardias, após um ano do procedimento. Por outro lado, é importante ressaltar que, tanto precocemente quanto tardiamente, podemos ter rejeição aguda ou crônica. Este diagnóstico não é temporal, e sim, morfológico.

A tríade clássica histológica da rejeição aguda mediada por células T (rejeição celular aguda) envolve inflamação portal (mista, com linfócitos, inclusive, blásticos, eosinófilos e neutrófilos), lesão ductal e endotelialite.

A rejeição celular aguda tardia é semelhante, porém com menos linfócitos blásticos portais, mais atividade de interface, mais perivenulite central (muitas vezes, um achado isolado) e extensa necrose hepatocitária. Estes casos costumam estar associados a uma maior tendência de resistência ao tratamento com corticosteroides, bem como maior incidência de progressão para rejeição crônica. Esta, por sua vez, se caracteriza principalmente por lesão de ductos biliares, potencialmente irreversíveis, com ductopenia (sendo este diagnóstico possível quando mais de 50% dos espaços-porta não exibe os ductos biliares originais, bem estabelecida nas formas mais tardias), além de arteriopatia de células espumosas, com deposição de macrófagos xantomatosos na camada íntima da parede arterial. (Figura 3).

Nas formas mais precoces de rejeição crônica, prevalecem as alterações degenerativas e regenerativas do epitélio ductal, com distorção arquitetural, atrofia, vacuolização citoplasmática, irregularidade do contorno nuclear e hipercromasia. A rejeição aguda mediada por anticorpos, define-se, principalmente, pela capilarite portal, infiltrado inflamatório misto e deposição difusa de C4D na microvasculatura portal, documentada através de imuno-histoquímica, excluídas outras causas de disfunção do enxerto, além de sorologia positiva para anticorpos específicos do doador (DSA).

A rejeição crônica mediada por anticorpos é um diagnóstico difícil, recentemente descrito, tendo como principal descrição histopatológica a fibrose

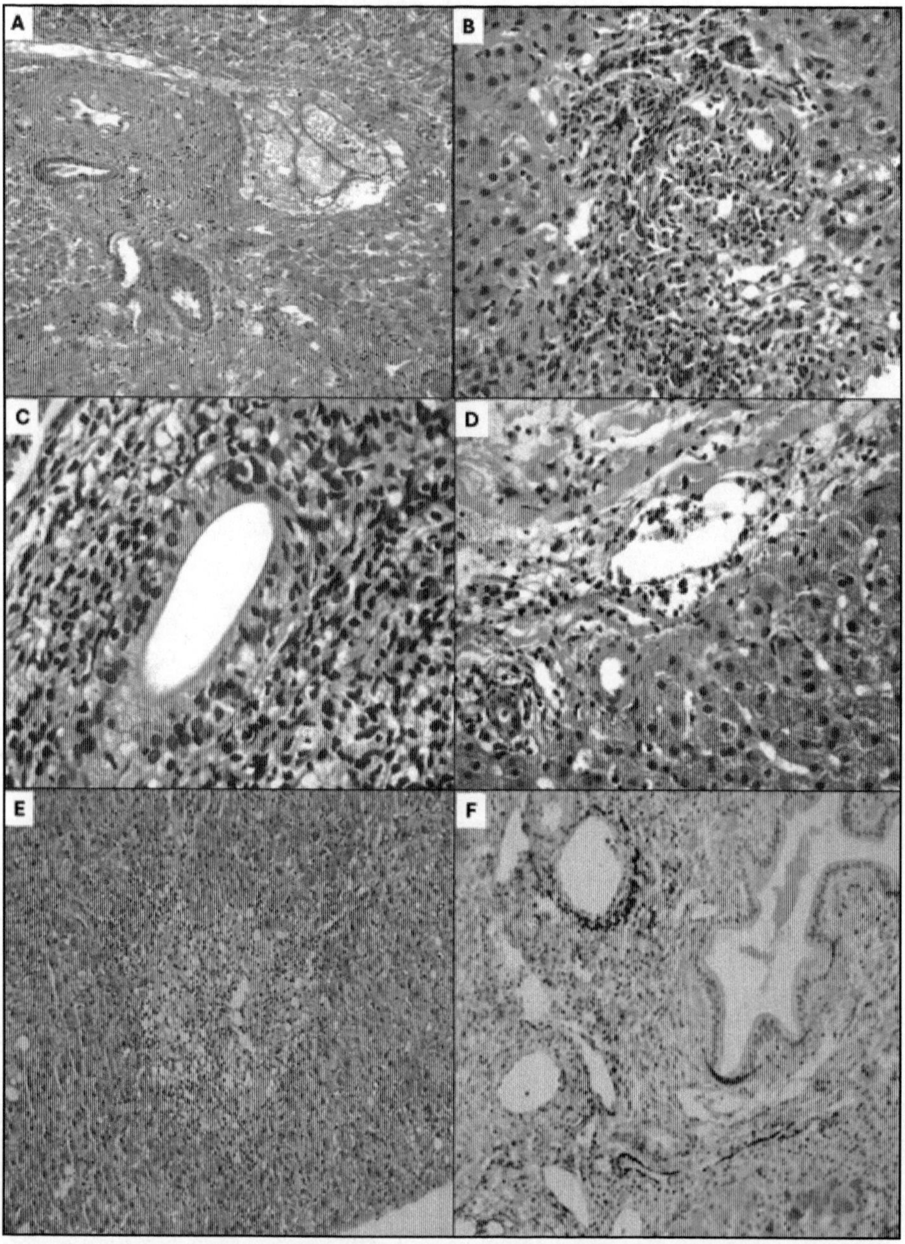

Figura 3 ■ (**A**) Rejeição hiperaguda. (**B**), (**C**) e (**D**) Rejeição mediada por células T, **E**) Achados histológicos sugestivos de rejeição mediada por anticorpos. (F) reação imuno-histoquímica para C4D. (Fonte: acervo do Departamento de Patologia. Área de Anatomia Patológica. Faculdade de Ciências Médicas-FCM/Unicamp).

densamente hialinizada portal e perissinusoidal, associada a depósitos menos frequentes de C4D. A rejeição plasmocitária ainda não está totalmente compreendida e é considerada uma forma incomum de rejeição tardia, semelhante a uma hepatite autoimune, descrita mais comumente em pacientes com infecção crônica pelo vírus da hepatite C (VHC) tratados com interferon.

A rejeição hiperaguda, bastante rara atualmente, resulta de anticorpos anti-doador pré-formados, tendo como principal fator de risco um enxerto ABO-incompatível. As alterações histopatológicas podem ser observadas em até duas a seis horas após a implantação do enxerto, com depósitos de fibrina, que progridem para exsudação neutrofílica, congestão e necrose coagulativa dos hepatócitos nos primeiros dias após o transplante.

- Alterações vasculares: trombose e vasculite (exsudação neutrofílica e fibrina em torno de vasos).
- Expansão estrelada dos espaços-porta, com infiltrado inflamatório misto, rico em linfócitos, eosinófilos e neutrófilos, por vezes com extravasamento para o parênquima hepático.
- A maioria ou todos os ductos biliares estão infiltrados por células inflamatórias, principalmente linfócitos. O epitélio biliar exibe alterações degenerativas, com perda da polarização dos núcleos, hipercromasia e vacuolização citoplasmática.
- Infiltração subendotelial envolvendo a maioria dos capilares ramos venosos portais.
- Dilatação de capilares e sinusóides, com inflamação microvascular, depósito de fibrina e extravasamento de hemácias para o estroma portal ou para o espaço de Disse.
- Expressão imuno-histoquímica de C4D nos capilares e ramos venosos portais.

Perspectivas

Atualmente as indicações em transplante de fígado estão sendo ampliadas incluindo, além da indicação por carcinoma hepatocelular, outros tipos de doenças oncológicas tais como o colangiocarcinoma e as metástases colorretais, que foi denominado como transplante em oncologia. Os transplantes de fígado em oncologia representam uma área de estudo e prática médica complexa e em evolução, com várias perspectivas e considerações importantes [49-52].

Tradicionalmente, pacientes com câncer de fígado, especialmente carcinoma hepatocelular (CHC), são considerados para transplante de fígado. Os critérios de Milão (um tumor de até 5 cm ou até três tumores com no máximo 3 cm cada um) são frequentemente utilizados para selecionar candidatos adequados, já que pacientes dentro desses critérios têm uma melhor sobrevida pós-transplante. Pesquisas recentes sugerem que a expansão dos critérios de seleção, como os critérios de UCSF (um único tumor de até 6,5 cm ou até três tumores com no máximo 4,5 cm, com um diâmetro cumulativo total de até 8 cm), pode permitir que mais pacientes se beneficiem do transplante sem comprometer significativamente os resultados esta apreciação, no Brasil, ainda precisa ser discutida no Sistema Nacional de Transplantes (órgão do Ministério da Saúde). [11,12].

O colangiocarcinoma intra-hepático, um tipo de câncer do ducto biliar, tem sido tradicionalmente considerado uma contraindicação para o transplante de fígado devido ao risco de recorrência. No entanto, abordagens multimodais, incluindo quimioterapia e radioterapia neoadjuvante seguidas por transplante, têm mostrado resultados promissores em pacientes selecionados [50].

O uso de terapias neoadjuvantes (antes do transplante) e adjuvantes (após o transplante) tem sido estudado para melhorar os resultados em pacientes com câncer. Estas incluem a quimioembolização transarterial (TACE), ablação por radiofrequência (RFA) e terapias sistêmicas, tipo imunoterapias recém utilizadas [49].

Inovações em terapia genética, imunoterapia e técnicas cirúrgicas estão sendo exploradas para melhorar os resultados do transplante de fígado em pacientes oncológicos. Estudos clínicos estão em andamento para avaliar a eficácia de novas abordagens terapêuticas [49].

A imunossupressão necessária após o transplante de fígado pode aumentar o risco de recorrência do câncer. Ajustar a terapia imunossupressora para minimizar esse risco enquanto se evita a rejeição do enxerto é um desafio contínuo.

Os resultados do transplante de fígado para pacientes com câncer variam significativamente com base no estágio do câncer, tratamento prévio, e seleção do paciente, isto é valido tanto para transplante em colangiocarcinoma seja peri-hilar ou intra-hepatico ou nos pacientes com metástases hepáticas colorretais não ressecáveis [50,51]. No entanto, para pacientes adequadamente selecionados, os resultados podem ser comparáveis aos de pacientes transplantados por doenças hepáticas não malignas.

As decisões de transplante de fígado em oncologia envolvem considerações éticas complexas, incluindo a alocação de órgãos escassos e a previsão de benefícios em termos de sobrevida e qualidade de vida [51].

Os transplantes com uso de enxertos de animais modificados geneticamente também estão sendo pesquisados, mas ainda não apresentam resultados animadores. Novos estudos estão sendo realizados pela comunidade transplantadora.

Referências

1. Lee WM, Squires Jr RH, Nyberg SL, Doo E, Hoofnagle JH. Acute liver failure: summary of a workshop. Hepatology 2008;47:1401–1415. doi: 10.1002/hep.22177.
2. European Association for the Study of the Liver. Electronic address: easloffice@easloffice.eu. EASL Clinical Practice Guidelines: Liver transplantation. J Hepatol. 2016 Feb;64(2):433-485. doi: 10.1016/j.jhep.2015.10.006.
3. Malinchoc M, Kamath PS, Gordon FD, Peine CJ, Rank J, ter Borg PC. A model to predict poor survival in patients undergoing transjugular intrahepatic portosystemic shunts. Hepatology 2000;31:864–871, doi: 10.1053/he.2000.5852
4. Liver and Intestinal Organ Transplantation Committee - OPTN/UNOS. Clerical hanges for implementation of adding serum sodium to the MELD Score. 2015
5. Freeman Jr RB, Gish RG, Harper A, Davis GL, Vierling J, Lieblein L, et al. Model for end-stage liver disease (MELD) exception guidelines: results and recommendations from the MELD Exception Study Group and Conference (MESSAGE) for the approval of patients who need liver transplantation with diseases not considered by the standard MELD formula. Liver Transpl 2006;12:S128–S136. doi: 10.1002/lt.20979.
6. Cross TJ, Antoniades CG, Muiesan P, et al. Liver transplantation in patients over 60 and 65 years: an evaluation of long-term outcomes and survival. Liver Transpl 2007; 13:1382. doi: 10.1002/lt.21181
7. Neff GW, Bonham A, Tzakis AG, et al. Orthotopic liver transplantation in patients with human immunodeficiency virus and end-stage liver disease. Liver Transpl 2003; 9:239. doi: 10.1053/jlts.2003.50054

8. Barone M, Viggiani MT, Losurdo G, et al. Systematic review with meta-analysis: post-operative complications and mortality risk in liver transplant candidates with obesity. Aliment Pharmacol Ther 2017; 46:236. doi: 10.1111/apt.14139.
9. Secretária de Estado da Saúde – Central de Transplante- CT Nota Técnica– 01/2011 Disciplina o módulo do fígado, atualizando a Resolução SS-151, de 13 de agosto de 2010.)
10. Prokai A, Fekete A, Pasti K, Rusai K, Banki NF, Reusz G, Szabo AJ. 2012. The importance of different immuno suppressive regimens in the development of posttrans plant diabetes mellitus. Pediatr Diabetes 13: 81–91. doi: 10.1111/j.1399-5448.2011.00782.x.
11. Evaluation for liver transplantation in adults: 2013 practice guideline by the American Association for the Study of Liver Diseases and the American Society of Transplantation. Martin P, DiMartini A, Feng S, Brown R Jr, Fallon M Hepatology. 2014;59(3):1144. doi: 10.1002/hep.26972.
12. Nota Técnica 01/2021 – Secretaria de Estado da Saude do Estado de São Paulo – CT e Resolução SS-151, de 13 de agosto de 2010
13. Starzl TE, Marchioro TL, Von Kaulla KN, Hermann G, Brittain RS, Waddell WR. Homotransplantation of the liver in humans. Surg Gynecol Obstet. 1963;117:659–76
14. Starzl TE, Groth CG, Brettschneider L, et al. Orthotopic homotransplantations of the human liver. Arm Surg. 1968;168:392–415.
15. Starzl TE, Iwatsuki S, Esquivel CO, et al. Refinements in the surgical technique of liver transplantation. Semin Liver Dis. 1985;5:349–56.
16. Po-Da Chen, Chao-Ying Wu, Rey-Heng Hu, Cheng-Maw Ho, Po-Huang Lee, Hong-Shiee Lai, Ming-Tsan Lin, Yao-Ming Wu. Robotic liver donor right hepatectomy: A pure, minimally invasive approach. Liver Transpl. 2016 Nov;22(11):1509-1518.
17. Lladó L, Figueras J. Techniques of orthotopic liver transplantation. HPB (Oxford). 2004; 6(2): 69–75.
18. Griffith BP, Shaw BW Jr, Hardesty RL, Iwatsuki S, Bahnson HT, Starzl TE. Veno-venous bypass without systemic anticoagulation for transplantation of the human liver. Surg Gynecol Obstet. 1985 Mar;160(3):270-2.
19. Khoury GF, Mann ME, Porot MJ, Abdul-Rasool IH, Busuttil RW. Air embolism associated with venovenous bypass during orthotopic liver transplantation. Anesthesiology. 1987;67:848–51
20. Shaw BW, Martin DJ, Marquez JM, et al. Venous bypass in clinical liver transplantation. Ann Surg. 1984;200:524–34.
21. Tzakis A, Todo S, Starzl TE. Orthotopic liver transplantation with preservation of the inferior vena cava. Ann Surg. 1989 Nov;210(5):649-52.
22. Calne RY, Rolles K, White DJ, et al. Cyclosporin A initially as the only immunosuppressant in 34 recipients of cadaveric organs: 32 kidneys, 2 pancreas and 2 livers. Lancet. 1979;2:1033–6
23. Salizzoni M, Andorno E, Bossuto E, et al. Piggyback techniques versus classical technique in orthotopic liver transplantation: a review of 75 cases. Transplant Proc. 1994;26:3552–3.
24. Figueras J, Sabaté A, Fabregat J, et al. Hemodynamics during the anhepatic phase in orthotopic liver transplantation with vena cava preservation: a comparative study. Transplant Proc. 1993;25:2588–9.
25. Jovine E, Mazziotti A, Grazzi GL, et al. Piggy-back versus conventional technique in liver transplantation: report of a randomized trial. Transpl Int. 1997;10:109–12.
26. Tzakis AG, Reyes J, Nour B, Marino IR, Todo S, Starzl TE. Temporary end to side portocaval shunt in orthotopic hepatic transplantation in humans. Surg Gynecol Obstet. 1993;176:181–3.

27. Belghiti J, Noun R, Sauvanet A. Temporary portocaval anastomoses with preservation of caval flow during orthotopic liver transplantation. Am J Surg. 1995;169:277–9.
28. Belghiti J, Noun R, Sauvanet A, et al. Transplantation for fulminant and subfulminant hepatic failure with preservation of portal and caval flow. Br J Surg. 1995;82:986–9.
29. Belghiti J, Panis Y, Sauvanet A, Gayet B, Fékété F. A new technique of side to side caval anastomosis during orthotopic hepatic transplantation without caval occlusion. Surg Gynecol Obstet. 1992;75:270–2.
30. Bismuth H, Castaing D, Shellock DJ. Liver transplantation by "face-à-face" venacavaplasty. Surgery 1992 Feb;111(2):151-5.
31. Sheil R, Thompson JF, Stephen MS. Mesoportal graft for thrombosed portal vein in liver transplantation. Clin Transplant. 1987;1:18–20.
32. Figueras J, Torras J, Rafecas A. Extra-anatomic venous graft for portal vein thrombosis in liver transplantation. Transpl Int. 1997;10:407–8.
33. Ehrard J, Lange R, Giebler R, Rauen U, De Groot H, Eigler FW. Arterialization of the portal vein in orthotopic and auxiliary liver transplantation. Transplantation. 1995;60:877.
34. Tzakis A, Kirkegaard P, Pinna AD, et al. Liver transplantation with cavoportal hemitransposition in the presence of diffuse portal vein thrombosis. Transplantation. 1998;65:619–24.
35. Goldstein RM, Secrest CL, Klintmalm GB, Husberg BS. Problematic vascular reconstruction in liver transplantation. Part I. Arterial. Surgery. 1990;107:544–8.
36. Rouch DA, Emond JC, Thistlethwaite JR, Mayes JI, Broelsch CE. Choledochocholedocostomy without a T tube or internal stent in transplantation of the liver. Surg Gynecol Obstet. 1990;170:239–4.
37. Pichlmayr R. Baillieres Technical developments in liver transplantation. Clin Gastroenterol. 1989 Oct;3(4):757-65.
38. Raia S, Nery JR, Mies S. Liver transplantation from live donors. Lancet. 1989;2(8661):497.
39. R Strong 1, T H Ong, P Pillay, D Wall, G Balderson, S Lynch. A new method of segmental orthotopic liver transplantation in children. Surgery. 1988 Jul;104(1):104-7.
40. Lee SG. A complete treatment of adult living donor liver transplantation: a review of surgical technique and current challenges to expand indication of patients. Am J Transplant. 2015;15:17–38.
41. Samstein B, Griesemer A, Halazun K, et al. Pure laparoscopic donor hepatectomies: ready for widespread adoption? Ann Surg. 2018;268:602–609.
42. Melada E, Maggi U, Rossi G, Caccamo L, Gatti S, Paone G, Reggiani P, Brigati E, Fassati LR. Back-table arterial reconstructions in liver transplantation: single-center experience. Transplant Proc. 2005 Jul-Aug;37(6):2587-8.
43. Ceresa CDL, Nasralla D, Coussios CC, et al. The case for normothermic machine perfusion in liver transplantation. Liver Transpl. 2018;24:269–275.
44. Starzl TE, Hakala TR, Shaw Jr BW, Hardesty RL, Rosenthal TJ, Griffith BP, Iwatsuki S, Bahnson HT. A Flexible Procedure For Multiple Cadaveric Organ Procurement. Surg Gynecol Obstet. 1984 Mar;158(3):223-30.
45. Diretrizes Básicas para Captação e Retirada de Múltiplos Órgãos e Tecidos da Associação Brasileira de Transplante de Órgãos. São Paulo: ABTO, 2009. Disponível em: http://www.abto.org.br/abtov03/Upload/pdf/livro.pdf

46. Terminology for hepatic allograft rejection. International Working Party. Hepatology. 1995 Aug;22(2):648-54.
47. Maurice JB, Nwaogu A, Gouda M, Shaw O, Sanchez-Fueyo A, Zen Y. Acute Antibody-mediated rejection in liver transplantation: Impact and applicability of the Banff working group on liver allograft pathology 2016 criteria. Hum Pathol. 2022 Sep;127:67-77.
48. Demetris AJ, Bellamy C, Hübscher SG, O'Leary J, Randhawa PS, Feng S et al. 2016 Comprehensive Update of the Banff Working Group on Liver Allograft Pathology: Introduction of Antibody-Mediated Rejection. Am J Transplant. 2016 Oct;16(10):2816-2835.
49. O'Kane G, Tabrizian P, Aceituno L, Kulik L, Sapisochin G. Integrating immune check inhibitors in liver transplantation for hepatocellular carcinoma: The right time and the right patient. Am J Transplant. 2024 Jun 18:S1600-6135(24)00379-4. doi: 10.1016/j.ajt.2024.06.006.
50. Krendl FJ, Bellotti R, Sapisochin G, Schaefer B, Tilg H, Scheidl S, Margreiter C, Schneeberger S, Oberhuber R, Maglione M. Transplant Oncology – Current indications and strategies to advance the field. JHEP Rep. 2023 Nov 16;6(2):100965. doi: 10.1016/j.jhepr.2023.100965.
51. Liver transplantation for intrahepatic cholangiocarcinoma: who, when and how. Achurra P, Fernandes E, O'Kane G, Grant R, Cattral M, Sapisochin G. Curr Opin Organ Transplant. 2024 Apr 1;29(2):161-171. doi: 10.1097/MOT.0000000000001136.
52. Wehrle CJ, Fujiki M, Schlegel A, Whitsett Linganna M, Pita A, Kim JK, Kwon DCH, Miller C, Hashimoto K, Dueland S, Sasaki K, Sapisochin G, Line PD, Hernandez-Alejandro R, Aucejo F. Update to 'A Contemporary Systematic Review on Liver Transplantation for Unresectable Liver Metastasis of Colorectal Cancer'. Ann Surg Oncol. 2024 Feb;31(2):697-700. doi: 10.1245/s10434-023-14611-z.

Capítulo 14

TRANSPLANTE PARCIAL DE FÍGADO

- Rodrigo Bronze de Martino
- Maciana Santos Silva

Introdução

Os avanços alcançados pelo advento do transplante de fígado no tratamento dos pacientes portadores de hepatopatia crônica e suas complicações são notáveis. A evolução de áreas como a técnica cirúrgica, anestesia, medicina intensiva, imunossupressão, infecção, entre tantos outros, permitiram que os resultados desse procedimento, outrora muito complexo, atingissem os excelentes níveis dos dias atuais. No entanto, permanecem alguns desafios. Provavelmente o maior deles é o desbalanço entre a insuficiente oferta de enxertos frente a crescente demanda de pacientes em lista de espera pelo transplante. Uma das alternativas sugeridas para enfrentar esse desafio foi o advento do transplante de fígado bipartido, ou "split liver". Nessa modalidade um enxerto hepático pode ser dividido para o tratamento de dois pacientes candidatos ao transplante. Outra opção oferecida pela literatura é o transplante de fígado intervivos. Uma vez que a oferta de enxertos fornecida pelo doador cadavérico não é suficiente, a utilização de um doador vivo com a retirada de parte do fígado para utilizar como enxerto hepático para transplante foi explorada pela comunidade transplantadora.

O transplante de fígado de enxerto parcial, embora exigisse grandes desafios técnicos, evoluiu muito ao longo dos anos e é hoje uma alternativa para aumento da disponibilidade de órgãos em diversos países em todo o mundo.

Este capítulo explora aspectos históricos, definição, indicações, benefícios, técnicas cirúrgicas, complicações e limitações associadas a aplicação generalizada do transplante de fígado parcial.

Contexto Histórico

O transplante de aloenxertos parciais de fígado foi inicialmente defendido por Smith em 1969, que propôs o segmento lateral esquerdo como adequado para crianças. As tentativas iniciais de criar aloenxertos parciais de fígado para transplante pediátrico foram relatadas por Bismuth e Broelsch em 1984, se concentraram na redução cirúrgica de um órgão maior de cadáver adulto para se ajustar à cavidade abdominal do receptor, denominado transplante de fígado reduzido (RLT).

As técnicas cirúrgicas de RLT foram modificadas, com o objetivo de expandir o pool de doadores, para criar um enxerto de segmento lateral esquerdo pediátrico associado a um enxerto remanescente adequado para transplante em um adulto. Essas técnicas podem ser aplicadas atualmente para doadores cadáveres na realização transplante de fígado bipartido (SLT) ou a voluntários vivos para criar transplante de fígado de doador vivo.

A elevada mortalidade na lista de espera por um transplante hepático motivou o aprimoramento dessa técnica no final dos anos 1980 no Brasil, onde em 1988 foi realizado o primeiro transplante de fígado intervivo do mundo, envolvendo um receptor pediátrico de um segmento lateral esquerdo proveniente de sua mãe. Ao longo dos anos 1990 com o desenvolvimento da técnica o espectro foi ampliado para pacientes adultos, principalmente nos países asiáticos onde há um déficit importante de doadores falecidos por questões culturais.

Atualmente o transplante hepático envolvendo o doador vivo é um procedimento padronizado e realizado de modo rotineiro, tanto em pacientes pediátricos quanto em adultos, sendo muito frequente em países como Coreia do Sul e Japão. No ocidente, o número de transplantes intervivos adultos é mais baixo, sobretudo em razão da maior disponibilidade de doadores falecidos e à maior complexidade desse tipo de transplante.

Transplante de Fígado Bipartido

Em 1988 Rudolf Pichlmayr realizou transplante de enxerto de doador cadavérico para dois receptores, um adulto e um pediátrico. Ainda naquele mesmo ano, Bismuth e cols. realizaram o que ficou conhecido como o primeiro "full right/full left" transplante de fígado bipartido para dois receptores adultos. Já na década de 1990, Christoph Broelsch publicava primeiro artigo com resultado de 30 transplantes de fígado bipartido. Essas contribuições pioneiras, e o advento do transplante de fígado intervivos, permitiram redução significativa da mortalidade em lista de transplante pediátrico de 40% na década de 1980, para os atuais 5 a 10% em alguns centros.

Os desafios técnicos que envolvem o transplante de fígado bipartido são evidentes, e de fato, os resultados iniciais com taxas elevadas de complicação levaram a certa hesitação por parte dos grupos de transplante com a técnica. Questionamentos éticos foram levantados em relação a tornar um excelente enxerto hepático de doador cadavérico em dois enxertos marginais após a divisão. No entanto, com o ganho de experiência ao longo dos anos, particularmente em alguns centros de referência, os resultados atuais dessa modalidade de transplante e o impacto na mortalidade em lista de espera, proporcionando aumento na disponibilidade de enxertos hepáticos, mostraram que o transplante de fígado com enxerto bipartido deve continuar a ser estimulado.

Seleção do doador e do receptor

A adequada seleção do doador e um olhar cuidadoso para o receptor é primordial para o sucesso do transplante com fígado bipartido. Nessa modalidade de transplante é necessário cuidado na seleção do doador falecido como um candidato ideal. Além de uma avaliação detalhada do peso, IMC, causa de óbito e comorbidades do doador, é imprescindível uma avaliação do tamanho, peso e de variações anatômicas do fígado, inclusive por métodos de imagem, quando disponíveis, para uma melhor programação da cirurgia e adequada correspondência como seu receptor. Uma relação de peso do enxerto-receptor maior que 1% é desejável para prevenir disfunção primária do enxerto/síndrome de "small for size". Doadores com idade abaixo de 45 anos, sem esteatose, enzimas hepáticas normais ou minimamente alteradas (no máximo 2x o valor de referência), tempo de UTI menor do que 5 dias, sem antecedente de PCR, sem antecedentes mórbidos relevantes, e excluídos outros fatores de risco são, em princípio, bons candidatos ao procedimento.

Outro importante fator de sucesso nesse procedimento é a adequada seleção de potenciais receptores. Alguns autores reconhecem o fígado bipartido como um doador marginal, e de fato com algum suporte na literatura pertinente, portanto é recomendável a adequada seleção de melhores receptores para essa modalidade de transplante. Utilizar o princípio de benefício de sobrevida, frente ao risco com doadores de critério estendido é sugerido.

A Técnica Cirúrgica

Existem algumas alternativas técnicas para divisão do fígado em dois enxertos hepáticos, neste capítulo abordaremos a forma clássica com poucas variações mencionadas.

A técnica pode ser dividida em duas modalidades de bipartição do enxerto hepático, "in situ" ou "ex situ. Na primeira, o fígado é dividido ainda na cavidade abdominal do doador antes da realização da perfusão hepática com a solução de preservação de órgãos, portanto sem o processo de isquemia fria instalada. Isso permite com que a hemostasia seja realizada ainda com o fígado vascularizado e, principalmente, diminui o tempo de isquemia do órgão na cirurgia de bandeja. O que está relacionado a um maior risco de disfunção do enxerto. No entanto, requer uma estrutura técnica maior na cirurgia de captação dos órgãos e um tempo cirúrgico estendido, o que prejudica a captação dos demais órgãos a serem utilizados, como coração, pulmão, pâncreas, intestino e rins. Além disso, requer um cuidado anestésico para manutenção do doador em condições ideais para um procedimento mais prolongado. Devido a isso, a maior parte dos Serviços utiliza a técnica "ex situ", que será abordada nesse capítulo.

Para diminuir o impacto da isquemia fria na técnica "ex situ", um importante cuidado na cirurgia de bandeja deve ser a persistente preocupação em manter o órgão imerso pela solução de preservação em hipotermia o tempo todo. Durante a bipartição do enxerto a atenção do cirurgião está voltada para um campo restrito, e é frequente, embora não desejável, que o fígado seja retirado das condições ideais para manutenção da hipotermia.

Outra variação técnica diz respeito a linha de corte no fígado. Na técnica mais frequentemente utilizada, os segmentos II e III do fígado são desditados ao transplante pediátrico, e os demais segmentos hepáticos podem compor o enxerto direito utilizado em receptor adulto. Por vezes, o segmento IV pode ser incluído no enxerto esquerdo se o receptor pediátrico for de tamanho maior. Em alguns Serviços os segmentos I e IVb podem ser ressecados devido a preocupações com a vascularização deles.

A divisão se inicia pelo ligamento hepatoduodenal/hilo hepático com dissecção da artéria hepática, habitualmente esta é seccionada na artéria hepática esquerda e o tronco celíaco fica para o enxerto do hemifígado direito. No Brasil, nos poucos procedimentos realizados no país, a prioridade é sempre da criança, e as equipes pediátricas preferem ficar com o tronco celíaco para maior conforto na escolha da confecção da anastomose arterial. Em seguida a veia porta é dissecada além da bifurcação direita/esquerda e o ramo para o segmento IV pode ser ligado e seccionado. A secção da via biliar deve ser realizada com muita cautela e bem avaliada, muitas vezes estudada com a utilização de instrumental adequado ("probe"). Alguns grupos advogam a secção da via biliar bem alta para evitar lesão isquêmica. Após término da secção da placa hilar, a demarcação da área de secção do parênquima junto ao hilo é realizada. Inicia-se a dissecção da veia cava inferior para identificação e secção da veia hepática esquerda junto ao seu óstio na v. cava, uma vez que a maioria dos enxertos esquerdos incluem os segmentos II e III. Em casos excepcionais a veia média pode fazer parte do enxerto esquerdo ou ainda dividida ao meio, com confecção de "nova veia média" para os dois lados com enxerto vascular. Após a secção da veia hepática, é possível fazer a demarcação da linha de secção do parênquima hepático habitualmente pouco a direita do ligamento falciforme. A transecção do parênquima hepático pode ser realizada com "Kellyclasia" (esmagamento do parênquima com pinça de Kelly), identificação e ligadura dos vasos sanguíneos, ou com a simples secção com instrumento cortante e sutura dos vasos seccionados, ou ainda com instrumentos de energia. Essa última técnica pode trazer o prejuízo de aquecer o ambiente de hipotermia desejável para preservação do órgão.

Resultados

Os resultados do transplante de fígado bipartido têm mostrado curvas de sobrevida continuamente melhores ao longo dos anos. A sobrevida de enxerto em centros Europeus tem sido reportada como próximo de 80% em cinco anos. Na Ásia, em uma recente publicação Coreana, onde a maior experiência é com transplante pela modalidade intervivos, os resultados de enxertos do lobo direito estendidos foi comparada com a de enxertos inteiros de doadores cadavéricos. As taxas de complicação e sobrevida de enxerto em cinco anos não mostraram diferença estatísticas, embora as taxas de sobrevida global e sobrevida livre de falência do enxerto foram menores em relação ao enxerto inteiro. Em análise de registro europeu de 1.500 transplantes pediátricos, o uso transplante de fígado bipartido (SLT) foi considerado seguro quando evitados alguns fatores de risco identificados, como transplantes na urgência, pacientes com peso abaixo de 6kg, idade do doador maior do que 50 anos e tempo de isquemia fria prolongado. Outros autores têm demonstrado sobrevida de enxerto inferior com SLT quando comparados com o transplante com enxerto inteiro de fígado de doador cadavérico, mesmo em centros Europeus.

Nova perspectiva que tem sido relatada recentemente é a utilização da máquina de perfusão normotérmica nos enxertos hepáticos a serem submetidos a bipartição. Autores têm sugerido que a bipartição possa ocorrer durante a preservação normotérmica, unindo as vantagens da técnica "in situ", sem as desvantagens mencionadas, sobretudo sem preocupações com o tempo de isquemia. Em publicação recente a máquina foi utilizada em 6 casos de transplante de fígado bipartido, mas no estudo a bipartição ocorreu em técnica "ex situ", convencional, com perfusão a frio, mas o lobo direito ou lobo direito estendido foi mantido em preservação normotérmica para ser utilizado no transplante no dia seguinte de forma eletiva, com resultados de curto prazo muito animadores.

Se por um lado devemos analisar com critérios os resultados dos SLT, principalmente quando comparados com transplantes com fígado inteiro, por outro é inegável a contribuição dessa modalidade de transplantes, em centros com maior experiência, e o impacto na redução da mortalidade em lista de espera.

Casuísticas nacionais nessa modalidade de transplantes devem ser estimuladas para entender o impacto na nossa realidade com mortalidade alta em lista de espera, mas que tem que lidar com enxertos provenientes de doadores não idealmente cuidados nos hospitais do nosso Sistema de Saúde.

Transplante de Fígado Intervivos

Outra modalidade de transplante de fígado parcial que consegue ampliar a disponibilidade de doadores, com a intensão de atender a grande demanda de pacientes em lista é o transplante com doador vivo.

O primeiro transplante de fígado intervivos do mundo foi realizado no Brasil, no Hospital das Clínicas da Universidade de São Paulo, em 1988. Um paciente pediátrico recebeu o segmento lateral esquerdo de doador adulto, sua mãe. Embora tenha sido muito controverso à época, devido ao risco de submeter o doador, indivíduo saudável, a uma hepatectomia, o tempo mostrou ser procedimento de grande perspectiva.

Ao longo dos anos 1990 com o desenvolvimento técnico o tratamento foi ampliado para pacientes adultos, principalmente nos países asiáticos onde há um déficit importante de doadores falecidos por questões culturais. Em 1993, no Japão, ocorreu o primeiro transplante de fígado intervivos (adulto-adulto) bem-sucedido do mundo. Desde então, o transplante de fígado intervivos se desenvolveu muito nos países asiáticos. Atualmente, mais de 90% da atividade de transplante no hemisfério oriental se dá pela modalidade intervivos, enquanto conta apenas com 5% dessa mesma atividade no ocidente. Também em Serviços orientais o transplante intervivos pediátrico e adulto ultrapassou barreiras difíceis para avançar aos níveis atuais. Com o objetivo de encontrar doadores para todos os pacientes avançaram em protocolos desafiadores como transplantes ABO incompatíveis e dois enxertos para um único receptor (*dual graft* LDLT).

O transplante de fígado intervivos exige não apenas grande desenvolvimento técnico da equipe cirúrgica envolvida, mas alto padrão ético e abordagem multidisciplinar avançada. A maior preocupação para todo programa de transplantes com doador vivo reside do dilema ético de que o procedimento sempre carrega algum risco para o doador. Indivíduo saudável, que em ato de altruísmo verdadeiro se voluntaria ao procedimento para o bem do receptor doente.

Preparo do doador

Se no transplante pediátrico o doador tem risco inferior e tem relações afetivas e familiares mais imediatas, no transplante de receptor adulto, com relações familiares mais complexas, uma avaliação psicológica detalhada é muito importante. Essa avaliação deve ser realizada por profissional ligado ao grupo de transplante que esteja evolvido nos desafios do procedimento e expectativas que o doador manifesta.

A avaliação do doador deve ser conduzida por médicos que não estejam ligados à avaliação e cuidado com o receptor, para não ultrapassar etapas ou mesmo minimizar riscos, frente a necessidade do paciente a ser transplantado. Suporte da Assistente Social pode ser requerida em alguns casos.

Os protocolos de cada Serviço podem variar em alguns pontos, mas em geral o doador deve ser indivíduo saudável, sem comorbidades, ou alterações muito discretas e/ou reversíveis como sobrepeso, sem hepatopatias, sem esteatose, com idade entre 18 e 55 anos e com exames laboratoriais normais.

A avaliação por imagem do doador para transplante intervivos é etapa fundamental e pode inclusive contraindicar o procedimento. Exames de tomografia computadorizada com contraste e ressonância magnética (RNM) podem nos ajudar a avaliar a anatomia vascular e biliar do doador. Podem acessar e calcular o volume hepático previsto do enxerto hepático e do fígado remanescente para o doador. Espera-se que esse último seja maior ou igual a 30% do volume hepático total, além de manter boa drenagem venosa do parênquima. Enquanto o volume do enxerto calculado deve ter relação com o peso do receptor (GW/RW) maior do que 0,8%, e ter boa drenagem venosa do parênquima hepático estimada pelas reconstruções vasculares a serem realizadas. A avaliação biliar é muito importante, embora a RNM, mesmo com a utilização de contraste hepato específico, nem sempre consegue esclarecer por completo algumas variações menores e as dificuldades biliares particularmente nos enxertos de lobo direito.

A cirurgia do doador

A cirurgia do doador pode ser uma hepatectomia diferente de acordo com a necessidade do receptor. Pode variar de uma segmentectomia esquerda utilizada para transplantes pediátricos, uma hepatectomia esquerda ou até hepatectomia direita, a mais frequentemente utilizada no transplante intervivos de receptores adultos.

A via de acesso recentemente tem sido motivo de discussão na literatura. Serviços ao redor do mundo tem avançado em cirurgias minimamente invasivas como a laparoscopia e cirurgia robótica para a hepatectomia do doador. Isso tem grande benefício por se tratar de indivíduo saudável, sem qualquer doença, em quem diminuir o impacto do procedimento é absolutamente desejável. No entanto, avançar para essa nova tecnologia deve exigir grande treinamento na equipe, pois se o benefício é indiscutível, o risco de expor o doador à técnica não adequadamente aprimorada não deve ser realizada.

A cirurgia do doador de lobo direito inicia-se com realização de colecistectomia e colangiografia. Nesse momento, a avaliação da anatomia da via biliar se completa à RNM, e não é infrequente a identificação de canal biliar que exija uma reconstrução biliar adicional no receptor.

A cirurgia segue com a dissecção do ramo portal direito e artéria hepática direita. A dissecção deve ser realizada em posição mais distal (alta) no hilo hepático, sem manipulação das estruturas hilares a esquerda. Deve-se cuidar com artéria hepática do segmento IV, em caso tenha saída da a. hepática direita. As estruturas vasculares do fígado direito são pinçadas temporariamente para obtenção de linha de demarcação do fígado ao longo da linha de Cantlie (Figura 1). Segue-se a liberação da veia cava inferior retrohepática com ligadura dos ramos junto ao fígado. Em caso de ramos de calibre maior

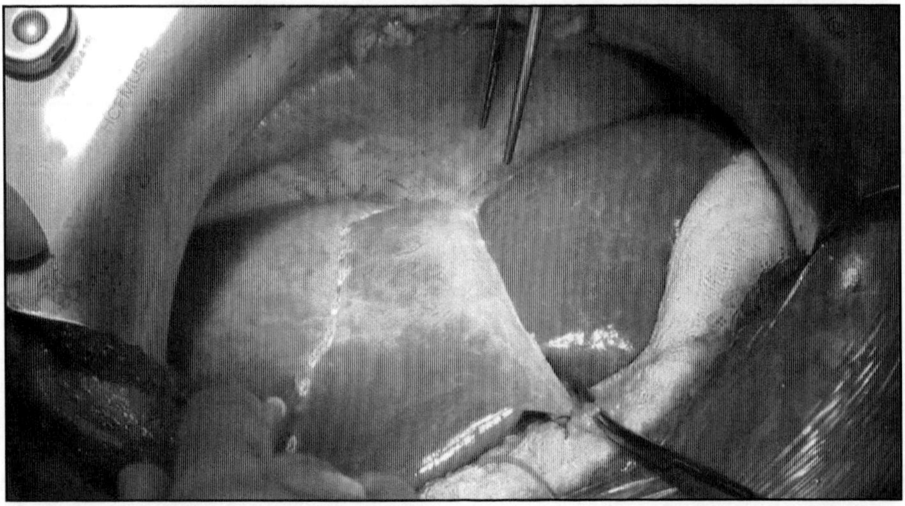

Figura 1 ■ Demarcação de linha de secção do fígado na cirurgia do doador intervivos. (Fonte: Própria).

do que 5 mm, é sugerido manutenção dos mesmo para reconstrução da drenagem na cirurgia do receptor. Após dissecção cuidadosa da veia hepática direita e do espaço de Couinaud, entre as veias hepáticas direita e média, segue reparo da veia direita.

A transecção do parênquima segue a demarcação previamente feita. Muitas técnicas e tecnologias podem ser utilizadas, como bisturi ultrassônico combinado com bisturi bipolar para hemostasia fina. Na maioria do Serviços a veia hepática média é mantida para o doador e os ramos venosos para os segmentos V e VIII (V5 e V8) são seccionados, assim como os ramos maiores do que 5mm, eles serão reconstruídos na cirurgia de bancada. Finalmente, dirigido por nova colangiografia, o local exato de secção do ducto hepático direito (quando único) é definido, sempre com preocupação da preservação do ducto esquerdo e via biliar principal intactos para o doador. Secção da veia porta direita e a. hepática direita, assim como a veia hepática direita, com retirada do enxerto de lobo direito que é imediatamente mergulhado em gelo e perfundido com solução de preservação. Os cotos vasculares e biliar são tratados e realizada nova colangiografia para segurança do doador.

A cirurgia de bancada

Nesse momento da operação, o cirurgião além de perfundir o órgão com solução de preservação e heparina, deve se preocupar em manter o enxerto hepático mergulhado na solução de preservação a 4°C, com a utilização de gelo e solução fisiológica gelada e com o enxerto protegido por bolsa plástica.

O enxerto hepático deve ser examinado e os cotos vasculares identificados. Eventuais prolongamentos de veia porta ou artéria hepática são excepcionais, restritos a casos em que haja dois cotos arteriais ou portais. A reconstrução principal fica para os ramos venosos que drenavam o lobo direito para a veia média (V5, V8 e outros eventuais maiores do que 5mm). Essa reconstrução pode ser feita com enxerto venoso de banco de vasos ilíacos de doadores cadavéricos (Figura 2). Com a união desses ramos venosos a veia hepática direita, forma-se uma nova veia de drenagem em um único óstio a ser implantado na veia cava do receptor.

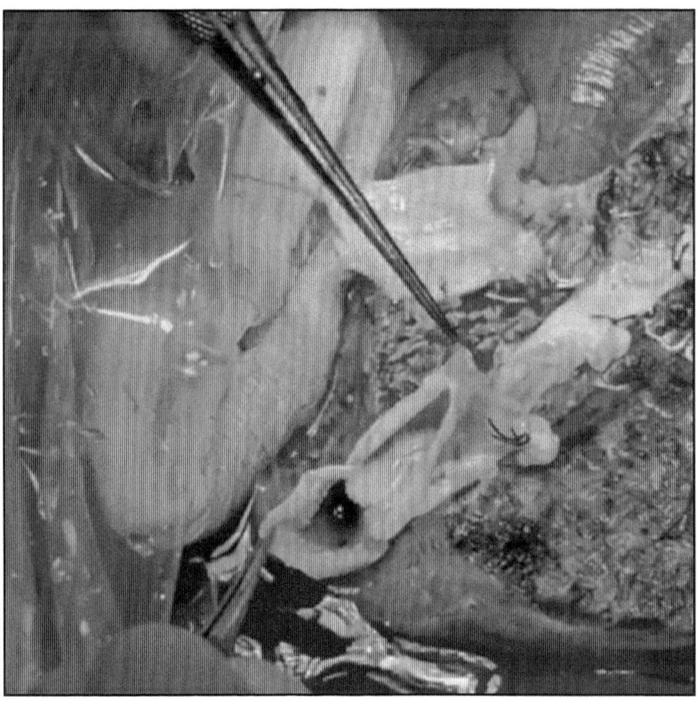

Figura 2 ■ Reconstrução vascular da drenagem venosa de enxerto hepático de lobo direito em transplante com doador vivo. (Fonte: Própria).

Por último, conforme publicação prévia, cola de fibrina pode ser aplicada na área cruenta para reforçar a hemostasia e evitar sangramentos no momento da revascularização do enxerto (Figura 3).

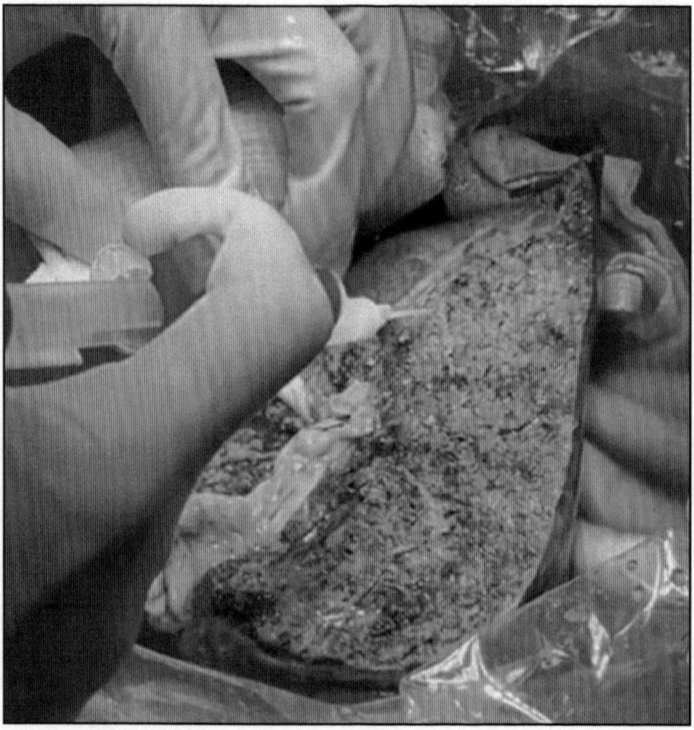

Figura 3 ■ Aplicação de selante ao término da cirurgia de bancada. (Fonte: Própria).

Cirurgia do receptor

A cirurgia do receptor do transplante intervivos não difere muito da cirurgia do receptor do transplante com doador cadavérico, abordada em outro capítulo desse livro, a não ser por alguns detalhes a serem mencionados aqui. O que segue trata de implante de lobo direito, o mais comumente utilizado no transplante intervivos do adulto. Implante de lobo esquerdo, e variações como "dual graft", não fazem parte deste capítulo.

Por se tratar de enxerto hepático parcial e que, em proteção ao doador vivo deve-se cuidar para preservar as estruturas à esquerda (nos intervivos de lobo direito), os cotos vasculares e biliar são curtos e de calibre menor. Isso obriga ao cirurgião do receptor realizar a dissecção e divisão dos elementos, bem alto no hilo hepático, junto a placa hilar. A secção da artéria hepática direita, que habitualmente passa posteriormente a via biliar principal, deve ser feita a direita desta, idealmente ser desvascularizar o coto biliar. A via biliar deve ser seccionada acima da bifurcação direita/esquerda. A veia porta pode ser seccionada acima da bifurcação e, em alguns grupos, pode ser utilizada o coto portal direito na confecção de anastomose porto-cava temporária. O restante da hepatectomia pode ser realizada como no transplante de fígado com enxerto inteiro.

O implante do lobo direito de doador vivo requer cuidado adicional. Para evitar bloqueio do efluxo venoso, e assim evitar síndrome de "small for size", é importante ampliar o óstio da veia hepática direita distalmente e lateralmente para a esquerda, em direção ao coto das veias hepáticas média e esquerda que foram suturadas junto a veia cava inferior. A utilização de régua para estudar o óstio de abertura da "nova veia hepática" confeccionada na cirurgia de bancada com enxerto vascular de doador cadavérico, é manobra interessante e pode auxiliar no cálculo dessa abertura.

Após confecção da anastomose das veias hepáticas em óstio ampliado, deve-se seccionar o "shunt" porto-cava, quando realizado, e confeccionar anastomose portal término terminal com o cuidado para não permitir a redundância ou estenose. Após a revascularização do enxerto pela veia porta, procede-se a anastomose arterial, habitualmente realizada com auxílio de lupa, embora alguns grupos utilizem microscópio óptico para sua confecção.

A reconstrução biliar é um dos maiores desafios do transplante intervivos de lobo direito. A presença de dois ou mais canais biliares finos é frequente em enxertos de lobo direito no transplante intervivos. Algumas vezes, além de dois canais biliares, eles estão distantes, e por vezes estão parcialmente interpostos por outro elemento do hilo, como a veia porta. A ocorrência do enxerto ter canal biliar único e com bom calibre é infrequente, a despeito de se levar isso em consideração quando um paciente tem mais de um doador elegível. A maioria dos Serviços prefere reconstrução biliar com o ducto biliar do receptor, alguns utilizam o microscópio para realizar a reconstrução. A derivação biliodigestiva é reservada para casos em que não é possível usar o ducto biliar do receptor. Alguns grupos preferem a utilização de "Stent" biliar para as anastomoses mais desafiadoras, mas não há consenso a esse respeito na literatura.

Por fim, a preocupação com a síndrome de "small for size" pode ser estimada com medida direta da pressão portal através de cateter introduzido por vaso jejunal de pequeno calibre e posicionado na veia porta. Existem diferentes protocolos relacionados as medidas a serem adotadas nesse momento. Em geral, uma pressão portal > 15mmHg, em especial nos casos de enxertos menores do que 0,8 de relação GW/RW, requerem medidas como ligadura de artéria esplênica, esplenectomia ou até mesmo confecção de "shunt" porto sistêmico calibrado.

Resultados

Os resultados do transplante intervivos devem ser analisados com relação ao doador e ao receptor.

Complicações maiores para o doador de lobo direito são reportadas em até 44%, com taxa de mortalidade de 0,8%. Para doadores de lobo esquerdo, mais frequentemente utilizado em transplantes pediátricos, as taxas de morbimortalidade são significativamente inferiores. Em tempos de seguimento de 1 a 11 anos, taxas de complicação têm sido publicadas como desconforto com incisão em 13,2 a 38,8%, alterações psiquiátricas de 1 a 22%, estenoses biliares de 1 a 14% dos casos. Doadores submetidos a cirurgia minimamente invasiva podem obter melhora na qualidade de vida, mas os dados de longo prazo ainda devem ser avaliados.

Para os receptores adultos, as taxas de sobrevida pós transplante relatadas em estudos asiáticos são muito boas. Em estudo recente retrospectivo realizado com dados do registro Coreano de transplantes, a taxas de sobrevida de enxertos de lobo esquerdo de 1 e 5 anos foram de 82,8 e 79,0%, respectivamente. As taxas de sobrevida de enxertos de lobo direito foram de 92,9 e 84,9%, respectivamente. Interessante notar que o mesmo estudo encontrou taxas de complicações biliares significativamente menores nos pacientes transplantados com enxertos de lobo esquerdo, 12%, quando comparadas com enxertos de lobo direito, 20,3%. Bons resultados também têm sido alcançados no ocidente. Nos EUA taxas de mortalidade em 6 meses de 5,3%, 7,4% em 1 ano, 19,7% em 5 anos e 39,5% em 10 anos foram reportadas. Assim como perda do enxerto em 5,9% em 6 meses, 7,1% em 1 ano, 23,7% em 5 anos e 32,1% em 10 anos.

Estudos de metanálises comparando resultados do transplante intervivos com transplantes com doador falecido, têm encontrado melhor sobrevida de paciente, menor tempo em lista de transplante e pacientes transplantados com MELD mais baixos nos casos submetidos ao transplante intervivos, no entanto maior número de complicações biliares com essa modalidade de transplantes.

As complicações biliares, de fato, constituem o maior desafio para o transplante com doador vivo, particularmente nos enxertos de lobo direito. Complicações biliares podem ocorrer em 5 a 40% dos casos. Fístulas biliares em 0 a 22%, e estenoses de anastomose em 20 a 25% dos casos. Algumas causas atribuídas a esses achados na literatura são: múltiplos canais biliares, pequeno calibre dos ductos, variações da anatomia biliar do enxerto, interrupção do suprimento vascular dos ductos durante a dissecção.

A maioria das reconstruções biliares no transplante intervivos de adulto é realizada com o ducto biliar do receptor. Exceção nos casos em que não é possível utilizá-lo, como na cirrose biliar secundária, colangite esclerosante primária com acometimento da via biliar extra-hepática, entre outras condições, onde a reconstrução biliar é realizada através de anastomose biliodigestiva em "Y de Roux". Também é confeccionada dessa forma quando o cirurgião entende que a utilização do ducto biliar não é apropriada devido a grande desproporção dos cotos biliares, ou por vezes, quando há múltiplos canais biliares no enxerto, sem correspondência de cotos biliares do receptor.

O tratamento das complicações biliares deve levar em consideração o tipo de reconstrução biliar utilizada. A colangiografia endoscópica retrógrada (CPRE) é a modalidade de escolha sempre que possível. A drenagem biliar trans hepática percutânea (PTBD) é método alternativo quando a CPRE não é possível, como nos casos de reconstrução biliar em "Y de Roux". Algumas vezes o tratamento combinado com as duas modalidades é alternativa interessante.

As fístulas biliares precoces, algumas vezes requerem o tratamento cirúrgico, mas nas estenoses biliares o tratamento cirúrgico é uma alternativa cada vez menos utilizada, ficando reservada para os casos de refratariedade aos métodos conservadores. A dilatação com balão e posicionamento de próteses/"stents" biliares é o método de escolha no tratamento das estenoses. As fístulas biliares também podem ser tratadas com a CPRE ou PTBD, mas devem ser associadas a drenagem de bilomas da cavidade quando presentes. As taxas de sucesso do tratamento das estenoses por CPRE pode chegar a 75 – 80%. Métodos mais recentes têm sido utilizados nas estenoses refratárias, como a colangioscopia, mas os resultados com essa metodologia ainda devem ser validados.

Referências

1. Pichlmayr R, Ringe B, Gubernatis G, Hauss J, Bunzendahl H. Transplantation of a donor liver to 2 recipients (splitting transplantation) a new method in the further development of segmental liver transplantation. *Langenbecks Arch Chir* 1988; 373: 127-130 [PMID: 3287073 DOI: 10.1007/BF01262776]
2. Busuttil RW, Goss JA. Split liver transplantation. Ann Surg. 1999 Mar;229(3):313-21. doi: 10.1097/00000658-199903000-00003. PMID: 10077042; PMCID: PMC1191695.
3. Kohli R, Cortes M, Heaton ND, Dhawan A. Liver transplantation in children: state of the art and future perspectives. Arch Dis Child. 2018 Feb;103(2):192-198. doi: 10.1136/archdischild-2015-310023. Epub 2017 Sep 16. PMID: 28918383.
4. Hackl C, Schmidt KM, Süsal C, Döhler B, Zidek M, Schlitt HJ. Split liver transplantation: Current developments. World J Gastroenterol. 2018 Dec 21;24(47):5312-5321. doi: 10.3748/wjg.v24.i47.5312. PMID: 30598576; PMCID: PMC6305537.
5. Zhao D, Xie QH, Fang TS, Zhang KJ, Tang JX, Yan X, Jin X, Xie LJ, Xie WG. How to apply *ex-vivo* split liver transplantation safely and feasibly: A three-step approach. World J Gastrointest Surg. 2024 Jun 27;16(6):1691-1699. doi: 10.4240/wjgs.v16.i6.1691. PMID: 38983312; PMCID: PMC11229998.
6. Stephenson BTF, Bonney GK, Laing RW, Bhogal RH, Marcon F, Neil DAH, Perera MTPR, Afford SC, Mergental H, Mirza DF. Proof of concept: liver splitting during normothermic machine perfusion. J Surg Case Rep. 2018 Mar 28;2018(3):rjx218. doi: 10.1093/jscr/rjx218. PMID: 29644030; PMCID: PMC5887957.
7. Krendl FJ, Cardini B, Laimer G, Singh J, Resch T, Oberhuber R, Schneeberger S. Normothermic Liver Machine Perfusion and Successful Transplantation of Split Liver Grafts: From Proof of Concept to Clinical Implementation. Transplantation. 2024 Jun 1;108(6):1410-1416. doi: 10.1097/TP.0000000000004997. Epub 2024 May 23. PMID: 38548703.
8. Raia S, Nery JR, Mies S. Liver transplantation from live donors. Lancet. 1989 Aug 26;2(8661):497. doi: 10.1016/s0140-6736(89)92101-6. PMID: 2570198.

9. Makuuchi M. Living donor liver transplantation: looking back at my 30 years of experience. Surg Today. 2019 Apr;49(4):288-294. doi: 10.1007/s00595-018-1744-6. Epub 2018 Nov 27. PMID: 30483952.
10. Pinheiro RS, Andraus W, Fortunato AC, Fernandes MR, Nacif LS, De Martino RB, Ducatti L, Waisberg DR, Arantes RM, Rocha-Santos V, Galvão FHF, Carneiro-D'Albuquerque LA. Innovative Technique Avoiding Bleeding After Reperfusion in Living Donor Liver Transplant Using a Modified Right Lobe Graft. Transplant Proc. 2022 Jun;54(5):1320-1323. doi: 10.1016/j.transproceed.2022.04.010. Epub 2022 May 7. PMID: 35537876.
11. Lee SG. A complete treatment of adult living donor liver transplantation: a review of surgical technique and current challenges to expand indication of patients. Am J Transplant. 2015 Jan;15(1):17-38. doi: 10.1111/ajt.12907. Epub 2014 Oct 30. PMID: 25358749.
12. De Carlis R, Di Lucca G, Lauterio A, Centonze L, De Carlis L. The long-term follow-up of the living liver donors. Updates Surg. 2024 Jun 26. doi: 10.1007/s13304-024-01894-4. Epub ahead of print. PMID: 38926232.
13. Jo HS, Kim DS, Cho JY, Hwang S, Choi Y, Kim JM, Lee JG, You YK, Choi D, Ryu JH, Kim BW, Nah YW, Ju MK, Kim TS, Suh SW; Korean Organ Transplantation Registry Study Group. Comparison of Clinical Outcomes Using Left and Right Liver Grafts in Adult-to-adult Living--donor Liver Transplantation: A Retrospective Cohort Study Using the Korean Organ Transplantation Registry. Transplantation. 2024 Sep 9. doi: 10.1097/TP.0000000000005200. Epub ahead of print. PMID: 39250324.
14. Tran L, Humar A. Current status of adult liver transplantation: utilization of living donor versus deceased donor graft. Curr Opin Organ Transplant. 2021 Apr 1;26(2):133-138. doi: 10.1097/MOT.0000000000000849. PMID: 33595979.
15. Vella I, di Francesco F, Accardo C, Boggi U, Gruttadauria S. Indications and results of right--lobe living donor liver transplantation. Updates Surg. 2024 May 27. doi: 10.1007/s13304-024-01785-8. Epub ahead of print. PMID: 38801602.
16. Barbetta A, Aljehani M, Kim M, Tien C, Ahearn A, Schilperoort H, Sher L, Emamaullee J. Meta-analysis and meta-regression of outcomes for adult living donor liver transplantation versus deceased donor liver transplantation. Am J Transplant. 2021 Jul;21(7):2399-2412. doi: 10.1111/ajt.16440. Epub 2021 Jan 5. PMID: 33300241; PMCID: PMC9048132.
17. Lin TS, Co JS, Chen CL, Ong AD. Optimizing biliary outcomes in living donor liver transplantation: Evolution towards standardization in a high-volume center. Hepatobiliary Pancreat Dis Int. 2020 Aug;19(4):324-327. doi: 10.1016/j.hbpd.2020.06.012. Epub 2020 Jun 21. PMID: 32631761.
18. Bhangui P. Management of biliary complications after LDLT. Updates Surg. 2024 Sep 14. doi: 10.1007/s13304-024-01988-z. Epub ahead of print. PMID: 39276196.

Capítulo 15

ASPECTOS HISTOPATOLÓGICOS DA REJEIÇÃO NOS TRANSPLANTES DE FÍGADO

- Evandro Sobroza de Mello
- Ryan Yukimatsu Tanigawa

Introdução

O acompanhamento de pacientes submetidos a transplante de fígado abrange um amplo espectro de condições, cuja compreensão frequentemente exige avaliação histológica por meio de biópsia hepática. Devido à complexidade dessas alterações, muitas vezes envolvendo múltiplos processos clínico-patológicos coexistentes, a atuação de um patologista com *expertise* em transplante hepático torna-se importante na equipe médica.

Esse especialista desempenha um papel crucial desde a seleção do doador e receptor até a análise das diversas complicações que podem surgir ao longo do acompanhamento pós-transplante. Da mesma forma, clínicos e cirurgiões precisam estar familiarizados com a terminologia anatomopatológica relacionada ao transplante de fígado e dispostos a manter uma interação contínua com o patologista, garantindo assim o pleno aproveitamento das informações obtidas pelas biópsias hepáticas.

Coleta e processamento da amostra

A maioria das condições importantes do ponto de vista clínico-cirúrgico pode ser diagnosticada na avaliação de rotina da biópsia hepática, com material fixado em formol e incluído em parafina. A biópsia por agulha permite a avaliação de áreas não subcapsulares. Tradicionalmente no pós-transplante, estas biópsias devem ter no mínimo 5 espaços-porta para serem consideradas satisfatórias, mas como quanto maior a representatividade, mais fidedignas as informações obtidas, especialmente nas suspeitas de rejeições tardias, 10 ou mais espaços-porta são o ideal (Agarwal AN et al, 1979). Este número de espaços-porta costuma estar presente em biópsias com 1,5 cm de comprimento ou mais.

No laboratório de patologia recomenda-se a avaliação de pelo menos duas lâminas coradas pela hematoxilina-eosina com cortes histológicos seriados. Entre estas duas lâminas fazem-se secções histológicas com as colorações especiais, que devem incluir pelo menos uma coloração para colágeno (nossa preferida é o Picrosírius) e o Perls para avaliação de depósitos de ferro.

A avaliação para depósitos de C4d, no caso do transplante de fígado, ainda está apenas parcialmente estabelecida na rotina, no caso de ser julgado necessário, os resultados por imunofluorescência tendem a ser mais fidedignos, mas nesta situação é necessária amostra a fresco, colocada no meio de transporte adequado. No entanto, em se tratando de fígado é mais frequentemente feita a avaliação por imuno-histoquímica em cortes a partir do bloco de parafina, onde baseiam-se grande parte dos resultados reportados na literatura.

Três tipos básicos de espécimes de fígado decorrem do transplante: o explante (fígado doente retirado do paciente), a biópsia do doador (para avaliar condições pré-existentes e viabilidade do órgão) e as biópsias do enxerto (pós-revascularização e biópsias de seguimento). Nas biópsias de seguimento é que vemos os casos de rejeição aguda e crônica.

Rejeição hiperaguda

A rejeição hiperaguda é extremamente rara e usualmente é relatada em transplantes ABO incompatíveis sem tratamento prévio (Maddur H et al, 2024). Nos casos de rejeição leve a moderada, observa-se extravasamento de hemácias, leucócitos e plaquetas nos sinusoides, por vezes com focos de necrose hepatocelular coagulativa. Nos casos mais graves de rejeição hiperaguda, pode-se observar necrose hemorrágica extensa do enxerto.

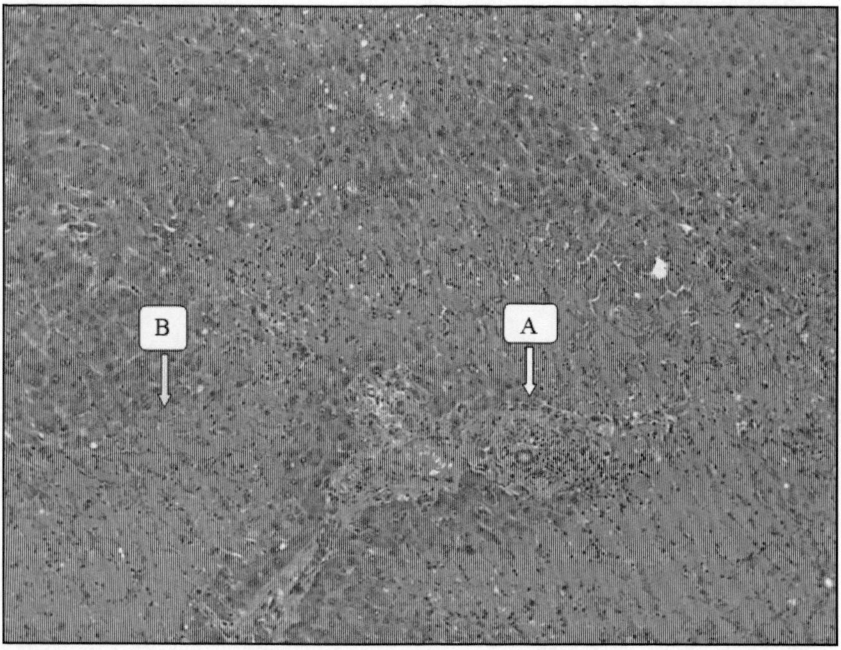

Figura 1 ■ Rejeição hiperaguda, neste caso uma rejeição mediada por anticorpos em transplante ABO incompatível. Os espaços-porta exibem reação ductular e hemorragia recente (**A**). A inflamação é relativamente escassa. No lóbulo, há necrose isquêmica e hemorragia (**B**). (HE – 100X). Fonte: própria.

Rejeição aguda

A rejeição aguda pode ser definida como uma resposta imune predominantemente celular, precipitada por diferenças genéticas entre o doador e o receptor e que potencialmente pode levar a lesão do enxerto (Anonymous 1997). É desencadeada pela estimulação aloantigência direta dos linfócitos do receptor pelas

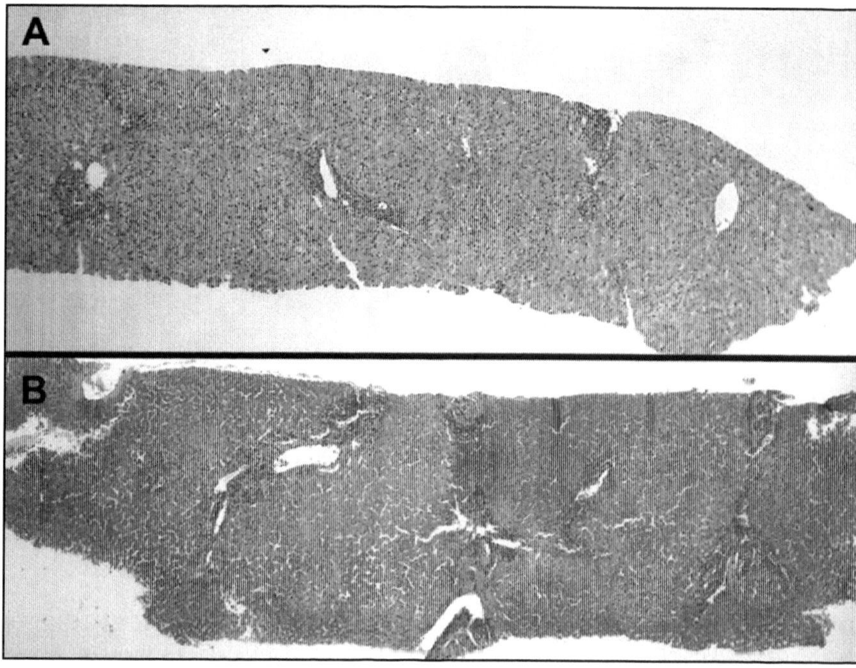

Figura 2 ■ Rejeição aguda mediada por células T, visão em pequeno aumento de dois casos de gravidade diferente. **A**) Rejeição moderada, onde o infiltrado inflamatório está limitado aos espaços-porta; **B**) Rejeição acentuada, onde a inflamação portal agride a interface com o parênquima e há também inflamação centrolobular. (HE – 40X). Fonte: própria.

células dendríticas do doador (Montano-Loza AJ 2023, Forbes et al 1986). Estas células dendríticas localizam-se em meio às bandas de colágeno junto aos vasos linfáticos nos espaços porta e veias centrolobulares, o que explica a localização do infiltrado inflamatório nestes sítios nos casos de rejeição aguda. Os ductos biliares são alvos preferenciais neste processo, podendo serem lesados tanto pela resposta imunológica quanto ser vítimas da isquemia resultante da lesão vascular (Wiesner, Ludwig et al. 1991, Matsumoto, McCaughan et al. 1993).

Na maior parte das vezes a rejeição aguda ocorre precocemente após o transplante, e sua ocorrência diminui com o passar do tempo. Seu aspecto histológico, pelo menos nas primeiras semanas pós-transplante, é bastante característico, sendo composto pela tríade de inflamação portal, lesão de ductos biliares e inflamação subendotelial (endotelialite) em ramos venosos

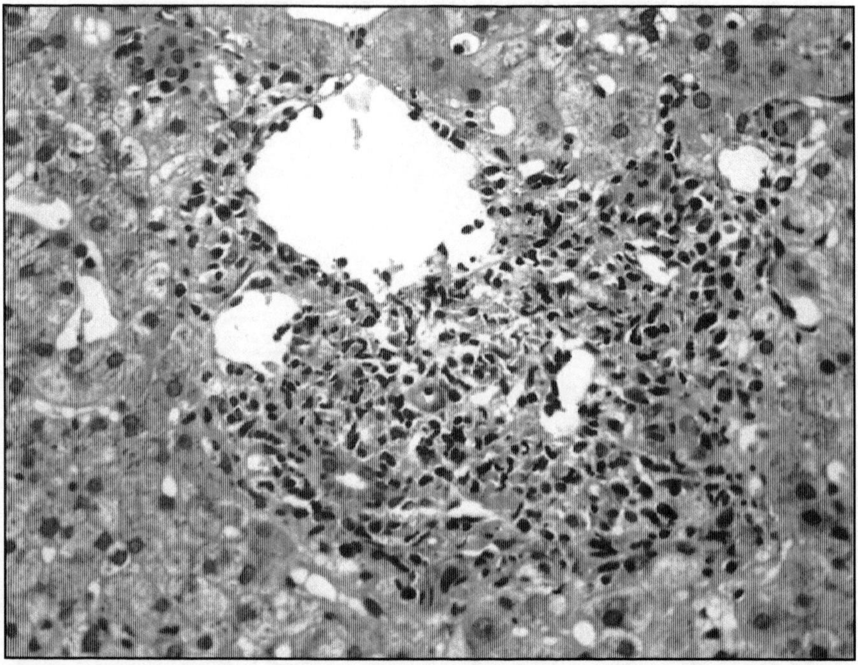

Figura 3 ■ Rejeição aguda mediada por células T. A principal característica é a presença de inflamação portal. A inflamação é mista, com linfócitos de diferentes tamanhos, mas também neutrófilos e eosinófilos. Mesmo neste aumento intermediário é possível também a identificação de lesão de endotélio e de ductos biliares (formando a tríade clássica da rejeição aguda: inflamação portal, lesão de ductos e lesão de endotélio). (HE – 200X). Fonte: própria.

portais e centrolobulares, descrita originalmente por Snover e colaboradores (Snover, Sibley et al. 1984). O infiltrado inflamatório portal é composto predominantemente por linfócitos ativados, que se misturam com quantidades variáveis de neutrófilos e eosinófilos.

Para o diagnóstico histológico de certeza de rejeição aguda, é necessária a presença de inflamação portal e pelo menos um dos outros elementos da tríade. O sistema de graduação de Banff (Anonymous 1997) inclui análise global da intensidade da rejeição aguda, graduada em indeterminada, leve, moderada e acentuada (Tabela 1), além de uma avaliação semiquantitativa baseada em um sistema de escores, onde a gravidade de cada um dos elementos da tríade histológica é avaliada (Tabela 2). A maioria dos casos com rejeição leve tem escore de 3-5, moderada de 5-7 e grave de 7-9. Deve-se

Tabela 1 ■ Avaliação global da intensidade da rejeição aguda, segundo o sistema de Banff (Anonymous 1997).

Grau	Critérios
Indeterminado	Inflamação portal sem outros elementos que permitam o diagnóstico conclusivo de rejeição aguda
Leve	Inflamação na minoria dos espaços porta, leve e que não extravasa para o parênquima
Moderada	Inflamação expandindo a maioria dos espaços portais
Grave	Além do aspecto da moderada, transbordamento da inflamação para as áreas peri-portais e inflamação ao redor da veia centrolobular moderada a acentuada com necrose hepatocitária peri-venular.

Tabela 2 ■ Sistema de escores (índice de atividade de rejeição-RAI) de acordo com o sistema de Banff (Anonymous 1997).

Categoria	Critérios	Escore
INFLAMAÇÃO PORTAL	Inflamação predominantemente linfocitária envolvendo sem expandir a minoria dos espaços-porta	1
	Inflamação da maioria dos espaços-porta por infiltrado misto contendo linfócitos e ocasionais blastos, neutrófilos e eosinófilos	2
	Marcada expansão da maioria dos espaços-porta com numerosos blastos e eosinófilos, com extravasamento para o parênquima adjacente	3
LESÃO DE DUCTOS BILIARES	A minoria dos ductos biliares apresenta inflamação e alterações degenerativas leves	1
	A maioria dos ductos apresenta inflamação e com frequência apresentam alterações degenerativas	2
	Como o escore 2, mas a maioria dos ductos apresentam alterações degenerativas	3
LESÃO DE ENDOTÉLIO VENOSO	Infiltração subendotelial por linfócitos na minoria das veias portais ou veias centro-lobulares	1
	Infiltração subendotelial envolvendo a maioria das veias portais ou centro-lobulares	2
	Como o escore 2, mas com inflamação centro-lobular moderada a acentuada e necrose de hepatócitos centro-lobulares	3

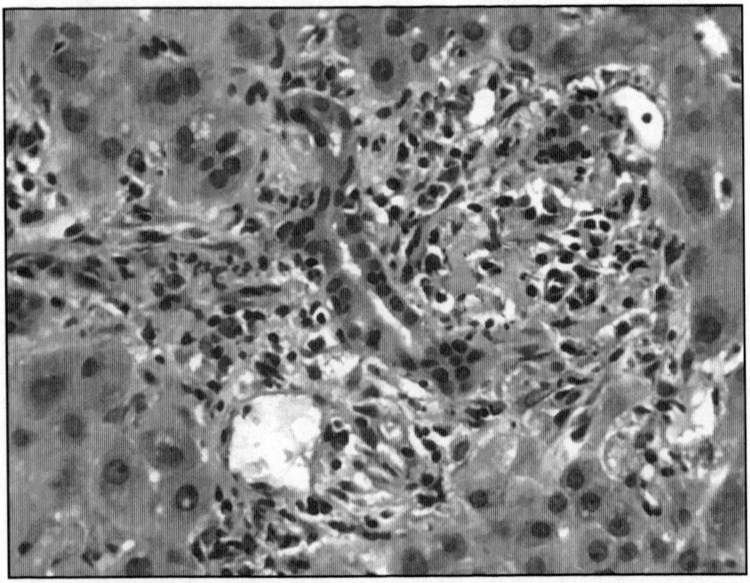

Figura 4 ■ Rejeição aguda mediada por células T. A lesão de ducto biliar é caracterizada por permeação do epitélio biliar por células inflamatórias e alterações degenerativas deste epitélio (despolarização nuclear, eosinofilia e atenuação do citoplasma). (HE – 400X). Fonte: própria.

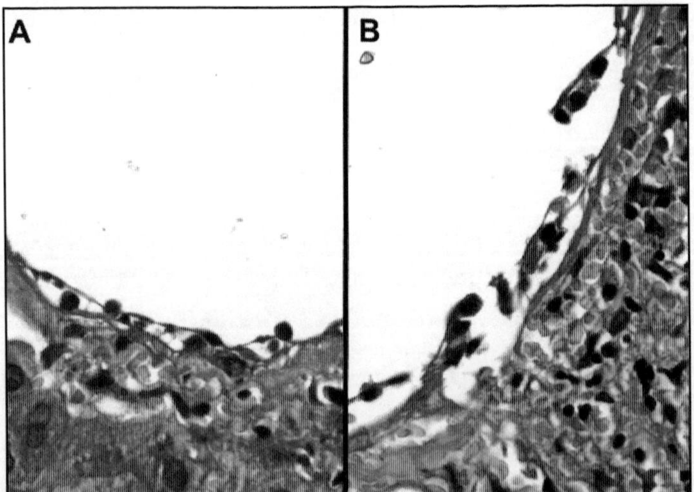

Figura 5 ■ Rejeição aguda mediada por células T. **A**) A lesão do endotélio é caracterizada por aderência de linfócitos às células endoteliais. **B**) As células endoteliais também podem acabar se destacando da membrana basal, ainda com os linfócitos aderidos a elas. (HE – 400X). Fonte: própria.

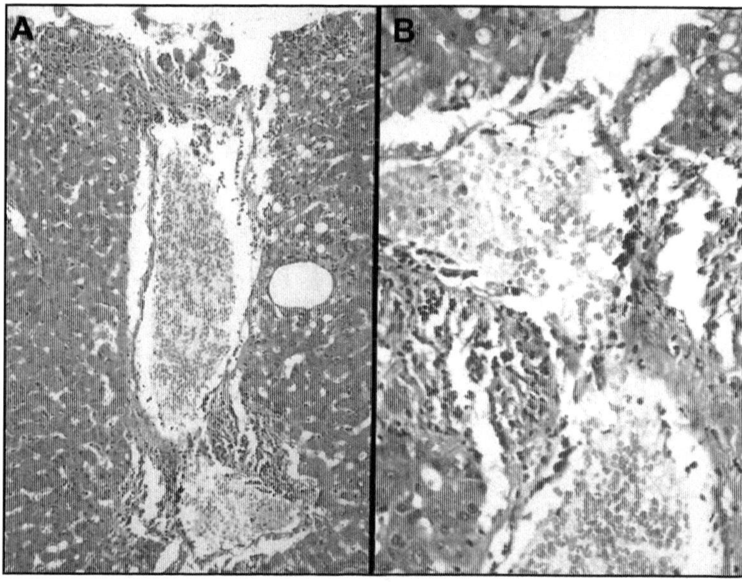

Figura 6 ▪ Rejeição aguda mediada por células T. Nos casos de rejeição acentuada, a presença de inflamação perivenular (além da inflamação portal), com destruição dos hepatócitos da zona 3, é o achado mais característico. (HE – 100X). Fonte: própria.

enfatizar que a rejeição grave é caracterizada pela presença das alterações portais e de necrose centrolobular. este grau de rejeição aguda tem uma proporção significativa de casos refratários à imunossupressão e podem requerer retransplante (Wiesner, Demetris et al. 1998).

Em alguns casos de rejeição aguda diagnosticada e tratada, não há melhora dos exames laboratoriais. Nestes casos resistentes ao tratamento com corticosteróide, o infiltrado torna-se leve e a endotelialite diminui ou desaparece, mas frequentemente observam-se alterações degenerativas dos ductos biliares, o que pode ser um prenúncio de evolução para rejeição crônica. Biópsias sequenciais mostrarão se haverá evolução para um Quadro de rejeição crônica estabelecida ou regressão das alterações histológicas.

Rejeição aguda tardia

A chamada rejeição aguda tardia é de diagnóstico particularmente difícil, pois os achados histológicos são "menores do que os clássicos", tendo

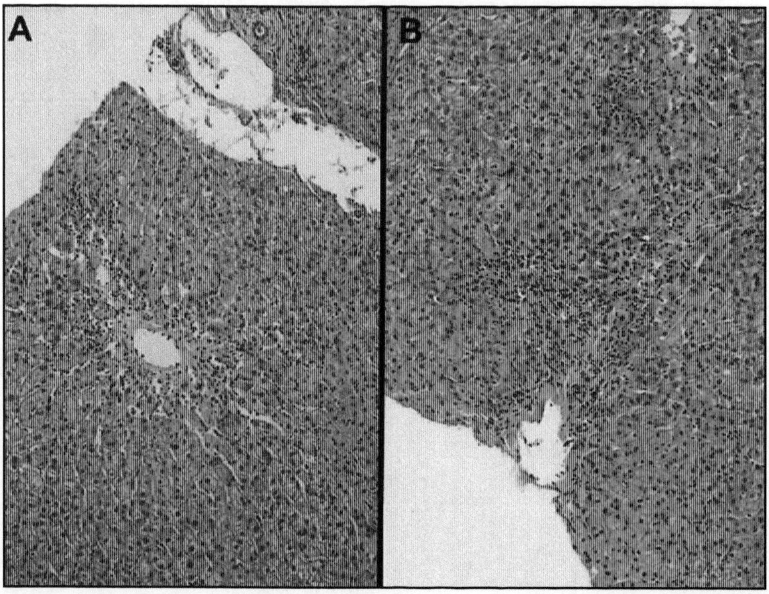

Figura 7 ■ Rejeição aguda tardia. **A** e **B**) Nas duas Figuras identifica-se que a lesão é exclusivamente centrolobular, mas com linfócitos pequenos e homogêneos (ao contrário dos linfócitos de diferentes tamanhos da rejeição aguda "clássica". A inflamação portal frequentemente é discreta ou ausente. Este achado frequentemente é chamado de "perivenulite central isolada", que na prática é considerado sinônimo de rejeição aguda tardia. (HE – 100X). Fonte: própria.

características mais hepatíticas. O infiltrado inflamatório é menos frequentemente misto, compondo-se em grande parte por linfócitos pequenos e as alterações endoteliais, muitas vezes, são pouco evidentes. Adicionalmente, outras condições que causam inflamação portal e lesão de ductos biliares são mais frequentes, em especial a recidiva de doença primária. Nesta situação, o diagnóstico anatomopatológico deve ser feito sob a luz das informações clínicas, considerando a doença hepática primária, alterações na imunossupressão e com cuidadosa comparação com biópsias anteriores, quando disponíveis.

Muitos casos de rejeição aguda tardia apresentam-se com alterações predominantemente centrolobulares, sob a forma da chamada *perivenulite central* isolada, caracterizada por inflamação linfocitária ao redor da veia centrolobular, com graus variados de "dropout" de hepatócitos e lesão en-

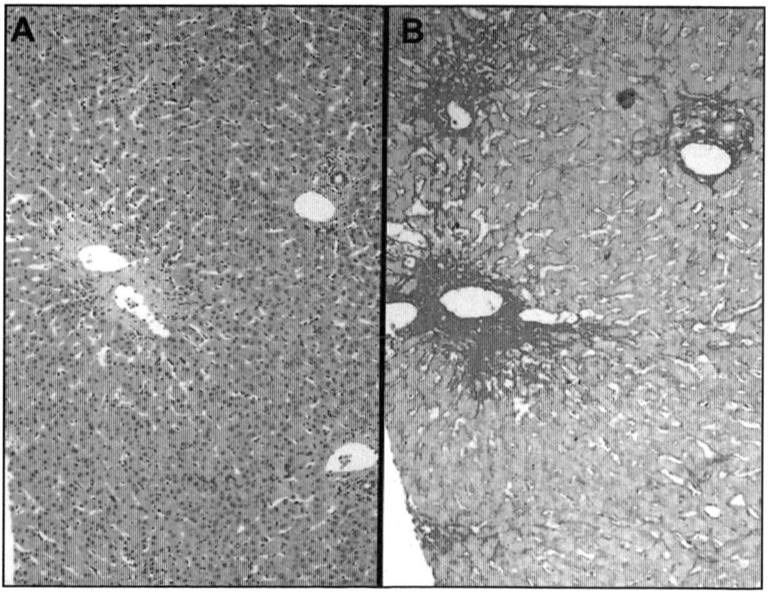

Figura 8 ■ Fibrose perivenular, resultado de perivenulite central prévia, já tratada. **A**) A inflamação perivenular residual é mínima, mas ainda presente. **B**) No picrossirus a fibrose é marcada em vermelho, sendo bem pronunciada ao redor das duas veias centrolobulares presentes nesta imagem. (HE - 100X). Fonte: própria.

dotelial, sem inflamação portal correspondente. Estes casos têm um sistema próprio de graduação descrito no consenso de Banff de 2006:

mínima ou indeterminada para rejeição – inflamação peri-venular envolvendo a minoria das veias centrolobulares com "dropout" apenas focal de hepatócitos, sem necrose confluente;

- **leve** – como acima, mas envolvendo a maioria das veias centrolobulares;
- **moderada** – como acima, mas com confluência pelo menos focal do "dropout" hepatocitário e inflamação moderada, sem necrose em ponte;
- **grave** – como acima, mas o "dropout" hepatocitário e a inflamação envolvem a maioria das vênulas hepáticas com necrose em ponte centro-centro.

Casos com mais de 3 meses de transplante já podem ter aspectos de rejeição aguda tardia, mas em muitos dos casos que temos visto ocorrem mais de 6 meses ou 1 ano após o transplante.

Em 2016, especialmente em função da melhor definição das rejeições agudas tardias, a terminologia a ser utilizada por clínicos e patologistas foi atualizada, e está representada na Tabela 3.

Tabela **3** ■ Proposta de Banff (2016) para atualização da terminologia a ser empregada nas rejeições agudas (Demetris AJ, 2016).

Terminologia antiga (desencorajada)	Nova terminologia
Rejeição humoral	Rejeição mediada por anticorpos
Rejeição celular aguda	Rejeição mediada por células T
Hepatite auto-imune "de novo"	Rejeição rica em plasmócitos

Rejeição aguda mediada por anticorpos

A incidência de rejeição mediada por anticorpos parece ser bem menor após o transplante de fígado do que em transplantes de outros órgãos. A apresentação frequentemente subclínica dificulta a avaliação e o manejo precoces. Deve ser suspeitada quando há disfunção persistente do enxerto apesar do tratamento otimizado para rejeição celular aguda (De Martin E, 2023).

Os achados histológicos da rejeição mediada por anticorpos aguda são predominantemente vasculares: hipertrofia das células endoteliais microvasculares portais, dilatação dos capilares portais e das vênulas de entrada e "capilarite" portal. Além disso, pode haver edema portal, reação ductular e colestase, provavelmente de origem secundárias às lesões vasculares.

Como os achados histológicos isolados não são específicos, o diagnóstico de rejeição mediada por anticorpos é baseado em uma combinação de achados: padrão histopatológico de lesão compatível com AMR aguda, presença de deposição microvascular difusa de C4d e DSAs positivos no soro.

Já na AMR crônica, conforme atualização do grupo de trabalho de Banff (Demetris J, 2016), o diagnóstico é ainda mais difícil e controverso. Exige a presença de fibrose em distribuições específicas (fibrose portal/periportal, sinusoidal e/ou perivenular) e frequentemente tem inflamação mononuclear leve e inexplicada nas áreas portal e/ou perivenular, associada a atividade necroinflamatória na interface e/ou perivenular.

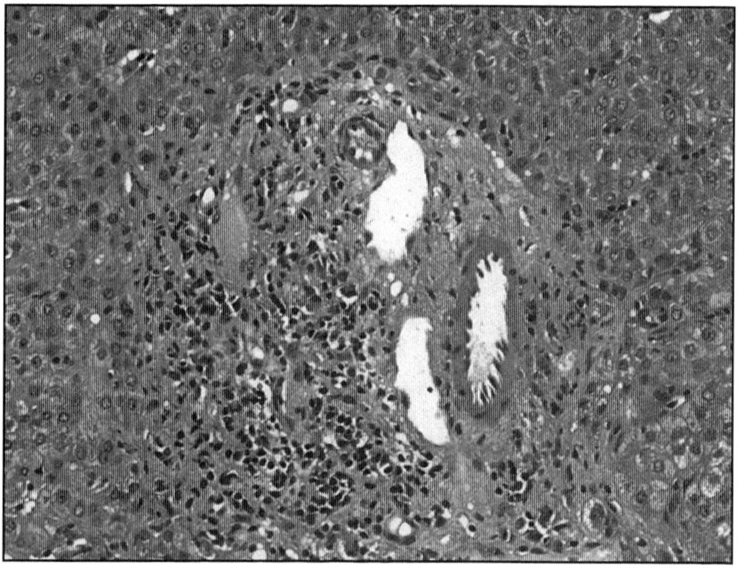

Figura 9 ▪ Rejeição aguda mediada por anticorpos. Espaço-porta com inflamação e capilares dilatados com reatividade endotelial e células inflamatórias na luz. (HE – 200X). Fonte: própria.

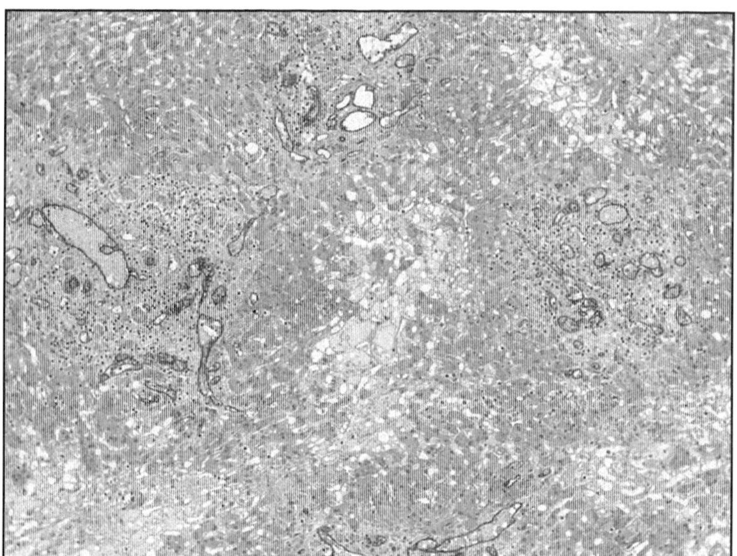

Figura 10 ▪ Rejeição aguda mediada por anticorpos. Reação imuno-histoquímica forte para C4d, onde positividade é vista no endotélio dos ramos portais, capilares portais e nas vênulas de saída dos espaços porta. (Imuno-histoquímica para C4d – 100X). Fonte: própria.

Rejeição crônica

A rejeição crônica é uma lesão imunológica progressiva que frequentemente resulta em disfunção e perda do enxerto hepático a longo prazo. Embora a CR ainda seja uma indicação importante para retransplante, sua prevalência em adultos submetidos ao transplante de fígado diminuiu com a evolução das estratégias de imunossupressão no transplante (Shamsaeefar A et al, 2024). Em crianças, no entanto, um número significativo de transplantes evolui para rejeição crônica em algumas séries. São fatores associados ao aumento de risco de rejeição crônica a desordem linfoproliferativa pós-transplante, doenças autoimunes hepáticas, etnia negra e dois ou mais episódios de rejeição mediada por células T (Dike PN et al, 2024). A taxa de retransplante nos casos de rejeição crônica pode ser bastante alta e a sobrevida a médio e longo prazo é menor do que aquela vista em pacientes sem rejeição crônica.

O documento de Banff de 2000 descreve os critérios para diagnóstico e graduação da rejeição crônica, que é uma forma indolente, mas progressiva

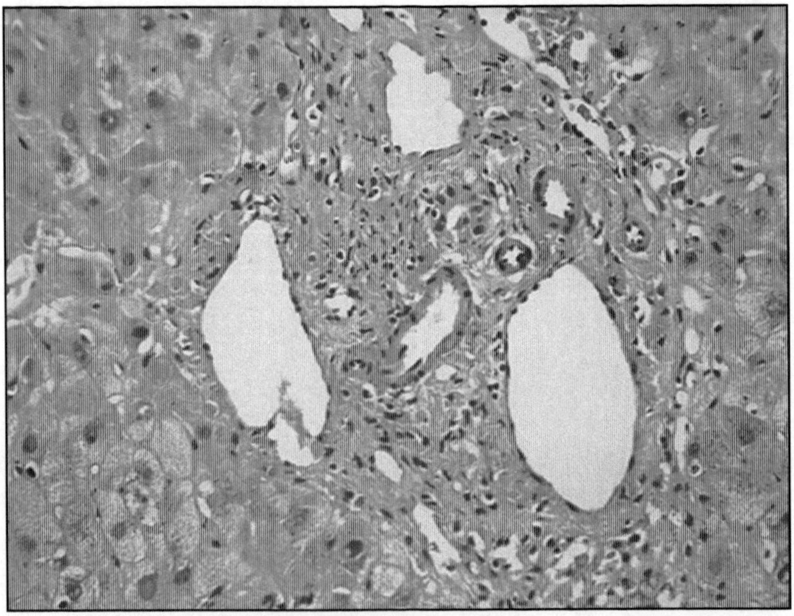

Figura 11 ■ Rejeição crônica. A inflamação é bastante discreta, mas há importante alteração degenerativa do epitélio do ducto biliar. (HE – 200X). Fonte: própria.

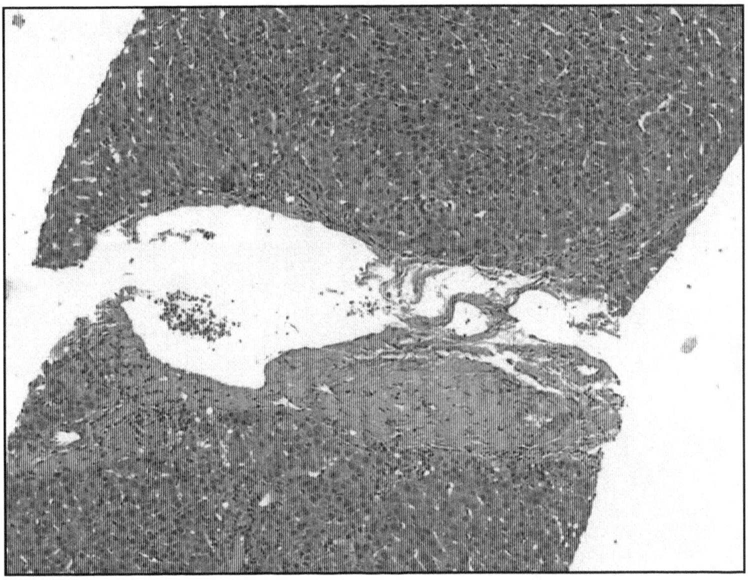

Figura 12 ■ Rejeição crônica ductopênica. Espaço porta desprovido de ducto biliar, que está substituído por cicatriz fibrosa ao lado do ramo arterial. (HE – 100X). Fonte: própria.

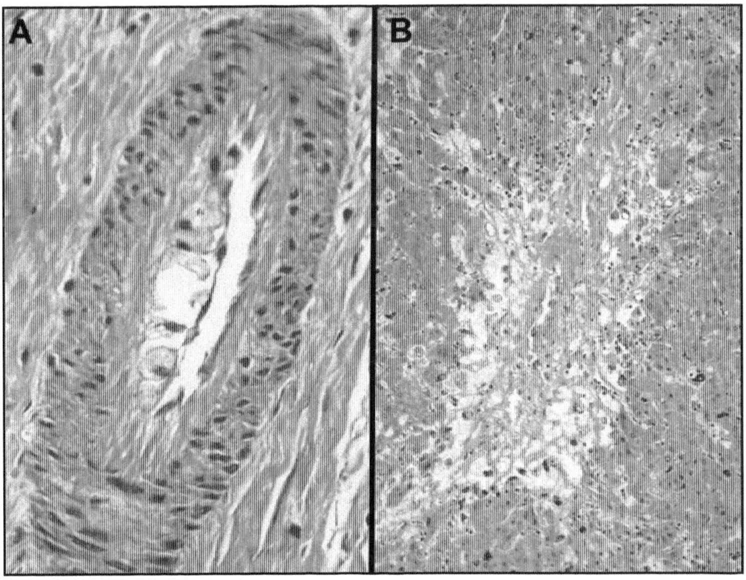

Figura 13 ■ Rejeição crônica. **A**) Arteriopatia de células espumosas, caracterizada pela presença de macrófagos com citoplasma amplo e claro sob o endotélio arterial. **B**) Fibrose acentuada e colestase proeminente ao redor de veias centrolobulares. (HE – 400X). Fonte: própria.

de lesão que pode resultar em falência progressiva do enxerto, apresentando dois achados histológicos principais: perda progressiva de ductos biliares e vasculopatia obliterativa (Demetris, Adams et al. 2000). O termo "crônica", neste caso, aplica-se para um padrão anatomopatológico, não tendo uma conotação temporal como em outros órgãos e doenças. Apesar do processo usualmente ocorrer após dois meses de transplante, pode ocorrer ainda mais cedo, assim como a rejeição aguda pode ocorrer anos após o transplante. A rejeição crônica pode se desenvolver após um episódio não resolvido de rejeição aguda, múltiplos episódios de rejeição aguda ou ainda indolentemente após um período de vários meses sem que haja episódios de rejeição aguda detectáveis clinicamente ou através de exames laboratoriais (Neil and Hubscher 2002).

A lesão obliterativa arterial, caracterizada pela presença de células espumosas sub-intimais, usualmente só é vista nos enxertos perdidos que são explantados, pois ocorre preferencialmente em artérias maiores que não são comumente representadas em biópsias por agulha. Algumas vezes, no entanto, o diagnóstico pode ser feito pela detecção da arteriopatia mesmo antes das lesões ductais e parenquimatosas características tenham se desenvolvido. Esta lesão se desenvolve a partir da migração de histiócitos e miofibroblastos do receptor para a camada íntima das artérias médias e grandes do órgão recebido (Miyagawa-Hayashino, Tsuruyama et al. 2004).

O diagnóstico de rejeição crônica tardia baseia-se principalmente na demonstração de ductopenia (daí o sinônimo rejeição ductopênica), que é definida como o desaparecimento dos ductos em mais de 50% dos espaços-porta que compõem a biópsia.

Atualmente, os patologistas têm tentado fazer o diagnóstico de rejeição crônica antes da instalação da ductopenia (Demetris, Adams et al. 2000, Sebagh, Blakolmer et al. 2002), pois neste estágio o processo pode ser irreversível. Para tanto, a presença de alterações degenerativas epiteliais em mais de 50% dos ductos é o critério adotado. Outras alterações como esclerose centrolobular, bilirrubinostase e grupos de histiócitos xantomatosos no parênquima, podem ser indicativas da presença de rejeição crônica. Na prática, muitas vezes são necessárias várias biópsias até que as lesões que caracterizam tal diagnóstico mostrem-se mais claramente.

A patogenia da lesão ductal possivelmente envolve isquemia causada pela arteriopatia obliterativa, a árvore biliar intra-hepática é irrigada exclusivamente pelos ramos da artéria hepática, e dano imunológico direto. A perda de colangíolos, o componente responsável pela regeneração do epitélio biliar, parece também estar implicada no processo (van den Heuvel, de Jong et al. 2004). Há uma pequena proporção de casos em que a perda dos ductos biliares ocorre na ausência de lesão arterial. Isto parece ocorrer especialmente naqueles casos de múltiplos episódios de rejeição aguda que não respondem completamente ao tratamento (Wiesner, Ludwig et al. 1991).

Evolução dos sistemas de classificação e graduação da rejeição segundo Banff.

Ao longo das décadas um grupo crescente de patologistas (apoiado por clínicos, cirurgiões e imunologistas) tem publicado uma série de artigos de consenso que buscam reconhecer, classificar e graduar os diversos tipos de rejeição que podem ser identificados em biópsias hepáticas. Na primeira publicação (Anonymous 1997) foram propostos os critérios fundamentais para o diagnóstico de rejeição aguda, bem como critérios de gravidade (Tabela 1) e um sistema de escore (RAI – *rejection activity index*) (Tabela 2) que ainda é a base para o diagnóstico dessa condição até hoje. No artigo de 2000 foram definidos os critérios para o diagnóstico e graduação da rejeição crônica (Demetris J et al, 2000). Em 2006 foi reconhecido que os casos de rejeição tardia, com os avanços nos esquemas de imunossupressão, podem ter um padrão histológico diferente (Demetris J et al, 2006). Em 2012 foram definidos parâmetros para a tolerância operacional (Adeyi O et al, 2012). Em 2016 foi realizada uma atualização de nomenclatura dos diferentes tipos de rejeição e definidos critérios para diagnóstico de graduação da rejeição mediada por anticorpos (Demetris J et al, 2016). Finalmente, na publicação de 2024 foi proposto um sistema para acompanhamento histológico a longo prazo dos enxertos (Bellamy Co et al, 2024), do que trata a próxima seção.

Monitorando o enxerto a longo prazo

A detecção de alterações subclínicas no transplante, muitas vezes sutis, é essencial para a identificação precoce de lesões aloimunes ocultas que podem requerer ajustes na imunossupressão. Por outro lado, a ausência de lesões pode permitir a redução da imunossupressão, contribuindo para diminuir as significativas morbidades de longo prazo associadas a essa terapia, incluindo malignidades, infecções, doenças cardiovasculares e renais.

Dessa forma, o clínico deve equilibrar cuidadosamente as decisões terapêuticas entre dois desafios principais: o risco de dano aloimune progressivo e as complicações extra-hepáticas, buscando garantir o melhor prognóstico possível para o paciente. Esse equilíbrio exige uma abordagem personalizada, adaptada ao perfil do receptor, já que o caminho ideal pode variar entre pacientes jovens e idosos, assim como entre diferentes fatores etiológicos, como doenças autoimunes e outras condições hepáticas. Essas variações refletem a robustez do sistema imunológico de cada paciente e as expectativas de sobrevida do órgão e do indivíduo.

Fica evidente que uma abordagem uniforme para todos os casos de imunossupressão não é adequada para lidar com a diversidade clínica dos pacientes, reforçando a importância de um conhecimento mais aprofundado do estado do enxerto para melhorar as decisões clínicas.

Essas alterações podem ser observadas em biópsias protocolares tanto de receptores pediátricos quanto adultos, sendo que os pacientes pediátricos apresentam a vantagem de uma menor frequência de doenças recorrentes, o que facilita a interpretação das mudanças em relação à sua causa. Nestes pacientes, se forem excluídas as complicações iniciais e predominantemente "técnicas", as alterações parenquimatosas mais comuns documentadas em alotransplantes pediátricos clinicamente estáveis são a fibrose e a hepatite de interface (Evans et al 2006). A progressão da fibrose no alotransplante geralmente é precedida pela presença de hepatite de interface, que está associada a elevações leves ou até mesmo ausentes das aminotransferases (Varma et al 2016, Feng et al 2018). Além da hepatite de interface, outras alterações histológicas que têm sido descritas nestes enxertos são as lesões venulares portais e a remodelação parenquimatosa micronodular com alterações sinusoidais, mas também fibrose e inflamação perivenular.

De fato, alguns estudos têm demonstrado que a realização de biópsias protocolares pode indicar a alteração do regime de imunossupressão em quase 80% dos pacientes ao longo do seu acompanhamento (Saunders et al 2022), já que muitos destes pacientes apresentam inflamação significativa ou até mesmo fibrose avançada. O protocolo histológico abaixo (Tabela 4) foi proposto para acompanhamento histológico destes casos no último Banff, realizado em 2022 e publicado em 2024 (Bellamy et al, 2024).

Tabela 4 ■ Proposta de protocolo de avaliação de biópsias hepáticas para seguimento a longo prazo de enxertos hepáticos, segundo o sistema de Banff 2024 (Bellamy et al, 2024).

	Componente para graduação	Critério a ser utilizado
ATIVIDADE ALOIMUNE	Inflamação portal (0-3)	Banff 2016
	Lesão de ducto biliar (0-3)	Banff 2016
	Inflamação do endotélio venular (0-3)	Banff 2016
	Hepatite de interface	Banff 2024 Grau zero 0=ausente; Grau 1= até 1/3 da circunferência portal; Grau 2=1/3 a metade da circunferência portal; Grau3−metade ou mais da circunferência portal
ESTADIO DA FIBROSE	Periportal (0-3); perissinusoidal (0-3); perivenular (0-3)	Venturi C et al 2012

Considerações finais

O aumento no número de transplantes de fígado, tanto no Brasil quanto no mundo, tem resultado em um crescimento proporcional na quantidade de biópsias de enxertos hepáticos. Esse crescimento tem sido impulsionado, em parte, pela adoção de biópsias protocolares para otimizar o manejo da imunossupressão, especialmente em transplantes pediátricos, mas também em adultos.

A realização bem-sucedida de uma biópsia hepática exige não apenas a obtenção de um espécime de qualidade, que é essencial, mas também a integração dos achados morfológicos ao contexto clínico e o domínio dos diagnósticos diferenciais. É comum a coexistência de mais de um processo patológico, o que pode dificultar a interpretação da biópsia e atrasar a definição diagnóstica. Em muitos casos, torna-se necessário tratar o processo mais evidente inicialmente, para que um segundo diagnóstico se torne mais claro em biópsias subsequentes.

Além disso, não é incomum encontrar alterações histológicas que não se enquadram em uma entidade específica. Nessas situações, a correlação clínico-patológica detalhada e a observação cuidadosa da evolução clínica e/ou histológica da doença tornam-se ferramentas indispensáveis para se alcançar um diagnóstico definitivo.

Referências

1. Agarwal AN et al. Impact of Liver Biopsy Size on Histopathologic Evaluation of Liver Allograft Rejection. *Arch Pathol Lab Med.* 2022 Dec 1;146(12):1530-1534.
2. Anonymous. Banff schema for grading liver allograft rejection: an international consensus document. *Hepatology.* 1997;25(3):658-663.
3. Banff Working Group, Demetris AJ, et al. Liver biopsy interpretation for causes of late liver allograft dysfunction. *Hepatology.* 2006 Aug;44(2):489-501.
4. Bellamy COC et al. Banff 2022 Liver Group Meeting report: Monitoring long-term allograft health. *Am J Transplant.* 2024;24(6):905-917.
5. De Martin E, McCaughan GW. Antibody-mediated rejection in liver transplant recipients: Some questions, some answers. *Liver Transpl.* 2023 Dec 1;29(12):1260-1261.
6. Demetris A., et al. Update of the International Banff Schema for Liver Allograft Rejection: working recommendations for the histopathologic staging and reporting of chronic rejection. *Hepatology.* 2000;31(3):792-799.
7. Demetris AJ, Bellamy C, Hübscher SG, et al. Comprehensive update of the Banff Working Group on Liver Allograft Pathology: introduction of antibody-mediated rejection. *Am J Transplant.* 2016;16(10):2816–2835.
8. Demetris, A. J., et al. Early events in liver allograft rejection. Delineation of sites of simultaneous intragraft and recipient lymphoid tissue sensitization. *Am J Pathol.* 1991;138(3):609-618.
9. Evans HM, Kelly DA, McKiernan PJ, Hübscher S. Progressive histological damage in liver allografts following pediatric liver transplantation. *Hepatology.* 2006;43(5):1109–1117.
10. Forbes, R. D., et al. Dendritic cell-lymphoid cell aggregation and major histocompatibility antigen expression during rat cardiac allograft rejection. *J Exp Med.* 1986;164(4):1239-1258.

11. Maddur H et al. Rejection in Liver Transplantation Recipients. *Journal of Clinical and Experimental Hepatology.* 2024;14(4):101363.
12. Matsumoto, Y., et al. Evidence that portal tract microvascular destruction precedes bile duct loss in human liver allograft rejection. *Transplantation.* 1993;56(1):69-75.
13. Miyagawa-Hayashino, A., et al. Arteriopathy in chronic allograft rejection in liver transplantation. *Liver Transpl.* 2004;10(4):513-519.
14. Montano-Loza AJ, Rodríguez-Perálvarez ML, Pageaux GP, Sanchez-Fueyo A, Feng S. Liver transplantation immunology: Immunosuppression, rejection, and immunomodulation. *J Hepatol.* 2023 Jun;78(6):1199-1215.
15. Neil, D. A., and S. G. Hubscher. Histologic and biochemical changes during the evolution of chronic rejection of liver allografts. *Hepatology.* 2002;35(3):639-651.
16. Saunders EA et al. Outcome and safety of a surveillance biopsy guided personalized immunosuppression program after liver transplantation. *Am J Transplant.* 2022;22:519–531.
17. Sebagh, M., et al. Accuracy of bile duct changes for the diagnosis of chronic liver allograft rejection: reliability of the 1999 Banff schema. *Hepatology.* 2002;35(1):117-125.
18. Sheikh A, Chau KY, Evans HM. Histological findings in protocol biopsies following pediatric liver transplant: Low incidence of abnormalities at 5 years. *Pediatr Transplant.* 2018;22(5):e13212.
19. Shamsaeefar A et al. Factors Associated with Chronic Rejection in Liver Transplant Recipients: A Retrospective Cohort Study From Shiraz Organ Transplant Center. *Exp Clin Transplant.* 2024 Feb;22(2):114-119.
20. Snover, D. C., et al. Orthotopic liver transplantation: a pathological study of 63 serial liver biopsies from 17 patients with special reference to the diagnostic features and natural history of rejection. *Hepatology.* 1984;4(6):1212-1222.
21. van den Heuvel, M. C., et al. Impaired regeneration of biliary cells in human chronic liver allograft rejection. Special emphasis on the role of the finest branches of the biliary tree. *Liver Transpl.* 2004;10(1):28-35.
22. Varma S, Ambroise J, Komuta M, et al. Progressive fibrosis is driven by genetic predisposition, allo-immunity, and inflammation in pediatric liver transplant recipients. *EBioMedicine.* 2016;9:346–355.
23. Venturi, C., Sempoux, J., et al. Novel Histologic Scoring System for Long-Term Allograft Fibrosis After Liver Transplantation in Children. *Am J Transplant.* 2012;12:2986–2996.
24. Wiesner, R. H., et al. Acute hepatic allograft rejection: incidence, risk factors, and impact on outcome. *Hepatology.* 1998;28(3):638-645.
25. Wiesner, R. H., et al. Current concepts in cell-mediated hepatic allograft rejection leading to ductopenia and liver failure. *Hepatology.* 1991;14(4 Pt 1):721-729.

Capítulo 16

TRANSPLANTE DE PÂNCREAS

■ Roberto Ferreira Meirelles Junior

Introdução

O transplante de pâncreas (TxP) é atualmente um procedimento médico estabelecido para pacientes diabéticos tipo 1 insulino-dependentes (DM1) e considerado como a melhor opção terapêutica para estes pacientes quando associado a insuficiência renal crônica.

O TxP além de proporcionar melhora na qualidade de vida, restabelece normoglicemia permanente, normaliza os níveis da hemoglobina glicada, elimina a necessidade de aplicações de insulina exógena e dosagens diárias frequentes de glicemia, evita episódios de hipoglicemia, dispensa restrição dietética e tem o potencial de prevenir as complicações crônicas secundárias do diabetes.

Nas últimas décadas, com o aprimoramento na técnica operatória e os novos imunossupressores, a sobrevivência do enxerto no primeiro ano de transplante rotineiramente excede 90%.

Modalidades e Indicações de Transplante de Pâncreas

Transplante de rim-pâncreas simultâneo (TRPS)

É a modalidade mais comum de TxP. Indicado para pacientes com DM1 com insuficiência renal crônica terminal (em diálise ou em fase pré-diálise com taxa de filtração glomerular (TFG) <20 mL/min/1,73m^2). Nesta situação, o paciente já tem indicação de transplante de rim e opta-se por realizar, simultaneamente, os dois transplantes (rim e pâncreas) provenientes do mesmo doador-falecido.

Transplante de pâncreas solitário

O transplante de pâncreas solitário (TPS) significa que apenas o implante do enxerto pancreático foi realizado. O mesmo pode ocorrer em duas situações distintas: o transplante de pâncreas após-rim (TPAR) e o transplante de pâncreas isolado (TPI).

Transplante de pâncreas após-rim (TPAR)

Esta é a 2ª principal modalidade de TxP. Está indicado para pacientes DM1 que já tem um transplante renal funcionante e se beneficiariam dos potenciais benefícios da normoglicemia permanente.

Transplante de pâncreas isolado (TPI)

É a modalidade menos frequente de TxP. Indicado para portadores de DM1 com complicações agudas como hipoglicemias assintomáticas e no diabetes hiper lábil manifestado por difícil controle metabólico.

O receptor de Transplante de Pâncreas

Na avaliação pré transplante são considerados candidatos ao TxP pacientes com idade entre 18 e 45 anos, sem contraindicações absolutas para utilização de imunossupressão, com função cardiovascular preservada, ausência de neuropatia diabética avançada e local de implante sem sinais de doença arteriosclerótica avançada. A avaliação cardiológica definitiva deve incluir obrigatoriamente a realização de cineangiocoronariografia. Os critérios de exclusão para TxP são semelhantes aos de transplante de rim.

Seleção de Doadores e Avaliação do Enxerto Pancreático

A princípio, qualquer doador de múltiplos órgãos, entre 18 e 45 anos, sem história clínica prévia de diabetes tipo I, poderá ser considerado um potencial doador pancreático.

As contraindicações absolutas a doação de enxerto pancreático são tumores malignos, HBsAg positivo, HIV positivo e sepse. As contraindicações relativas hiperglicemia, hiperamilasemia, sepse bacteriana em tratamento, hepatite C positivo, IMC acima de 30.

Avaliação laboratorial

Além dos exames laboratoriais protocolares da doação, os resultados da amilasemia, lípasemia e glicemia séricas são fundamentais para aceitação ou não do enxerto pancreático.

A hiperglicemia a priori não é uma contraindicação para a utilização do enxerto. Ela pode estar associada a resistência periférica à insulina em doadores falecidos e deve ser interpretada conforme sua resposta a insulina.

A hiperamilasemia e hiperlipasemia podem estar associadas à suspeita de trauma pancreático, episódios de hipotensão com presença de isquemia pancreática.

Avaliação do enxerto pancreático

Os principais fatores a serem considerados na avaliação do enxerto pancreático são idade, índice de massa corporal, uso de vasopressores, avaliação laboratorial e avaliação macroscópica

A idade do doador acima de 45 anos é considerada um dos principais fatores responsáveis para uma menor sobrevida do enxerto e por uma maior ocorrência de complicações cirúrgicas.

A princípio doadores com IMC acima de 30 não são considerados aptos para doação pancreática devido a infiltração gordurosa do pâncreas que aumenta a ocorrência de infecção pós pancreatite de reperfusão.

Doadores são considerados instáveis hemodinamicamente, aqueles com necessidade de altas doses de dopamina (mais de 10 microgramas/kg/min) ou duas drogas vasopressoras no momento da retirada do pâncreas, têm risco aumentado de apresentar pancreatite aguda pós reperfusão e consequente perda do enxerto.

Avaliação macroscópica do enxerto pancreático

A avaliação macroscópica do enxerto pancreático, por cirurgião com experiência em transplante de pâncreas, é um dos fatores decisivos para o sucesso do procedimento. Durante o inventário da cavidade abdominal e exposição da retrocavidade com visualização da face anterior do pâncreas, deve-se observar a coloração, assim como a presença de infiltração gordurosa, sinais de isquemia, hematomas, sinais de pancreatite, nódulos ou traumas. A palpação permite avaliar a consistência e identificação de irregularidades e nodulações. (Figuras 1 e 2).

Técnica Operatória do Transplante de Pâncreas

Técnica operatória da cirurgia de bancada do enxerto pancreático

O procedimento cirúrgico de preparar o enxerto para o implante é denominado cirurgia de bancada (*back table*) que se inicia simultaneamente com a cirurgia do receptor e tem duração em média de 2h. O pâncreas deve ser mantido imerso na solução de preservação gelada durante o procedimento. (Figura 3).

Cinco etapas básicas são realizadas: esplenectomia, "limpeza" de tecidos peripancreáticos, diminuição duodenal, sutura da raiz do mesentério e preparo vascular. Após a inspeção do enxerto duodenopancreático com

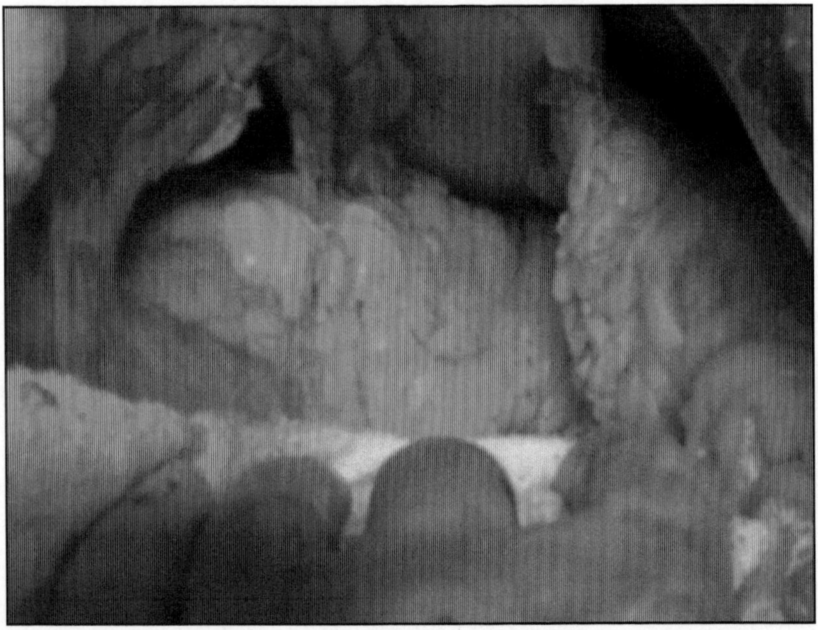

Figura 1 ■ Aspecto da face anterior do pâncreas durante o procedimento de captação de múltiplo órgãos. (Fonte: Arquivo pessoal).

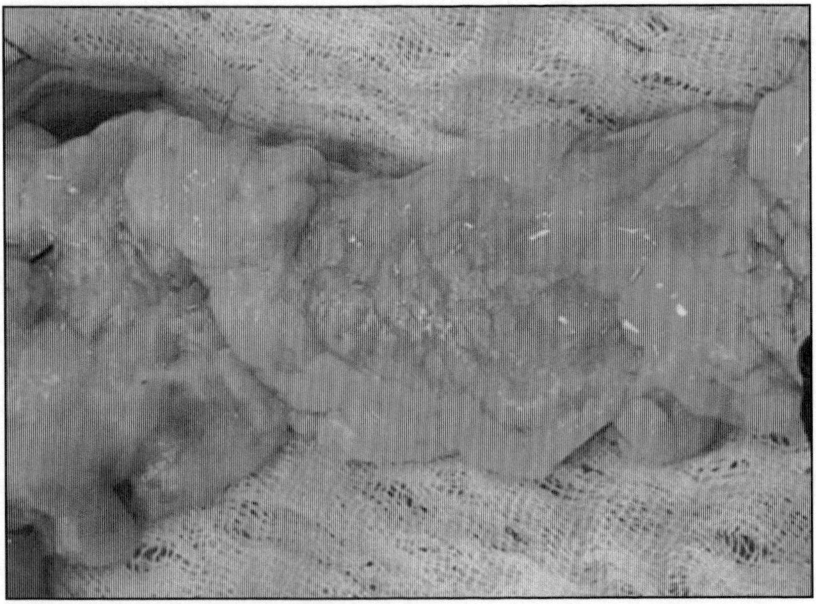

Figura 2 ■ Fotografia da face anterior do enxerto pâncreas após perfusão com aspecto de infiltração gordurosa. (Fonte: Arquivo pessoal).

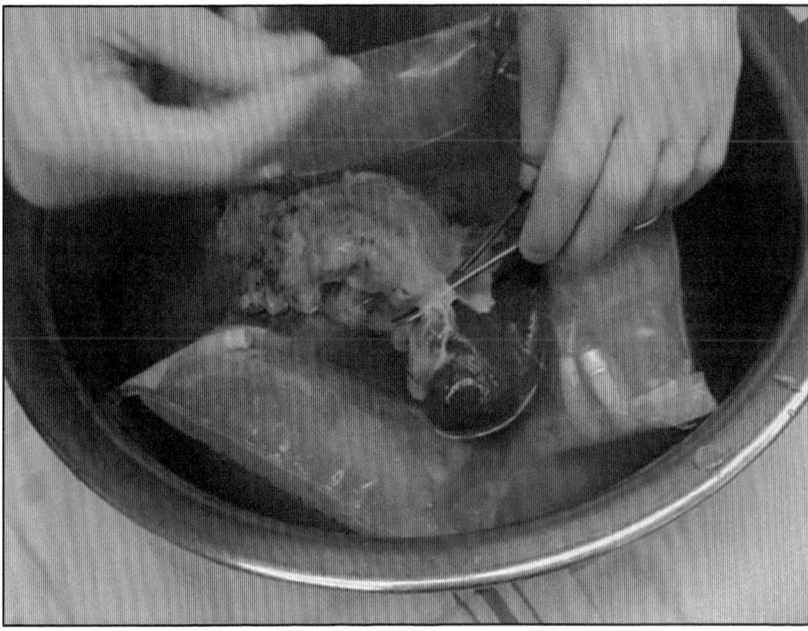

Figura 3 ■ Fotografia do início da esplenectomia na cirurgia de bancada do enxerto pancreático. (Fonte: Arquivo pessoal).

a presença do baço, bem como os enxertos vasculares, inicia-se o procedimento cirúrgico pela esplenectomia com ligadura dupla dos ramos arteriais e venosos esplénicos junto ao baço. Na sequência são realizadas as ligaduras e secção dos tecidos peripancreáticos das bordas inferior e superior do pâncreas para minimizar a perda sanguínea durante a reperfusão. Em seguida, realiza-se a ressecção da 4ª. porção duodenal com grampeador linear e invaginação dos cotos duodenais com Prolene 4-0 (fio cirúrgico de polipropileno). Realiza-se uma sutura contínua com Prolene 4-0 incluindo a linha de grampos da secção da raiz do mesentério para evitar sangramento e formação de hematoma após a reperfusão. A veia porta deve ser dissecada das aderências do tecido pancreático tornando-a mais livre e longa. (Figura 4). A fim de realizar anastomose arterial única durante o implante do enxerto, procede-se a reconstrução vascular em "Y" das artérias esplênica e mesentérica superior, respectivamente, com os ramos interno e externo da artéria ilíaca comum do doador com sutura continua utilizando Prolene 7-0. (Figuras 5, 6 e 7)

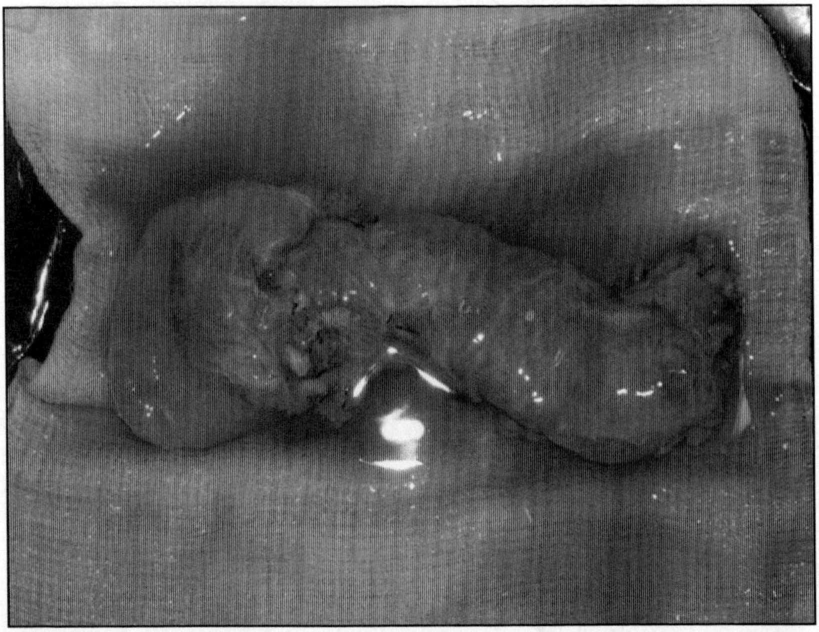

Figura 4 ■ Fotografia da face anterior do enxerto pancreático antes da reconstrução arterial em "Y". (Fonte: Arquivo pessoal).

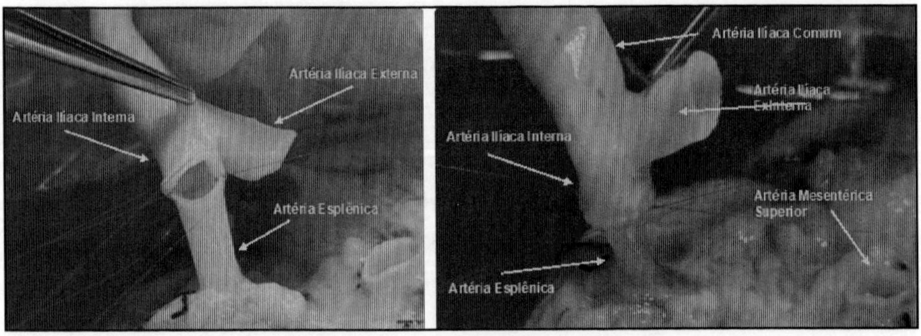

Figura 5 ■ Fotografias da anastomose da artéria ilíaca interna do enxerto vascular com artéria esplênica do enxerto pancreático. Sutura com pontos contínuos com Prolene® 7-0 utilizando porta-agulha Castroviejo. (Fonte: Arquivo pessoal).

Técnica Operatória do implante do enxerto pancreático

O receptor é posicionado em decúbito dorsal horizontal, monitorado, anestesiado (anestesia geral), realizado cateterismo vesical, acesso venoso central, acesso arterial radial. Durante todo o período da cirurgia, a glicemia

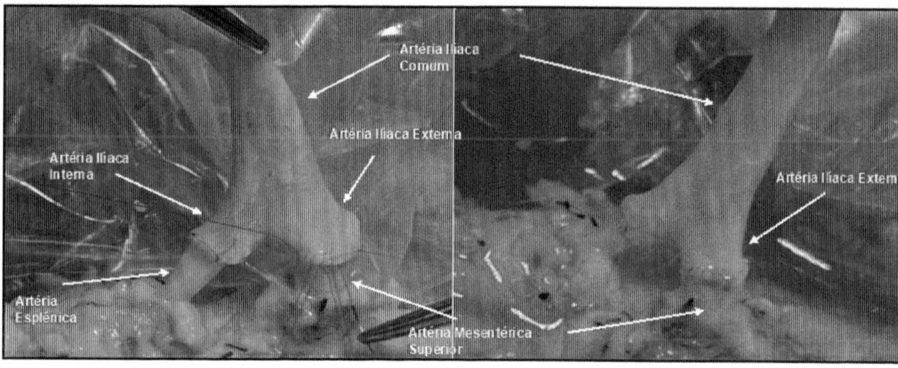

Figura 6 ▪ Fotografias da anastomose da artéria ilíaca externa do enxerto vascular com artéria mesentérica superior do enxerto pancreático. Sutura com pontos contínuos com Prolene® 7-0 utilizando porta-agulha Castroviejo. (Fonte: Arquivo pessoal).

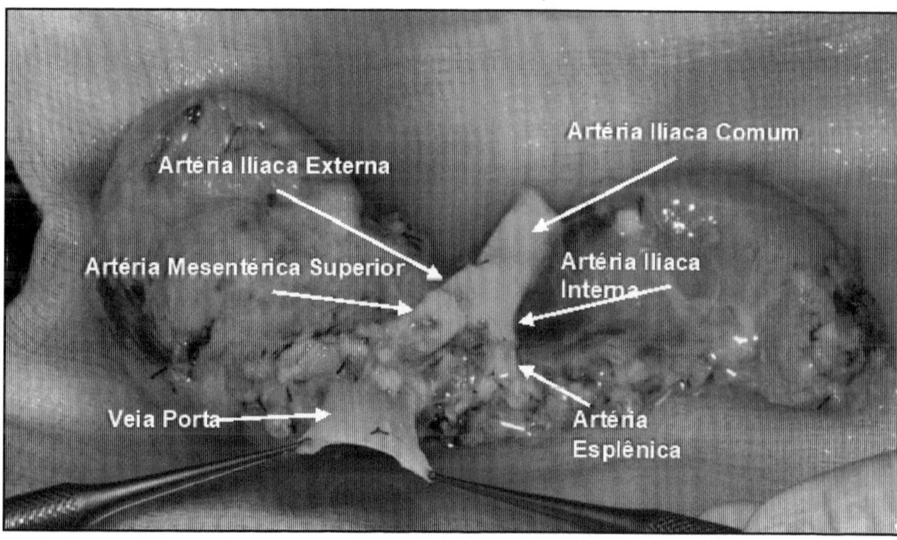

Figura 7 ▪ Fotografia do aspecto final do procedimento de bancada da face posterior do enxerto pancreático após a reconstrução arterial em Y. (Fonte: Arquivo pessoal).

deve ser monitorizada frequentemente e mantida entre 80 e 160 mg/dL. Para tanto, é utilizada insulina de ação rápida administrada EV de forma contínua por bomba de infusão.

O acesso de escolha é laparotomia por incisão mediana supra umbilical (3cm) e infra umbilical até a sínfise púbica. Após a incisão, realiza-se o descolamento do colón ascendente (manobra de Cattell) para a exposição e isolamento dos vasos ilíacos direitos. As artérias ilíacas comum, interna e externa direitas são isoladas circunferencialmente em toda extensão. Da mesma forma, a veia ilíaca comum e externa direitas são isoladas. Preconiza-se a ligadura e secção da veia ilíaca interna direita (por vezes uma trifurcação), deixando a veia ilíaca direita superficial, com mobilidade e lateralmente as artérias ilíacas, com o objetivo de reduzir a ocorrência de trombose venosa. Nos casos de comprometimento das veias ilíacas por estenose ou trombose por passagem prévia de cateter de diálise, pode-se utilizar a veia cava ou confluência desta com a veia ilíaca comum direita, sem a necessidade de realizar a ligadura da veia ilíaca interna (Figura 8). Relatos da literatura mostram

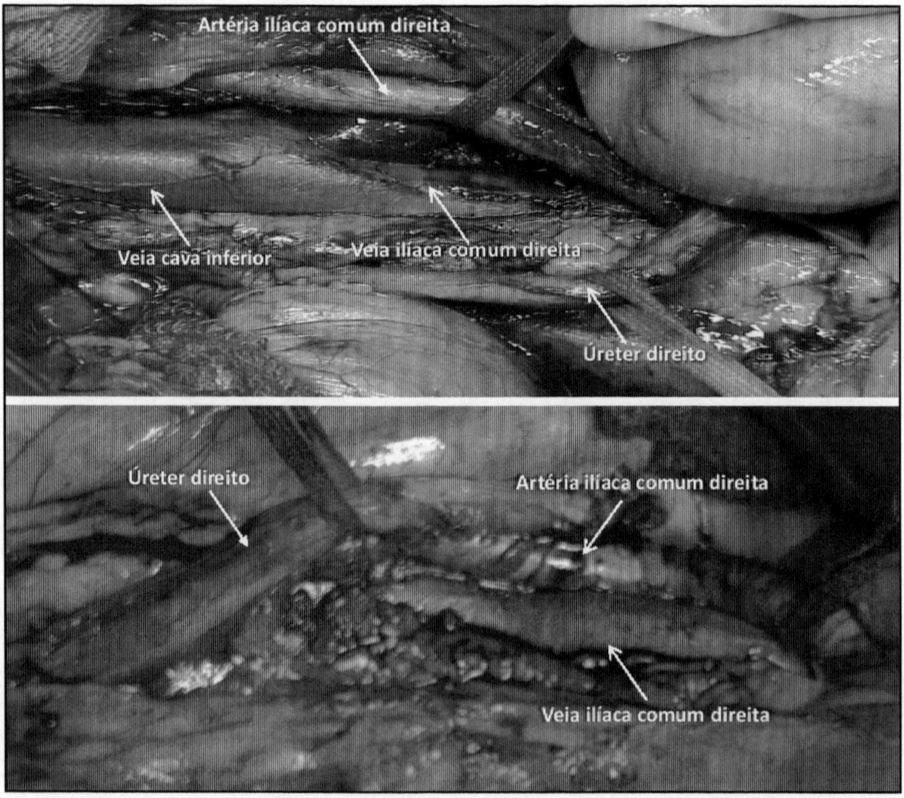

Figura 8 ■ Fotografia superior: Aspecto da fossa ilíaca direita do receptor com exposição da veia cava inferior antes do implante do enxerto pancreático. Fotografia inferior: Aspecto da fossa ilíaca direita do receptor com exposição da veia ilíaca comum e externa após ligadura das veias ilíacas internas antes do implante do enxerto pancreático. (Fonte: Arquivo pessoal).

que a utilização da veia cava para drenagem venosa não demonstrou diferença, quando comparada ao implante nas veias ilíacas.

Entretanto, não deve ser a primeira opção, além de exigir uma incisão mais ampla, dificulta, quando não inviabiliza, a drenagem vesical caso seja necessária, uma vez que o enxerto pancreático permanece em posição mais cranial.

Com os vasos ilíacos liberados, inicia-se o procedimento de implante pancreático. Faz-se a anastomose com prolene 6-0, sutura contínua, entre a veia porta do enxerto com a veia ilíaca comum direita ou veia cava do receptor. Outra opção técnica seria utilizar a veia cava ou confluência desta com a veia ilíaca comum, sem a necessidade de realizar a ligadura da veia ilíaca interna. (Figura 9) Após, realiza-se anastomose entre a artéria ilíaca comum da reconstrução vascular em "Y" do enxerto pancreático com a artéria ilíaca comum direita do receptor. (Figura 10).

A reperfusão então é realizada com a remoção sequencialmente da pinça vascular venosa proximal, venosa distal, arterial distal e arterial proximal. Controlam-se os pontos de sangramento e na sequência realiza-se a drenagem da secreção exócrina pancreática, que pode ser vesical ou entérica. (Figura 11).

Não existe consenso sobre a necessidade de utilização de dreno abdominal fechado, porém ainda é utilizado pela maioria dos centros. Por último realiza-se o fechamento do peritônio e inicia-se o procedimento de implante renal nos casos de TSPR, ou procede-se com o fechamento da parede abdominal por planos.

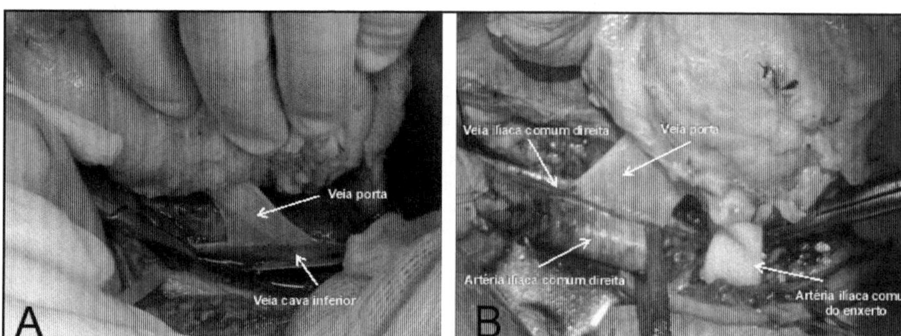

Figura 9 ■ Fotografia da anastomose término-lateral da veia porta do enxerto pancreático com a veia cava inferior (**A**) ou veia ilíaca comum (**B**) do receptor com sutura de pontos contínuos com Prolene® 6-0. (Fonte: Arquivo pessoal).

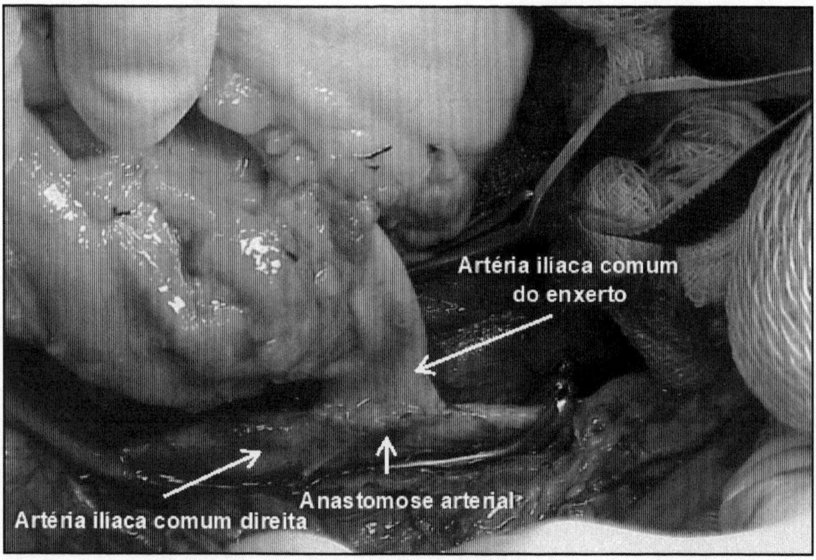

Figura 10 ■ Fotografia da anastomose da artéria ilíaca comum do enxerto vascular com artéria ilíaca comum direita do receptor término-lateral com sutura de pontos contínuos com Prolene® 6-0. (Fonte: Arquivo pessoal).

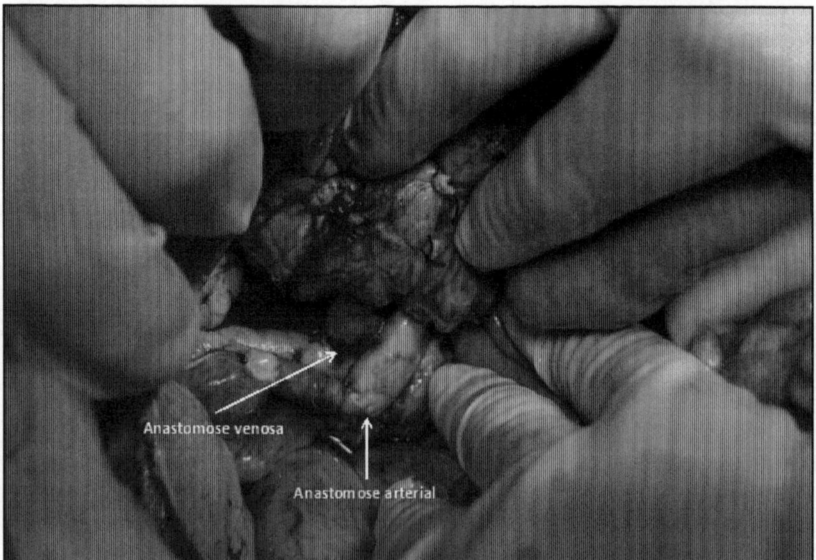

Figura 11 ■ Fotografia do aspecto das anastomoses vasculares após revascularização do enxerto pancreático. (Fonte: Arquivo pessoal).

Drenagem venosa do transplante de pâncreas

A drenagem venosa pode ser feita de duas formas distintas: sistêmica ou portal.

- **Drenagem venosa sistêmica**: a anastomose venosa é feita entre a veia porta do enxerto com as veias ilíacas ou com a veia cava do receptor. A drenagem sistêmica permanece como a técnica preferencial, pois é bem estabelecida, utilizada pela maioria dos centros e associada a excelentes resultados a longo prazo. Na drenagem sistêmica da secreção endócrina do pâncreas, há um aumento periférico da insulina, mas esta não acarreta alteração do metabolismo dos carboidratos nem alteração da concentração dos níveis de lipídios e lipoproteínas.
- • **Drenagem venosa portal**: a anastomose é realizada entre a veia porta do enxerto e a veia mesentérica superior do receptor: Esta técnica, defendida por alguns, teria como vantagem manter uma fisiologia mais apropriada, uma vez que a insulina liberada mantém o trajeto fisiológico, ou seja, passando primeiramente pelo fígado. Entretanto, a técnica utilizando a raiz do meso para a drenagem venosa portal apresenta alguns problemas. Primeiramente, o órgão fica livre na cavidade abdominal, dificultando a realização de biópsia pancreática. Além disso, necessita de um enxerto arterial longo para conseguir implantar na artéria ilíaca do receptor.

Drenagem exócrina do transplante de pâncreas

A drenagem da secreção pancreática exócrina do pâncreas pode ser feita por via vesical ou por via entérica.

- **Drenagem vesical**: realizada para a bexiga, com anastomose do duodeno na bexiga. Nestes casos, a sonda vesical deve ser mantida por um período mais longo (7-10 dias).
- **Drenagem entérica**: através da anastomose entre o duodeno do enxerto com uma alça de intestino delgado, de preferência o mais distal possível da válvula íleo-cecal. Constitui um método mais fisiológico, já que o suco pancreático é drenado para o intestino, podendo ser reabsorvido, sem causar perda expressiva de água e eletrólitos. (Figura 12).

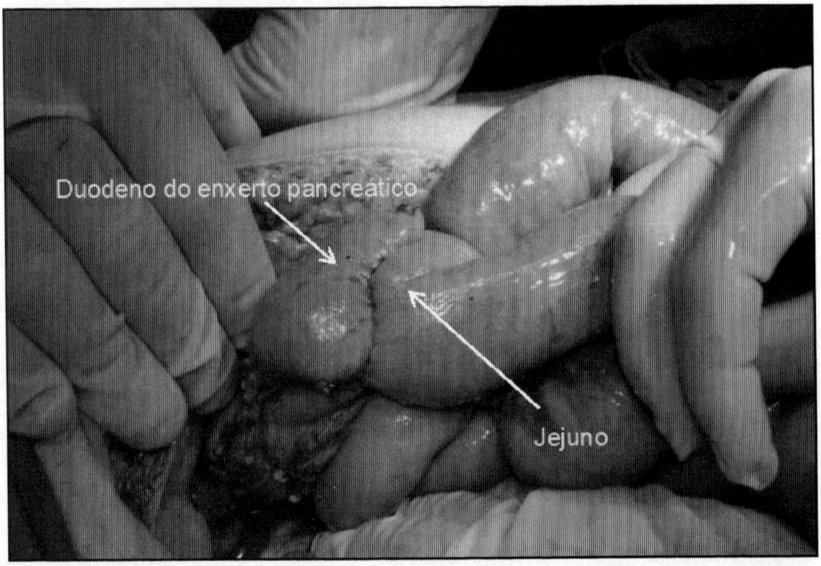

Figura 12 ■ Fotografia do aspecto final da anastomose duodenojejunal látero-lateral em dois planos contínuos com PDS 4-0 e Prolene® 4-0. (Fonte: Arquivo pessoal).

A principal vantagem da drenagem vesical é a possibilidade de monitorização da amilasúria, um importante marcador da função pancreática nos casos de transplante de pâncreas solitário. No entanto, várias complicações estão relacionadas à drenagem vesical, tais como desidratação e acidose metabólica, frequentemente necessitando hospitalização. Estas complicações são relacionadas à perda do suco pancreático, rico em sal e bicarbonato. Outras complicações incluem, hematúria, cistite química, infecção urinária frequente, cálculos vesicais e estenose de uretra, além de fístula vesical e pancreatite de refluxo.

Apesar da drenagem vesical ter permanecido como técnica preferencial durante a década de 1990, ela foi sendo substituída pela drenagem entérica pela maioria dos centros, principalmente no TRPS, onde o controle de rejeição pode ser feito pela função renal e dosagem de lípase sérica.

Nos casos de TxP com drenagem vesical, que evoluem com uma incidência e gravidade das complicações significativas, quer pela frequência e/ou pela gravidade, pode ser feita posteriormente a conversão entérica. As principais causas para conversão são: episódios frequentes e graves de desidratação, acidose metabólica e complicações urológicas.

Cuidados no Pós-Operatório Imediato do Transplante de Pâncreas

No pós-TxP imediato, o paciente é encaminhado para a UTI para monitoração hemodinâmica, controle glicêmico e parâmetros clínicos. Recomenda-se otimização volêmica afim de evitar o uso indevido de drogas vasoativas que aumentam a ocorrência de pancreatite aguda e consequente trombose do enxerto pancreático.

A profilaxia antimicrobiana varia conforme o serviço, deve iniciar-se na indução anestésica e mantida por 72h. De uma forma geral, é utilizada uma cefalosporina de 3ª geração, associada à ampicilina. O uso de antifúngico é recomendado.

A introdução de anticoagulação com heparina deve ser iniciada após 12h do término do ato operatório. A dose recomendada é de 5.000U de heparina SC, podendo ser de 12/12 h até de 8/8 h. Entretanto, deve-se avaliar o risco de sangramento conforme a evolução dos parâmetros hemodinâmicos e laboratoriais, características de sangramento presentes ou não, débito e características do dreno abdominal, presença de uremia no pós-Tx imediato. Do mesmo modo, inicia-se no 1º. pós-operatório o AAS (ácido acetil salicílico) na dose de 200mg ao dia e deve ser mantido de forma contínua, uma vez que diminui significativamente os casos de trombose tardia do enxerto pancreático.

Imunossupressão no Transplante de Pâncreas

Atualmente, vários esquemas imunossupressores são utilizados na prática do TxP, de acordo com a rotina e a experiência de cada centro. Basicamente utiliza-se indução com anticorpos depletores seguida imunossupressores de manutenção.

A terapia de indução é utilizada em cerca de 80% dos TxP devido à maior ocorrência de rejeição aguda nesta modalidade de transplante.

A manutenção da imunossupressão em TxP baseia-se no uso de esquema tríplice formado por um inibidor de calcineurina associado a uma droga anti-metabólica e corticoide.

Em relação aos inibidores de calcineurina, houve uma redução significante do uso de ciclosporina, que foi substituída por tacrolimo.

No tocante às drogas anti-proliferativas, a mudança do uso de azatioprina para micofenolato mofetil representou um marco no TxP, diminuindo a incidência de episódios de rejeição com impacto nos resultados de sobrevida do enxerto. Apesar dos resultados animadores de relatos de TxP sem o uso de corticoide, a maioria dos centros continua incluindo corticoide como parte do esquema de imunossupressão de manutenção.

Complicações no Transplante de Pâncreas

A principal complicação relacionada à perda precoce do enxerto pancreático é falha técnica. Entende-se por falha técnica a perda do enxerto nos primeiros três meses de transplante devido a trombose vascular (50%), pancreatite aguda (20%), infecção (18%), fístulas (6,5%) e hemorragia (2,4%).

O transplante de pâncreas apresenta de 10 a 20 % de complicações cirúrgicas necessitando laparotomia. Os fatores de risco para complicações cirúrgicas incluem tempo prolongado em diálise peritoneal, massa corporal do doador ou receptor, idade do doador ou receptor, doença cerebrovascular com causa de óbito do doador, tempo de preservação prolongada, retransplante e cirurgia abdominal prévia.

Pacientes com drenagem urinária vesical apresentam 30% de complicações graves quais sejam, desidratação e acidose metabólica, hematúria, infecção urinária de repetição, cistite, uretrite e abscessos perineais.

As complicações infecciosas e cardiovasculares são as principais causas de morbidade e mortalidade no TxP, além disso, todas as complicações inerentes à doença diabética comportam-se de maneiras distintas no pós-transplante, algumas apresentando evidente melhora e outras devido ao estado avançado da sua evolução, quando melhoram, necessitam de um longo tempo de transplante para apresentar mudança favorável. Portanto, a vigilância permanente às complicações diabéticas deve permanecer mesmo após um transplante bem-sucedido.

A incidência de infecção por citomegalovirus após TxP é mais elevada do que em transplante de outros órgãos, possivelmente relacionada à imunossupressão, principalmente o emprego de indução de agentes antilinfocitários.

As complicações cardiovasculares relacionadas a doença arterial coronariana assintomática, com estenose significante na coronariografia, está presente em até 30% dos pacientes portadores de DM tipo I e insuficiência renal crônica. Além disso é importante salientar que a própria imunossupressão contribui para a piora dos fatores de risco que são: obesidade, hipertensão arterial, dislipidemia e resistência à insulina. Portanto, a euglicemia por si só pode não ser suficiente para a diminuição dos eventos cardíacos nesta população de alto risco se os outros fatores não forem tratados de maneira agressiva.

Conclusão e Perspectivas no Transplante de Pâncreas

O transplante simultâneo de pâncreas e rim permanece como o tratamento mais efetivo do diabetes tipo I com insuficiência renal crônica, pois ele diminui a mortalidade de pacientes diabéticos tipo I comparados a diálise ou transplante renal isolado. Há complicações operatórias, e imunossupressão é obrigatória, mas a qualidade de vida é melhor.

O desenvolvimento do transplante de ilhotas diminuirá as complicações cirúrgicas e o sucesso da obtenção de tolerância poderá eliminar a imunossupressão.

Certamente, o transplante de pâncreas permanecerá como tratamento de escolha no futuro imediato. Entretanto, nenhum destes tratamentos serão necessários se induzirmos regeneração das células beta e controlarmos a doença autoimune.

Referências

Drachenberg CB, Odorico J, Demetris AJ. Banff schema for grading pancreas allograft rejection: working proposal by a multi-disciplinary international consensus panel. Am J Transplant. 2008 Jun;8(6):1237-49

White SA, Shaw JA, Sutherland DE. Pancreas transplantation. Lancet. 2009 May 23;373(9677):1808-17. doi: 10.1016/S0140-6736(09)60609-7. PMID: 19465236.

Augustine T. Simultaneous pancreas and kidney transplantation in diabetes with renal failure: the gold standard? J Ren Care. 2012 Feb;38 Suppl 1:115-24. doi: 10.1111/j.1755-6686.2012.00269.x. PMID: 22348371.

Dholakia S, Oskrochi Y, Easton G, Papalois V. Advances in pancreas transplantation. J R Soc Med. 2016 Apr;109(4):141-6. doi: 10.1177/0141076816636369. PMID: 27059905; PMCID: PMC4827108.

Laftavi MR, Gruessner A, Gruessner R. Surgery of pancreas transplantation. Curr Opin Organ Transplant. 2017 Aug;22(4):389-397. doi: 10.1097/MOT.0000000000000434. PMID: 28682797.

Hanlon M, Cooper M, Abrams P. Quality of life after pancreas transplantation: time to look again. Curr Opin Organ Transplant. 2019 Aug;24(4):451-455. doi: 10.1097/MOT.0000000000000676. PMID: 31246747.

Kandaswamy R, Stock PG, Miller JM, Booker SE, White J, Israni AK, Snyder JJ. OPTN/SRTR 2022 Annual Data Report: Pancreas. Am J Transplant. 2024 Feb;24(2S1):S119-S175. doi: 10.1016/j.ajt.2024.01.013. PMID: 38431358.

Boggi U, Vistoli F, Andres A, Arbogast HP, et. al. First World Consensus Conference on pancreas transplantation: Part II – recommendations. Am J Transplant. 2021 Sep;21 Suppl 3(Suppl 3):17-59. doi: 10.1111/ajt.16750. Epub 2021 Jul 29. PMID: 34245223; PMCID: PMC8518376.

Boggi U, Vistoli F, Marchetti P, Kandaswamy R, Berney T; World Consensus Group on Pancreas Transplantation. First world consensus conference on pancreas transplantation: Part I-Methods and results of literature search. Am J Transplant. 2021 Sep;21 Suppl 3(Suppl 3):1-16. doi: 10.1111/ajt.16738. Epub 2021 Jul 29. PMID: 34245116; PMCID: PMC8519053.

Kandaswamy R, Stock PG, Miller JM, Booker SE, White J, Israni AK, Snyder JJ. OPTN/SRTR 2022 Annual Data Report: Pancreas. Am J Transplant. 2024 Feb;24(2S1):S119-S175. doi: 10.1016/j.ajt.2024.01.013. PMID: 38431358.

Fridell JA, Stratta RJ, Gruessner AC. Pancreas Transplantation: Current Challenges, Considerations, and Controversies. J Clin Endocrinol Metab. 2023 Feb 15;108(3):614-623. doi: 10.1210/clinem/dgac644. PMID: 36377963.

Finger EB, Matar AJ, Dunn TB, Humar A, et. al. Evolution of Pancreas Transplantation At A Single Institution-50+ Years and 2500 Transplants. Ann Surg. 2024 Oct 1;280(4):604-615. doi: 10.1097/SLA.0000000000006415. Epub 2024 Jun 25. PMID: 38916985.

Capítulo 17

TRANSPLANTE PULMONAR

- **Marcos Naoyuki Samano**
- **Luiz Guilherme Santos Maksoud**
- **José de Jesus Peixoto Camargo**

Introdução

O primeiro transplante pulmonar foi realizado em 1963 por James Hardy na Universidade do Mississipi, em um paciente portador de carcinoma broncogênico à esquerda. O regime de imunossupressão utilizado na ocasião foi azatioprina, prednisona e terapia com cobalto mediastinal. Este paciente faleceu 18 dias depois de insuficiência renal, mas com pouco comprometimento pulmonar, evidenciando o transplante como uma opção possível em pacientes com doenças pulmonares em estágio avançado[1]. Por quase vinte anos, 38 transplantes pulmonares foram realizados ao redor do mundo, sendo que a maior sobrevida foi obtida por Fritz Derom em 1968, na Bélgica, tendo seu paciente sobrevivido por 10 meses[2]. A maior parte dos pacientes teve complicações relacionadas a anastomose brônquica devido ao tipo de imunossupressão da época que causava dificuldade na cicatrização. Em 1981, já após o advento da ciclosporina como regime imunossupressórico, Bruce Reitz na Universidade da Califórnia, inovou ao tratar um paciente com hipertensão pulmonar com transplante cárdio-pulmonar[3]. Porém, o crédito ao primeiro transplante pulmonar unilateral bem sucedido é dado a Joel D. Cooper que realizou em 1983 na Universidade de Toronto em um paciente com fibrose pulmonar e que viveu por 6 anos e meio após o procedimento[4]. Este mesmo grupo foi responsável por inúmeros avanços ao longo da história como a realização do primeiro transplante bilateral em bloco e o transplante bilateral sequencial, técnica utilizada até os dias atuais[5].

O primeiro transplante pulmonar bem-sucedido na América Latina foi realizado em 1989, na Santa Casa de Porto Alegre por José Camargo, um transplante unilateral em um paciente de 36 anos que permaneceu vivo por vários anos. Desde então, este serviço permanece como um dos mais ativos no país. Em 1990, o Hospital São Paulo e o Instituto do Coração, em São Paulo, iniciaram suas atividades.

Desde então, os transplantes pulmonares ao redor do mundo aumentam em grande velocidade, impulsionados com os resultados de avanços em várias áreas como preservação pulmonar, doação com coração parado (DCD – *Donor after Circulatory Death*) e EVLP (*Ex-vivo Lung Perfusion*). Dados da ISHLT (*International Society for Heart and Lung Transplantation*) apontam que já foram realizados 60.680 transplantes de pulmão, a maior parte deles na América do Norte[6]. Em 2022, foram realizados 2.743 transplantes pulmonares somente nos EUA, número ainda menor do que o pico registrado em 2019 antes da pandemia da Covid-19[7]. Por outro lado, dados brasileiros ainda são tímidos. De acordo com a ABTO (Associação Brasileira de Transplantes de Órgãos), foram realizados no Brasil apenas 985 transplantes pulmonares no período de 2013 a 2023, sendo que neste último ano, apenas 78 procedimentos foram realizados, ainda reflexo da pandemia[8].

Aspectos Clínicos

Entende-se que toda doença pulmonar que curse de modo progressivo, com necessidade de suplementação de oxigênio, irreversível e na qual todas as modalidades de tratamento existentes foram utilizadas e que esteja acarretando uma baixa qualidade de vida com reduzida expectativa de sobrevivência seja considerada pneumopatia avançada (ou terminal). De modo geral, o transplante pulmonar é a via final de todas as pneumopatias avançadas. Embora muitas doenças possam ser abrangidas com essa terminologia, as principais indicações para o transplante pulmonar são a Doença Pulmonar Obstrutiva Crônica (DPOC), as doenças restritivas que têm a fibrose pulmonar como o maior exemplo, a hipertensão pulmonar e as doenças supurativas na qual a fibrose cística é o principal exemplo.

Sabendo que as pneumopatias avançadas possuem característica de progressão da doença, é importante levar em consideração qual o tempo médio de espera em lista de transplantes. Por isso, o referenciamento do paciente ao centro transplantador é tão importante quando o encaminhamento per si. De acordo com o atual consenso da ISHLT, publicado em 2021, o transplante pulmonar deve ser considerado para todo adulto com doença pulmonar avançada que possua alto risco de morte (>50%) pela doença pulmonar em dois anos se não submetido ao transplante e tiver alta probabilidade de sobrevida em 5 anos (>80%) após o transplante com adequada função do enxerto[9].

Aspectos Técnicos

Doador

Seleção do doador

A escassez de doadores ainda continua sendo um fator limitante para o crescimento do número de transplantes. Em 2023 foram identificados e notificados como potenciais doadores de órgãos 14.073 doadores, porém somente 4.035 foram efetivados, sendo que a recusa familiar ainda é o motivo principal para essa baixa efetivação. Levando-se em consideração que cerca de 20% dos pulmões são viáveis para transplante pulmonar, seria esperado ao redor de 800 transplantes por ano, número muito distante do que temos observado. As causas para esse baixo rendimento na captação, se devem a vulnerabilidade do pulmão, devido a complicações associadas a ventilação mecânica, aspiração, trauma torácico, edema pulmonar e pneumonia.

A Tabela 1 sumariza o que se define como doador ideal[10]. (Fonte: adaptado de Orens JB et al).

Tabela 1 ■ Currently accepted "ideal" donor.

• Age <55 years
• ABO compatibility
• Clear chest radiograph
• PaO_2 >300 on FIO_2 = 1.0, PEEP 5 cm H_2O
• Tobacco history <20 pack-years
• Absence of chest trauma
• No evidence of aspiration/sepsis
• No prior cardiopulmonary surgery
• Sputum gram stain—absence of organisms
• Absence of purulent secretions at bronchoscopy

Um dos principais critérios objetivos na escolha do doador baseia-se no valor de pO2, obtido por gasometria arterial colhida com parâmetros de ventilação de FiO2 igual a 1,0. Uma relação entre esses dois valores (pO_2/ FiO_2) ou razão P/F maior ou igual a 300 é amplamente aceita, muito embora valores acima de 400 refletirem melhor qualidade do enxerto. Outros fatores como igualdade/compatibilidade ABO, idade jovem, ausência de infiltrado na radiografia de tórax, broncoscopia normal sem secreção purulenta, sorologias negativas, carga tabágica menor do que 20 anos-maço ou ausência de antecedentes de tabagismo, ausência de neoplasia prévia e a proporcionalidade doador/receptor também são fatores fundamentais na aceitação do enxerto. A despeito destes fatores ideais, extrapolar os critérios ditos ideais aceitando doadores com critérios estendidos é uma prática constante e que não representa trazer consequências negativas no resultado do procedimento como sobrevida ou disfunção primária do enxerto. Contudo, a experiência do centro transplantador e das equipes captadores é fundamental para este bom resultado[11].

A avaliação do doador de pulmão, os cuidados durante o manejo do doador de múltiplos órgãos e a combinação perfeita entre doador e receptor é um processo complexo e multifatorial. Em geral, infecções não são uma contraindicação absoluta para o transplante, mesmo sabendo que estão relacionadas a maior tempo de ventilação mecânica. Por isso, é importante que o doador e receptor estejam recebendo o tratamento adequado. Sendo assim, é de suma importância a coleta do lavado broncoalveolar no doador para o tratamento ser guiado após o resultado da cultura. A doença fúngica ativa e infecção tuberculosa ativa ou prévia são contraindicações absolutas para seleção do doador.

A perfeita adequação entre o tamanho dos pulmões deve ser baseada no sexo, altura e idade de ambos, doador e receptor, e da doença de base do receptor. A cavidade torácica de um paciente enfisematoso pode ser muito maior e propícia para receber um enxerto maior, enquanto pacientes com fibrose pulmonar tem uma cavidade torácica muito menor, propícias para receber enxertos de doadores menores do que o receptor. Sem se respeitar essa correspondência, a desproporcionalidade pode acarretar espaço residual na cavidade pleural, drenagens mais prolongadas e empiema, ou ainda gerar síndrome compartimental com instabilidade hemodinâmica no caso dos enxertos muito maiores do que o paciente receptor.

Uma das maneiras mais objetivas de se avaliar a adequação no tamanho dos pulmões entre doador e receptor é pela utilização da Capacidade Pulmonar Total (CPT). Para doadores com pulmões normais e sem doença prévia, oferece o valor predito que deve ser comparado à CPT real do receptor obtida a partir da pletismografia pré-operatória[12,13].

O sistema brasileiro de alocação de pulmões baseia-se em igualdade/compatibilidade ABO e tempo em lista de espera. Neste sistema a compatibilidade HLA (*Human Leucocyte Antigen*) não é exigida, em virtude do curto tempo de isquemia tolerado pelos pulmões. Dessa forma, todo receptor de pulmões tem seu Painel Reativo de Anticorpos (PRA) analisado e mantido em soroteca nos laboratórios de imunologia ligados às Centrais Estaduais de Transplante. Para receptores com PRA positivo, a possibilidade da existência de anticorpos pré-formados contra antígenos do doador leva ao risco da rejeição hiperaguda, perda do enxerto e óbito do receptor. Assim, a realização da prova cruzada (*crossmatching*) prospectiva é mandatória. Porém, por exigir a coleta prévia de linfonodos do doador para a realização da prova cruzada, a realização deste teste de maneira prospectiva demanda tempo e torna a logística mais complexa. Para facilitar este processo, a realização do *crossmatching* virtual, baseado no soro do doador permite estimar o risco da prova cruzada real, possibilitando a tomada de decisão pela equipe transplantadora.

Extração do órgão

O doador é posicionado em decúbito dorsal horizontal, preferencialmente com os braços ao longo do corpo e com coxim sob as escápulas. A monitoração hemodinâmica deve incluir a cateterização arterial para monitoramento contínuo da PA. É realizada a broncoscopia antes do início do procedimento para coleta de lavado broncoalveolar, avaliação de sinais de infecção e de alterações anatômicas. A cultura do lavado broncoalveolar bilateral tem por função avaliar a presença de colonização/infecção bacteriana do doador e direcionar a profilaxia antimicrobiana ou terapêutica após o transplante.

O acesso aos órgãos torácicos e abdominais é realizado por uma esterno-laparotomia mediana. A esternotomia deve ser realizada de maneira cuidadosa e com hemostasia adequada a fim de manter a estabilidade hemodinâmica durante o processo de captação. Após a devida retração do esterno, exposição da cavidade pericárdica e avaliação do coração, as cavidades pleurais são abertas para a inspeção e palpação dos pulmões. Observa-se se há sinais de derrame pleural/empiema, aderências pleuropulmonares e atelectasias ou da presença de nódulos, bolhas ou outras alterações anatômicas que possam contraindicar a utilização do enxerto.

A solução de preservação pulmonar é a LPD-glucose (*low potassium dextran glucose*), comercialmente conhecida como Perfadex Plus® e utiliza-se volume de 50 a 70ml/Kg desta solução. A perfusão ocorre através de uma cânula (18 ou 20F) introduzida por uma sutura em bolsa com fio de polipropileno 4-0 próximo à bifurcação do tronco da artéria pulmonar. Após a heparinização do doador com 250 a 300 U/kg, aplica-se 500 µg de prostaglandina E1 (Alprostadil) no tronco da artéria pulmonar. Neste momento, ocorre vasodilatação e queda da PA, momento no qual a VCI é seccionada e inicia-se as perfusões de todos os órgãos. A perfusão deve ser lenta, com alto volume, mas baixa pressão (aproximadamente 20cmH_2O), mantendo-se a ventilação durante todo o processo de perfusão pulmonar que leva entre 12 e 15 minutos. A drenagem da solução de preservação pulmonar pode ser obtida pela abertura da aurícula esquerda ou do átrio esquerdo junto às veias pulmonares, sem, no entanto, comprometê-las.

Com o término da perfusão de todos os órgãos, iniciam-se as extrações individuais. O primeiro órgão a ser extraído é o coração e cuidado deve se ter na disseção e separação dos órgãos para não haver lesões nos cotos vasculares: as veias pulmonares devem vir unidas e com uma fina camada muscular de átrio esquerdo bilateralmente. O limite da secção da artéria pulmonar pode ser no tronco junto à bolsa do tubo ou nas artérias principais individualmente, logo após a bifurcação. Com o coração fora da cavidade torácica e expostas as veias pulmonares e artérias pulmonares é possível realizar a perfusão retrógrada das veias pulmonares com 1L de Perfadex Plus® (250ml em cada veia). Como alternativa, esta perfusão pode ser realizada após a retirada dos pulmões. Inicia-se a liberação dos pulmões através dos ligamentos pulmonares e abertura das pleuras mediastinais posteriormente e bilateralmente. A partir do pericárdio inferiormente, libera-se do esôfago e da aorta e dissecando cranialmente até o nível da carina. Pela esquerda, separa-se a aorta da artéria pulmonar próximo ao ligamento arterioso e pela direita, veia ázigos e cava superior são seccionadas restando apenas tecido mediastinal e traqueia/brônquios. Após a liberação da traqueia, procede-se a insuflação moderada dos pulmões com FiO_2 50% e a traqueia é grampeada e seccionada próximo a carina utilizando um grampeador linear cortante. Todo o bloco é removido da cavidade torácica gentilmente e acondicionado em sacos plásticos em Perfadex Plus® ou soro fisiológico gelado e transportados em gelo a 4 graus Celsius. O conceito de hipotermia é importante para reduzir o metabolismo celular durante a isquemia e prevenir a lesão tecidual.

Novas evidências sugerem que o armazenamento pulmonar a 10°C permite a extensão segura da janela de preservação. Um trabalho mais recente com suínos demonstrou que a coorte de pulmão saudável, mantiveram significativamente melhor a função e preservação mitocondrial, após 36 horas de armazenamento refrigerado e preservados a 10°C, resultando em funções fisiológicas superiores durante o período de reperfusão em comparação com o armazenamento no gelo a -4 graus. Na coorte de pulmão lesado, curiosamente, os pulmões de doadores lesionados com suco gástrico que foram armazenados a 10°C por 12 horas mostraram oxigenação significativamente melhor quando comparados com os pulmões submetidos a 12 horas de armazenamento de gelo e com aqueles submetidos a armazenamento frio mínimo. Essa observação contradiz a crença convencional de que a isquemia fria agrava as lesões existentes, sugerindo uma vantagem terapêutica de armazenar os pulmões a 10°C[14].

Técnica do implante

Transplante bilateral sequencial

De acordo com os registros internacionais da ISHLT, a maioria dos transplantes pulmonares realizados são bilaterais, tendência que se iniciou no início dos anos 2000 devido a diferença de sobrevida global e vida média do enxerto quando se comparado aos transplantes unilaterais. A técnica mais utilizada é o transplante sequencial, descrito por Pasque e colaboradores[15], na qual o transplante se inicia com uma pneumonectomia do lado que tem menor perfusão pulmonar, implante do mesmo lado e sequencialmente pneumonectomia contra-lateral e outro implante. Nesta técnica, a ventilação monopulmonar é fundamental para manter a oxigenação e hemodinâmica adequados no período em que se operar cada um dos lados. A utilização de assistência circulatória fica reservada aos casos em que há instabilidade hemodinâmica ou a ventilação monopulmonar não seja adequada para manter oxigenação pelo período exigido. Dados brasileiros também mostram que um predomínio de procedimentos bilaterais no período de 2011 a 2023, com 711 transplantes bilaterais e 329 unilaterais e sobrevida em 5 anos de 52% x 44% respectivamente. A técnica sequencial substituiu o transplante pulmonar bilateral em bloco, no qual o transplante era realizado obrigatoriamente em *bypass* cardiopulmonar (CEC) e com anastomose da traqueia e do átrio esquerdo. A anastomose da traqueia é mais crítica pela baixa vascularização e risco de deiscência de anastomose, que quando ocorre acaba por prejudicar a ventilação de ambos os pulmões[16].

O paciente é posicionado em decúbito dorsal horizontal, com um coxim sob as escápulas e braços ao longo do corpo ou em arco aberto. Monitorização hemodinâmica com cateter de débito cardíaco contínuo (Swan Ganz), ecocardiograma transesofágico, monitorização de pressão arterial invasiva são desejáveis. A indução anestésica ainda conta com intubação seletiva sempre à esquerda, sondagem vesical de alívio e analgesia preemptiva – epidural, bloqueio do plano do eretor da espinha (*ESP block*) ou crioanalgesia[17]. A incisão preferencial é a bitoracotomia anterolateral transesternal (incisão tipo Clamshell), pois expõe ambas as cavidades pleurais e permite exposição ao saco pericárdico para assistência circulatória em caso de necessidade. Para indivíduos com cavidade pleural ampla, como nos casos de enfisema pulmonar ou fibrose cística, é possível realizar o transplante sem a divisão do esterno. Alguns grupos preconizam a realização de esternotomia mediana como via de acesso, mas nestes casos, o transplante em CEC é quase mandatório para exposição dos hilos pulmonares. A depender da doença de base e da existência de aderências pleuro-pulmonares, uma via de acesso menor pode limitar o acesso às regiões posteriores para liberação dos pulmões, do diafragma e acesso ao átrio esquerdo e veias pulmonares, motivo pelo qual sistematicamente adotados a incisão do tipo Clamshell.

A utilização de CEC ou ECMO/ECLS central durante o transplante ainda é controversa, sendo incialmente indicada somente em casos de instabilidade hemodinâmica ou respiratória durante a operação. Porém, seu uso de maneira não planejada está associado a maior morbidade e mortalidade em procedimentos cardiotorácicos de modo geral. Assim, a adoção de maneira sistemática pode representar vantagens como melhor preparo operatório, redução de mortalidade e menor disfunção primária do enxerto[18,19]. A instalação destes dispositivos é semelhante ao que ser realiza em cirurgias cardíacas convencionais, com a canulação da raiz da aorta por meio de uma sutura em bolsa e a canulação única do átrio direito também por meio de sutura em bolsa.

A pneumonectomia deve ser rápida, segura e hemostática. Usa-se grampeadores vasculares endoscópicos para reduzir o tempo desta etapa. Após a retirada do pulmão, procedemos o preparo dos cotos vasculares com abertura do pericárdio e preparo do coto brônquico aproximadamente um anel proximal à bifurcação (lado esquerdo) ou ao brônquio do lobo superior direito (lado direito). Isto tem o objetivo de manter a irrigação vascular brônquica preservada. Evita-se também dissecção demasiada dos linfonodos mediastinais para essa mesma finalidade. Neste momento, com o pulmão fora da cavidade, posicionamos o dreno pleural posterior e revisamos toda a hemostasia do mediastino e cavidade pleural.

A operação de bancada no enxerto deve ser realizada simultaneamente à pneumonectomia para reduzir o tempo de isquemia. Em gelo, o bloco pulmonar é dividido e o lado a ser implantado inicialmente é preparado pela equipe de extração. Deve-se extrair o excesso de tecido mediastinal, mantendo o tecido peribrônquico que ajudará no processo de cicatrização brônquica e protegerá a anastomose arterial pulmonar. O brônquio é seccionado um anel após a bifurcação (esquerda) ou a emergência do brônquio do lobo superior direito. Como não há revascularização da circulação brônquica, é importante evitar a dissecção do brônquio distal à área da anastomose e evitar cotos brônquicos longos e desvascularizados. As artérias pulmonares são seccionadas proximalmente a primeira bifurcação e as veias pulmonares, unidas e com uma camada muscular de átrio esquerdo são regularizadas.

Uma vez na cavidade pleural, o transplante segue a ordem brônquio, artéria e veias. A anastomose brônquica pode ser realizada por meio de sutura contínua tanto na porção membranácea como na porção cartilaginosa, como sutura contínua na porção membranácea e pontos simples na porção cartilaginosa. Os tipos de fio mais utilizados são de polipropileno e de polidioxanona (PDS) 3-0 ou 4-0. Nas anastomoses vasculares são utilizados fios inabsorvíveis (polipropileno), normalmente 5-0 na artéria pulmonar e 4-0 no átrio esquerdo. A sutura do átrio é mantida entreaberta para que no momento da reperfusão, esta pequena abertura permita a saída de solução de preservação e microbolhas para evitar embolia aérea. Independente da utilização de CEC/ECMO, durante as anastomoses vasculares, utiliza-se pinças hemostáticas para evitar sangramento. A reperfusão deve ser lenta, com liberação gradativa da artéria pulmonar e sangramento permissivo pela anastomose atrial não finalizada. Quando não houver mais risco de embolização aérea, a sutura atrial é finalizada e a pinça hemostática do átrio é removida. Preconiza-se que a reperfusão demore cerca de 10 minutos para evitar a exposição da vasculatura pulmonar a um regime pressórico maior, reduzindo também o risco de desenvolvimento de disfunção primária do enxerto.

A retirada de CEC/ECMO é realizada seguindo parâmetros hemodinâmicos e respiratórios. A transição para ECMO VV pode ser necessária nos casos em que após a reperfusão pulmonar o paciente mantenha certo grau de hipoxemia, edema pulmonar ou mesmo se haja indícios de que ocorra disfunção primária do enxerto importante nos dias subsequentes.

Cuidados pós-operatórios

Todos os pacientes são encaminhados à UTI ainda intubados e os cuidados imediatos são intensivos e devem se adequar ao padrão hemodinâmico e ventilatório no qual o paciente finaliza a cirurgia e chega na UTI. Este padrão é multifatorial e envolve dificuldade técnica da cirurgia, instabilidade hemodinâmica intra-operatória, condição pré-operatória do paciente e grau de reperfusão do enxerto. Há situações em que estes cuidados intensivos são semelhantes aos de uma cirurgia convencional, com rápida extubação e sem uso de drogas vasoativas. Todavia, há situações com grande instabilidade, necessidade de uso de altas doses de vasopressores e padrão ventilatório complexo. Uma UTI dedicada e com experiência em casos respiratórios complexos, com recursos como ECMO, disponibilidade de NO, grande expertise em ventilação mecânica, uso de tomografia com impedância elétrica e equipe multiprofissional treinada é de vital importância para o sucesso do programa.

Na chegada à UTI, radiografia de tórax e gasometria arterial para cálculo da relação P/F devem ser coletadas para avaliar se existe e o grau de disfunção primária do enxerto (DPE). A DPE ou *Primary Graft Dysfunction* (PGD) é uma forma de lesão pulmonar aguda que ocorre nos primeiros dias após o transplante e está relacionada a uma sequência de eventos inerentes ao processo de doação e retirada, tempo de isquemia, forma de preservação, instabilidade intra-operatória e reperfusão. Acredita-se que a PGD seja a forma final de lesão de isquemia-reperfusão, resultando em aumento da permeabilidade capilar e manifestando-se com edema pulmonar não cardiogênico e hipóxia[20].

A incidência de PGD é relatada em até 25% e é a principal causa de morte nos primeiros trinta dias após o transplante[21]. Mais de 97% dos pulmões transplantados desenvolverão algum grau de edema nos primeiros dias pós-operatórios. No entanto, a maioria é representada por lesões menores, autolimitadas e sem consequências clínicas importantes. Em um pequeno número de pacientes, a disfunção do enxerto é grave e persistente, com ventilação mecânica prolongada e necessidade de fração de inspiração de oxigênio elevada. Essa condição também é conhecida como falha primária do enxerto e está relacionada a altas taxas de morbidade e mortalidade.

A ISHLT propôs uma declaração para definir padrões e critérios para a classificação de PGD de acordo com a radiografia de tórax e a relação entre a pressão parcial arterial de O2 e a fração inspirada de O2 (PaO2/FiO2). O intervalo de tempo também é incluído e a PGD pode ser definida em quatro tempos diferentes: 0, 24, 48 ou 72 horas após o transplante[22]. A classificação da ISHLT de PGD é mostrada na Tabela 2.

Tabela 2 ▪ Recomendações da ISHLT de estratificação de gravidade de DPE/PGD. (Fonte: adaptado de Christie JD et al.).

Classificação PGD/DPE	PaO_2/FiO_2	Radiografia de tórax
Grau 0	> 300	Sem edema
Grau I	> 300	Edema
Grau II	200 - 300	Edema
Grau III	< 200	Edema

O momento ideal para extubação dependerá do nível de consciência do paciente, parâmetros ventilatórios e da troca gasosa, sendo preconizada a extubação precoce quando possível. Os parâmetros de ventilação devem ser baseados nas medidas antropométricas do próprio receptor, preconizando-se sempre parâmetros ventilatórios protetores. O controle analgésico é absolutamente importante e os pacientes devem receber analgesia preemptiva, com associação de analgésicos, anti-inflamatórios e opiáceos, uso de bombas de analgesia tipo PCA (*Patient-Controlled Analgesia*) e podendo haver combinação com bloqueios regionais como cateter epirdural ou ESP (*Erector Spinae Plane*). Recentemente, a técnica de crioablação vem sendo implementada na cirurgia torácica e nos transplantes oferecendo excelente controle analgésico, redução de uso de opiáceos e melhor recuperação[23].

A profilaxia antimicrobiana é realizada durante a operação e é baseada na cultura da secreção traqueal do receptor, nos lavados broncoalveolares coletados durante a captação dos pulmões no doador e nas culturas de secreção brônquica tanto do doador como do receptor, coletadas no momento da cirurgia.

Manejo da imunossupressão

O tratamento imunossupressor é feito em três fases: indução, manutenção e tratamento de rejeição. Na fase de indução, imediatamente antes do transplante, se preconiza o uso do anticorpo monoclonal Basiliximabe (Simulect®) que bloqueia a resposta inicial do sistema imunológico. A fase de manutenção envolve o uso contínuo de medicamentos como corticosteroides, inibidores da calcineurina (tacrolimo ou ciclosporina) e antiproliferativos (Azatiprina ou micofenolato de mofetila/micofenolato sódico) e tem o objetivo de manter uma imunossupressão eficaz a longo prazo.

Preconiza-se a realização de broncoscopia seriada, pois é a ferramenta principal para avaliação das anastomoses brônquicas, coleta de lavado bronco alveolar para isolamento de agentes infecciosos e direcionamento da terapia antimicrobiana e para o controle diagnóstico dos episódios de rejeição aguda através da análise das biópsias transbrônquicas com quantificação de infiltrado linfocitário ao redor dos vasos sanguíneos e brônquios. Estas são realizadas normalmente na 2ª e 4ª semanas após transplante, 3º mês, 6º mês e primeiro ano e posteriormente anualmente ou ao menor sinal clínico de rejeição do enxerto.

O tratamento inicial para a rejeição aguda geralmente envolve a administração endovenosa de doses elevadas de corticosteroides, para suprimir rapidamente a resposta imunológica. Caso a rejeição não responda ao tratamento com corticosteroides, podem ser utilizados medicamentos imunossupressores adicionais ou alternativas como anticorpos monoclonais, como o alemtuzumabe. Em alguns casos, a fotoférese extracorpórea, uma técnica que modifica as células imunológicas, é empregada como terapia de suporte para rejeições resistentes[24].

O monitoramento contínuo da função pulmonar e exames de acompanhamento são essenciais para detectar e tratar a rejeição o mais cedo possível, aumentando as chances de sucesso do transplante a longo prazo.

Apesar dos benefícios, a imunossupressão tem riscos, incluindo maior suscetibilidade a infecções e o desenvolvimento de outras doenças, como câncer e complicações renais. O equilíbrio entre evitar a rejeição do órgão e minimizar os efeitos colaterais é um desafio constante, demandando ajustes de doses e monitoramento cuidadoso ao longo da vida do paciente.

Referências

1. Hardy JD. The first lung transplant in man (1963) and the first heart transplant in man (1964). Transplant Proc. 1999;31(1-2):25-9.
2. Venuta F, Van Raemdonck D. History of lung transplantation. J Thorac Dis. 2017;9(12):5458-71.
3. Reitz BA, Wallwork JL, Hunt SA, Pennock JL, Billingham ME, Oyer PE, et al. Heart-lung transplantation: successful therapy for patients with pulmonary vascular disease. N Engl J Med. 1982;306(10):557-64.
4. Cooper JD. Herbert Sloan lecture. Lung transplantation. Ann Thorac Surg. 1989;47(1):28-44.
5. Patterson GA, Cooper JD, Goldman B, Weisel RD, Pearson FG, Waters PF, et al. Technique of successful clinical double-lung transplantation. Ann Thorac Surg. 1988;45(6):626-33.
6. Singh TP, Cherikh WS, Hsich E, Lewis A, Perch M, Kian S, et al. Graft survival in primary thoracic organ transplant recipients: A special report from the International Thoracic Organ Transplant Registry of the International Society for Heart and Lung Transplantation. J Heart Lung Transplant. 2023;42(10):1321-33.
7. Valapour M, Lehr CJ, Schladt DP, Smith JM, Swanner K, Weibel CJ, et al. OPTN/SRTR 2022 Annual Data Report: Lung. Am J Transplant. 2024;24(2S1):S394-S456.
8. ABTO. Dimensionamento dos Transplantes no Brasil e em cada estado (2016-2023). Associação Brasileira de Transplantes de Órgãos; 2023.
9. Leard LE, Holm AM, Valapour M, Glanville AR, Attawar S, Aversa M, et al. Consensus document for the selection of lung transplant candidates: An update from the International Society for Heart and Lung Transplantation. J Heart Lung Transplant. 2021;40(11):1349-79.
10. Orens JB, Boehler A, de Perrot M, Estenne M, Glanville AR, Keshavjee S, et al. A review of lung transplant donor acceptability criteria. J Heart Lung Transplant. 2003;22(11):1183-200.
11. Copeland H, Hayanga JWA, Neyrinck A, MacDonald P, Dellgren G, Bertolotti A, et al. Donor heart and lung procurement: A consensus statement. J Heart Lung Transplant. 2020;39(6):501-17.
12. Mason DP, Batizy LH, Wu J, Nowicki ER, Murthy SC, McNeill AM, et al. Matching donor to recipient in lung transplantation: How much does size matter? J Thorac Cardiovasc Surg. 2009;137(5):1234-40.e1.
13. Ouwens J, van der Mark T, van der Bij W, Geertsma A, de Boer W, Koëter G. Size matching in lung transplantation using predicted total lung capacity. Eur Respir J. 2002;20(6):1419-22.
14. Abdelnour-Berchtold E, Ali A, Baciu C, Beroncal EL, Wang A, Hough O, et al. Evaluation of 10°C as the optimal storage temperature for aspiration-injured donor lungs in a large animal transplant model. J Heart Lung Transplant. 2022;41(12):1679-88.

15. Pasque MK, Cooper JD, Kaiser LR, Haydock DA, Triantafillou A, Trulock EP. Improved technique for bilateral lung transplantation: rationale and initial clinical experience. Ann Thorac Surg. 1990;49(5):785-91.
16. Dark JH, Patterson GA, Al-Jilaihawi AN, Hsu H, Egan T, Cooper JD. Experimental en bloc double-lung transplantation. Ann Thorac Surg. 1986;42(4):394-8.
17. Kelava M, Anthony D, Elsharkawy H. Continuous Erector Spinae Block for Postoperative Analgesia After Thoracotomy in a Lung Transplant Recipient. J Cardiothorac Vasc Anesth. 2018;32(5):e9-e11.
18. Hoetzenecker K, Schwarz S, Muckenhuber M, Benazzo A, Frommlet F, Schweiger T, et al. Intraoperative extracorporeal membrane oxygenation and the possibility of postoperative prolongation improve survival in bilateral lung transplantation. J Thorac Cardiovasc Surg. 2018;155(5):2193-206.e3.
19. Martin AK, Mercier O, Fritz AV, Gelzinis TA, Hoetzenecker K, Lindstedt S, et al. ISHLT consensus statement on the perioperative use of ECLS in lung transplantation: Part II: Intraoperative considerations. J Heart Lung Transplant. 2024.
20. Christie JD, Kotloff RM, Pochettino A, Arcasoy SM, Rosengard BR, Landis JR, et al. Clinical risk factors for primary graft failure following lung transplantation. Chest. 2003;124(4):1232-41.
21. Christie JD, Bavaria JE, Palevsky HI, Litzky L, Blumenthal NP, Kaiser LR, et al. Primary graft failure following lung transplantation. Chest. 1998;114(1):51-60.
22. Christie JD, Carby M, Bag R, Corris P, Hertz M, Weill D, et al. Report of the ISHLT Working Group on Primary Lung Graft Dysfunction part II: definition. A consensus statement of the International Society for Heart and Lung Transplantation. J Heart Lung Transplant. 2005;24(10):1454-9.
23. Isaza E, Santos J, Haro GJ, Chen J, Weber DJ, Deuse T, et al. Intercostal Nerve Cryoanalgesia Versus Thoracic Epidural Analgesia in Lung Transplantation: A Retrospective Single-Center Study. Pain Ther. 2023;12(1):201-11.
24. Scheffert JL, Raza K. Immunosuppression in lung transplantation. J Thorac Dis. 2014;6(8):1039-53.

Capítulo 18

TRANSPLANTE INTESTINAL

- **André Ibrahim David**
- **Djalma José Fagundes**

Introdução

O transplante de intestino é uma das intervenções cirúrgicas mais complexas e desafiadoras. Ao contrário de transplantes mais frequentes, como o de rim, fígado e coração, o transplante intestinal teve um desenvolvimento mais lento, em grande parte devido à complexidade anatômica, alta taxa de rejeição e complicações pós-operatórias. O transplante de intestino delgado (TID) é atualmente uma opção terapêutica estabelecida para pacientes com falência intestinal irreversível, especialmente aqueles que desenvolvem complicações graves relacionadas à nutrição parenteral, como infecções recorrentes, tromboses venosas e doença hepática colestática.[1]

O TID abrange diferentes modalidades cirúrgicas, dependendo da doença de base e das condições dos órgãos envolvidos. As modalidades mais comuns incluem: transplante de intestino delgado isolado, fígado-intestino e multivisceral, quando ocorre a disfunção de vários órgãos do sistema digestório como o estômago, fígado, pâncreas, intestino delgado e, em alguns casos, o cólon.[1]

As dificuldades de manejo das doenças que precisam de transplante intestinal, sejam elas associadas à doação/captação, compatibilização de tamanho doador/receptor (*match*), técnicas das anastomoses vasculares e intestinais, rejeição e manutenção intensiva no pós-operatório e, claro, com os custos do procedimento, restringe muito a difusão como intervenção de rotina.

Breve Histórico

A história do transplante intestinal é marcada por desafios técnicos e imunológicos que o fizeram catalogar como "órgão proibido" (*forbidden organ*) para o transplante durante um bom tempo. Os maus resultados só foram contornados com os avanços nas drogas imunossupressoras e nas inovações cirúrgicas que permitiram não apenas um aumento contínuo das indicações, mas também uma aplicação mundial de todos os procedimentos, tornando o transplante clínico intestinal uma realidade.[2]

No início do século 20, Alexis Carrel realizou experimentos pioneiros envolvendo transplantes de órgãos, mas as primeiras tentativas clínicas de transplante de intestino ocorreram somente nos anos 1960.[3] Nas décadas de 1950 e 1960, as tentativas experimentais de transplante intestinal foram marcadas por fracassos, principalmente devido à alta taxa de rejeição e infecções pós operatórias graves. A imunogenicidade do intestino, devido à sua rica população de linfócitos, representava um grande obstáculo.[3]

O desenvolvimento de novos agentes imunossupressores, como a ciclosporina, trouxe uma revolução no campo dos transplantes. O primeiro transplante intestinal bem-sucedido foi realizado em 1988, marcando o início de uma nova era para pacientes com falência intestinal.[4]

Assim, o primeiro relato clínico de transplante intestinal isolado foi feito por Richard Lillihei et al. em 1967; em 1983, Thomas Starzl et al. realizaram o primeiro transplante multivisceral e, em 1990, David Grant et al. realizaram o primeiro transplante combinado de fígado-intestinal em um receptor adulto no Canadá.[2]

Embora o transplante intestinal tenha se tornado viável, ele continua a ser um procedimento de alto risco. A rejeição crônica e as complicações infecciosas ainda são grandes desafios. No entanto, terapias celulares e novas abordagens para induzir tolerância imunológica oferecem esperança para melhorar os resultados a longo prazo.[5]

Centros de Transplante e Atividade Global

Devido à complexidade e ao alto custo do TID, poucos centros no mundo realizam esse procedimento. A maioria dos programas se desenvolveu em centros que já tinham uma forte base em transplantes hepáticos. O *Intestinal Transplant Registry*, um registro global, relatou em 2019 que 4.103 transplantes de intestino haviam sido realizados em 97 centros ao redor do mundo, com 2.096 em pacientes pediátricos.[6]

O transplante de intestino se restringe à quarenta e seis centros de excelência localizados nos Estados Unidos da América (Tabela 1), quatro centros na Holanda, um centro na Austrália e um centro na Irlanda (Tabela 2).

Há relados de transplantes intestinal em outros diversos países, contudo sem estrutura considerada sólida e consistente.[7]

No Brasil, conforme os dados do Registro Brasileiro de Transplantes, no último ano (2023), não foram realizados transplantes de intestino. Desde 2015, foram realizados apenas oito transplantes desse órgão, sendo que as três últimas cirurgias foram em 2021.[6]

Tabela 1 ■ Tabela dos centros de excelência para Transplante intestinal nos Estados Unidos da América. Fonte: modificado de *Short Bowel Syndrome Foundation*. Disponível em: https://shortbowelfoundation.org/centers-of-excellence/[7].

Alabama	University of Alabama, Birmingham, AL
California	Loma Linda University Children's Hospital, Loma Linda, CA, Lucile Packard Children's Hospital, Palo Alto, CA, Stanford University Medical Center, Stanford, CA, UCLA Medical Center, Los Angeles, CA.
Colorado	Denver Children's Hospital, Denver, CO.
Florida	Holtz Children's Hospital, Miami, FL. University of Miami School of Medicine, Miami.
Illinois	Children's Hospital of Chicago, Northwestern Memorial Hospital, Chicago, IL, Rush-Presbyterian-St. Luke's Medical Center, Chicago, IL, University of Illinois at Chicago, Chicago, IL.
Indiana	Indiana University Health, Indianapolis, IN, Riley Children's Hospital, Indiana
Iowa	University of Iowa Hospitals & Clinics, Iowa City, IA.
Louisiana	Tulane University School of Medicine, New Orleans, LA

Massachusetts	Boston Children's Hospital, Boston, MA, Mass General Hospital, Boston, MA, University of Massachusetts, Worcester, MA
Minnesota	Mayo Clinic, Minneapolis, MN
Missouri	St. Louis Children's Hospital, St. Louis, MO, The Children's Mercy Hospital, Kansas City, MO, Washington University, St. Louis, MO.
Nebraska	Boystown National Research Hospital, Omaha, NE, Nebraska Medicine, Omaha, NE
New York	Columbia Presbyterian Hospital, NYC, NY, Mt. Sinai Hospital, NYC, NY.
Ohio	Cincinnati Children's Medical Center, Cincinnati, OH, Cleveland Clinic Foundation, Cleveland.
Oklahoma	Oklahoma Transplant Institute, Oklahoma City, OK.
Pennsylvania	Children's Hospital of Philadelphia, Children's Hospital of Pittsburgh, Pittsburgh, PA, UPMC Thomas E. Starzl Transplantation Institute – Intestinal Rehab and Transplant Clinic, Pittsburgh, PA.
Rhode Island	Rhode Island Hospital/Hasbro Children's Hospital, Providence, RI.
South Carolina	Palmetto Children's Hospital, Columbia, SC.
Texas:	Baylor University Medical Center, Dallas, TX, Children's Medical Center, Dallas, TX.
Washington	Seattle Childrens Hospital, Seattle, WA, University of Washington, Seattle, WA.
Wisconsin	GI Associates, Wausau, WI, University of Wisconsin Hospital, Madison, WI.
Washington D.C.	Georgetown University Hospital, Washington D.C.

Tabela 2 ■ Tabela dos centros de excelência para Transplante intestinal fora dos Estados Unidos da América. Fonte: modificado de *Short Bowel Syndrome Foundation*. Disponível em: https://shortbowelfoundation.org/centers-of-excellence/

Nijmegen – Paises Baixos	Radboud Hospital, Nijmegen, The Netherlands.
Sydney – Austrália	Sydney Children's Hospital, New South Wales, Australia.
Dublin – Irlanda	Our Lady's Children's Hospital, Dublin, Ireland
Armsterdam – Paises Baixos	Academisch Medisch Centrum, Amsterdam, The Netherlands
Armsterdam – Paises Baixos	VU University Medical Center, Amsterdam, The Netherlands
Maastricht – Paises Baixos	Academisch ziekenhuis Maastricht, The Netherlands

Indicações para o Transplante de Intestino

A falência intestinal é uma condição caracterizada pela incapacidade do trato gastrointestinal de manter a adequada absorção de nutrientes e fluidos. As causas mais comuns são ressecções intestinais extensas e doenças que afetam a motilidade intestinal.

A síndrome do intestino curto, e a consequente síndrome de má-absorção, está associada a doenças intestinais que podem levar à ressecção de até 80% de extensão do delgado. Atinge com maior frequência (dois terços) crianças nos primeiros anos de vida.

A nutrição parenteral é o tratamento padrão, mas quando essa terapia falha ou leva a complicações, o transplante de intestino pode ser a única solução.[8,9]

Assim, o transplante de intestino delgado está indicado[10] nas seguintes situações:

- Risco de morte devido à insuficiência intestinal secundária a distúrbios intestinais (gastrosquise, doença de Hirschsprung, enterite autoimune, enteropatias congênitas) ou ressecção intestinal extensa (tromboembolia mesentérica ou doença de Crohn em estágio avançado).
- Complicações da nutrição parenteral total utilizada para tratar uma insuficiência intestinal (insuficiência hepática secundária a doença hepática colestática, sepse recorrente, perda completa do catéter venoso).
- Presença de tumor invasivo que evolui com obstrução intestinal, abcesso, fístula, isquemia ou hemorragia.
- Paciente com síndrome do intestino curto também pode ser candidato ao transplante devido à sua má qualidade de vida.[9]

Captação e Preservação

A captação dos enxertos segue protocolos rigorosos para minimizar o tempo de isquemia e preservar a viabilidade dos órgãos. O período de isquemia (captação, transporte e enxerto) é crítico. A ausência de oxigênio e desequilíbrio eletrolítico deverão ser compensados pela solução de preservação quando, posteriormente no período de reperfusão, irão ocorrer os fenômenos deletérios envolvendo as espécies reativas de oxigênio (EROs).

A primeira solução de preservação utilizada com sucesso foi a da Universidade de Wisconsin (UW), até hoje, amplamente utilizada para órgãos abdominais. Outras soluções como IGL (*Institut Georges Lopes*) e HTK (histidine-tryptophan-ketoglutarate) têm sido usadas na captação do TID.[11]

Seleção do Doador

O doador deve ser cuidadosamente selecionado, geralmente sendo um indivíduo falecido cuja idade e tamanho seja compatível com o receptor. A adequação do intestino inclui a avaliação de sua perfusão, aparência macroscópica e integridade funcional.

Procedimentos de Preparo do Doador

Mantendo todos os cuidados de assepsia e antissepsia é realizada uma laparotomia mediana xifo-púbica que permita o acesso cirúrgico amplo e seguro das alças intestinais, preservando a integridade do tubo digestório e dos pedículos vasculares mesentéricos. A veia mesentérica superior e a artéria mesentérica superior são isoladas juntamente com o mesentério. (Figura 1).

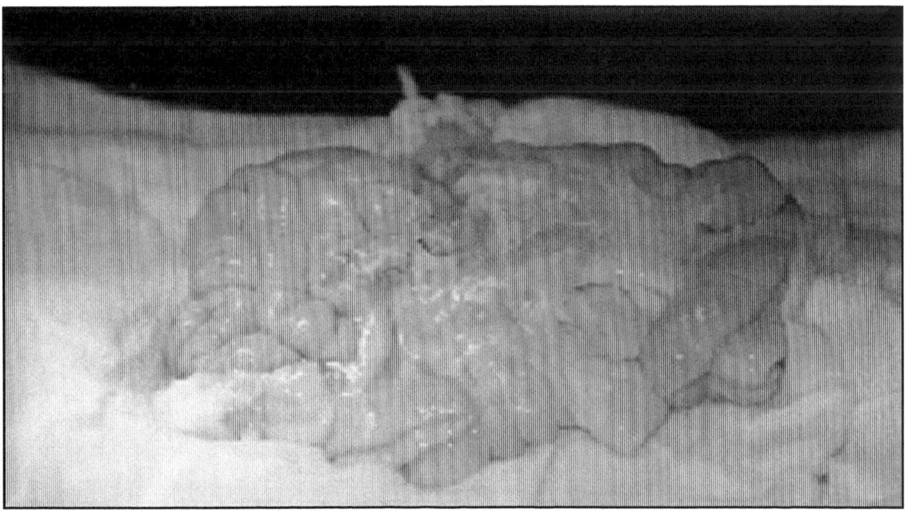

Figura 1 ■ Enxerto de intestino pediátrico do doador isolado e pronto para a etapa seguinte. (Fonte: própria dos autores).

Em alguns casos, é necessária a preservação de vasos adicionais, como a artéria e a veia ilíacas interna e externa, que podem ser utilizadas como enxerto vascular.

Todo o segmento intestinal é mobilizado, sendo em seguida perfundido e mantido na substância de preservação (UW), e colocado em embalagem segura para o transporte.

Implantação do Enxerto no receptor

Mediante uma laparotomia mediana xifo-púbica é acessada a cavidade abdominal do receptor e feito o inventário da cavidade O intestino do receptor é então abordado e preparado, o que inclui a ressecção das porções afetadas ou doentes. Os locais de anastomose arterial e venosa são expostos e preparados. Pode ser feito uma enxertia de vasos ilíacos na aorta infrarenal e veia cava para facilitar a colocação da artéria mesentérica superior e da veia mesentérica superior. (Figura 2).

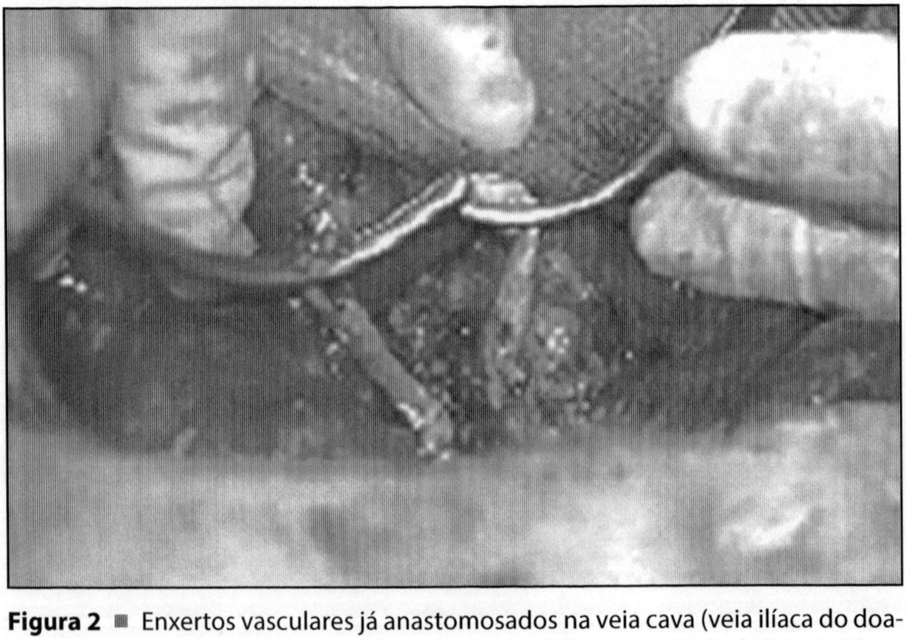

Figura 2 ■ Enxertos vasculares já anastomosados na veia cava (veia ilíaca do doador) e na aorta infrarenal (artéria ilíaca do doador) (Fonte: própria dos autores).

O tempo operatório das anastomoses vasculares é uma etapa crítica. Inicialmente é realizada a anastomose arterial seguida da anastomose venosa (Figuras 2 e 3):

- **Anastomose Arterial:** A artéria mesentérica superior do enxerto é suturada à aorta do receptor, geralmente através de uma anastomose término-lateral. Sutura contínua com fio sintético, monofilamentar e inabsorvível, Prolene® 5-0 ou 6-0.
- **Anastomose Venosa:** A veia mesentérica superior do enxerto é suturada à veia porta do receptor, promovendo a drenagem portal fisiológica. Sutura contínua com fio sintético, monofilamentar e inabsorvível, Prolene® 6-0.

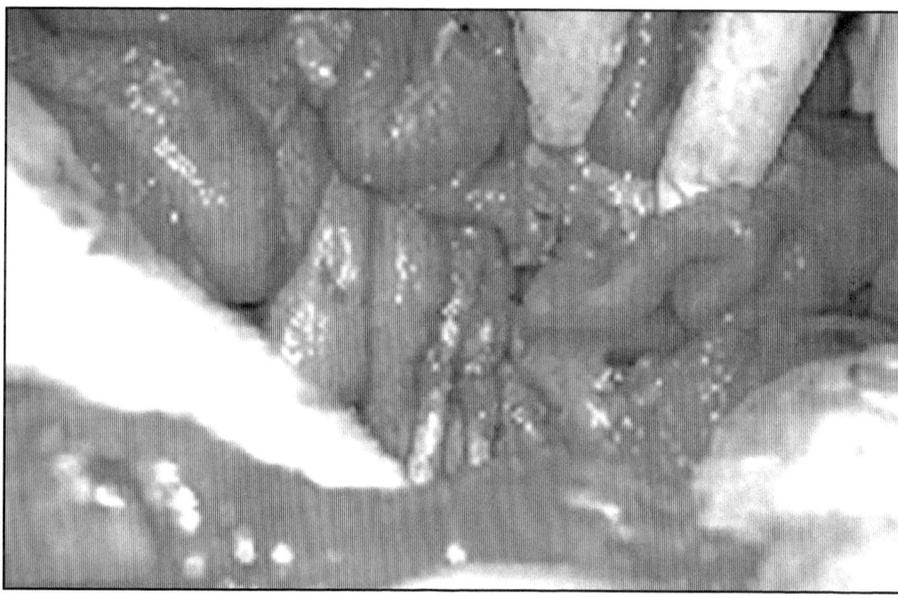

Figura 3 ■ Anastomoses do intestino transplantado nos enxertos vasculares, veia porta na veia ilíaca e artéria mesentérica na artéria ilíaca. (Fonte: própria dos autores).

Após a realização das anastomoses vasculares, o enxerto é reperfundido cuidadosamente para restaurar o fluxo sanguíneo. Atenção especial é dada para descompressão inicial lenta para evitar lesões por reperfusão. (Figura 4).

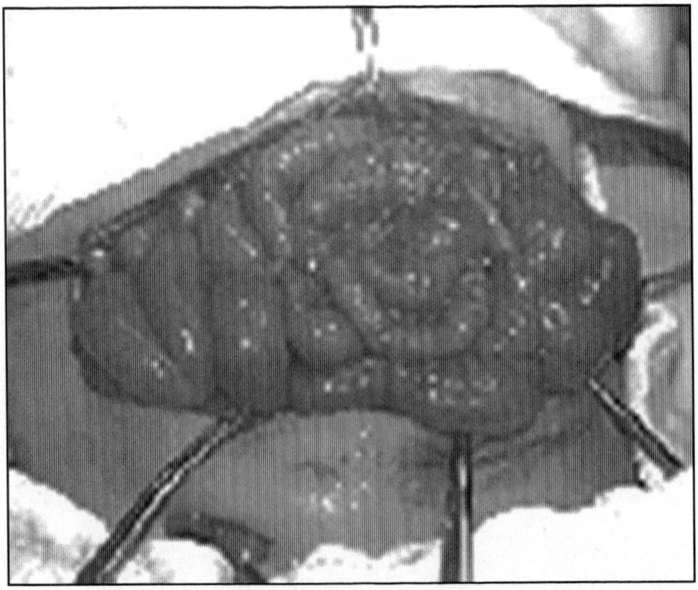

Figura 4 ■ Momento inicial de reperfusão do enxerto intestinal. (Fonte: própria dos autores).

Anastomose Intestinal e ileostomia tipo Bishop-Koop

Após realizadas as anastomoses vasculares e reperfusão do enxerto, recuperando a cor avermelhada das alças, pulsação dos vasos mesentéricos e eventualmente algum movimento peristáltico estimulado, faz-se necessário realizar as anastomoses intestinais.

O enxerto é suturado ao trato intestinal do receptor. A continuidade do sistema gastrointestinal superior e inferior é restabelecida. realizando uma anastomose jejuno-jejunal para a reconstrução proximal, em dois planos: plano total com polidioxanona (PDS®) 4-0 e sero-muscular com polipropileno (Prolene®) 4-0. Procedimento similar é realizado na anastomose distal, íleo-cólica. As anastomoses podem ser término-terminais ou látero-laterais, conforme a proporcionalidade dos calibres das alças.

Ileostomia a Bishop-Koop (IBK). A opção mais adequada após o TID é a IBK é um tipo de procedimento operatório de desvio intestinal comumente usada em pacientes pediátricos, especialmente aqueles com anomalias congênitas ou situações como enterocolite necrosante (NEC) em neonatos ou atresia intestinal, onde um desvio temporário é necessário para proteger os intestinos em processo de regeneração. É uma forma modificada de ileostomia projetada para preservar a continuidade e a função intestinal, permitindo que uma parte do intestino cicatrize ou contorne uma obstrução. (Figura 5).

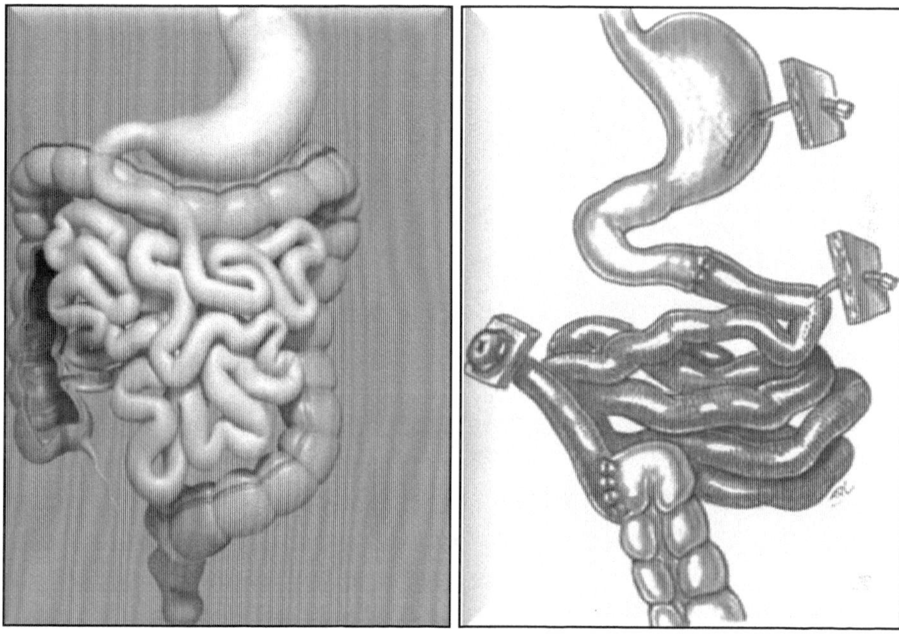

Figura 5 ■ Desenho esquemático das alças intestinais normais (esquerda) e o aspecto final enxerto de intestino após reconstrução do trânsito intestinal (direita). Fonte: https://emedicine.medscape.com/article/1013245-treatment

As principais características da ileostomia Bishop-Koop são:

- Construção de dois segmentos: a operação envolve a criação de um estoma usando uma alça do intestino delgado (íleo).
- Um segmento distal (a parte do intestino conectada ao cólon) é preservado e suturado ao lado do segmento proximal (a parte do intestino que traz as o conteúdo intestinal para o exterior), formando uma anastomose.
- Continuidade Intestinal Parcial: Ao contrário de uma ileostomia padrão, onde o intestino distal é completamente desviado, no procedi-

mento Bishop-Koop, parte do conteúdo intestinal pode passar para o segmento distal, mantendo um grau de função e permitindo que o intestino distal remanescente continue a absorver fluidos e nutrientes

- Ajuda a prevenir a dilatação intestinal, reduz o risco de síndrome do intestino curto e cria condições para uma futura reanastomose assim que a doença de base for resolvida.
- Procedimento Temporário: A IBK é geralmente reversível, o que significa que uma vez que o problema subjacente é resolvido, os intestinos podem ser reconectados para a função intestinal normal.

Em uma ileostomia Bishop-Koop, a anastomose entre os segmentos intestinais proximal (funcional) e distal (desviado) precisa ser segura, permitindo a continuidade intestinal parcial, protegendo o intestino distal. Para esse propósito, várias técnicas de sutura podem ser usadas, dependendo da preferência do cirurgião e das circunstâncias específicas da cirurgia. Algumas opções mais frequentes:

- **Suturas absorvíveis**: ácido poliglicólico (PGA), poliglactina (Vicryl) ou polidioxanona (PDS).
  - Tipo: suturas absorvíveis são usadas frequentemente para anastomoses intestinais porque se dissolvem ao longo do tempo, reduzindo o risco de complicações a longo prazo, como formação de fístula ou obstrução intestinal.
  - Vantagens: Não requerem remoção e são absorvidas pelo corpo, levando a uma redução na reação a corpos estranhos ao longo do tempo.
  - Calibre mais frequentes: 4-0 ou 5-0, dependendo do porte físico do paciente (neonatos, bebês ou crianças mais velhas).

- **Suturas não absorvíveis:** Polipropileno (Prolene) ou Nylon.
  - Tipo: Podem ser usadas em casos específicos em que se deseja estabilidade da anastomose a longo prazo.
  - Vantagens: Fornecem suporte mais duradouro, mas seu uso é mais limitado neste contexto, pois permanecem no organismo indefinidamente, o que pode aumentar o risco de complicações ao longo do tempo.

- **Anastomose manual:** Os cirurgiões geralmente usam suturas interrompidas (pontos separados) ou contínuas para a anastomose entre o intestino proximal e distal.
  - Suturas interrompidas: permitem o ajuste de tensão em pontos individuais, o que pode proporcionar melhor cicatrização em certos pacientes.
  - Suturas contínuas: mais rápidas de se aplicar, mas deve-se tomar cuidado para garantir que não haja tensão excessiva ao longo da linha anastomótica.[12]
  - Independente dos diferentes tipos de suturas é necessário ao final verificar a perviedade e contenção das anastomoses com correção de eventuais falhas anastomóticas.

Laparorrafia

Após a confirmação de que o enxerto está adequadamente perfundido e o sistema gastrointestinal está funcional, a cavidade abdominal é fechada, prestando atenção à integridade estrutural e à prevenção de hérnias. As melhores práticas de sutura da aponeurose devem ser seguidas, como uso de fios inabsorvíveis e evitar suturas sob tensão. O uso de telas "dupla-face" é incentivado para que se evite eviscerações no pós-operatório imediato.

Cuidados Pós-operatórios Imediato.

Monitorização Intensiva que inclui a avaliação frequente da função do enxerto, função imunológica, e detecção precoce de rejeição. Biópsias Endoscópicas Regulares devem ser frequentemente realizadas para monitorar a viabilidade do enxerto e detectar sinais precoces de rejeição.

Esta complexidade, associada aos desafios imunológicos e infecciosos, faz com que o transplante de intestino delgado seja um procedimento reservado a centros especializados com experiência nesta área.[13]

Imunossupressão no Transplante Intestinal

O protocolo imunossupressor padrão no transplante de intestino inclui três fases:

- **Indução**: Uso de timoglobulina ou basiliximabe para reduzir a incidência de rejeição aguda.
- **Manutenção**: A terapia de manutenção geralmente consiste em tacrolimo, corticosteroides e micofenolato.
- **Tratamento da Rejeição**: A rejeição aguda é tratada com metilprednisolona e aumento das doses de tacrolimo. Drogas como infliximabe e adalimumabe são usadas em casos mais graves.[14]

Complicações Pós-Transplante

As complicações pós-transplante incluem:

- **Rejeição do Enxerto.** A rejeição celular aguda é a complicação mais comum e ocorre em até 50% dos casos. Já a rejeição crônica pode levar à perda progressiva da função intestinal.
- **Complicações Infecciosas.** Infecções bacterianas, virais e fúngicas são frequentes devido à imunossupressão. Infecções por CMV e EBV são particularmente preocupantes, podendo levar ao desenvolvimento de distúrbios linfoproliferativos.
- **Complicações Metabólicas.** Diabetes mellitus, insuficiência renal e hipertensão arterial são comuns em pacientes imunossuprimidos.
- Complicações Cirúrgicas. Fístulas, vazamentos anastomóticos e obstruções intestinais são complicações cirúrgicas que podem requerer reoperação.

Para as complicações pós-transplante intestinal, a rejeição do enxerto, complicações infecciosas e metabólicas são desafios comuns.

A rejeição celular aguda afeta até 50% dos pacientes, enquanto a rejeição crônica pode comprometer a função do enxerto ao longo do tempo.

Infecções, especialmente por CMV e EBV, são preocupantes devido à imunossupressão necessária para prevenir a rejeição. Essas infecções podem levar a complicações sérias, como distúrbios linfoproliferativos.

Complicações metabólicas, como diabetes e hipertensão, também são frequentes devido ao uso prolongado de imunossupressores, especialmente corticosteroides e tacrolimo.

Complicações cirúrgicas, incluindo fístulas e vazamentos anastomóticos, podem necessitar de reoperações, representando um risco significativo para o paciente.[15]

Considerações Finais

O transplante de intestino é um procedimento altamente complexo, mas tem evoluído significativamente nas últimas décadas. A melhoria das técnicas cirúrgicas e dos protocolos imunossupressores aumentou as taxas de sucesso, oferecendo esperança para pacientes com falência intestinal irreversível.

Os resultados do TID têm melhorado nas últimas décadas, e os receptores de transplante estão vivendo mais. O transplante intestinal, sendo altamente imunogênico e carregado com flora comensal, é propenso a complicações imunológicas e infecções.

Diferentes tipos de transplante intestinal envolvem cirurgias complexas com múltiplas anastomoses e são suscetíveis a múltiplas complicações, incluindo complicações gastrointestinais, vasculares, pancreatobiliares, urológicas e neoplásicas. O conhecimento da anatomia pós-transplante normal e da aparência da imagem ajuda os radiologistas na detecção rápida e precisa de várias complicações pós-operatórias importantes.[15]

Referências

1. Ferreira MA, Ouverney LFF, Figueiredo MC, David AI. Immunosuppression Protocols in Intestinal and Multivisceral Transplantation—A Literature Review. Transplant Proc. 2023 Jul 1;55(6):1431–6.
2. Gondolesi GE. History of clinical intestinal transplantation. Vol. 85, Human Immunology. Elsevier Inc.; 2024.
3. Starzl TE, Rowe MI, Todo S, Jaffe R, Tzakis A, Hoffman AL, et al. Transplantation of Multiple Abdominal Viscera.
4. S Todo, A G Tzakis, K Abu-Elmagd, J Reyes, K Nakamura, A Casavilla, R Selby, B M Nour, H Wright, J J Fung, et al.Intestinal transplantation in composite visceral grafts or alone. Ann Surg. 1992 Sep;216(3):223-33. DOI: 10.1097/00000658-199209000-00002.
5. Chandrashekhar A Kubal, Richard S Mangus, A Joseph Tector. Intestine and multivisceral transplantation: current status and future directions. Curr Gastroenterol Rep. 2015 Jan;17(1):427. doi: 10.1007/s11894-014-0427-8.

6. https://intestinalregistry.org/iitr.
7. https://shortbowelfoundation.org/centers-of-excellence/.
8. Irving M. Intestinal failure. J Gastroenterol Hepatol. 2000 Oct;15 Suppl:G26-9.
9. Raghu VK, Rumbo C, Horslen SP. From intestinal failure to transplantation: Review on the current need for transplant indications under multidisciplinary transplant programs worldwide. Vol. 28, Pediatric Transplantation. John Wiley and Sons Inc; 2024.
10. Martin Hertl. Transplante de intestino delgado. Rush University Medical Center. Disponível em: https://www.msdmanuals.com/pt-br/profissional/imunologia-dist%C3%BArbios-al%C3%A9rgicos/transplante/transplante-de-intestino-delgado.
11. Mangus RS, Tector AJ, Fridell JA, Kazimi M, Hollinger E, Vianna RM. Comparison of histidine-tryptophan-ketoglutarate solution and university of wisconsin solution in intestinal and multivisceral transplantation. Transplantation. 2008 Jul 27;86(2):298–302.
12. Da Silva MACP, Miranda ML, Oliveira-Filho AG, Bustorff-Silva JM. Bishop-Koop ostomy revisited: a "test-drive" intestinal diversion for children with suspected bowel dysmotility. Arquivos Brasileiros de Cirurgia Digestiva. 2023;36.
13. Antonio Arruda PÉCORA R, Ibrahim DAVID A, Dong LEE A, Henrique GALVÃO F, Jorge CRUZ-JUNIOR R, Augusto Carneiro LD, et al. Transplante de intestino delgado. Small bowel transplantation.
14. Ferreira MA, Ouverney LFF, Figueiredo MC, David AI. Immunosuppression Protocols in Intestinal and Multivisceral Transplantation—A Literature Review. Transplant Proc. 2023 Jul 1;55(6):1431–6.
15. Dasyam AK, Borhani AA, Tirukkovalur N V., Cruz RJ. Intestinal and Multivisceral Transplantation: Complications. Vol. 61, Radiologic Clinics of North America. W.B. Saunders; 2023. p. 871–87.

Capítulo 19

TRANSPLANTE MULTIVISCERAL

- **João Lucas Lima Manzi**
- **Phillipe Abreu**
- **Rodrigo Vianna**

A história do transplante multivisceral iniciou-se há mais de 60 anos, quando pesquisadores começaram a explorar a modalidade, principalmente por seus aspectos imunológicos, conduzindo experimentos envolvendo o transplante simultâneo de órgãos abdominais em cães, sem considerar aplicações clínicas[1,2]. O mesmo grupo, vários anos depois, arriscou-se cautelosamente na primeira tentativa humana, concentrando-se então no estudo das técnicas envolvidas[3].

A partir de 1984, o transplante multivisceral começou a se tornar uma realidade, embora com raros casos de sobrevida a longo prazo, utilizando principalmente imunossupressão baseada em ciclosporina[4-7]. Foi somente após 1989 que o transplante multivisceral experimentou um crescimento substancial graças à introdução do Tacrolimus e ao desenvolvimento de técnicas cada vez mais sofisticadas[8-11]. Desde então, houve progresso significativo em imunossupressão e técnicas cirúrgicas, expandindo o escopo de indicações, protocolos e resultados.

Aspectos Clínicos

O transplante intestinal, especialmente o transplante multivisceral (MVT), apresenta uma variedade de possibilidades cirúrgicas, permitindo variações não apenas nos tipos e quantidades de órgãos transplantados, mas também nas técnicas cirúrgicas empregadas[12]. Enquanto a história cirúrgica única de cada paciente e as características anatômicas devem ser consideradas, princípios cirúrgicos padronizados podem fornecer orientações valiosas para esses procedimentos complexos. Avanços em áreas como imunossupressão, cuidados perioperatórios, alocação de órgãos, técnicas de preservação e sobrevida do receptor expandem coletivamente o escopo de indicações para transplantes intestinais e multiviscerais[13-16].

Tradicionalmente, o transplante intestinal era reservado como último recurso para pacientes com falência intestinal (FI), tipicamente quando a nutrição endovenosa se tornava inviável devido a problemas como a perda de acesso venoso ou doença hepática terminal[17]. No entanto, a evolução da nutrição parenteral (NP) e os protocolos e resultados aprimorados associados ao transplante intestinal transformaram a abordagem às opções terapêuticas disponíveis para esses indivíduos[18]. Pacientes diagnosticados com falência intestinal crônica (FIC), caracterizada por função intestinal inadequada necessitando de suplementação intravenosa para benefício de saúde ou crescimento[19], beneficiam-se do encaminhamento para centros especializados em reabilitação intestinal[20]. Esses centros realizam avaliações multidisciplinares completas para determinar a abordagem mais adequada, que pode envolver terapia médica, procedimentos cirúrgicos não-transplante ou transplante intestinal, todos visando alcançar a autonomia enteral para os pacientes[18].

O uso eficaz do transplante intestinal é estimado para aproximadamente 10-15% desses pacientes com FIC[18]. Notavelmente, a taxa de sobrevida de cinco anos com um enxerto funcionando, quase 70%, é comparável à da Nutrição Parenteral Domiciliar (NPD) para pacientes adultos tratados em centros de alto volume[21,22]. Além disso, oferece uma qualidade de vida melhorada em comparação com a dependência exclusiva da nutrição parenteral[23,24]. A Tabela 1 fornece uma visão geral das causas mais comuns de Falência Intestinal.

Tabela 1 ■ Causas comuns de Falência intestinal. (Fonte própria).

Adultos	Pediatria
Trauma	Enterocolite necrosante
Tumores (e.g., desmoide)	Atresia intestinal (síndrome da casca de maçã)
Isquemia	Vólvulo
Doenças inflamatórias (e.g., Doença de Crohn)	Pseudo-obstrução
	Gastrosquise
	Aganglionose

A consideração do transplante intestinal preventivo surge para mitigar a morbidade e mortalidade aumentadas associadas à nutrição parenteral prolongada. Semelhante ao transplante renal preventivo no contexto da diálise, a listagem e transplante precoces mostram promessa, especialmente considerando as taxas mais altas de mortalidade e morbidade experimentadas pelos candidatos ao transplante intestinal enquanto estão na lista de espera[26]. Complicações relacionadas ao cateter e indivíduos com intestino ultra-curto foram identificados como possíveis razões para buscar o transplante intestinal preventivo ou reabilitativo, resultando em taxas de sobrevida de 83% para pacientes recebendo HPN e 78% para aqueles submetidos a TII[27].

Determinar as indicações para o transplante multivisceral, que inclui a variante TMV modificada (TMVM) sem o fígado do doador[28], é uma tarefa complexa devido ao número limitado de cirurgiões habilidosos dispostos a realizar este procedimento complexo[12]. A escassez de programas de treinamento de novos cirurgiões nessa área agrava o desafio[29]. Os candidatos a esses transplantes muitas vezes esgotam as opções de tratamento clínico ou cirúrgico alternativo, sublinhando a importância de passar por avaliações de transplante antes de atingir um estágio crítico[12].

A Tabela 2 fornece uma visão geral das razões mais comuns para buscar procedimentos TMV e TMVM.

A trombose portomesentérica difusa (TPMD), caracterizada pela oclusão completa dos vasos portomesentéricos resultando em hipertensão portal grave e circulação colateral anormal[30], atualmente classifica-se como a principal razão para considerar o transplante multivisceral[31].

Tabela 2 ■ Causas mais comuns de transplante multivisceral e transplante multivisceral modificado. (Fonte própria).

Transplante multivisceral (TMV)	Transplante multivisceral modificado (TMVM)
Adultos	**Adultos**
Cirrose com trombose portomesentérica	Pseudoobstrução
Tumor envolvendo fígado e raiz mesentérica	Pancreatite severa com trombose mesentérica
Catástrofe abdominal	Falência intestinal com gastroparesia ou cirurgia gástrica prévia
Falência intestinal com cirrose hepática	Tumor envolvendo fígado e raiz mesentérica mas poupando o fígado
Pediatria	**Pediatria**
Gastrosquise	Pseudoobstrução sem falência hepática
Atresia jejunal	
Vólvulo	
Falência intestinal com cirrose	
Enterocolite necrosante	

A complexidade cirúrgica associada à TPMD decorre principalmente do potencial para sangramento grave durante a fase de ressecção[32]. O transplante multivisceral demonstrou uma taxa de sobrevida de 1, 3 e 5 anos de 80%, 72% e 72%, respectivamente, para esses pacientes[32]. Uma estratégia cirúrgica pioneira envolve embolizar preoperativamente a artéria mesentérica superior e o tronco celíaco do receptor para mitigar o risco de sangramento[32]. Esta intervenção leva a um processo cirúrgico mais controlado, menos complicações e melhores resultados[33]. A coordenação eficaz é crucial para garantir que a laparotomia e a exenteração sejam concluídas de forma oportuna, já que a embolização normalmente leva aproximadamente uma hora[33].

Aspectos Técnicos da Cirurgia

Transplante Intestinal Isolado (TII)

O enxerto intestinal isolado inclui os intestinos delgados, o cólon direito e o cólon transverso até a flexura esplênica (Figura 1). Existem duas

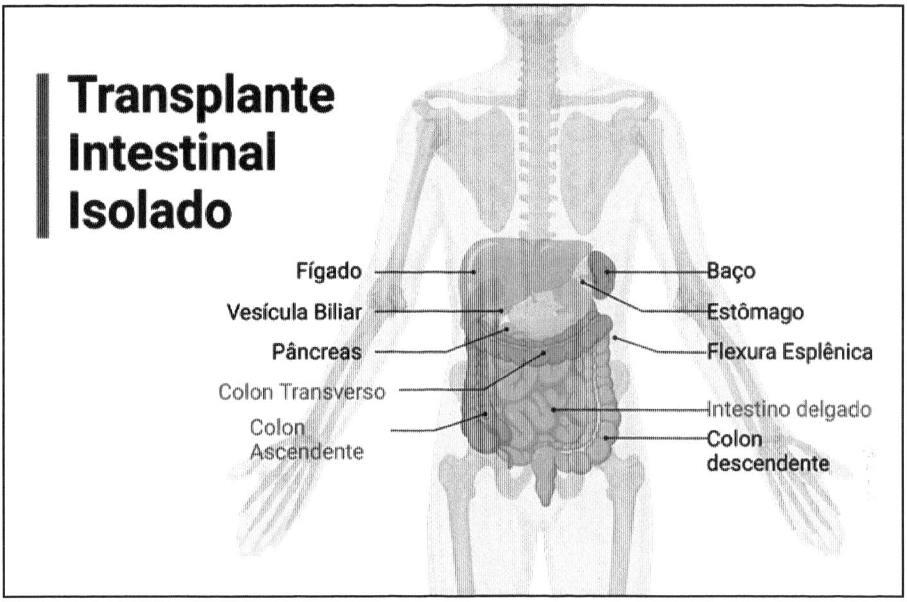

Figura 1 ■ O enxerto intestinal isolado abrange os intestinos delgados, cólon direito e cólon transverso até a flexura esplênica. (Fonte própria).

abordagens para reconstrução dos vasos sanguíneos, que são selecionadas dependendo da doença específica e dos fatores cirúrgicos.

No caso da reconstrução heterotópica, a artéria mesentérica superior (AMS) do enxerto é conectada à aorta do receptor, enquanto a veia mesentérica superior (VMS) do enxerto é ligada à veia cava inferior (VCI) do receptor. Este método é adequado para situações em que o receptor apresenta problemas vasculares, fibrose ou congestão hepática.

O procedimento envolve a dissecação da aorta e VCI desde a veia renal esquerda até a artéria mesentérica inferior. A anastomose do enxerto vascular utiliza uma veia e artéria ilíacas do doador, com clampeamento individual das extensões para restabelecimento controlado da circulação sistêmica. A etapa mais crucial envolve a anastomose do enxerto, exigindo avaliação cuidadosa do comprimento da extensão para evitar obstrução ou risco de trombose. As anastomoses arterial e venosa seguem, com identificação cuidadosa da diferenciação da veia mesentérica superior do enxerto. Após a remoção do clampe, ocorre a perfusão do enxerto, às vezes causando arritmias transitórias devido aos restos da solução de preservação e desequilíbrios eletrolíticos. A abordagem dos ramos linfáticos é essencial para evitar ascite quilosa.

No caso da reconstrução ortotópica, os vasos mesentéricos do doador são unidos com a artéria e veia mesentéricas superiores do receptor. A dissecação da veia mesentérica superior (VMS) estende-se até o nível da veia esplênica, seguida pela anastomose da artéria e depois da veia (com a artéria sendo conectada primeiro). Em certas situações, enxertos de extensão vascular adicionais podem ser necessários para acoodar tamanho ou posicionamento, particularmente para a veia mesentérica superior (VMS). Durante a obtenção do enxerto do doador, a veia porta é dividida perto da parte superior do pâncreas, a origem da veia esplênica é ligada e a anastomose intestinal é realizada. Isso envolve conectar o jejuno proximal do receptor ao jejuno proximal do enxerto e unir o cólon transverso do enxerto ao reto superior do receptor, levando em consideração a doença subjacente específica.

Transplante Multivisceral (TMV)

O enxerto TMV abrange vários órgãos, incluindo o estômago, duodeno, fígado, pâncreas, intestinos delgados, cólon direito e cólon transverso até a flexura esplênica (Figura 2). Devido à natureza altamente individualizada dos procedimentos TMV, é essencial adaptar a cirurgia às necessidades específicas de cada paciente, exigindo um planejamento cirúrgico meticuloso.

O procedimento cirúrgico começa com uma incisão xifo-púbica que se estende lateralmente, permitindo a mobilização do cólon direito e intestino delgado para dissecação e hemostasia. Os intestinos são removidos em três etapas: primeiro, a colectomia direita e transversa é realizada, seguida pela remoção do intestino delgado com divisão mesentérica e, finalmente, a divisão do jejuno. O *cluster* superior esquerdo, consistindo no pâncreas distal e baço, é liberado, revelando a face lateral esquerda da aorta, as origens da artéria celíaca e da artéria mesentérica superior. Uma mobilização completa do fígado é realizada, expondo a veia cava inferior (VCI) e a veia renal esquerda através de uma manobra de Kocher estendida. Subsequente-

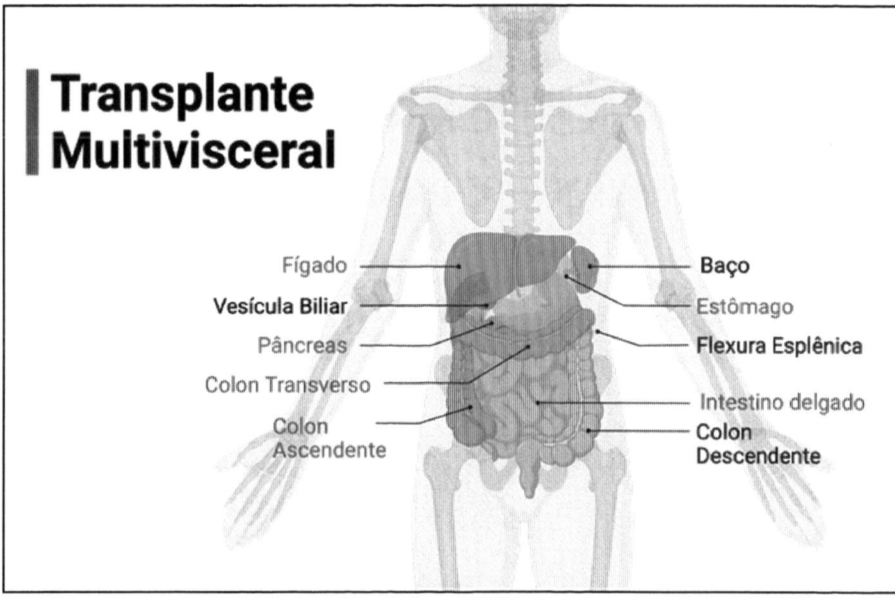

Figura 2 ■ O enxerto TMV compreende o estômago, duodeno, fígado, pâncreas, intestinos delgados, cólon direito e cólon transverso até a flexura esplênica. (Fonte própria).

mente, é realizada uma dissecação *piggyback* da VCI retro-hepática. Antes da remoção do enxerto, a perfusão hepática é mantida até o enxerto aórtico, prevenindo períodos prolongados sem circulação hepática.

Um enxerto de extensão da aorta torácica é utilizado para criar uma anastomose término-lateral infra-renal com a aorta do receptor. A remoção dos órgãos prossegue após o enxerto aórtico, terminando com a divisão do pâncreas, transecção do estômago, divisão da AMS e celíaca entre ligaduras e remoção do cluster superior esquerdo.

O processo de implantação envolve o estabelecimento do suprimento arterial através de uma anastomose de aorta doadora para a aorta do receptor, enquanto a drenagem venosa é alcançada através da veia cava inferior supra-hepática (VCI) do enxerto, conectando-se ao óstio comum das veias hepáticas do receptor. Após a lavagem do enxerto com uma solução de preservação, a VCI infra-hepática do enxerto é ligada. Atenção especial é dada para garantir a hemostasia após a reperfusão para minimizar o risco de disfunção do enxerto hepático.

O coto do estômago do receptor é conectado ao estômago do enxerto para a anastomose intestinal, geralmente incorporando uma válvula antirrefluxo e uma piloroplastia. Adicionalmente, o cólon transverso do enxerto é unido ao reto superior do receptor, potencialmente envolvendo a criação de uma ostomia temporária para fins de ressuscitação na unidade de terapia intensiva (UTI), com subsequente conclusão da anastomose colônica e outras etapas necessárias.

Transplante Multivisceral Modificado (TMVM)

O transplante multivisceral modificado (TMVM) difere do transplante multivisceral padrão por excluir o fígado. Inclui o estômago, duodeno, pâncreas, intestino delgado e um segmento do cólon (Figura 3). A exenteração dos órgãos no TMVM é um procedimento complexo porque o fígado é preservado, o que requer a manutenção do suprimento arterial hepático e do tronco celíaco do receptor.

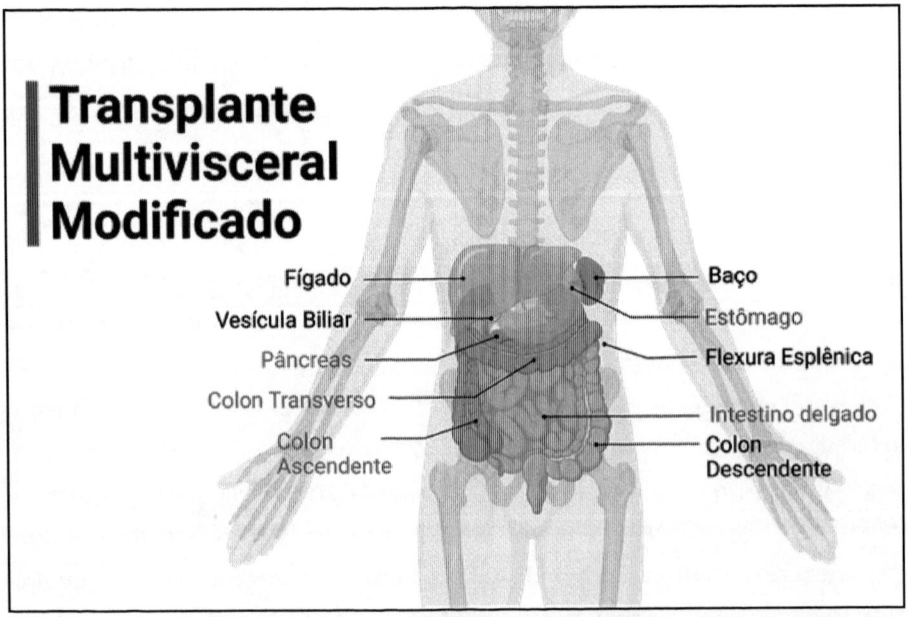

Figura 3 ▪ O transplante multivisceral modificado (TMVM) exclui o fígado, compreendendo o estômago, duodeno, pâncreas, intestino delgado e um segmento do cólon. (Fonte própria).

Durante o processo cirúrgico, a dissecação da artéria hepática estende-se até o tronco celíaco, envolvendo a ligadura da artéria esplênica e da artéria gastroduodenal, juntamente com a divisão do ducto biliar principal perto do pâncreas. Adicionalmente, a veia porta e a artéria mesentérica superior (AMS) do enxerto são divididas.

A implantação segue a técnica do TMV, utilizando enxerto de extensão aórtica término-lateral infra-renal para fluxo de entrada e saída de veia porta do enxerto via conexão da veia porta do receptor. O posicionamento adequado do enxerto e o corte da aorta e da veia porta garantem a implantação bem-sucedida. Notavelmente, os desafios de lavagem da solução de preservação do TMVM podem levar a arritmias e desequilíbrios eletrolíticos.

Em 2010, o grupo da Universidade de Pittsburgh levantou a possibilidade de um transplante multivisceral modificado, no qual o complexo pancreaticoduodenal do receptor é preservado. Neste estudo de 18 pacientes submetidos a TMVM com preservação do complexo pancreaticoduodenal nativo e do baço nativo, houve uma taxa menor de complicações biliares e intolerância à glicose. No entanto, resultados estatisticamente significativos ainda precisam ser estabelecidos.

Aspectos da Rejeição

A rejeição permanece um desafio significativo que afeta tanto a sobrevida do enxerto quanto do paciente em transplantes intestinais (TI) e multiviscerais (TMV). Esses procedimentos exigem níveis elevados de imunossupressão para prevenir a rejeição celular aguda (RCA) do intestino. Os protocolos de imunossupressão incluem medicações específicas para indução, manutenção e tratamento da rejeição. Para a indução, os imunossupressores timoglobulina, alemtuzumabe e basiliximabe são frequentemente utilizados, atuando na redução da atividade dos linfócitos T, essenciais na resposta imune contra o enxerto. A terapia de manutenção geralmente consiste em corticosteroides e tacrolimus, onde os corticosteroides possuem um efeito anti-inflamatório e imunossupressor, enquanto o tacrolimus inibe a ativação de células T.

No manejo da RCA, a metilprednisolona e doses aumentadas de tacrolimus são frequentemente utilizadas. Dependendo da resposta do receptor, outras medicações como timoglobulina, infliximabe, adalimumabe ou bortezomibe podem ser consideradas. O infliximabe e o adalimumabe são inibidores de TNF-alfa, enquanto o bortezomibe é um inibidor do proteassoma, todos desempenhando papéis na supressão da resposta imune.

Pesquisas recentes destacam a importância dos anticorpos específicos do doador (DSA) no diagnóstico e previsão de episódios de rejeição aguda. O grupo de Miami (EEUU) identificou uma associação significativa entre a presença de DSA e instâncias de rejeição em pacientes adultos, recomendando a incorporação de testes de DSA juntamente com biópsias convencionais para melhorar a triagem para formas de rejeição celular e humoral. Em populações pediátricas, a presença de anticorpos de novo específicos do doador (dnDSA) correlaciona-se com uma maior probabilidade de rejeição do enxerto e menor sobrevida ao longo de um período de cinco anos. Curiosamente, estudos indicam que a inclusão do fígado no transplante exerce um efeito protetor significativo contra o desenvolvimento de dnDSA, melhorando a sobrevida do enxerto.

Perspectivas

O campo do transplante intestinal testemunhou um progresso notável em técnicas e abordagens cirúrgicas, abordando não apenas as complexidades técnicas do procedimento, mas também visando melhorar os resultados dos pacientes, a qualidade de vida e o sucesso a longo prazo dos enxertos. A evolução dos métodos cirúrgicos, das terapias imunossupressoras e da integração de anticorpos específicos do doador (DSA), destaca o compromisso dos profissionais médicos em refinar este complexo processo de transplante.

Essas inovações ressaltam também a crescente importância da medicina personalizada no âmbito do transplante intestinal. À medida que as técnicas cirúrgicas continuam a avançar, abordagens personalizadas que consideram as características individuais dos pacientes provavelmente desempenharão um papel mais proeminente. Melhorias futuras nos regimes imunossupressores e nos métodos de preservação de órgãos poderão complementar essas inovações cirúrgicas, levando a maiores avanços na sobrevida do enxerto e no bem-estar dos pacientes. Além disso, a incorporação de inteligência artificial e modelagem preditiva pode ajudar na identificação de conFigurações ótimas de enxertos e na previsão de respostas dos pacientes a várias intervenções.

Referências

1. Starzl TE, Kaupp HA. Mass homotransplantation of abdominal organs in dogs. Surg Forum. 1960;11.
2. Starzl TE, Kaupp HA, Brock DR, et al. Homotransplantation of multiple visceral organs. The American Journal of Surgery. 1962;103(2).
3. Starzl TE, Rowe MI, Todo S, et al. Transplantation of Multiple Abdominal Viscera. JAMA: The Journal of the American Medical Association. 1989;261(10).
4. Deltz E, Schroeder P, Gebhardt H, et al. [First successful clinical small intestine transplantation. Tactics and surgical technic]. Chirurg. 1989;60(4).
5. Goulet O, Revillon Y, Brousse N, et al. Successful small bowel transplantation in an infant. Vol. 53, Transplantation. 1992.
6. Grant D, Wall W, Mimeault R, et al. Successful small-bowel/liver transplantation. The Lancet. 1990;335(8683).
7. Todo S, Reyes J, Furukawa H, et al. Outcome analysis of 71 clinical intestinal transplantations. In: Annals of Surgery. 1995.
8. Reyes J, Tzakis AG, Todo S, et al. Small bowel and liver/small bowel transplantation in children. Vol. 2, Seminars in pediatric surgery. 1993.
9. Todo S, Tzakis AG, Abu-Elmagd K, et al. Intestinal transplantation in composite visceral grafts or alone. In: Annals of Surgery. 1992.
10. Mangus RS, Tector AJ, Kubal CA, et al. Multivisceral Transplantation: Expanding Indications and Improving Outcomes. Journal of Gastrointestinal Surgery. 2013;17(1).
11. Vianna RM, Mangus RS. Present prospects and future perspectives of intestinal and multivisceral transplantation. Vol. 12, Current Opinion in Clinical Nutrition and Metabolic Care. 2009.
12. Vianna R, Farag A, Gaynor JJ, et al. Association of Alemtuzumab Induction With a Significantly Lower Incidence of GVHD Following Intestinal Transplantation: Results of 445 Consecutive Cases From a Single Center. Transplantation. 2020;104(10).
13. Berg CL, Steffick DE, Edwards EB, et al. Liver and intestine transplantation in the United States 1998-2007. Vol. 9, American Journal of Transplantation. 2009.
14. Grant D, Abu-Elmagd K, Reyes J, et al. 2003 Report of the intestine transplant registry: A new era has dawned. Ann Surg. 2005;241(4).
15. Kaufman SS, Avitzur Y, Beath S V., et al. New Insights into the Indications for Intestinal Transplantation: Consensus in the Year 2019. Transplantation. 2020.
16. Garcia J, Selvaggi G, Tekin A, Vianna R. Intestinal transplantation. Curr Opin Organ Transplant [Internet]. 2021 Apr 1 [cited 2023 Mar 6];26(2):229–33. Available from: https://journals.lww.com/co-transplantation/Fulltext/2021/04000/Intestinal_transplantation.19.aspx

17. Pironi L, Baxter JP, Lauro A, et al. Assessment of quality of life on home parenteral nutrition and after intestinal transplantation using treatment-specific questionnaires. In: American Journal of Transplantation. 2012.
18. Lauro A, Marino IR, Iyer KR. Pre-emptive Intestinal Transplant: The Surgeon's Point of View. Vol. 62, Digestive Diseases and Sciences. 2017.
19. Vianna RM, Mangus RS, Fridell JA, et al. Initiation of an intestinal transplant program: The indiana experience. Transplantation. 2008;85(12).
20. Yerdel MA, Gunson B, Mirza D, et al. Portal vein thrombosis in adults undergoing liver transplantation: Risk factors, screening, management, and outcome. Transplantation. 2000;69(9).
21. Vianna R, Beduschi T. Multivisceral transplantation for diffuse splanchnic venous thrombosis. Vol. 21, Current Opinion in Organ Transplantation. 2016.
22. Vianna RM, Mangus RS, Kubal C, et al. Multivisceral transplantation for diffuse portomesenteric thrombosis. Ann Surg. 2012;255(6).
23. Beduschi T, Garcia J, Kubal C. Intestinal and Multivisceral Transplantation: The Operation. In 2019.
24. Beduschi T, Garcia J, Tekin A, et al. Hybrid Ostomy. Transplantation. 2017;101(6S2).
25. Kato T, Selvaggi G, Gaynor J, et al. Expanded Use of Multivisceral Transplantation for Small Children With Concurrent Liver and Intestinal Failure. Transplant Proc. 2006;38(6).
26. Bharadwaj S, Tandon P, Gohel TD, et al. Current status of intestinal and multivisceral transplantation. Vol. 5, Gastroenterology Report. 2017.
27. Beduschi T, Garcia J, Selvaggi G, et al. Multivisceral transplant without an ostomy-initial experience in 15 patients. Transplantation. 2015;99(6).
28. Wu G, Selvaggi G, Nishida S, et al. Graft-versus-host disease after intestinal and multivisceral transplantation. Transplantation. 2011;91(2).
29. Cromvik J, Varkey J, Herlenius G, et al. Graft-versus-host disease after intestinal or multivisceral transplantation: A scandinavian single-center experience. Transplant Proc. 2016;48(1).
30. Clouse JW, Kubal CA, Fridell JA, et al. Post-intestine transplant graft-vs-host disease associated with inclusion of a liver graft and with a high mortality risk. Clin Transplant. 2019;33(1).
31. Cipriani R, Contedini F, Santoli M, et al. Abdominal wall transplantation with microsurgical technique. American Journal of Transplantation. 2007;7(5).
32. Alexandrides IJ, Liu P, Marshall DM, et al. Abdominal Wall Closure after Intestinal Transplantation. Plast Reconstr Surg. 2000;106(4).
33. Carlsen BT, Farmer DG, Busuttil RW, et al. Incidence and management of abdominal wall defects after intestinal and multivisceral transplantation. Plast Reconstr Surg. 2007;119(4).

Parte IV

Avanços em Transplantes

Capítulo 20

CIRURGIA EXPERIMENTAL EM TRANSPLANTES

- João Pádua Manzano
- João Henrique Sendrete de Pinho
- Murched Omar Taha

Contexto da Cirurgia Experimental nos Transplantes

A cirurgia experimental desempenha um papel crucial na evolução e aperfeiçoamento das técnicas de transplante de órgãos, fornecendo uma base sólida para avanços tanto na prática cirúrgica quanto na compreensão da imunologia do transplante[1].

A história da cirurgia experimental e dos transplantes é rica e fascinante, marcada por contribuições significativas de vários cientistas e cirurgiões que estabeleceram as bases para as práticas modernas. Um dos pioneiros nesse campo foi Alexis Carrel (1873-1944), um cirurgião francês cujos trabalhos com suturas vasculares e transplantes experimentais foram revolucionários[2,3].

Entre 1901 e 1910, Carrel realizou praticamente todas as técnicas de sutura ainda amplamente utilizadas em cirurgia vascular, utilizando animais de experimentação. Junto com Charles Guthrie, Carrel realizou o primeiro transplante cardíaco experimental em 1905. Seu trabalho pioneiro foi amplamente reconhecido, culminando na concessão do Prêmio Nobel de Medicina em 1912. Carrel também se dedicou ao desenvolvimento de mecanismos e bombas de circulação extracorpórea, que abriram caminho para futuras intervenções em cirurgia cardíaca e transplante de órgãos. Curiosamente, a perfusão artificial em animais já havia sido estudada um século antes por Le Gallois, que postulou que seria possível manter viva qualquer parte isolada do organismo substituindo o coração por um bombeamento artificial de sangue.[2,3]

Ao longo do século XX, intervenções sobre o sistema cardiovascular foram sendo aperfeiçoadas em modelos animais. Christian Barnard, por exemplo, transplantou o coração em mais de 50 cães e alguns primatas antes de realizar o primeiro transplante cardíaco humano bem-sucedido em 1967, na África do Sul. A descrição de técnicas operatórias complexas, como transplante de órgãos isolados ou múltiplos, já estava detalhada e havia sido executada em modelos animais por volta da metade do século XX. No entanto, apesar da técnica apurada, os transplantes bem-sucedidos se limitavam a auto-enxertos ou iso-enxertos devido à falta de conhecimento sobre a rejeição imunológica.[2,3]

A compreensão dos mecanismos imunológicos envolvidos na rejeição do órgão transplantado foi crucial para a viabilidade dos transplantes de órgãos entre diferentes indivíduos de uma mesma espécie. O primeiro transplante bem-sucedido envolvendo um aloenxerto foi realizado por Bigger em 1837, utilizando a córnea de uma gazela. A córnea, sendo um tecido não vascularizado, é menos suscetível à rejeição, o que foi decisivo para o sucesso da cirurgia.[2,3]

Os avanços na imunologia do transplante se devem, em grande parte, aos estudos de Peter Brian Medawar (1915-1987), um professor de zoologia britânico nascido no Brasil. Medawar foi pioneiro nos estudos sobre reações enxerto versus hospedeiro, observando o comportamento dos enxertos de pele em pacientes com queimaduras. Seus estudos foram posteriormente reproduzidos em modelos animais, fornecendo a base teórica para a imunologia moderna. Medawar, juntamente com Frank Macfarlane Burnet, recebeu o Prêmio Nobel de Medicina em 1960 por suas contribuições.[2,3]

A microcirurgia experimental envolve um conjunto de técnicas operatórias específicas para pequenos animais, como roedores, utilizando microscópios e instrumentos especializados. Essas ferramentas permitem a realização de anastomoses em estruturas com diâmetros inferiores a 0,3 mm, como ilustrado pelos primeiros experimentos de Sun Lee na Universidade de Pittsburgh em 1958, quando ele realizou anastomoses porto-cava término-lateral em ratos.[2,3]

Antes do desenvolvimento dessas técnicas, os transplantes não vascularizados de pele eram o único modelo disponível para o estudo da imunologia do transplante. A partir da década de 1970, a maioria das técnicas de transplante em ratos já havia sido estabelecida, possibilitando a realização de transplantes complexos de órgãos como rim, coração, pulmão, fígado, pâncreas, intestino, estômago, timo, testículo e enxertos vascularizados de pele. Este avanço criou um elo vital entre a pesquisa imunológica e a cirurgia experimental.[2,3]

O equipamento básico para microcirurgia é similar ao usado em oftalmologia e neurocirurgia, incluindo microscópios com aumento de até 40 vezes, instrumentos microcirúrgicos, clampes vasculares e fios de sutura extremamente finos. A microcirurgia exige não apenas habilidade técnica, mas também paciência, concentração, tolerância à frustração e treinamento contínuo. A habilidade adquirida durante o treinamento em microcirurgia prepara cirurgiões e residentes para a prática clínica de transplantes de órgãos, familiarizando-os com técnicas de sutura e reconstrução vascular. Muitos centros de transplante já incorporaram o treinamento em microcirurgia em seus programas de residência, e a tendência futura é que essa prática se torne comum durante o treinamento em cirurgia de transplante.[2,3]

O desenvolvimento de coordenação entre percepção óptica e habilidade manual é mais facilmente aprendido por pessoas mais jovens. Durante esse período, os residentes desenvolvem não apenas habilidades manuais, mas também interesse científico e cooperação com outros grupos de pesquisa, como patologistas, imunologistas e clínicos.

O futuro da cirurgia de transplantes exige, além de conhecimento, crescente qualidade técnica, interesse científico e cooperação interdisciplinar, consolidando a importância da microcirurgia experimental no avanço dessa área crucial da medicina.[2,3]

Além dos estudos em roedores, a contribuição de mamíferos de maior porte para o progresso dos transplantes de órgãos tem sido significativa, especialmente desde o fim da Segunda Guerra Mundial. Esses animais são essenciais para o refinamento de certos procedimentos cirúrgicos antes de sua aplicação clínica. No entanto, o aumento dos custos e a pressão pública contra o uso de animais maiores em laboratórios têm reduzido drasticamente seu uso. Por outro lado, o uso de roedores para cirurgia experimental tem aumentado proporcionalmente devido ao menor sentimento público sobre esses animais.[2,3]

Desde o primeiro relato em 1961 de um procedimento cirúrgico envolvendo anastomoses vasculares em ratos, essa espécie tem sido empregada em vários procedimentos cirúrgicos experimentais, incluindo estudos de transplante de órgãos. A disponibilidade de várias linhagens consanguíneas de ratos tem facilitado investigações imunopatológicas, permitindo estudos básicos contínuos em transplante de órgãos.

Embora o uso de modelos animais maiores não deva ser completamente substituído, a revisão e o refinamento das técnicas em animais menores têm sido uma tendência crescente, refletida no aumento das publicações sobre transplante de órgãos em ratos.[2,3]

Os ratos de laboratório, originados a partir de ratos marrons selvagens, têm sido fundamentais para a pesquisa experimental desde o Egito Antigo e a Grécia Antiga, com um aumento acentuado no trabalho experimental após a Segunda Guerra Mundial. Na década de 1930, houve três tendências principais no gerenciamento de animais experimentais: a produção de modelos experimentais a nível de culturas de tecidos e células, a introdução de novas espécies e o desenvolvimento de linhagens consanguíneas e não consanguíneas. Essas tendências contribuíram para a melhoria das condições de saúde dos animais de laboratório.[2,3]

Os ratos de laboratório, especialmente as linhagens Wistar, Sprague Dawley e Long-Evans, são amplamente utilizados devido à sua mansidão, baixa variabilidade biológica e resistência a doenças infecciosas. Com uma expectativa de vida de cerca de três anos e maturidade sexual atingida em três meses, esses ratos são ideais para estudos de longo prazo sobre transplantes e outras pesquisas biomédicas. Além disso, sua dieta controlada e condições de vida estáveis permitem resultados experimentais mais consistentes e reproduzíveis.[2,3]

Os modelos experimentais utilizando ratos e camundongos tornaram-se ideais para estudos imunológicos devido a várias vantagens significativas:

- **Menor custo:** Os roedores são mais baratos do que animais de grande porte, exigem menos espaço e têm custos reduzidos de manutenção, anestesia, materiais cirúrgicos e drogas imunossupressoras. Isso permite o uso de um grande número de animais, aumentando o valor estatístico dos resultados.
- **Maior praticidade:** A manipulação desses animais é mais fácil, as cirurgias são mais rápidas e não necessitam de material esterilizado, sendo necessárias apenas um operador.
- **Disponibilidade de tecnologia:** Há maior disponibilidade de reagentes, anticorpos monoclonais e linhagens transgênicas e "knock-out" de ratos e camundongos, facilitando o estudo da imunologia do transplante.
- **Ciclo de vida mais curto:** Com uma expectativa de vida de 1-2 anos, é mais fácil estudar a rejeição crônica e a influência da idade nos mecanismos imunológicos.
- **Menor sensibilização da população:** Há menor pressão pública e de órgãos de proteção animal em relação ao uso de roedores em comparação com animais de grande porte.
- **Desenvolvimento de habilidades técnicas:** A microcirurgia exige alta qualidade técnica devido ao diminuto tamanho e sensibilidade das estruturas, oferecendo treinamento valioso para áreas como cirurgia vascular, plástica e neurocirurgia.

No entanto, existem limitações associadas ao modelo rato-camundongo, principalmente devido às diferenças genéticas significativas entre roedores e humanos. Entre os fatores limitantes estão a facilidade de indução de tolerância e a ausência de reação de rejeição hiperaguda. A aceitação do transplante frequentemente ocorre após um curto período de imunossupressão, ou mesmo espontaneamente, exigindo complementação de experimentos em primatas antes da aplicação em humanos.[2,3]

O uso de animais de maior porte (cães, suínos, macacos) em estudos de transplante, embora crucial, têm enfrentado desafios devido ao aumento dos custos e à crescente pressão pública contra o uso de tais animais em laboratórios. Em contraste, a utilização de roedores para a cirurgia experimental tem aumentado, sendo esses animais menos sujeitos à oposição pública.

Desde os primeiros relatos de procedimentos cirúrgicos em ratos envolvendo anastomoses vasculares, essa espécie tem sido amplamente empregada em estudos experimentais, incluindo transplantes de órgãos. As linhagens consanguíneas disponíveis permitem investigações imunopatológicas detalhadas, tornando os ratos modelos ideais para estudos básicos de transplante de órgãos.[2,3]

O futuro da microcirurgia experimental envolve a recombinação do sistema imunológico do rato com células imunes humanas através de técnicas de engenharia genética, criando um modelo mais semelhante ao humano para o estudo da imunologia do transplante.

Portanto, a cirurgia experimental terá um papel cada vez mais importante no campo dos transplantes de tecidos e órgãos compostos, oferecendo novas perspectivas para a medicina regenerativa e a recuperação de funções perdidas.[2,3]

Fenômeno de Isquemia e Reperfusão e Transplantes de Órgãos

A lesão por isquemia-reperfusão (IRI) é uma condição crítica que pode ocorrer em vários contextos cirúrgicos e de transplante. Ela acontece quando o suprimento de sangue para um tecido é interrompido por um período e depois restaurado. Durante o tempo em que o fluxo sanguíneo está bloqueado (isquemia), o tecido fica privado de oxigênio e nutrientes, levando a uma quebra no metabolismo celular e à acumulação de produtos tóxicos.[4,5]

Quando o sangue retorna (reperfusão), o tecido previamente isquêmico é exposto a uma série de danos adicionais. A restauração do fluxo sanguíneo pode causar a produção excessiva de espécies reativas de oxigênio (EROs), que são moléculas altamente reativas que podem danificar células e tecidos. Além disso, a reperfusão pode desencadear uma resposta inflamatória intensa e prolongada, além de processos de morte celular, como necrose e apoptose, que contribuem para uma lesão orgânica mais grave.[4,5]

Os mecanismos envolvidos na IRI são complexos e incluem uma interação entre diferentes vias moleculares e celulares. Esta complexidade dificulta a criação de tratamentos eficazes que possam ser aplicados de forma ampla em contextos clínicos. Portanto, apesar dos avanços na compreensão dos mecanismos da IRI, ainda não há estratégias totalmente eficazes para sua prevenção ou tratamento.[6,7]

Em relação a fisiopatologia da IRI, durante a fase de isquemia, a falta de oxigênio e nutrientes causa uma falha no metabolismo energético e a síntese de trifosfato de adenosina (ATP) é comprometida. Isso leva a um aumento da acidose intracelular e à ativação do trocador Na+/H+ (NHE), que resulta no acúmulo de sódio (Na+) e cálcio (Ca2+) dentro das células, causando inchaço celular (Figura 1).[6,7]

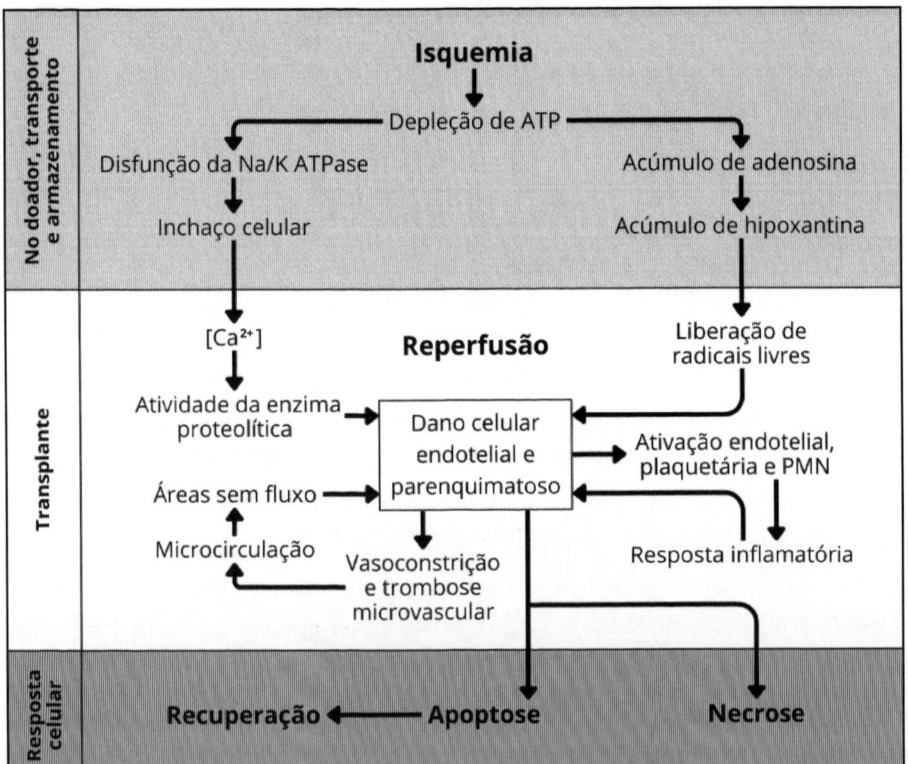

Figura 1 ■ Visão geral do mecanismo de lesão por isquemia-reperfusão. ATP, trifosfato de adenosina; PMN, polimorfonucleócitos. Fonte (Kalogeris T, et al[6]).

Quando o fluxo sanguíneo é restabelecido (fase de reperfusão), o NHE continua a ser ativado, exacerbando o aumento de Ca2+ intracelular. Esse excesso de cálcio contribui para a abertura do poro de transição de permeabilidade mitocondrial (mPTP) na membrana mitocondrial interna. A abertura do mPTP intensifica o dano celular e pode levar à morte celular por dois principais mecanismos: apoptose, que é mediada pela ativação de caspases, e necrose (Figura 1).[6,7]

Além disso, a reperfusão está associada à inibição da cadeia respiratória mitocondrial, resultando na produção rápida e extensa de EROs como superóxido, peróxido de hidrogênio e espécies reativas de nitrogênio. Essas EROs causam danos adicionais às células e podem ativar o sistema imunológico. A resposta inflamatória subsequente é caracterizada pela expressão de moléculas de adesão e citocinas pró-inflamatórias, o que aumenta o recrutamento de neutrófilos e sua adesão às células endoteliais. A produção aumentada de quimiocinas e a translocação de P-selectina para a superfície das células endoteliais promovem a adesão de leucócitos ao endotélio microvascular, exacerbando a inflamação e contribuindo para a lesão tecidual.[6,7]

A IRI pode ser classificada em quente/normotérmica e fria/hipotérmica. A IRI quente ocorre quando o fluxo sanguíneo é interrompido durante procedimentos cirúrgicos ou devido a condições clínicas como choque, hemorragia, insuficiência cardíaca ou insuficiência respiratória. Nessas situações, a oxigenação inadequada dos tecidos leva a danos severos. A IRI fria ocorre durante o armazenamento de enxertos a temperaturas baixas após a coleta do doador. O armazenamento a frio visa reduzir a atividade metabólica dos tecidos e minimizar a deterioração. No entanto, após o armazenamento, é necessário lavar os enxertos para remover bolhas de ar e componentes prejudiciais da solução de preservação.[8-10]

As lesões causadas pela IRI quente e fria têm características distintas. A IRI quente geralmente causa morte celular significativa e obstrução do fluxo sanguíneo nos sinusoides hepáticos, resultando em estresse extenso após a reperfusão. Já a IRI fria tende a afetar mais as células endoteliais sinusoidais (SECs) e possui diferenças na produção de radicais livres e no metabolismo energético comparada à IRI quente. Essas diferenças na lesão isquêmica são importantes para entender como minimizar os efeitos adversos em procedimentos cirúrgicos e melhorar os resultados clínicos. Portanto, é crucial continuar investigando para desenvolver estratégias eficazes que possam mitigar a IRI e melhorar a sobrevivência e função dos órgãos afetados.[8-10]

Drogas Antioxidantes e os Transplantes

A administração de drogas antioxidantes tem se mostrado uma estratégia promissora no manejo da IRI em transplantes de órgãos, devido ao papel crucial que as EROS desempenham na lesão tecidual pós-isquêmica. Durante a isquemia, a interrupção do fluxo sanguíneo reduz a oferta de oxigênio, levando ao acúmulo de EROS, que contribui para a lesão celular e inflamatória quando o fluxo sanguíneo é restaurado. A capacidade dos antioxidantes de neutralizar essas espécies reativas e proteger os tecidos tem sido o foco de muitas investigações.[10-13]

Entre os antioxidantes mais estudados estão a glutationa (GSH) e a N-acetilcisteína (NAC). A GSH é um dos principais antioxidantes endógenos, essencial para a neutralização de radicais livres e a proteção celular. Alterações nos níveis de GSH hepáticos são frequentemente usadas como indicadores de lesão hepática pós-isquêmica. A NAC, por sua vez, é um precursor acetilado do aminoácido L-cisteína, que é fundamental para a síntese de GSH. Devido à sua capacidade de penetrar facilmente nas células e fornecer grupos tiol reduzidos, a NAC pode efetivamente neutralizar radicais livres e reduzir o estresse oxidativo. Estudos demonstraram que a administração de NAC tem efeitos protetores significativos contra a IRI hepática, prevenindo o mau funcionamento do fígado e inibindo a geração de radicais livres e o acúmulo de neutrófilos no tecido hepático danificado.[10-13]

Além da NAC, a administração intravenosa de GSH também tem mostrado benefícios, reduzindo a lesão de reperfusão em modelos experimentais de transplante de fígado. Um estudo prospectivo randomizado de fase II avaliou a eficácia das infusões de NAC em transplantes hepáticos e observou uma melhora significativa na sobrevivência do enxerto e uma redução no risco de disfunção primária, especialmente em casos de enxertos subótimos e doadores mais velhos. A administração precoce de NAC é considerada crucial para garantir um efeito protetor eficaz, enriquecendo o fígado com reservas adequadas de GSH.[12-15]

No contexto do armazenamento e transporte de órgãos, a preservação dos enxertos é fundamental para garantir a viabilidade dos mesmos durante o período entre a doação e o transplante. Métodos como a hipotermia simples e a perfusão contínua em hipotermia (HMP) são amplamente utilizados. A hipotermia simples reduz a degradação dos tecidos e retarda o metabolismo celular, enquanto a HMP oferece uma perfusão contínua da solução conservante, permitindo uma melhor regulação do metabolismo energético e eliminação de toxinas. A perfusão por máquina hipotérmica tem mostrado reduzir a frequência de função tardia do enxerto, encurtar a permanência hospitalar e melhorar a sobrevivência do enxerto.[12-15]

A pesquisa sobre técnicas avançadas, como a perfusão normotérmica (NMP), sugere que o armazenamento em condições fisiológicas pode reduzir os danos associados à isquemia e prolongar o tempo de armazenamento seguro dos órgãos. No entanto, esses métodos ainda enfrentam desafios, como a necessidade de fornecer continuamente oxigênio durante o armazenamento.[12-15]

Em resumo, a utilização de antioxidantes como a NAC e GSH, juntamente com técnicas avançadas de preservação e transporte, oferece um potencial significativo para melhorar a eficácia e a segurança dos transplantes de órgãos. A combinação de estratégias antioxidantes e métodos de preservação adequados pode mitigar os danos associados à isquemia-reperfusão, aumentando a viabilidade dos enxertos e melhorando os resultados dos transplantes. Segue abaixo as principais substâncias antioxidantes estudadas no transplante:

Minerais: Selênio e o Zinco

- **Selênio:** É um componente essencial de várias proteínas antioxidantes, incluindo glutationa peroxidases e iodotironina desiodases. A ingestão recomendada de selênio é de 55–70 µg/dia, necessária para a atividade ótima da glutationa peroxidase. O selênio atua reduzindo peróxidos e protege as células do estresse oxidativo. Estudos mostraram que a adição de selênio a soluções de preservação, como o Biolasol, pode melhorar a proteção renal durante a isquemia-reperfusão, diminuindo marcadores de disfunção renal e aumentando a capacidade antioxidante do plasma.[12,16]

- **Zinco**: Funciona como um componente da superóxido dismutase, ajudando a neutralizar radicais livres e a reduzir o estresse oxidativo. A ingestão média recomendada é de 10–15 mg/dia. O zinco também tem propriedades anti-inflamatórias e auxilia na regeneração tecidual. Estudos demonstraram que a adição de zinco a soluções de preservação, como o Biolasol, pode melhorar a eficiência renal e reduzir lesões isquêmicas. A combinação de zinco com prolactina (PRL) e outras modificações nas soluções de preservação pode ter efeitos protetores adicionais.[12,16]

Ambos os elementos são cruciais para otimizar a proteção antioxidante e a integridade celular, especialmente durante situações de estresse oxidativo como a isquemia-reperfusão.

Vitamina C

A vitamina C (ácido ascórbico) é um antioxidante potente, tanto extracelular quanto intracelular, que desempenha um papel crucial na manutenção do equilíbrio redox celular. Localizada no citoplasma, a vitamina C participa da redução de radicais livres, como ânions superóxido e radicais hidroxila, e protege contra a peroxidação lipídica e a inflamação. Ela também apoia o sistema imunológico, estimulando a produção de linfócitos T e células assassinas naturais. Em colaboração com a coenzima Q e a glutationa, a vitamina C protege as mitocôndrias do estresse oxidativo, e é envolvida na regeneração de α-tocoferol e β-caroteno. Além disso, a vitamina C pode afetar o reparo do DNA ao regular a atividade das enzimas de reparo. No entanto, em altas concentrações, pode agir como um pró-oxidante, promovendo reações de oxidação e formando radicais superóxido e hidroxila.[13,16]

Estudos sobre a vitamina C no contexto de transplantes mostram resultados variados. Ostróżka-Cieślik et al. investigaram a adição de ácido ascórbico à solução Biolasol para armazenamento de rins de porco, observando que a vitamina C reduziu a formação de ROS e preservou a integridade celular do enxerto. A vitamina C também teve um efeito sinérgico com a prolactina, melhorando a integridade do citoesqueleto. No entanto, Norio et al. encontraram que a adição de vitamina C à solução Euro-Collins não alterou significativamente a incidência de função tardia do enxerto (DGF). Um estudo clínico também não confirmou um efeito benéfico claro da vitamina C no transplante renal.[13,16]

Vitamina E

A vitamina E, predominantemente na forma de α-tocoferol, é um antioxidante lipofílico que se localiza nas membranas celulares e mitocondriais. Sua principal função antioxidante é inibir a peroxidação lipídica e proteger as membranas celulares contra danos oxidativos. A vitamina E atua desativando o oxigênio *singlete* e inibindo a reação em cadeia da peroxidação lipídica, o que leva à formação do radical α-tocoferoxil (α-TO•). Este radical pode ser reduzido de volta à forma ativa pelo ascorbato, e a combinação das vitaminas C e E potencializa o efeito antioxidante.[13,16]

Trolox®, um análogo sintético e hidrofílico da vitamina E, também demonstra capacidade antioxidante significativa e pode penetrar as membranas biológicas, oferecendo proteção adicional contra danos oxidativos.[13,16]

Estudos avaliaram o efeito de Trolox e ascorbato em soluções de preservação renal. McAnulty et al. descobriram que a adição de Trolox ao fluido UW reduziu significativamente a peroxidação lipídica nos rins caninos armazenados, enquanto o ascorbato aumentou a peroxidação lipídica. Trolox também demonstrou capacidade de mitigar o aumento do dano oxidativo induzido pelo ascorbato. Em estudos subsequentes, a adição de Trolox ou deferoxamina à solução de armazenamento reduziu a peroxidação lipídica em modelos de córtex renal de coelho. O ascorbato, sozinho ou em combinação com outros agentes, mostrou propriedades pró-oxidativas. Adicionalmente, Demirba et al. avaliaram o efeito do α-tocoferol adicionado ao fluido Euro-Collins em um modelo de autotransplante renal canino e observaram uma melhoria na depuração da creatinina e uma redução na peroxidação lipídica 24 horas após a reperfusão.[13,16]

Carnitina

A carnitina é uma substância semelhante a uma vitamina, conhecida por suas propriedades antioxidantes e seu papel crucial na produção de energia. Ela facilita a transferência de ácidos graxos de cadeia longa para a matriz mitocondrial, onde ocorre a beta-oxidação. Além de regular os níveis de óxido nítrico, a carnitina aumenta a atividade de enzimas antioxidantes como glutationa peroxidase, catalase e superóxido dismutase, e reage com superóxido e peróxido de hidrogênio. Ela também tem a capacidade de quelar íons de ferro, estabilizar membranas, prevenir a peroxidação lipídica e proteger o DNA.[10,16,17]

Estudos demonstram a eficácia da carnitina em modelos experimentais de preservação renal. Aslaner et al. modificaram soluções de preservação com carnitina e observaram uma redução nos níveis de LDH e malondialdeído, além de menos danos histopatológicos nos rins de ratos. Mister et al. investigaram a propionil-L-carnitina, uma forma específica de carnitina, adicionada à solução Belzer UW, e encontraram que ela melhorou a função renal e reduziu a peroxidação lipídica durante a isquemia-reperfusão. A propionil-L-carnitina foi eficaz na manutenção da função renal e na proteção contra a geração de ROS.[16,17]

Flavonoides

Os flavonoides são compostos naturais derivados de plantas que possuem dois anéis aromáticos conectados por um anel pirano ou pirona. As principais classes de flavonoides incluem flavonas, flavanóis, flavonóis, flavanonas e antocianidinas. Ahlenstiel et al. investigaram a proteção renal dos bioflavonoides usando modelos celulares. Encontraram que flavonoides como luteolina, quercetina e kaempferol reduziram a lesão tubular renal e a liberação de malondialdeído (MDA). Essas substâncias mostraram eficácia significativa, especialmente quando adicionadas às soluções de preservação UW e EC. Gochi et al. avaliaram a quercetina e sacarose em fluidos UW e HOPE. Descobriram que a quercetina melhorou a sobrevivência celular, reduziu a peroxidação lipídica e melhorou a função renal após o transplante. A adição de quercetina à solução UW diminuiu a geração de ROS em 80% e minimizou as alterações morfológicas no rim. Esses resultados sugerem que a inclusão de flavonoides, especialmente quercetina, em soluções de preservação renal pode melhorar a preservação e os resultados do transplante renal.[12,16]

Resveratrol

O resveratrol (RSV), ou 3,4 ,5-tri-hidroxi-trans-estilbeno, é um polifenol natural da classe dos estilbenos, caracterizado por dois anéis fenólicos conectados por uma ponte de metileno. O RSV elimina ROS mitocondriais, reduz a atividade da quinona-redutase-2 e aumenta a atividade de antioxidantes como a superóxido dismutase (SOD) e a glutationa peroxidase (GPx). Também contribui para a redução do malondialdeído (MDA) e melhora o potencial da membrana mitocondrial e os níveis de ATP. Aumenta a atividade da proteína quinase ativada por adenosina monofosfato (AMPK), que ativa o PGC1α, promovendo a biogênese mitocondrial. Modula sirtuínas (SIRTs), que são histona desacetilases envolvidas na regulação genética. Ativa a sinalização Nrf2 e SIRT1, reduzindo a estimulação do NF- B e a liberação de citocinas inflamatórias.[16]

Estudos recentes mostram a eficácia do resveratrol em contextos de transplante renal. Soussi et al. utilizaram um conjugado de resveratrol e ciclodextrina (Vectisol®) em um modelo de autotransplante renal em porcos. A adição de resveratrol à solução de perfusão melhorou a estrutura histológica e a função do enxerto, retardou a fibrose intersticial e a atrofia tubular, e reduziu o estresse oxidativo e a apoptose. Também melhorou a filtração glomerular e reduziu a proteinúria e os níveis de SOD circulante e ASAT. Karhumäki et al. estudaram o efeito do resveratrol em células epiteliais tubulares renais (LLC-PK1). A modificação do fluido UW com resveratrol (1 μM) preveniu a liberação de LDH e reduziu a geração de ROS em 60%, embora tenha sido menos eficaz na proteção contra a depleção de ATP. Esses resultados sugerem que o resveratrol possui propriedades protetoras significativas contra o estresse oxidativo e inflamação, melhorando a preservação e a função do enxerto renal.[16,18]

Tanshinona IIA

A Tanshinona IIA (TIIA) é um diterpeno lipofílico derivado da raiz de *Salvia miltiorrhiza*. Este composto possui propriedades anti-inflamatórias e antioxidantes notáveis. Reduz os níveis de malondialdeído (MDA) e lipoproteína de baixa densidade oxidada (oxLDL), e aumenta a atividade de enzimas antioxidantes como glutationa peroxidase (GPx), superóxido dismutase (SOD) e catalase. Diminui os níveis de H_2O_2 e reduz o acúmulo de EROs. Estabiliza a função endotelial vascular e inibe a expressão de citocinas inflamatórias como IL-1β e TNF-α.[12]

No contexto de preservação renal, Zhang et al. adicionou a TIIA ao fluido Celsior em uma dose de 100 μmol/L para a preservação de rins isolados de ratos. A adição de TIIA resultou em aumento da atividade de SOD e redução dos níveis de MDA após 24 e 48 horas de armazenamento. Também observou-se uma diminuição na expressão da proteína CHOP e nos níveis de mRNA da caspase-12, sugerindo uma redução na apoptose.[16,18]

Superóxido Dismutase Lecitinizada (Lec-SOD)

A superóxido dismutase lecitinizada (Lec-SOD) é uma forma modificada da enzima SOD de cobre/zinco, que é melhorada com a adição de lecitina para aumentar sua eficácia clínica. A Lec-SOD é projetada para superar as limitações da SOD convencional, como sua curta meia-vida (aproximadamente 6 minutos), baixa estabilidade no plasma e afinidade limitada pelas membranas celulares.[15,17]

A lecitina melhora a capacidade da Lec-SOD de se ligar às membranas celulares, aumentando sua eficácia e sua atividade antioxidante por mais tempo no plasma sanguíneo. A Lec-SOD elimina radicais livres e protege contra danos oxidativos e apoptose. Reduz a expressão de marcadores de fibrose como α-actina do músculo liso e colágeno.[16,18]

Nakagawa et al. armazenou rins em solução de Marshall ou Marshall + Lec-SOD (50 µg/mL), sendo que a Lec-SOD minimizou o dano causado pela isquemia-reperfusão e reduziu a resposta inflamatória precoce, embora não afetasse a resposta aloimune a longo prazo. Após 18 horas de preservação a frio, houve menor infiltração de leucócitos e níveis reduzidos de apoptose em aloenxertos tratados com Lec-SOD. A Lec-SOD demonstrou um efeito protetor significativo nas células endoteliais renais.[15]

Mitoquinona

A mitoquinona (MitoQ) é um antioxidante sintético derivado da coenzima Q10, projetado para agir especificamente nas mitocôndrias. Composta por uma fração de ubiquinona ligada a um cátion trifenilfosfônio (TPP+), a MitoQ tem alta afinidade pela membrana mitocondrial, onde mais de 90% do composto se localiza. Atua reduzindo o estresse oxidativo mitocondrial e inibindo a peroxidação lipídica, bloqueando o ataque de radicais hidroxila. Apesar de seus benefícios potenciais, a MitoQ ainda não tem aprovação do FDA como medicamento.[16]

Estudos mostraram que a adição de MitoQ à solução da Universidade de Wisconsin (1 µM in vitro; 100 µM ex vivo) reduz significativamente a produção de superóxido mitocondrial em aproximadamente 50%. Além disso, a MitoQ preveniu danos mitocondriais e melhorou a morfologia renal. Em outro estudo, enxágues de rins com solução Belzer contendo MitoQ (100 µM) mostraram melhora na função mitocondrial e redução do estresse oxidativo nos túbulos renais após 24 e 48 horas. A MitoQ também reduziu o acúmulo de proteína nitrotirosina e atrasou a produção de superóxido mitocondrial, peróxido de hidrogênio e peroxinitrito.[12]

Edaravona

A edaravona (3-metil-1-fenil-2-pirazolin-5-ona, MCI-186, Radicut®) é um potente eliminador de radicais livres sintetizado no Japão pela *Mitsubishi Tanabe Pharma Corporation* e lançado no mercado em 2001. É utilizado no tratamento de acidente vascular cerebral isquêmico agudo (AVC) e, desde 2017, para esclerose lateral amiotrófica (ELA) nos EUA. Eficaz na extinção do radical hidroxila e inibição da peroxidação lipídica dependente e independente de radicais hidroxila. Prevê o estresse oxidativo mitocondrial e protege as células endoteliais de danos causados por espécies reativas de oxigênio.[16]

Em um modelo de autotransplante renal canino, a edaravona foi adicionada a um fluido de armazenamento HTK frio (50 μM) e também aplicada na coleta e reperfusão (3 mg/kg). A edaravona reduziu a peroxidação lipídica, melhorou a função renal e a resistência vascular renal, e aumentou a produção de urina e a depuração de creatinina (Cr). Além disso, reduziu a creatinina sérica média e a expressão da P-selectina em células endoteliais renais. Esses resultados destacam a edaravona como um agente eficaz para reduzir o estresse oxidativo e melhorar a preservação renal, com potencial para aplicações em transplantes e outros contextos clínicos relacionados a danos oxidativos.[13,17]

Nicaraven

A nicaraven (N,N'-propilenobisnicotinamida; AVS) é um antioxidante que demonstra atividade eficaz na eliminação de radicais hidroxila. Possui propriedades tanto hidrofílicas quanto lipofílicas e neutraliza dois radicais hidroxila por meio de π-dimerização intramolecular. A nicaraven também suprime a peroxidação lipídica e previne a constrição vascular. Inibe a peroxidação lipídica e neutraliza radicais hidroxila. Suprime a ativação endotelial induzida por TNFα e reduz a inflamação.[16]

Estudos com rins de ratos tratados com solução da Universidade de Wisconsin modificada com doses de nicaraven (2,8 mg/dL, 28 mg/dL e 56 mg/dL), apresentaram menor necrose tubular e maior volume de urina em comparação com o grupo controle, indicando melhora na perfusão renal. Nesse contexto, outros estudos com rins caninos tratados com fluido Euro-Collins modificado com 28 mg/dL de nicaraven, também mostraram menos necrose tubular. Esses resultados indicam que a nicaraven pode melhorar a preservação e função renal ao reduzir a peroxidação lipídica e melhorar o fluxo sanguíneo renal.[16]

Propofol

O propofol é um anestésico lipofílico com propriedades antioxidantes. Sua estrutura química, semelhante ao alfa-tocoferol, sugere que ele pode prevenir a peroxidação lipídica das membranas celulares. O propofol age eliminando ROS, gerando radicais fenoxil menos reativos.[6,16]

Em um estudo com rins suínos, uma preparação de propofol em ciclodextrina foi adicionada a uma solução HTK e usada para lavagem intra-arteriolar. Isso preveniu a peroxidação lipídica e reduziu a resistência renovascular na reperfusão após o autotransplante. Melhorou a função renal no período pós-transplante inicial, mas não afetou a infiltração de leucócitos. Esses resultados indicam que o propofol pode ser eficaz na redução de danos renais agudos relacionados à hipotermia e isquemia.[16]

Deferoxamina

A deferoxamina (DFO) é um sideróforo produzido por *Streptomyces pilosus* que quelata íons de ferro livres, ajudando a modular o estresse oxidativo. O ferro pode catalisar a formação de EROs através das reações de Fenton e Haber-Weiss. A deferoxamina também estabiliza o fator induzível por hipóxia-1α (HIF-1α) sob condições normóxicas.[16]

Em estudos com a solução da Universidade de Wisconsin, a adição de DFO a 0,125 ou 0,625 mM melhorou significativamente a taxa de filtração glomerular (TFG) e o fluxo sanguíneo renal (RBF). A deferoxamina também reduziu a peroxidação lipídica e a lesão tubular apoptótica e necrótica. Por outro lado, doses de 2,5 mM de DFO reduziram a liberação de ferro e desidrogenase láctica (LDH) e minimizaram alterações ultraestruturais. A DFO também inibiu a formação de isoprostano vasoconstritor e a depleção de glutationa. Esses resultados sugerem que a deferoxamina, pode ser eficaz na proteção e preservação renal durante o armazenamento e transplante.[14]

PrC-210

O aminotiol PrC-210 é um potente antioxidante com aplicações intravenosas, orais e tópicas, apresentando poucos efeitos colaterais. Com um tamanho molecular pequeno, ele difunde-se eficientemente através das membranas celulares e interage fortemente com o DNA, eliminando EROs ao redor do DNA. O PrC-210 protege o DNA plasmídeo de danos induzidos por EROs e tem mostrado eficácia na redução da morte celular em infartos do miocárdio e na prevenção de danos durante a isquemia-reperfusão.[14,15]

Nos estudos em animais e modelos de transplante, o PrC-210 reduziu os níveis de caspase-3 ativada, um marcador de morte celular, e conferiu 100% de proteção contra danos por EROs após 30 h de isquemia fria. No transplante renal, quanto adicionado a solução da Universidade de Wisconsin o PrC-210 reduziu o dano histológico renal, diminuiu os níveis de citocinas inflamatórias (como TIMP-1, TNF-alfa e MIP-3A/CCL20) e baixou os níveis de creatinina e BUN, mostrando um efeito protetor significativo.[16]

Transporte protegido de órgãos captados para transplantes

O transplante de órgãos é um procedimento médico complexo que pode salvar vidas, mas seu sucesso depende criticamente da qualidade dos órgãos transplantados. Para garantir que os órgãos mantenham sua funcionalidade até o momento do transplante, é essencial que sejam transportados de forma segura e eficaz. A logística do transporte de órgãos envolve uma série de passos rigorosos que garantem a integridade dos órgãos desde a recuperação até a chegada ao centro receptor.[19]

Os órgãos podem ser transportados por diferentes meios, incluindo transporte terrestre, voo comercial ou jato fretado, dependendo da distância a ser percorrida. Independentemente do método de transporte, a embalagem e o armazenamento uniformes são fundamentais para assegurar que os órgãos permaneçam viáveis para o transplante. Os órgãos devem ser colocados em sacos plásticos triplos estéreis e armazenados em um recipiente rígido, imerso em gelo dentro de um recipiente de poliestireno com espessura de 1-1,5 polegadas. Todos os recipientes devem ser etiquetados adequadamente, incluindo a documentação do doador e um tubo adicional de sangue, para facilitar a identificação e o processamento no centro receptor.[4,19]

Quando os órgãos recuperados não são enviados para outros centros, eles podem ser armazenados com segurança em sacos triplos estéreis em refrigeradores isolados, garantindo sua viabilidade até o momento do transplante. O recipiente externo deve ser resistente à umidade e claramente marcado com um número de identificação do doador e uma etiqueta de designação de risco biológico. Esses procedimentos são cruciais para minimizar os riscos de contaminação e dano ao órgão durante o transporte.[19]

A criação de protocolos para o acondicionamento e transporte de órgãos, bem como o compartilhamento de informações detalhadas sobre a rota e as condições do transporte entre os centros de doação e recepção, melhoram a coordenação e reduzem as fragilidades no processo. Ademais, a capacitação dos profissionais envolvidos no transporte e manejo de órgãos é essencial para garantir a adesão às melhores práticas e protocolos de preservação. Programas de treinamento contínuo ajudam a reduzir erros e melhoram a eficácia do transporte.[20]

A remoção de um órgão do sistema circulatório resulta na interrupção do suprimento sanguíneo e, consequentemente, na ausência de oxigênio para as células. Isso provoca uma série de problemas metabólicos, tornando a preservação do órgão um desafio crítico.

A supressão do metabolismo é essencial para prolongar o tempo de isquemia que o orgão pode suportar. A redução da temperatura central do rim para menos de 4ºC é uma técnica eficaz para desacelerar o metabolismo celular, reduzindo-o para apenas 5% a 8% da taxa normal e diminuindo a atividade enzimática. Estudos, como o de Calne e colegas de 1.963, demonstraram que o simples resfriamento dos rins em água gelada pode preservar a função renal por até 12 horas, evidenciando o impacto positivo da temperatura na preservação.[20]

No entanto, o uso de soluções de preservação tem o potencial de prolongar ainda mais os tempos de isquemia fria e melhorar a qualidade da preservação. As soluções de preservação são projetadas para minimizar os efeitos adversos do armazenamento hipotérmico, mas mesmo a hipotermia pode causar efeitos colaterais indesejados, como inchaço celular, acidose e produção de EROs durante a reperfusão.[20,21]

Durante a preservação a frio, o inchaço celular é um problema significativo. Esse fenômeno ocorre devido à inatividade da Na+,K+ ATPase, uma enzima crucial para a regulação dos níveis de sódio e potássio nas células. Sem a atividade dessa enzima, o sódio não é excretado e entra passivamente nas células, criando um ambiente intracelular hiperosmolar que resulta no influxo de água e no inchaço celular. Para mitigar esse efeito, impermeabilizantes e coloides são adicionados às soluções de preservação. Sacarídeos e ânions não sacarídeos são exemplos de impermeabilizantes eficazes, com sacarídeos de maior tamanho molecular sendo particularmente úteis na prevenção do inchaço celular.[20,21]

A acidose também é uma preocupação durante a preservação a frio. A ausência de oxigênio faz com que o metabolismo aeróbico cesse e o ATP, a principal fonte de energia celular, se esgote rapidamente. A conversão do ATP em monofosfato de adenosina e o metabolismo anaeróbico subsequente levam à produção de ácido láctico, resultando em acidose. A acidose grave pode ativar fosfolipases e proteases, causando danos lisossômicos e morte celular. Embora a acidose leve possa ter um efeito protetor ao inibir a fosfofrutoquinase e reduzir a glicólise, o controle adequado do pH é crucial para minimizar danos.[22,23]

Durante a reperfusão, as EROS desempenham um papel prejudicial na lesão celular, sendo geradas por processos como a atividade da xantina oxidase e a infiltração de leucócitos no enxerto. Esses radicais são altamente reativos e podem causar danos significativos a lipídios, ácidos nucleicos e proteínas. A formação de ROS está associada à função renal imediata e a longo prazo após o transplante. Portanto, as soluções de preservação devem incluir agentes que neutralizem os efeitos das ROS para proteger o órgão.[24,25]

Outro problema relacionado à preservação é o acúmulo de cálcio intracelular. Durante a preservação a frio, a baixa concentração de ATP compromete o transporte ativo de cálcio, levando a um aumento dos níveis de Ca2+ nas células. Esse acúmulo de cálcio ativa processos que podem danificar a estrutura celular, como a ativação da calpaína, que compromete o citoesqueleto. O controle do cálcio durante a preservação a frio é crucial para preservar a integridade celular e minimizar danos.[20,22]

A preservação a frio também ativa enzimas que podem causar danos ao órgão. As proteases intracelulares e metaloproteinases da matriz são ativadas, levando à quebra de proteínas e ao desprendimento de células endoteliais. A adição de amido coloidal hidroxietil (HES) em soluções como a solução da Universidade de Wisconsin tem mostrado um papel importante na redução dos efeitos prejudiciais dessas enzimas, ao bloquear metaloproteinases e outras enzimas ativadas.[20,21]

Nos primórdios da preservação de órgãos, Carell foi um dos primeiros a reconhecer a importância da preservação adequada. Na década de 1930, em colaboração com o aviador Lindbergh, Carell desenvolveu uma bomba de perfusão estéril para manter órgãos coletados e estudou os efeitos da hipotermia em órgãos ex vivo. No entanto, sua máquina de perfusão não conseguiu manter a esterilidade, resultando em contaminação dos órgãos, e suas contribuições foram pouco reconhecidas por algum tempo.[19]

O reconhecimento mais substancial da preservação de órgãos veio em 1960, quando Lapchinsky em Moscou publicou um estudo significativo sobre o reimplante renal canino. Lapchinsky demonstrou que rins caninos poderiam ser preservados com sucesso por 24 horas usando sangue hipotérmico. Esse avanço foi um marco importante, indicando que os órgãos humanos poderiam ser mantidos por períodos mais longos do que se pensava anteriormente, o que abriu novas possibilidades para o transplante de órgãos.[19]

O avanço na preservação estática a frio de órgãos humanos para transplante alcançou um marco significativo com o desenvolvimento da solução Collins em 1969, seguido pela solução da Universidade de Wisconsin em 1987, criada por Belzer e colaboradores. Esses avanços melhoraram os resultados dos pacientes e permitiram o transporte de órgãos por distâncias maiores com mais eficiência. Posteriormente, surgiram outras soluções similares que também foram eficazes na preservação de órgãos.[19]

A solução de preservação estática a frio da Universidade de Wisconsin, introduzida em 1987, tornou-se o padrão para órgãos abdominais, mas não sem limitações, como alta viscosidade e concentração de potássio, que podem dificultar a lavagem do enxerto e levar a complicações como hipercalemia. Alternativas como a solução de histidina-triptofano-cetoglutarato

(HTK), Celsior e Institut Georges Lopez-1 (IGL-1) foram desenvolvidas para superar essas limitações. A solução HTK, com menor concentração de potássio e menor viscosidade, mostrou resultados semelhantes à solução da Universidade de Wisconsin em estudos, embora tenha se mostrado inferior em casos de isquemia fria prolongada. A solução Celsior, que também possui menor viscosidade e níveis de potássio, demonstrou resultados comparáveis e possivelmente um menor risco de síndrome pós-reperfusão. O IGL-1, com baixa concentração de potássio e formulação alterada, tem mostrado benefícios em modelos experimentais e custos reduzidos, mas estudos clínicos ainda confirmam sua eficácia comparável à solução da Universidade de Wisconsin.[19,21,26,27]

Apesar das críticas e da disponibilidade de alternativas, a solução da Universidade de Wisconsin permanece o padrão devido à sua familiaridade e eficácia demonstrada em grandes estudos retrospectivos. No entanto, para transplantes de pulmão, soluções como Celsior ou Perfadex têm mostrado melhores resultados. A pesquisa contínua e o desenvolvimento de novas soluções de preservação prometem otimizar ainda mais a preservação de órgãos, possivelmente mudando para a perfusão de bomba para manter a atividade metabólica durante o transporte.[19,21,26]

Recentemente, a área tem se voltado para a perfusão de máquina ex vivo, que pode ser realizada em condições frias ou quentes. Essa abordagem permite uma melhor avaliação da adequação do órgão para transplante e possibilita o uso de órgãos marginais que antes eram descartados. Além disso, a preservação mecânica tem o potencial de melhorar a função dos órgãos, ampliando as oportunidades de transplantes bem-sucedidos.[25,27]

Portanto, o transporte seguro e eficaz de órgãos é uma parte essencial do processo de transplante, impactando diretamente o sucesso do procedimento e a sobrevivência do receptor. A aplicação de protocolos rigorosos de embalagem, armazenamento e transporte, juntamente com estratégias avançadas de preservação, são fundamentais para garantir a viabilidade e a funcionalidade dos órgãos transplantados. À medida que a ciência médica avança, é esperado que novas técnicas e soluções sejam desenvolvidas para melhorar ainda mais a preservação e o transporte de órgãos, atendendo à crescente demanda por transplantes e salvando mais vidas.[21]

Referências

1. Gonwa TA. Transplantation. *Am J Kidney Dis.* 2000;35(4 Suppl 1):S153-159. doi:10.1016/s0272-6386(00)70243-5
2. Martins PNA. Importância da microcirurgia experimental para transplantes de órgãos. *Acta Cir Bras.* 2003;18:01-06. doi:10.1590/S0102-86502003000100011
3. Tamai S. History of microsurgery--from the beginning until the end of the 1970s. *Microsurgery.* 1993;14(1):6-13. doi:10.1002/micr.1920140105
4. de Rougemont O, Lehmann K, Clavien PA. Preconditioning, organ preservation, and postconditioning to prevent ischemia-reperfusion injury to the liver. *Liver Transpl.* 2009;15(10):1172-1182. doi:10.1002/lt.21876
5. Kalogeris T, Baines CP, Krenz M, Korthuis RJ. Ischemia/Reperfusion. *Compr Physiol.* 2016;7(1):113-170. doi:10.1002/cphy.c160006
6. Kalogeris T, Baines CP, Krenz M, Korthuis RJ. Cell biology of ischemia/reperfusion injury. *Int Rev Cell Mol Biol.* 2012;298:229-317. doi:10.1016/B978-0-12-394309-5.00006-7
7. Kukla U, Cholewa H, Chronowska J, et al. Effect of the Second Warm Ischemia Time and Its Components on Early and Long-term Kidney Graft Function. *Transplant Proc.* 2016;48(5):1365-1369. doi:10.1016/j.transproceed.2015.11.042
8. Rabadi MM, Ghaly T, Goligorksy MS, Ratliff BB. HMGB1 in renal ischemic injury. *Am J Physiol Renal Physiol.* 2012;303(6):F873-885. doi:10.1152/ajprenal.00092.2012
9. Pantazi E, Bejaoui M, Folch-Puy E, Adam R, Roselló-Catafau J. Advances in treatment strategies for ischemia reperfusion injury. *Expert Opin Pharmacother.* 2016;17(2):169-179. doi:10.1517/14656566.2016.1115015
10. Tennankore KK, Kim SJ, Alwayn IPJ, Kiberd BA. Prolonged warm ischemia time is associated with graft failure and mortality after kidney transplantation. *Kidney Int.* 2016;89(3):648-658. doi:10.1016/j.kint.2015.09.002
11. Lagouge M, Argmann C, Gerhart-Hines Z, et al. Resveratrol improves mitochondrial function and protects against metabolic disease by activating SIRT1 and PGC-1alpha. *Cell.* 2006;127(6):1109-1122. doi:10.1016/j.cell.2006.11.013
12. Ostróżka-Cieślik A, Dolińska B. The Role of Hormones and Trophic Factors as Components of Preservation Solutions in Protection of Renal Function before Transplantation: A Review of the Literature. *Molecules.* 2020;25(9):2185. doi:10.3390/molecules25092185
13. Ostróżka-Cieślik A, Dolińska B. Pharmacological Benefits and Risk of Using Hormones in Organ Perfusion and Preservation Solutions in the Aspect of Minimizing Hepatic Ischemia-Reperfusion Injury during Storage. *Biomed Res Int.* 2019;2019:6467134. doi:10.1155/2019/6467134
14. Plotnikov EY, Chupyrkina AA, Jankauskas SS, et al. Mechanisms of nephroprotective effect of mitochondria-targeted antioxidants under rhabdomyolysis and ischemia/reperfusion. *Biochim Biophys Acta.* 2011;1812(1):77-86. doi:10.1016/j.bbadis.2010.09.008
15. Ratliff BB, Abdulmahdi W, Pawar R, Wolin MS. Oxidant Mechanisms in Renal Injury and Disease. *Antioxid Redox Signal.* 2016;25(3):119-146. doi:10.1089/ars.2016.6665
16. Ostróżka-Cieślik A. The Effect of Antioxidant Added to Preservation Solution on the Protection of Kidneys before Transplantation. *Int J Mol Sci.* 2022;23(6):3141. doi:10.3390/ijms23063141

17. Latchana N, Peck JR, Whitson B, Black SM. Preservation solutions for cardiac and pulmonary donor grafts: a review of the current literature. *J Thorac Dis.* 2014;6(8):1143-1149. doi:10.3978/j.issn.2072-1439.2014.05.14

18. Hosgood SA, Barlow AD, Dormer J, Nicholson ML. The use of ex-vivo normothermic perfusion for the resuscitation and assessment of human kidneys discarded because of inadequate in situ perfusion. *J Transl Med.* 2015;13:329. doi:10.1186/s12967-015-0691-x

19. Cameron AM, Barandiaran Cornejo JF. Organ preservation review: history of organ preservation. *Curr Opin Organ Transplant.* 2015;20(2):146-151. doi:10.1097/MOT.0000000000000175

20. Ostróżka-Cieślik A, Dolińska B, Ryszka F. Tips for optimizing organ preservation solutions. *Acta Biochim Pol.* 2018;65(1):9-15. doi:10.18388/abp.2017_2312

21. Safe transport of organs and tissues for transplants: technological innovation product validation method. *Rev Assoc Med Bras (1992).* 69(6):e20221537. doi:10.1590/1806-9282.20221537

22. Requião-Moura LR, Durão Junior M de S, Matos ACC de, Pacheco-Silva A. Ischemia and reperfusion injury in renal transplantation: hemodynamic and immunological paradigms. *Einstein (Sao Paulo).* 2015;13(1):129-135. doi:10.1590/S1679-45082015RW3161

23. Perico N, Cattaneo D, Sayegh MH, Remuzzi G. Delayed graft function in kidney transplantation. *Lancet.* 2004;364(9447):1814-1827. doi:10.1016/S0140-6736(04)17406-0

24. Edwards S. Cellular pathophysiology. Part 2: Responses following hypoxia. *Prof Nurse.* 2003;18(11):636-639.

25. Zeng C, Hu X, Wang Y, et al. A novel hypothermic machine perfusion system using a LifePort Kidney Transporter for the preservation of rat liver. *Exp Ther Med.* 2018;15(2):1410-1416. doi:10.3892/etm.2017.5587

26. Southard JH, Belzer FO. Organ preservation. *Annu Rev Med.* 1995;46:235-247. doi:10.1146/annurev.med.46.1.235

27. Yuan X, Theruvath AJ, Ge X, et al. Machine perfusion or cold storage in organ transplantation: indication, mechanisms, and future perspectives. *Transpl Int.* 2010;23(6):561-570. doi:10.1111/j.1432-2277.2009.01047.x

Capítulo 21

CIRURGIA ROBÓTICA EM TRANSPLANTES DE ÓRGÃOS

- João Pádua Manzano
- João Henrique Sendrete de Pinho

O transplante evoluiu significativamente nas últimas décadas, impulsionado por avanços tecnológicos e uma crescente compreensão das técnicas cirúrgicas[1]. Entre esses avanços, a cirurgia robótica surgiu como uma inovação promissora que aumenta a eficácia e a segurança dos procedimentos de transplante de órgãos[1-3]. Os sistemas cirúrgicos assistidos por robótica, como o Sistema Cirúrgico da Vinci, revolucionaram vários campos da cirurgia, e recentemente no campo do transplante[3]. Este capítulo explora as aplicações, vantagens, avanços recentes e perspectivas futuras da cirurgia robótica no contexto do transplante.

Aplicações da Cirurgia Robótica no Transplante

Transplante de rim

O transplante renal assistido por robótica (RATxR) ganhou força como uma alternativa à cirurgia tradicional de transplante renal aberto (OTxR)

(3,4). A abordagem convencional está associada a um risco maior de complicações, como infecções de feridas, especialmente em pacientes de alto risco com obesidade, diabetes e outras comorbidades[3,4]. O uso de sistemas robóticos resultam em incisões menores, levando à redução da dor pós-operatória e tempos de recuperação mais rápidos[1-3]. As Figuras de 1 a 7 mostram uma sequência de fotos de uma captação de rim (doador).

Transplante de útero

O advento do transplante de útero abriu novos caminhos para mulheres com infertilidade absoluta do fator uterino[5,6]. A cirurgia assistida por robô melhorou a segurança e a eficácia das histerectomias de doadoras e dos procedimentos de transplante subsequentes[5,6]. O sistema robótico permite dissecção precisa no espaço pélvico, minimizando o trauma e o risco de complicações, o que é particularmente crucial em cirurgias delicadas envolvendo anastomoses vasculares[5,6].

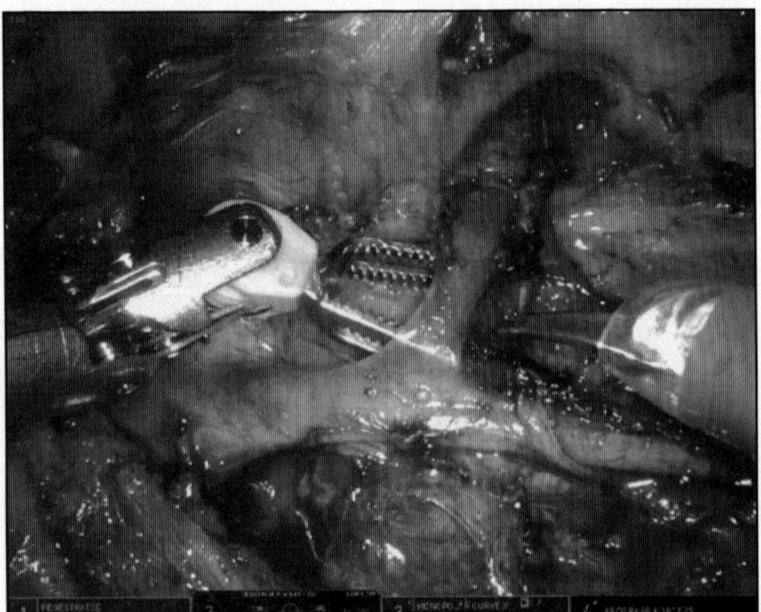

Figura 1 ■ Nefrectomia do Doador Vivo Robô-Assistida – Dissecção do Hilo Renal. (Fonte: própria).

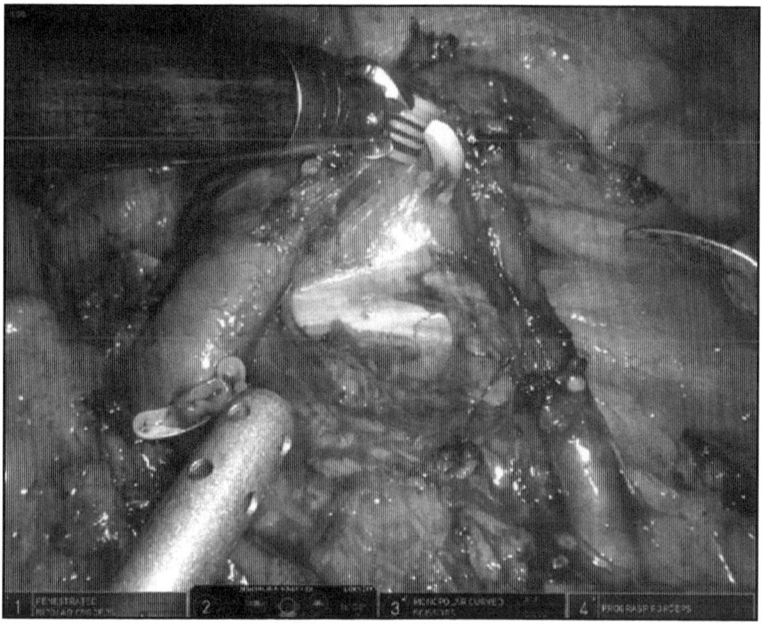

Figura 2 ■ Nefrectomia do Doador Vivo Robô Assistida – Veia e Artéria Renal Dissecadas. (Fonte: própria).

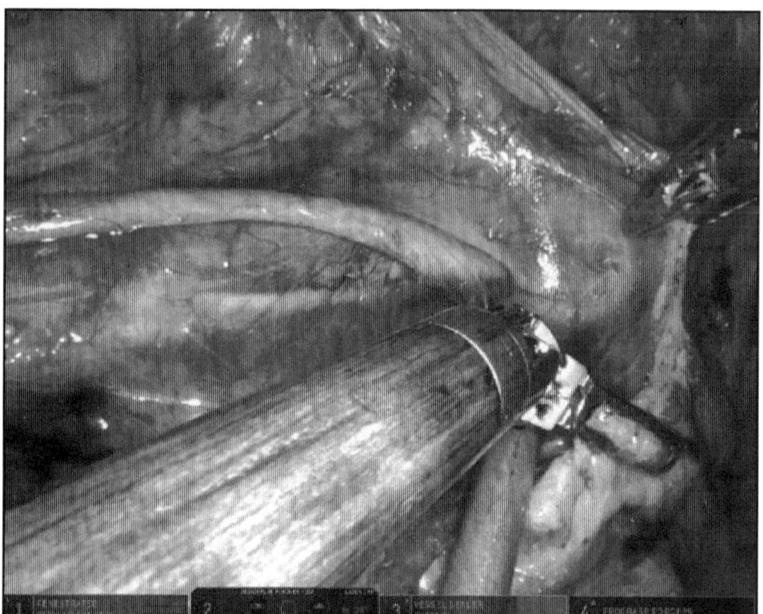

Figura 3 ■ Nefrectomia do Doador Vivo Robô-Assistida – Dissecção do Ureter. (Fonte: própria).

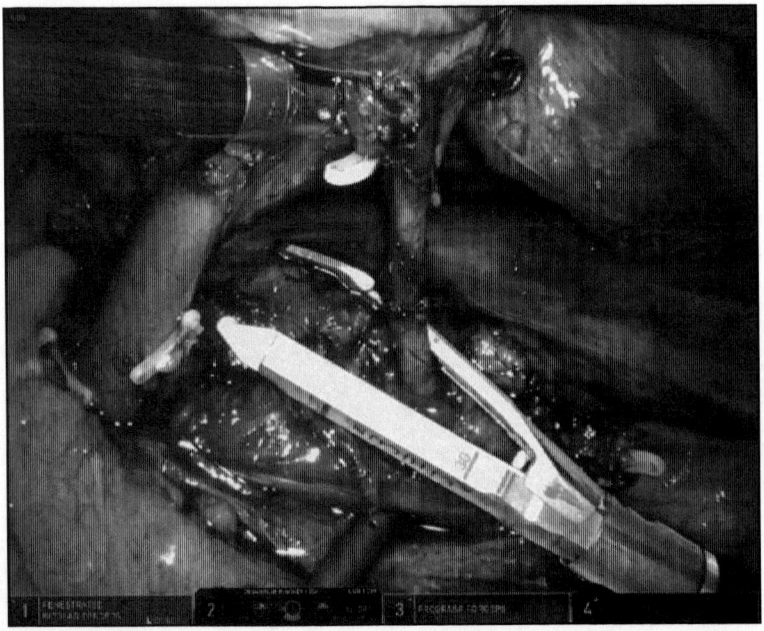

Figura 4 ■ Nefrectomia do Doador Vivo Robô-Assistida – Ligadura da Artéria Renal. (Fonte: própria).

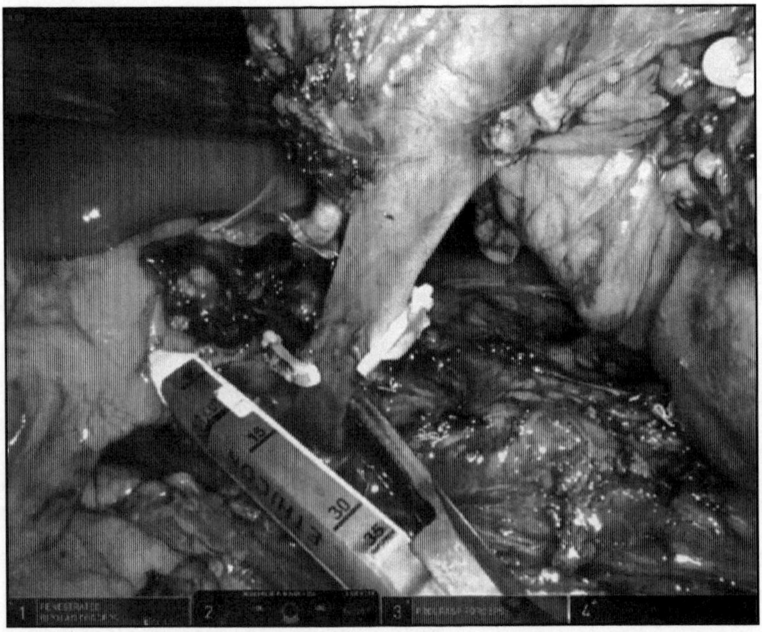

Figura 5 ■ Nefrectomia do Doador Vivo Robô-Assistida – Ligadura da Veia Renal. (Fonte: própria).

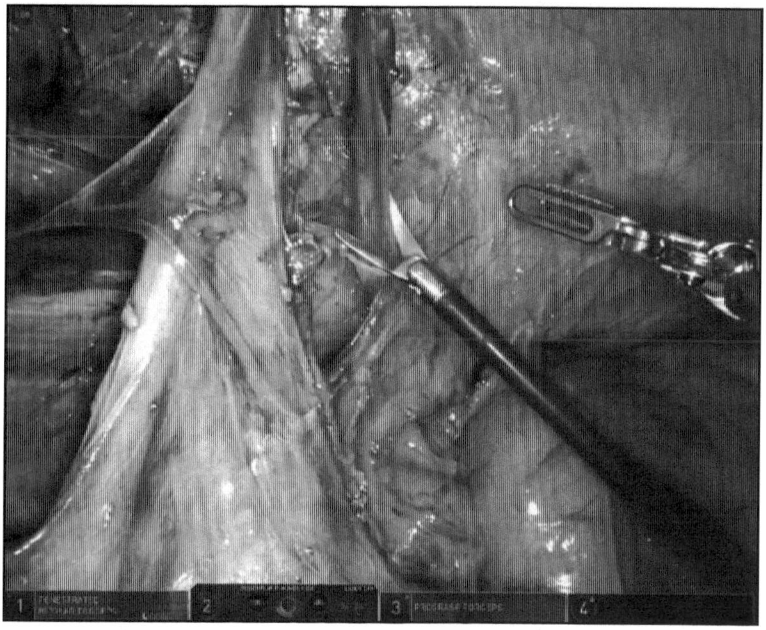

Figura 6 ■ Nefrectomia do Doador Vivo Robô-Assistida – Secção do Ureter Previamente Ligado. (Fonte: própria).

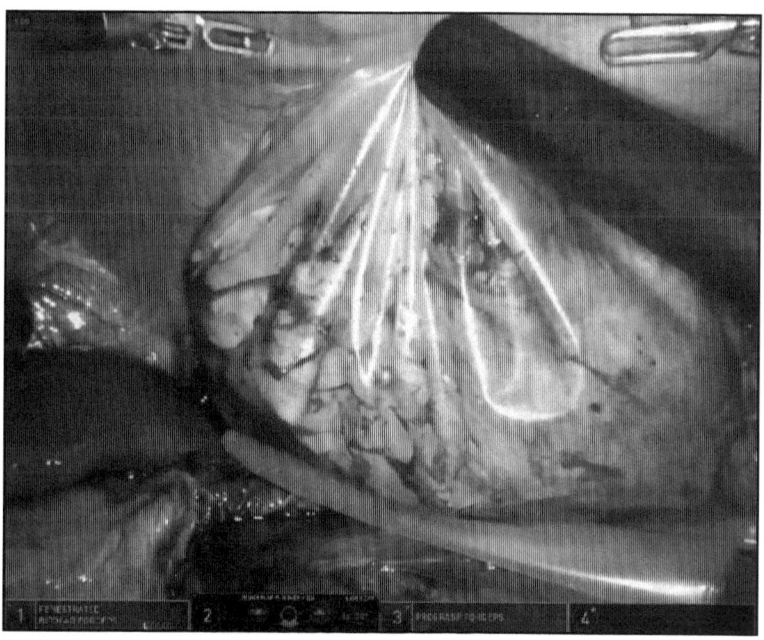

Figura 7 ■ Nefrectomia do Doador Vivo Robô-Assistida – Retirada do Rim da Cavidade do Doador com uma *Endobag*. (Fonte: própria).

Transplante de pâncreas

O transplante robótico de pâncreas oferece uma nova abordagem para mitigar as complicações frequentemente associadas aos métodos tradicionais[2]. Pacientes obesos enfrentam riscos maiores durante o transplante de pâncreas devido ao aumento das taxas de deiscência da ferida e infecções[2]. A técnica robótica permite uma incisão subxifoide mais curta, reduzindo o risco de infecções do local cirúrgico e melhorando os resultados cirúrgicos gerais para essa população vulnerável[2].

Transplante de fígado

O transplante de fígado de doador vivo se tornou um método essencial para abordar a disparidade entre a necessidade e a disponibilidade de órgãos doadores[7-9]. A hepatectomia robótica de doador de fígado aumenta a segurança do doador, oferecendo vantagens como diminuição da perda de sangue, redução da dor pós-operatória e melhores resultados estéticos[7-9]. À medida que a experiência com técnicas robóticas cresce, centros em todo o mundo estão implementando a cirurgia robótica na hepatectomia do doador vivo com resultados iniciais promissores[7-9].

Vantagens da Cirurgia Robótica

A cirurgia robótica oferece várias vantagens distintas sobre as abordagens tradicionais abertas e laparoscópicas:

- **Visualização aprimorada**: a visão ampliada em 3D permite que os cirurgiões vejam estruturas anatômicas com maior clareza, facilitando a dissecção precisa e minimizando o trauma do tecido.
- **Instrumentos articulados**: os instrumentos do sistema robótico (*endowrist*) podem manobrar em espaços apertados com mais destreza do que a mão humana, permitindo técnicas cirúrgicas meticulosas.
- **Trauma reduzido**: incisões menores levam a menos dor pós-operatória, menores taxas de infecções no local cirúrgico e recuperação mais rápida, especialmente em pacientes transplantados que geralmente são imunocomprometidos.

- **Complicações reduzidas:** estudos indicam que a RATxR está associada a menores taxas de complicações pós-operatórias e função retardada do enxerto em comparação à OTxR, tornando-a uma opção mais segura para populações vulneráveis.
- **Benefícios cosméticos:** incisões menores resultam em melhores resultados cosméticos, o que pode ser particularmente importante para doadores vivos preocupados com a imagem corporal.

As últimas duas décadas testemunharam avanços notáveis em aplicações de cirurgia robótica em transplantes[2,9]. O desenvolvimento de sistemas robóticos mais sofisticados, como o da Vinci Xi, melhorou a ergonomia e as capacidades dos instrumentos, aumentando ainda mais a precisão cirúrgica[2,9]. Pesquisas mostraram que a cirurgia robótica pode ser realizada mesmo em pacientes com obesidade mórbida, expandindo os critérios de elegibilidade para transplante[8,9].

Estudos recentes forneceram dados comparativos sobre RATxR e OTxR, revelando que RATxR pode ter menores taxas de complicações pós-operatórias e resultados funcionais semelhantes em médio prazo[10-14]. Da mesma forma, abordagens robóticas no transplante de útero e transplante hepático também demonstraram segurança e eficácia, levando a um número crescente de centros adotando essas técnicas[5-9].

Evidências Científicas da Cirurgia Robótica em Transplantes de Órgãos

Nos últimos anos, o RATxR atraiu atenção significativa como uma alternativa viável ao OTxR[10-14]. Com a crescente prevalência de doença renal em estágio terminal e a necessidade urgente de técnicas de transplante mais eficazes, o RATxR surge como uma solução promissora, particularmente para pacientes com históricos médicos complexos[10-14]. Nos próximos parágrafos nos aprofundaremos nas evidências científicas em torno do RATxR.

O RATxR é uma abordagem cirúrgica minimamente invasiva que utiliza sistemas robóticos para facilitar o processo de transplante renal. Esta técnica tem o potencial de minimizar o trauma físico associado à cirurgia aberta convencional, melhorando assim a recuperação pós-operatória e os resultados para doadores e receptores[3,4]. Os avanços na tecnologia robótica levaram a uma visualização, destreza e precisão aprimoradas durante procedimentos cirúrgicos, tornando-a particularmente vantajosa em situações anatômicas complexas[3,4].

Revisões sistemáticas e meta-análises recentes buscaram fornecer uma avaliação abrangente da RATxR comparando-a com a OTxR em termos de vários resultados intraoperatórios e pós-operatórios[10-14]. As seções a seguir resumem as descobertas de estudos significativos conduzidos nesta área.

Infecções e complicações do sítio cirúrgico

Uma revisão sistemática abrangendo 11 estudos com um total de 1.798 pacientes revelou que a RATxR reduziu significativamente o risco de infecções do sítio cirúrgico (ISC). A meta-análise relatou uma razão de risco (RR) de 0,15 ($p < 0,001$) para ISC no grupo RATxR em comparação ao grupo OTxR, demonstrando uma redução substancial nessa complicação pós-operatória comum. Além disso, a RATxR foi associada a menores taxas de linfocele sintomática (RR = 0,20, $p = 0,03$) e dor pós-operatória (diferença média (DM) = -1,38 pontos, $p < 0,001$)[10-14].

Extensão da incisão e internação hospitalar

A RATxR demonstrou resultar em um comprimento de incisão significativamente menor em comparação à OTxR (DM = -8,51 cm, $p < 0,001$). Essa redução no tamanho da incisão não só contribui para melhores resultados estéticos, mas também se correlaciona com menor desconforto pós-operatório e tempos de recuperação mais curtos. Além disso, o tempo de internação hospitalar foi menor no grupo RATxR em uma média de 1,69 dias (DM = -1,69 dias, $p = 0,03$), o que é um fator crítico na melhoria da eficiência geral dos programas de transplante[10-14].

Tempos de isquemia e função do enxerto

Preocupações foram levantadas em relação aos tempos de isquemia associados ao RATxR. Uma revisão sistemática indicou que o RATxR foi associado a tempos isquêmicos totais mais longos (DM = 16,51 minutos; IC de 95% = [9,86-23,16]). No entanto, apesar desse aumento, os resultados funcionais gerais, incluindo taxas de função tardia do enxerto, foram comparáveis entre os grupos RATxR e OTxR, com taxas de 2,3% e 4,9%, respectivamente. É importante ressaltar que nenhuma diferença significativa foi observada em termos de taxas de rejeição aguda ou função renal de longo prazo entre as duas técnicas[10-14].

Resumo das evidências

A análise cumulativa de vários estudos demonstra que a RATxR é uma alternativa segura e viável à OTxR. As reduções significativas em ISC, dor pós-operatória e internação hospitalar destacam os benefícios da cirurgia minimamente invasiva, enquanto a função do enxerto e as taxas de sobrevivência comparáveis garantem que a RATxR não comprometa os resultados essenciais do transplante renal[10-14].

Os estudos incluídos nessas meta-análises geralmente envolveram populações de pacientes altamente selecionadas. A idade média dos receptores variou de 40,3 a 43,5 anos, com uma taxa notável de transplante preventivo. Embora esses estudos forneçam evidências robustas para a eficácia da RATxR, a aplicabilidade a populações de pacientes mais amplas, especialmente aquelas com comorbidades, justifica uma investigação mais aprofundada[10-14].

O transplante renal assistido por robô representa um avanço significativo no campo da cirurgia de transplante. As evidências científicas coletadas de revisões sistemáticas e meta-análises recentes ressaltam a segurança, viabilidade e eficácia geral da RATxR em comparação com as técnicas abertas tradicionais. Com menores taxas de complicações, dor pós-operatória reduzida e resultados de enxerto de longo prazo semelhantes, a RATxR se posiciona como uma opção promissora para receptores de transplante renal[10-14].

À medida que o volume de pesquisa cresce, mais estudos de qualidade são essenciais para confirmar essas descobertas e explorar o potencial da cirurgia robótica em outros tipos de transplante. A evolução contínua da tecnologia robótica, juntamente com o treinamento aprimorado e a padronização de protocolos cirúrgicos, provavelmente expandirá o papel da RATxR na prática clínica e melhorará os resultados para uma população de pacientes cada vez mais diversa que se beneficiará do transplante de órgãos.

Referências

1. Alcaraz A, Peri L, Izquierdo L, Musquera M. Is Robotic Kidney Transplant the Near Future? Eur Urol. agosto de 2017;72(2):218–9.
2. As K. Robotic Transplant Surgery Broadening the Playing Field. Annals of surgery [Internet]. 6 de janeiro de 2022 [citado 14 de outubro de 2024];275(6). Disponível em: https://pubmed.ncbi.nlm.nih.gov/35081562/
3. G B, A P, A G, A T, C B, J R, et al. Robotic kidney transplantation. Nature reviews Urology [Internet]. setembro de 2024 [citado 14 de outubro de 2024];21(9). Disponível em: https://pubmed.ncbi.nlm.nih.gov/38480898/
4. Gallioli A, Rivas JG, Larcher A, Breda A. Living Donor Robot-Assisted Kidney Transplantation: a New Standard of Care? Curr Urol Rep. 16 de dezembro de 2021;22(12):58.
5. Falcone T, Richards EG. Balancing innovation and safety: robotic-assisted donor surgery in uterus transplantation. Fertil Steril. novembro de 2020;114(5):976–7.
6. M B, P DK, N K. Robotic-assisted surgery in live-donor uterus transplantation. Fertility and sterility [Internet]. fevereiro de 2018 [citado 14 de outubro de 2024];109(2). Disponível em: https://pubmed.ncbi.nlm.nih.gov/29395094/
7. Ayabe RI, Azimuddin A, Tran Cao HS. Robot-assisted liver resection: the real benefit so far. Langenbecks Arch Surg [Internet]. 30 de abril de 2022 [citado 16 de junho de 2022]; Disponível em: https://doi.org/10.1007/s00423-022-02523-7
8. Broering D, Sturdevant ML, Zidan A. Robotic donor hepatectomy: A major breakthrough in living donor liver transplantation. Am J Transplant. janeiro de 2022;22(1):14–23.
9. D C. Robotic Liver Transplantation A New Era in Liver Transplantation? Annals of surgery [Internet]. 26 de setembro de 2024 [citado 14 de outubro de 2024]; Disponível em: https://pubmed.ncbi.nlm.nih.gov/39324263/
10. Basile G, Pecoraro A, Gallioli A, Territo A, Berquin C, Robalino J, et al. Robotic kidney transplantation. Nat Rev Urol. setembro de 2024;21(9):521–33.
11. Herrera S, Carbonell I, Cofan F, Cucchiari D, Abalde I, Bernabeu E, et al. Impact of robotic--assisted kidney transplantation on post-transplant infections: a case-control study. World J Urol. outubro de 2023;41(10):2847–53.
12. I T, Pc G, L BP, H J, R GR, F B, et al. Robotic-assisted kidney transplantation. The Surgical clinics of North America [Internet]. dezembro de 2013 [citado 14 de outubro de 2024];93(6). Disponível em: https://pubmed.ncbi.nlm.nih.gov/24206853/
13. Kiani AZ, Hill AL, Vachharajani N, Davidson J, Progar K, Olumba F, et al. Robotic kidney transplant has superior outcomes compared to open kidney transplant: results of a propensity match analysis. Surg Endosc. 5 de outubro de 2024;
14. Kourounis G, Tingle SJ, Hoather TJ, Thompson ER, Rogers A, Page T, et al. Robotic versus laparoscopic versus open nephrectomy for live kidney donors. Cochrane Database Syst Rev. 9 de maio de 2024;5(5):CD006124.

Capítulo 22

XENOTRANSPLANTE

- **Flávio Henrique Ferreira Galvão**
- **Rafael Miyashiro Nunes dos Santos**
- **Giovanna Mattos Ferreira**

Introdução

A insuficiência de órgãos é a principal causa de mortalidade na maioria dos grupos populacionais[1] e o transplante é a única cura para essa enfermidade. Apesar disso, apenas 10% da demanda global por transplantes de órgãos são atendidos, de acordo com a Organização Mundial da Saúde[2].

Para diminuir o tempo na lista de espera para transplante renal, a morbidade e a mortalidade, várias estratégias estão sendo implementadas, como a doação pareada[3], doação após morte cardíaca[4], doadores vivos com anatomia complexa[5], rins com alto índice de risco KDPI[6], e transplante renal incompatível ABO[7].

Infelizmente, esse aumento anual nos transplantes tem sido superado por um número ainda maior de pacientes adicionados à lista de espera, que passou de cerca de 17.000 em 1988 para cerca de 69.000 em 2022. Esse desequilíbrio deve aumentar ainda mais, com a prevalência esperada de doença renal em estágio terminal aumentando de 29-68%, de 690.000 para 971.000-1.259.000 até 2030[8].

Com essa crescente necessidade não atendida, tempos de espera mais longos e aumento da mortalidade são antecipados. Isso torna evidente a necessidade de novas opções terapêuticas para esses pacientes.

O xenotransplante tem o potencial de eliminar completamente a lista de espera. Recentemente, o entusiasmo por essa nova modalidade terapêutica atingiu seu ápice após transplantes renais de xenotransplantes em humanos com morte cerebral[9] e, posteriormente, o primeiro transplante de coração de porco geneticamente modificado para um humano que não era candidato a transplante alogênico convencional[3].

Com o aumento exponencial do interesse e grandes avanços em direção à aplicação clínica, muitos especialistas acreditam que estamos prontos para ensaios clínicos de xenotransplante renal em humanos[11-13]. Nesta revisão, examinaremos os aspectos históricos desse procedimento, os obstáculos superados e os que ainda precisam ser conquistados, os limitados ensaios clínicos realizados e as questões que eles levantaram.

Por fim, revisitaremos perspectivas negligenciadas que podem ajudar a compreender os resultados clínicos de animais transgênicos e sugerir diferentes abordagens para a pesquisa em xenotransplante.

História do Xenotransplante

O uso de material orgânico de outras espécies como procedimento terapêutico por xamãs, feiticeiros, curandeiros é prática ancestral. É curiosa também a relação do xenotransplante com a citação por civilizações antigas da possibilidade de fundir características físicas de várias espécies animais em seres especiais como a quimera (Ser da mitologia Grega com a parte da frente de um leão, o meio de uma cabra e a cauda de uma serpente) usada atualmente para representar o alotransplante (transplante de órgãos e células entre membros da mesma espécie), o Lamassu (Ser da religião Hindu com corpo de touro, asas de águia e cabeça humana) adotado como logotipo da Associação Internacional de Xenotransplante, o Anúbis (Deus Egípcio representado por homem com cabeça canina), dentre outros[14]. As primeiras citações de xenotransplantes foram feitas com a utilização de células e tecidos como osso de cachorro usado por Baha' al-Dawla do Iran (1501), sangue de cordeiro por Denis Paris da França (1667), bochechas de coelho por Houze de L'Aulnoit da França (1874), fragmentos de pâncreas de cordeiro por Williams Bristol na Inglaterra (1893) e extratos de testículos de cachorros e porquinho-da-Índia por Brown-Sequard (1889) da França[14].

As primeiras tentativas de transplante de órgãos sólidos foram realizadas no início do século XX usando órgãos de animais, pois nesse período o conceito de doação de órgãos de doador falecido não era bem definido e aceito. Usava-se até então o conceito de morte cardiológica (onde um indivíduo só era considerado morto quando o coração para), pois o conceito de morte encefálica só começou a ser estabelecido no final dos anos 1960[14-17].

O primeiro xenotransplante de órgãos sólidos foi feito em 1906 por Jaboulay (França) que transplantou um rim de suíno no cotovelo (fossa antecubital da face ventral do antebraço) de uma mulher de 48 anos. Poucos meses depois, ele fez outro xenotransplante no cotovelo de outra mulher utilizando rim de cabra. Ambos xenoenxertos falharam precocemente devido à trombose[18]. Em 1909 na Alemanha, Ernst Unger realizou xenotransplante de um rim de macaco na coxa de uma mulher de 21 anos que apresentou falência após 32 horas por trombose vascular[19].

Com os insucessos dessas tentativas pioneiras de xenotransplante nas quais os pacientes tiveram curta sobrevida, principalmente devido à rejeição incontrolável e sem imunossupressão disponível, houve um hiato de novas tentativas clínicas por 40 anos[15].

Com a descrição mais apropriada das técnicas cirúrgicas dos transplantes de órgãos e o início dos protocolos de imunossupressão, a atenção ao xenotransplante voltou a ter importância entre as décadas de 1960 e 1970. Assim, em 1963 Keith Reemtsma e col. (New Orleans, USA) transplantaram um rim de macaco Rhesus para um humano com uso de imunossupressão (azatioprina, actinomicina C, prednisona e irradiação corporal total) e obteve sobrevida de 63 dias após a cirurgia, falecendo por pneumonia. Esse mesmo grupo realizou até 1964 mais 12 xenotransplante usando rins de chimpanzés, alcançando a impressionante sobrevida que variou entre 63 dias a nove meses, uma das maiores sobrevida de qualquer xenotransplante até o momento[14-16].

Nessa época outros pesquisadores realizaram xenotransplante real em humanos como Hitchcock RC e col. (Minneapolis, MN, USA, 1963) que usando babuínos obteve sobrevida de quatro dias; Starzl TE (Denver, CO, USA, 1964), lendário cirurgião de transplante, realizou com seu grupo seis xenotransplantes usando "Baboons" e obtiveram sobrevida variando entre 19 e 98 dias; Hume DM e col. (Richmond, VA, USA, 1964) que usaram xenoenxerto de chimpanzé em um paciente alcançaram a sobrevida de um dia, Traeger J e col. (Lyon, France, 1964) usaram chimpanzé em três xenotransplantes renais, obtendo sobrevida inferior a 47 dias e Cortesini R e col. (Roma, Itália) que usaram chimpanzé em um xenotransplante renal e obtiveram sobrevida de 31 dias[14-17] (Tabela 1).

O primeiro xenotransplante cardíaco foi realizado em 1963 por James Hardy e col. (Jackson, Mississippi, USA), no entanto, o paciente sobreviveu por 90 minutos. Em 1968 Ross e col. (London, UK) usaram suínos para realizar dois xenotransplantes cardíacos cujos pacientes tiveram sobrevida pós-operatória de poucos minutos. Também em 1968 Cooley e col. (Austin, Texas, USA) realizaram xenotransplante cardíaco usando cordeiro e obtiveram sobrevida de 10 minutos. Em 1969 Marion e col. (Lyon, France) realizaram xenotransplante cardíaco usando chimpanzé e também e observaram óbito do receptor no pós-operatório imediato. Em 1977, o lendário cirurgião Christiaan Barnard (Cape Town, South Africa), que realizou o primeiro transplante cardíaco entre humanos em 1967, também realizou dois xenotransplantes desse órgão usando babuíno e chimpanzé obtendo cinco horas e 30 minutos e quatro dias de sobrevida, respectivamente[14-17]. (Tabela 2).

As tentativas de xenotransplante hepático também foram realizadas nessa época, principalmente com doadores primatas não humanos, que nesse período não se encontravam em fase de extinção. Assim, entre 1969 e 1974 Starzl TE e col. (University of Pittsburgh, Pennsylvania, Estados Unidos da América) realizaram três xenotransplantes desse órgão utilizando chimpanzés e tiveram sobrevida de nove, um e 14 dias respectivamente. Em 1969 Bertoye e Marion (Lyon, França) realizaram xenotransplante hepático usando babuíno e obtiveram a impressionante sobrevida de mais de quatro meses. Em 1970, Leger e col. (Paris, France) realizaram um xenotransplante hepático de babuíno e alcançou sobrevida de três dias e em 1971 Pouyet e Berard (Lyon, France) realizaram dois xenotransplantes hepáticos também usando babuíno que tiveram sobrevida menor que dois dias[14-17]. (Tabela 3).

Tabela 1 ■ Evolução do Xenotransplante renal. (Modificado de Taniguchi e Cooper[14]).

Ano	Autor	Local	Fonte animal	Pacientes	Sobrevida
1905	Princeteau	Bordéus, França	Coelho-fatias	1 criança	16 dias
1906	Jaboulay	Lyon, França	Porco e cabra	Mulheres 50 e 48 anos	3 dias
1910	Unger	Berlim, Alemanha	Macacc	Mulher de 21 anos	32 h
1913	Schönstadt	?	Macacc	Jovem	60 h
1923	Neuhof	N. Iorque,EUA	Cordeiro	1 paciente	9 dias
1963	Hitchcock	Minneap., EJA	Babuíno	Mulher de 65 anos	4 dias
1963	Reemtsma	N Orleans, EUA	Macaco-rhesus	Homem de 43 anos	63 dias
1964	Reemtsma	N Orleans, EUA	Chimpanzé	Mulher de 23 anos	9 meses
1964	Reemtsma	N Orleans, EUA	Chimpanzés	12 pacientes	63-270 dias
1964	Starzl	Denver, EUA	Babuínos	6 pacientes	19 a 98 dias
1964	Hume	Richmond-EUA	Chimpanzé	1 homem	1 dia
1964	Viajante	Lyon, França	Chimpanzés	3 pacientes	<49 dias
1966	Cortesini	Roma, Itália	Chimpanzé	Homem de 19 anos	31 dias

Tabela 2 ■ Evolução do xenotransplante cardíaco (modificado de Taniguchi e Cooper[14]).

Ano	Autor	Local	Fonte animal	Pacientes	Sobrevida
1964	Hardy	Jackson, EUA	Chimpanzé	Homem de 68 anos	90 minutos
1968	Roß	Londres, Reino Unido	Porco	2 Homens	4 minutos
1968	Cooley	Austin, TX, EUA	Ovelha	Homem de 48 anos	10 minutos
1969	Marion	Lyon, França	Chimpanzé	Moça	"Rapidamente"
1977	Barnard	Cidade do Cabo, África do Sul	Babuíno	Mulher de 25 anos	5h:30m
			Chimpanzé	Homem de 60 anos	4 dias
1984	Bailey	Loma Linda, Califórnia, EUA	Babuíno	Bebê de 14 dias	20 dias
1992	Religa & Czaplicki	Sosnowiec, Polônia	Porco	Homem de 31 anos	23 horas
1996	Baruah	Sonapur, Índia	Porco	Homem de 32 anos	7 dias

Tabela 3 ■ Evolução do xenotransplante hepático (modificado de Taniguchi e Cooper[14]).

Ano	Autor	Local	Fonte animal	Pacientes	Sobrevida
1969	Starzl	Denver, CO, EUA	Chimpanzé	Criança de 28 meses	9 dias
1969	Bertoye & Marion	Lyon, França	Babuíno	Mulher de 22 anos e menino de 7 meses	>4 meses e 39 h
1970	Leger	Paris, França	Babuíno	Mulher de 23 anos	72 h
1970	Giles & Starzl	Denver, CO, EUA	Chimpanzé	Criança de 7 meses	26 h
1971	Pouyet & Bérard	Lyon, França	Babuíno	2 Mulheres de 28 e 34 anos	<2 dias
1974	Starzl	Denver, CO, EUA	Chimpanzé	Uma criança	14 dias
1992	Makowka	Los Angeles, Califórnia, EUA	Porco	Mulher de 26 anos	34 h
1992	Starzl	Pittsburgh, EUA	Babuíno	Homem de 35 anos	70 dias
1993	Starzl	Pittsburgh,EUA	Babuíno	Homem 62 anos	26 dias

Tendo em vista o sucesso limitado dos resultados dos casos acima citados, o procedimento do xenotransplante só voltou a ser realizado em 1984 já com o uso de ciclosporina, no provavelmente caso mais famoso desse procedimento, realizado por Bailey L. e col. (Loma Linda, EUA) de babuíno em um bebê de 12 dias conhecido como Baby Fae. A operação foi bem-sucedida, mas ela faleceu após 20 dias devido a rejeição do enxerto[15]. O fracasso do xenotransplante de Baby Fae levou apenas a uma breve pausa em outras tentativas até 1992, quando o sofisticado imunossupressor tacrolimus chegou ao mercado. Assim novamente Starzl TE, agora já em seu impressionante grupo na Universidade de Pittsburgh, EUA, realizaram entre 1992 e 1993 dois xenotransplantes hepáticos usando babuínos e obtiveram sobrevida de 70 e 26 dias respectivamente. Makowka e col. também em 1992 realizaram em Los Angeles, EUA, um xenotransplante hepático usando suíno não modificado geneticamente e obtiveram sobrevida de 34 horas. Em 1992 Religa e Czaplicki em Sosnowiec na Polonia e em 1996 Baruah e col. em Sonapur na Índia, realizaram xenotransplante cardíaco com uso de suínos não modificados geneticamente e alcançaram sobrevidas de um e sete dias, respectivamente. Curiosamente, Baruah foi preso por violação da lei de Transplante de Órgãos Humanos do seu país, mas conseguiu provar sua inocência e continuou seus esforços nesse campo quando realizou uma xenotransfusão em 2000 com sangue de porco[14-17].

Como podemos observar acima, apesar das melhorias na imunossupressão, todas essas tentativas de sucesso em longo prazo no xenotransplante revelaram-se inadequadas. Ficou também claro que o uso dos macacos do velho mundo (chipanzés e babuínos), embora apresentarem maior compatibilidade genética e de tamanho com os humanos provocam grande reprovação social para seu uso no xenotransplante por sua condição biológica e por estarem atualmente entre os animais em risco de extinção. Essas complicações inerentes aos macacos fizeram com que a comunidade científica identificasse o porco como um potencial animal para ser usado como doador (Tabela 4).

Felizmente na década de 1990, os cientistas começaram a compreender melhor a rede molecular subjacente entre o inato e o sistemas imunológicos adaptativos, o sistema complemento, disfunção de coagulação, resposta inflamatória, e muito mais. Esses avanços foram fundamentais para a produção do primeiro porco geneticamente modificado (dezembro de 1992), a partir de pesquisa no Imutran (Cambridge, Reino Unido). O porco foi nomeado Astrid e foi modificado com o fator acelerador da decadência humana (hDAF), que inibe a ativação do complemento em humanos. À medida que mais se aprende sobre a interação entre os sistemas suíno e humano, as barreiras para o sucesso do xenotransplante foram lentamente quebradas[17].

A capacidade de alterar geneticamente suínos tornou-se significativamente mais eficiente com tecnologias, como clonagem de mamíferos, transcrição nucleases efetoras do tipo ativador (TALENS) e repetições palindrômicas curtas agrupadas regularmente interespaçadas (CRISPR), nas últimas duas décadas. O aperfeiçoamento dessas técnicas transformou o suíno como o animal de maior potencial para o xenotransplante em humanos. O uso desses animais já é uma realidade recente e será abordado com mais detalhes neste capítulo a seguir[14-17].

O Porco como Animal de Escolha

Embora tenha havido relativo sucesso clínico com transplantes de primatas não-humanos como anteriormente descrito[18], quando o interesse no xenotransplante ressurgiu devido à longa lista de espera para o transplante alogênico convencional, os cientistas rapidamente perceberam que seria impossível obter órgãos suficientes desses animais. Consequentemente, os porcos foram escolhidos como a melhor opção devido à sua disponibilidade ilimitada, anatomia e fisiologia semelhantes às dos humanos e menor risco de zoonoses[19]. No entanto, devido à maior distância evolutiva em relação aos humanos, novos obstáculos foram adicionados antes que o sucesso clínico pudesse ser alcançado.

Barreiras ao Xenotransplante

Xenoantígenos

Mutações genéticas durante a evolução fizeram com que os humanos perdessem a função de alguns genes que ainda são funcionais nos porcos. Algumas dessas mutações levam à presença de antígenos nos porcos contra os quais os humanos têm anticorpos pré-formados. O mais importante, levando à rejeição hiperaguda e destruição do órgão em minutos a horas, é o gene GGTA1, que adiciona resíduos de Galactose- 1,3-Galactose (-Gal) a glicoproteínas e glicolipídios[20].

As primeiras modalidades geneticamente modificadas para reduzir essas limitações foram a incorporação aleatória de proteínas reguladoras do complemento humano (CD55[21,22], CD46[23] e CD59[24]) nas células de porco, o que impedia a progressão da cascata do complemento e minimizava o dano celular.

Mais recentemente, o conhecimento na área evoluiu profundamente com o advento de endonucleases, que são enzimas que podem identificar e cortar uma sequência específica de DNA, como nucleases de dedo de zinco[25], TALENS[26] e CRISPR[27], conferindo a capacidade de interromper seletivamente a expressão de qualquer gene escolhido.

Outros xenoantígenos importantes que contribuem para a rejeição xenogênica humoral aguda são Neu5Gc e o antígeno Sda. O primeiro, (Neu5GC) é produzido pela hidroxilação de Neu5Ac pelo gene CMAH, que está presente em porcos e macacos do Velho Mundo, mas não em humanos[28]. Sda descreve o grupo sanguíneo de mesmo nome, sendo produzido pelo gene 4GALNT2[29].

A eliminação dos genes GGTA-1, CMAH e 4GALNT2 em porcos resulta em órgãos com *crossmatch* negativo em muitos pacientes na lista de espera para transplante renal[30].

Curiosamente, porque os macacos do Velho Mundo ainda têm o gene CMAH ativo, porcos com triplo *knockout* têm maior reatividade de IgM e IgG quando comparados a porcos com *knockou*t de GGTA-1/B4GALNT2. Consequentemente, o porco ideal para estudos com primatas não-humanos é diferente do utilizado para ensaios clínicos em humanos[31].

Outros xenoantígenos com menor repercussão aguda são SLA de classe I e classe II de porco, que podem ter reação cruzada com HLA de classe I e classe II humano, respectivamente[32-34].

Incompatibilidade de proteínas de porco e humanas

Até o momento, várias enzimas/proteínas com incompatibilidade molecular entre porco e humanos foram identificadas, destacando-se principalmente no sistema de coagulação.

A trombomodulina de porco, um anticoagulante transmembrana endotelial, pode se ligar à trombina humana, mas esse complexo não consegue ativar a proteína[35-36], levando à trombose do enxerto.

Outra incompatibilidade bem conhecida, e que leva ao aumento da trombose, é que o inibidor do fator tecidual (TFPI) de porco que não consegue inibir a coagulação sanguínea iniciada pelo fator tecidual humano[37].

O fator von Willebrand de porco pode agregar plaquetas humanas espontaneamente, ligando-se ao receptor GP1b, levando à trombocitopenia pós-reperfusão[38].

Outras incompatibilidades não vitais relacionadas ao xenotransplante renal que ainda necessitam de mais pesquisas são:

- O sistema renina-angiotensina, que pode levar à síndrome de hipovolemia em ensaios pré-clínicos em primatas[39].
- A eritropoietina de porco tem uma similaridade de 82% com sua contraparte humana[36]. A eritropoietina de porco tem uma similaridade de 82% com sua contraparte humana[40], mas efetividade em humanos é desconhecida[41].
- A ação do hormônio antidiurético pode diferir de porco para humano devido à localização diferente dos ductos coletores de porco, o que pode diminuir a osmolaridade da urina do xenoenxerto[42].

Em relação à sua função, os rins de porco podem manter a maioria dos eletrólitos dentro da faixa normal após o xenotransplante, exceto por níveis ligeiramente elevados de cálcio e um valor inferior para o fósforo[42,43].

O potencial de crescimento dos órgãos de porco excede o dos órgãos humanos. Isso pode se tornar um problema potencial após o xenotransplante, especialmente em transplantes de coração, onde o espaço é mais restrito. Esse problema pode ser resolvido utilizando raças de porcos de menor tamanho (porcos miniatura) ou a eliminação do receptor do hormônio do crescimento. Isso causará características clínicas da síndrome de Laron nos animais, que incluem obesidade, estatura mais baixa com ossos menores, maior longevidade, menor incidência de câncer, maior sensibilidade à insulina, redução da fertilidade, hipoglicemia juvenil e fígado e rins desproporcionalmente pequenos[44].

Rejeição xenogênica celular e mediada por anticorpos

Caso a rejeição hiperaguda seja evitada, o sistema imunológico inato e adaptativo pode desencadear rejeição xenogênica celular e mediada por anticorpos, levando à perda do enxerto em poucos dias a semanas, a menos que uma imunossupressão suficiente seja mantida[45].

As células T CD8+ humanas podem reconhecer o SLA-I do porco e causar dano citotóxico direto ao endotélio do porco. Além disso, as células T podem ser ativadas por células apresentadoras de antígenos (APCs) de porco (via direta[46] e humanas (via indireta[47] através da interação do receptor de células T (TCR) e SLA/HLA de classe I e II acoplados a sinais coestimulatórios, como CD40-154 e CD80-CD28[48].

Apesar da existência de porcos com *knockout* do SLA de classe I[49], sua eficácia não foi amplamente testada em ensaios pré-clínicos com primatas não-humanos, possivelmente não oferecendo benefícios[50]. O mesmo pode ser dito a respeito de porcos que expressam sinais de co-estimulação[51,52]. Como as células endoteliais de suínos funcionam como células apresentadoras de antígenos no xenotransplante[53,54], porcos com *knockout* do SLA classe I e II poderiam levar à diminuição da necessidade de imunossupressão sistêmica[55].

Por outro lado, terapias médicas passaram por testes extensivos em modelos de primatas. Protocolos de imunossupressão convencional não foram suficientes para evitar a rejeição do xenotransplante. Estudos mostraram que a depleção de CD4+ associada ao bloqueio da via CD40/CD154 é o regime mais eficaz, com aumento significativo na sobrevivência em modelos de primata[56]. Infelizmente, os anticorpos anti-CD154 foram associados a complicações trombogênicas e os anticorpos anti-CD40 ainda não foram aprovados para uso em transplantes de órgãos pela *Food and Drug Administration* (FDA)[57].

Além disso, a terapia anticomplemento demonstrou aumentar a sobrevida[58]. Isso pode estar associado à falta de expressão de transgenes nos estudos onde isso foi demonstrado[58].

Zoonoses

As zoonoses são consideradas uma das maiores barreiras para o xenotransplante, não apenas por seu risco imediato ao receptor, mas também pelo risco potencial de disseminação viral entre os humanos, transformando-se em pandemias.

A maioria dos patógenos suínos pode ser erradicada por meio da seleção de rebanhos não infectados, confinamento em instalações livres de patógenos, com protocolos de triagem de doenças infecciosas, isolamento dos animais do ambiente externo, vacinações, cesariana eletiva estéril com desmame precoce e controle da fonte de alimentação[59].

No entanto, os Retrovírus Endógenos Suínos (PERVs), que estão integrados em múltiplas cópias (até 95 por célula) em todo o genoma suíno, não podem ser prevenidos por essas medidas de isolamento[60].

Embora existam opções disponíveis para a prevenção[61,62] e tratamento[63], não há consenso sobre se a inativação completa dos PERVs por engenharia genética é necessária[64,65].

Embora a transmissão de células de porco para células humanas tenha sido demonstrada in vitro sob certas condições, mais de 200 procedimentos de xenotransplante de porco para primatas não-humanos e mais de 200 procedimentos clínicos de xenotransplante de porco para humanos (transplante de células de ilhotas, perfusão ex vivo com fígados ou baços de porcos, transplante de células neuronais) foram realizados sem transmissão de PERV[59].

Preocupações regulamentares, legais e éticas

Apesar dos extraordinários obstáculos genéticos impostos pelos protocolos atuais, considerações regulamentares, legais e éticas podem representar um desafio ainda maior para a implementação do xenotransplante.

Muitas organizações de direitos dos animais são contra o uso de animais para pesquisa, incluindo xenotransplantes.

Outros argumentam que os cientistas podem perturbar a natureza fundamental de uma espécie, apesar do fato de que a seleção artificial causou modificações mais extensas do que as dez alterações genéticas projetadas para o xenotransplante[66].

Como o xenotransplante pode a zoonoses com implicações para a saúde pública, um dos aspectos mais desafiadores de sua implementação é a possível exigência de monitoramento vitalício para os pacientes e seus contatos próximos[67]. Essa preocupação levou algumas agências reguladoras, como o Conselho da Europa nas Recomendações Rec (2003) 10 do Comitê de Ministros para os Estados Membros sobre xenotransplante, Artigo 21[68], a declarar que os pacientes podem ter que renunciar a alguns de seus direitos humanos para um acompanhamento e monitoramento rigoroso.

Aspectos regulamentares e legais exigirão cooperação mundial para a iniciação e crescimento do xenotransplante. Devido aos efeitos da globalização e disponibilidade desigual de políticas de saúde e regulamentação em diferentes regiões, indivíduos que buscam xenotransplantes podem recorrer a viagens para países com políticas mais flexíveis para o procedimento, impondo riscos aumentados de zoonose ao retornarem para casa, onde as regulamentações de criação de animais e triagem de órgãos são mais rigorosas[69].

Por outro lado, há questões sobre se um consentimento coletivo deve ser exigido antes do início dos estudos clínicos em xenotransplante, já que esse procedimento pode acarretar riscos para uma população mais ampla além dos pacientes que participam do estudo[69].

Práticas Atuais em Xenotransplante

O custo da pesquisa em xenotransplante torna quase impossível criar ensaios controlados de porco para primatas com comparações diretas de cada modificação genética sucessiva e diversos medicamentos.

Apesar dessas limitações, algumas conclusões estatisticamente significativas podem ser extraídas dos dados disponíveis[160].

- A modificação genética base é o *knockout* triplo (GGTA1, CMAH, B4GALNT2).
- Animais transgênicos para proteínas reguladoras do complemento (CD55, CD46 ou CD59) aumentam significativamente e estatisticamente a sobrevida.
- A utilização de anticorpos anti-CD40 aumenta a sobrevida
- A utilização de terapia anticomplemento (fator de veneno de cobra ou anti-C5) aumenta a sobrevida.

Outras modificações genéticas são provavelmente benéficas para o xenotransplante, mas sua presença ou ausência não foram avaliadas diretamente usando a mesma imunossupressão nos estudos em todos os órgãos. Um exemplo, que provavelmente tem benefício, é a utilização de porcos transgênicos para trombomodulina humana, já que essa modificação mostrou aumento de sobrevivência no xenotransplante de coração de porco para primata[66].

Obstáculos de Engenharia Genética a Serem Superados

Um fator que não é enfatizado nos estudos é a deficiência dos protocolos atuais de engenharia genética.

Existem vários problemas com a maioria dos protocolos de ganho de função em porcos. Os órgãos apresentam expressão irregular do transgene, às vezes com órgãos que não apresentam nenhuma expressão.

Além disso, o gene original do porco muitas vezes, senão sempre, é mantido quando sua remoção seria benéfica. Isso leva a uma competição pelo receptor, resultando em menor função do gene humano. Um protocolo que removeu o gene do porco mostrou consistentemente alta função do gene humano[70]. Outro exemplo de competição pelo promotor, resultando em menor função de ambas as proteínas, é a criação de porcos que expressam uma cópia não funcional de CIITA, levando à consequente competição com a cópia funcional e menor expressão de SLA Classe II em porcos[65].

Por outro lado, devido à utilização de promotores exógenos para a expressão do transgene, a escolha do ideal torna-se muito difícil. Há que considerar também que esses promotores exógenos são suscetíveis à perda de função ao longo do tempo devido a fatores epigenéticos, levando a uma diminuição progressiva da expressão do gene humano.

Por fim, existe falta transparência sobre o perfil de expressão genética e os promotores utilizados em vários estudos[71].

Mesmo no primeiro caso clínico de xenotransplante de coração de porco para humano, não há informações sobre o perfil de expressão genética dos seis transgenes presentes no coração, quais promotores foram usados, quantas cópias dos genes estavam presentes e dados sobre possível perda de expressão com o tempo[10]. A transparência e a documentação desses dados podem ajudar a entender algumas das complicações clínicas. Estudos de novos medicamentos sempre registram a dosagem do composto ativo; o xenotransplante deve almejar o mesmo.

Aqui estão citações diretas (traduzidas para português) sobre os problemas da engenharia genética em porcos. Essas citações nos ajudam a entender a importância da caracterização do perfil de expressão de cada transgene em cada experimento[9, 44, 65, 72-76,]:

- "A expressão variável dos transgenes, tanto nos tecidos dos porcos quanto entre porcos individuais, representará consideráveis desafios na produção de um xenotransplante consistente para transplante em humanos" [9]. Relato de Montgomery e col. justificando a seleção de porcos sem transgenes para o xenotransplante renal realizado em humanos com morte cerebral.
- "Inicialmente pensava-se que estava expressando trombomodulina humana, mas depois descobriu-se que não estava expressando essa proteína reguladora da coagulação humana[65]." Após um xenotransplante renal de porco para primata e perceber que o transgene esperado não estava presente no órgão.
- "Embora os porcos transgênicos para hHO-1 tenham sido clonados a partir da mesma linha de células doadoras, diferenças nos níveis de expressão de hHO-1 entre clones puderam ser detectadas[72]." Os porcos eram geneticamente idênticos, no entanto, apresentavam fenótipos muito diferentes.
- "O TFPI humano deveria ter sido expresso constitutivamente na superfície das células endoteliais (de porco). No entanto, a expressão do TFPI foi mínima na maioria dos casos[73]."
- "Esses dados indicam que o nível de expressão do transgene diminui com o envelhecimento in vivo[74]."
- "O promotor ICAM-2 foi claramente superior em expressão/funcionalidade de TBM em células endoteliais (...) em comparação com células endoteliais de porcos pTBM-TBM. No entanto, a imunoistoquímica do tecido cardíaco indicou uma expressão mais robusta de hTBM gerada pelo promotor TBM endógeno do porco[75]." Os autores revelam resultados diferentes ao escolher diferentes promotores.

- "Foi documentada alta expressão de CD46 em todos os porcos e de CD55 (no Grupo A) em pAECS, com expressão variável de TMB (no grupo B) de 8 a 96% "... Nenhuma tentativa foi feita para determinar a expressão dos transgenes nos corações explantados[76]." Os autores reconhecem que há uma grande diferença nos resultados ao utilizar diferentes técnicas para criar animais transgênicos, mas a expressão gênica dos órgãos nem sempre é verificada nos experimentos. Isso pode obscurecer a interpretação dos resultados.
- "Para o xenotransplante clínico, porcos miniatura poderiam ser usados, em vez de porcos GHRKO derivados de porcos domésticos (...) poderia ser mais fácil inibir o crescimento desses porcos com GHRKO do que começar ou continuar a engenharia genética de porcos miniatura[44]". O autor comenta como é importante manter os porcos transgênicos atuais, arriscando efeitos colaterais do bloqueio do hormônio de crescimento, pois iniciar uma nova linha de porcos transgênicos em porcos miniatura exigiria uma triagem extensiva dos porcos com melhor perfil de expressão transgênica.

Como pode se observar, ainda existem muitas barreiras a serem superadas até a criação de animais transgênicos ideais para o xenotransplante clínico. Enquanto não superadas, a correção com tratamento medicamentoso em excesso é a única opção, o que traz efeitos colaterais, riscos infecciosos e diminuição de sobrevida dos pacientes.

Importância da Pesquisa Translacional no Xenotransplante

A pesquisa translacional sempre teve um papel fundamental na aplicação clínica do xenotransplante que se iniciou recentemente. Os experimentos de pesquisa básica e pré-clínica tiveram importância capital na escolha do melhor animal para servir de doador, no estudo das reações imunológicas intensas provocadas por esse procedimento, nos estudos epidemiológicos e infecciosos desse procedimento para evitar zoonoses, nas questões bioéticas envolvidas e suas discussões com a sociedade dentre outras barreiras comuns ao xenotransplante.

No laboratório de transplante e cirurgia de órgãos do aparelho digestivo da Faculdade de Medicina da Universidade de São Paulo temos nos ocupado a estudar os aspectos bioéticos desse procedimento[77-82], aspectos dos procedimentos técnicos e da rejeição hiperaguda do xenotransplante multivisceral discordante, que é procedimento pioneiro desenvolvido em nosso laboratório.

Acreditamos que o xenotransplante seja importante solução para os pacientes em lista de transplante multivisceral que sofrem com grande tempo de espera para a realização desse transplante uma vez que esses pacientes têm que competir com receptores que estão em outras listas de transplante com a do rim, fígado, pâncreas, intestino e eventualmente rim. Portanto, as pesquisas translacionais tiveram importância definitiva nos recentes casos históricos de xenotransplante com uso de doadores suínos geneticamente modificados que representam um grande avanço desse procedimento.

Casos Iniciais de Xenotransplante de Órgãos Sólidos com Uso de Suínos Geneticamente Modificados em Humanos

No final de 2021 (21/10/2021), Montgomery e sua equipe da NYU (New York University) realizaram um xenotransplante entre um porco e um receptor humano com morte cerebral, com sucesso inicial aparente, seguido meses depois por outro caso[9]. Os porcos escolhidos eram *knockouts* da alfa-1,3-galactosiltransferase e os enxertos renais foram preparados 2 meses antes do transplante para incorporar um timo porcino implantado sob a cápsula renal[83]. Foi utilizada imunossupressão padrão, e uma infusão de heparina foi adicionada para anticoagulação sistêmica devido à falta de transgenes antitrombóticos. A duração do protocolo foi de 54 horas.

Especialistas criticam este trabalho devido ao fundo genético escolhido[84]. Outros pontos contra o estudo foi que a imunossupressão não foi considerada o padrão-ouro para xenotransplante (falta do bloqueio coestimulatória CD154-CD40)[52,56,76,85-89] e o fato de que a nefrectomia nativa não foi realizada, portanto, a função real dos enxertos não pôde ser avaliada corretamente, embora tenham produzido mais urina do que os rins nativos em ambos os casos.

Pouco depois (22/01/2022) foi realizado um transplante de coração de porco para um paciente que não era candidato a alotransplante (problema de aderência ao tratamento e seguimento médico). O FDA aprovou o procedimento experimental, pois o resultado não era esperado ser pior do que a alternativa (ECMO vitalícia). O *background* genético do porco foi uma edição de 10 genes (4 *knockouts* e 6 transgenes humanos) e a imunossupressão adicionou inibidor de esterase C1 do complemento e anticorpo monoclonal anti-CD40 humanizado (não aprovado pela FDA para alotransplante) ao protocolo padrão[10]. O paciente teve um bom resultado clínico inicial com extubação no segundo dia de transplante e a ECMO foi descontinuada no 4º dia. Logo após, o paciente adquiriu infecções incomuns para um paciente transplantado de coração, como peritonite por *Escherichia coli* e *Candida tropicalis*, e posteriormente desenvolveu viremia por CMV suíno, apesar da triagem negativa para CMV suíno no doador. Posteriormente, o paciente desenvolveu rejeição mediada por anticorpos com necrose de 40% dos miócitos e o suporte vital foi descontinuado no 60º dia devido a danos irreversíveis ao xenotransplante.

Esse grupo também realizou em 20/09/2023 outro transplante de coração com o mesmo tipo de suíno em um homem de 58 anos com insuficiência cardíaca, considerado inelegível para um transplante tradicional devido à sua doença vascular periférica preexistente e complicações com hemorragia interna. Pouco antes da cirurgia de transplante, seu coração nativo parou, necessitando de reanimação. Após o transplante, o paciente fez fisioterapia e trabalhou para recuperar a capacidade de andar. No entanto, o coração do doador começou a desenvolver disfunção e insuficiência diastólica (semelhante à observada no primeiro caso), provavelmente causada pela rejeição mediada por anticorpos. Aproximadamente 6 semanas após o transplante, o paciente faleceu. A real causa da falência do enxerto ainda está sendo avaliada[90].

Em 2022, Paige M Porrett e col (Universidade de Alabama, Estados Unidos) realizaram um xenotransplante renal de porco para humano com morte cerebral. O rim do porco tinha o mesmo *background* genético do paciente de coração[10] e a imunossupressão utilizada foi a mesma do alotransplante associado à dose contínua de heparina.

Após nefrectomia bilateral nativa, os rins de porco 10-GE direito e esquerdo foram transplantados separadamente para o receptor. Infelizmente, este caso não teve um bom desempenho. Houve produção mínima de urina no lado esquerdo e menos de 1 litro em 3 dias para o rim direito, com aumento da creatinina sérica e ureia (mais de 6mg/dL e 150mg/dL, respectivamente). Além disso, os achados histológicos 24 horas após o xenotransplante foram consistentes com microangiopatia trombótica, mesmo com porcos com dois genes para evitar tal complicação, além da infusão contínua de heparina.

Em 21/03/2024, o brasileiro Leonardo V. Riellaa, chefe do setor de transplante renal da Harvard Medical School, e seu grupo realizaram o primeiro xenotransplante clínico de rim de porco para humanos utilizando um animal com 69 modificações genéticas em um paciente com transplante renal prévio. Entretanto, o paciente teve um quadro de rejeição durante o seguimento e foi à óbito após 56 dias do transplante devido a causas "não relacionadas ao procedimento"[91].

Em um segundo caso a equipe realizou o xenotransplante renal concomitante com a implantação de um aparelho de assistência ventricular esquerda em uma paciente com insuficiência cardíaca e renal. Embora o relato ainda não tenha sido publicado, o rim necessitou de explante 47 dias após o procedimento inicial e o paciente evoluiu a óbito[92].

O primeiro xenotransplante de fígado de suíno geneticamente modificado para humano foi realizado em 17/05/2024 por Sun Beicheng e equipe no Hospital Xijing em Xi'an na China em um indivíduo com morte encefálica. O doador foi mantido com atividade circulatória e respiratória por 10 dias em que observaram que o xenoenxerto apresentou bom funcionamento e após o experimento na autópsia não havia sinal de rejeição. O organismo do paciente em morte encefálica ficou bem durante o experimento até o final e não apresentou nenhum sinal de complicação ou zonose[93].

Questionamentos Sobre os Recentes Ensaios de Xenotransplante Acima Apresentados

- Qual é o melhor protocolo de triagem de infecções para esses animais, uma vez que o método estabelecido falhou em prevenir zoonoses?

- As manipulações genéticas que minimizam a rejeição, como o *knockout* de SLA classe I ou até mesmo SLA classe II, poderiam diminuir a carga de imunossupressão? Poderia ter prevenido a rejeição nos pacientes? Porcos transgênicos com expressão de fatores coestimuladores negativos poderiam ter ajudado?
- Os pacientes precisarão de anticoagulação completa por toda a vida após o xenotransplante?
- Os pacientes precisarão de mais imunossupressão do que a medicação padrão aprovada pela DA para alotransplante? Em caso afirmativo, isso causará mais infecções, como evidenciado no paciente com transplante de coração e em modelos animais[54]? Nesse caso, o xenotransplante seria menos mórbido do que a diálise para considerar sua aplicação clínica?
- O xenotransplante poderia causar sensibilização de HLA e impedir que os pacientes façam alotransplante posteriormente? Idade além dos 70 anos, cânceres fora de critério de indicação, diabetes grave, pacientes com comorbidades graves, pacientes com anticorpos anti-HLA que apresentem reação cruzada com SLA (Cooper DK, Kidney. 360; 2023).
- É irreal prever um prolongamento uniforme e amplo (vários anos) de sobrevida do xenoenxerto e do receptor nas séries iniciais?
- Inicialmente, o enxerto de suíno poderia ser uma ponte para a alotransplante e permitir salvar pacientes em hepatite fulminante ou evitar diálise por meses ou anos?
- Devemos responder a essas perguntas em um ensaio clínico real ou devemos respondê-las antes de submeter pacientes estáveis em diálise a esse novo e promissor procedimento cirúrgico?

Referências

1. Jawoniyi, O., et al., *Organ donation and transplantation: Awareness and roles of health professionals – A systematic review of the literature.* J Clin Nurs, 2018. **27**(5-6): p. E726-E738.
2. *Maintaining the kidneys.* World Health Organ Bull, 2012. **90**(10): pp. 718-9.

3. Flechner, S.M., et al., *The first 9 years of paired kidney donation through the National Kidney Registry: Donor and recipient characteristics compared to the National Living Donor Transplant Registries.* Am J Transplant, 2018. **18**(11): p. 2730-2738.
4. Summers, D.M. and G.J. Pettigrew, *Kidney transplantation after uncontrolled donation after circulatory death.* Organ Transplantation Curr Opin, 2020. **25**(2): pp. 144-150.
5. Tabbara, M.M., et al., *Creation of a single entry hole from renal allografts from living donors with multiple renal arteries.* Transpl Int, 2022. **35**: p. 10212.
6. Jadlowiec, C.C., et al., *Transplant outcomes using kidneys from donors with high KDPI acute kidney injury.* Clin Transplant, 2021. **35**(5): p. E14279.
7. Scurt, F.G., et al., *Clinical outcomes after kidney transplantation incompatible with ABO: a systematic review and meta-analysis.* Lancet, 2019. **393**(10185): p. 2059-2072.
8. McCullough, K.P., et al., *Projecting the incidence and prevalence of ESRD in the United States to 2030.* J Am Soc Nephrol, 2019. **30**(1): pp. 127-135.
9. Montgomery, R.A., et al., *Results of dois cases of pig rim xenotransplantation for human.* N Engl J Med, 2022. **386**(20): Pág. 1889-1898.
10. Griffith, B.P., et al., *Genetically modified human suine cardiac xenotransplantation.* N Engl J Med, 2022. **387**(1): pp. 35-44.
11. Cooper, D.K.C. and H. Hara, *"You Can't Stay in the Lab Forever"*: Taking Pig Kidney Xenotransplantation from the Lab to the Clinic.* EBioMedicine, 2021. **71**: p. 103562.
12. Riella, L.V., et al., *Renal xenotransplantation in brain-dead donors: glass half full or half empty?* Am J Transplant, 2022. **22**(7): pp. 1935-1936.
13. Siems C, Huddleston S, John R. A brief history of xenotransplantation. by Ann Thorac 2022 March; 113(3):706-710.
14. Taniguchi S. & Cooper D.K. Clinical Xenotransplant: Past, Present and Future Ann R Coll Surg Engl. 1997; 79:13-19
15. Deschamps J, Roux FA, Saï P, Gouin E. History of xenotransplantation. Xenotransplantation. 2005; 12: 91-109
16. Cooper DKC, Ekser B, Tector J. Int J Surg. 2015. Uma breve história do xenotransplante clínico. Int J Surg. 2015; 23:205-210.
17. Pierson, R.N., 3º, *Progresso em direção ao xenotransplante de porco para humano.* N Engl J Med, 2022. **386**(20): pág. 1871-1873.
18. Reemtsma, K., et al., *Heterotransplante de rim: duas experiências clínicas.* Ciência, 1964. **143**(3607): pág. 700-2.
19. Cooper, D.K., *Uma breve história do transplante de órgãos entre espécies.* Proc (Bayl Univ Med Cent), 2012. **25**(1): pág. 49-57.
20. Lin, S.S., et al., *O papel dos anticorpos anti-Gal alfa 1-3Gal naturais na rejeição hiperaguda de xenotransplantes cardíacos de porco para babuíno.* Transpl Immunol, 1997. **5**(3): pág. 212-8.
21. Branco, D.J., et al., *A expressão de genes de proteína do fator acelerador de decaimento humano ou cofator de membrana em células de camundongos inibe a lise pelo complemento humano.* Transpl Int, 1992. **5 Suppl 1**: pág. S648-50.
22. Dalmasso, A.P., et al., *Inibição da citotoxicidade das células endoteliais mediada pelo complemento pelo fator acelerador de decaimento. Potencial para prevenção da rejeição hiperaguda do xenoenxerto.* Transplante, 1991. **52**(3): pág. 530-3.

23. Diamond, L.E., et al., *Um sistema modelo de porco transgênico CD46 humano para o estudo de xenotransplante discordante.* Transplante, 2001. **71**(1): pág. 132-42.
24. Fodor, W.L., et al., *Expressão de um inibidor funcional do complemento humano em um porco transgênico como modelo para a prevenção da rejeição de órgãos hiperagudos xenogênicos.* Proc Natl Acad Sci EUA **91**(23): pág. 11153-7.
25. Hauschild, J., et al., *Geração eficiente de nocaute bialélico em suínos utilizando nucleases dedo de zinco.* Proc Natl Acad Sci EUA **108**(29): pág. 12013-7.
26. Xin, J., et al., *Geração altamente eficiente de mini-porcos endogâmicos bialélicos GGTA1 knockout com TALENs.* PLoS Um, 2013. **8**(12): pág. e84250.
27. Li, P., et al., *Geração eficiente de porcos geneticamente distintos em uma única gravidez usando seleção multiplexada de RNA e carboidratos de guia único.* Xenotransplante, 2015. **22**(1): pág. 20-31.
28. Varki, A., *Perda de ácido N-glicolilneuramínico em humanos: mecanismos, consequências e implicações para a evolução dos hominídeos.* Am J Phys Anthropol, 2001. **Suppl 33**(Supl): pág. 54-69.
29. Estrada, J.L., et al., *Avaliação da ligação de anticorpos de primatas humanos e não humanos a células de porco sem genes GGTA1/CMAH/beta4GalNT2.* Xenotransplante, 2015. **22**(3): pág. 194-202.
30. Martens, G.R., et al., *Reatividade humoral de pacientes em lista de espera para transplante renal a células de suínos nocaute GGTA1/CMAH/B4GalNT2 e SLA classe I.* Transplante, 2017. **101**(4): pág. e86-e92.
31. Yamamoto, T., et al., *Os macacos do Velho Mundo são modelos de transplante menos do que ideais para testar órgãos de porcos sem três antígenos de carboidratos (Triple-Knockout).* Representante Sci, 2020. **10**(1): pág. 9771.
32. Fischer, K., et al., *Suínos viáveis após inativação simultânea de MHC suíno classe I e três genes de antígeno xenorreativo GGTA1, CMAH e B4GALNT2.* Xenotransplante, 2020. **27**(1): pág. e12560.
33. Diaz Varela, I., et al., *Reatividade cruzada entre antígeno leucocitário suíno e anticorpos humanos anti-HLA específicos em pacientes sensibilizados aguardando transplante renal.* J Am Soc Nephrol, 2003. **14**(10): pág. 2677-83.
34. Ladowski, J.M., et al., *Aspectos do teste de histocompatibilidade em xenotransplante.* Transpl Immunol, 2021. **67**: pág. 101409.
35. Roussel, J.C., et al., *A trombomodulina suína se liga à trombina humana, mas é um cofator fraco para a ativação da proteína C humana e do TAFI.* Am J Transplante, 2008. **8**(6): pág. 1101-12.
36. Petersen, B., et al., *Suínos transgênicos para trombomodulina humana apresentam elevada produção de proteína C ativada.* Xenotransplante, 2009. **16**(6): pág. 486-95.
37. Cowan, P.J. e A.J. d'Apice, *Ativação e coagulação do complemento no xenotransplante.* Immunol Cell Biol, 2009. **87**(3): pág. 203-8.
38. Pareti, F.I., et al., *Interação do fator de von Willebrand suíno com as glicoproteínas plaquetárias Ib e complexo IIb/IIIa.* Br J Haematol, 1992. **82**(1): pág. 81-6.
39. Iwase, H., T. Yamamoto e D.K.C. Cooper, *Episódios de hipovolemia/desidratação em babuínos com transplantes de rim de porco: Uma nova síndrome de importância clínica?* Xenotransplante, 2019. **26**(2): pág. e12472.

40. David, R.B., et al., *O gene da eritropoietina suína: sequência de cDNA, sequência genômica e análise de expressão em leitões.* Domest Anim Endocrinol, 2001. **20**(2): pág. 137-47.
41. Hansen-Estruch, C., D.K.C. Cooper e E. Judd, *Aspectos fisiológicos do xenotransplante de rim suíno e implicações para o manejo após o transplante.* Xenotransplante, 2022. **29**(3): pág. e12743.
42. Iwase, H., E.C. Klein e D.K. Cooper, *Aspectos fisiológicos do transplante de rim de porco em primatas não humanos.* Comp Med, 2018. **68**(5): pág. 332-340.
43. Ibrahim, Z., et al., *Compatibilidades e incompatibilidades fisiológicas selecionadas entre sistemas de órgãos humanos e suínos.* Xenotransplante, 2006. **13**(6): pág. 488-99.
44. Iwase, H., et al., *Nocaute do receptor do hormônio do crescimento: Relevância para o xenotransplante.* Xenotransplante, 2021. **28**(2): pág. e12652.
45. Auchincloss, H., Jr. e D.H. Sachs, *Transplante xenogênico.* Annu Rev Immunol, 1998. **16**: pág. 433-70.
46. Griesemer, A., K. Yamada e M. Sykes, *Xenotransplante: obstáculos imunológicos e progresso em direção à tolerância.* Immunol Rev, 2014. **258**(1): pág. 241-58.
47. Scalea, J., et al., *barreiras imunológicas mediadas por células T ao xenotransplante.* Xenotransplante, 2012. **19**(1): pág. 23-30.
48. Mardomi, A., et al., *Uma atualização sobre potenciais e promessas de moléculas de co-sinalização de células T em transplante.* J Cell Physiol, 2020. **235**(5): pág. 4183-4197.
49. Reyes, L.M., et al., *Criação de suínos MHC-null classe I usando RNA guia e endonuclease Cas9.* J Immunol, 2014. **193**(11): pág. 5751-7.
50. Adams, A.B., et al., *O anticorpo anti-C5 tesidolumabe reduz a rejeição precoce mediada por anticorpos e prolonga a sobrevida no xenotransplante renal.* Ann Surg, 2021. **274**(3): pág. 473-480.
51. Buermann, A., et al., *Porcos que expressam o ligante inibitório humano PD-L1 (CD 274) fornecem uma nova fonte de células e tecidos xenogênicos com baixas propriedades imunogênicas.* Xenotransplante, 2018. **25**(5): pág. e12387.
52. Ma, D., et al., *Transplante renal de porcos nocaute triplo expressando múltiplas proteínas humanas em macacos cynomolgus.* Transplante Am J, 2022. **22**(1): pág. 46-57.
53. Murray, A.G., et al., *Células endoteliais aórticas suínas ativam células T humanas: apresentação direta de antígenos MHC e coestimulação por ligantes para CD2 e CD28 humanos.* Imunidade, 1994. **1**(1): pág. 57-63.
54. Rosa, M.L., *Células endoteliais como células apresentadoras de antígenos: papel na rejeição de transplantes humanos.* Célula Mol Life Sci, 1998. **54**(9): pág. 965-78.
55. Hara, H., et al., *Porcos transgênicos transativadores de classe II dominante-negativos humanos – efeito na resposta imune de células T anti-porco humano e no estado imunológico.* Imunologia, 2013. **140**(1): pág. 39-46.
56. Kim, S.C., et al., *A sobrevida a longo prazo de xenoenxertos renais de porco para macaco rhesus depende da depleção de células T CD4.* Transplante Am J, 2019. **19**(8): pág. 2174-2185.
57. Cooper, D.K.C., et al., *Xenotransplante clínico de rim de porco: quão perto estamos?* J Am Soc Nefrol, 2020. **31**(1): pág. 12-21.
58. Firl, D.J. e J.F. Markmann, *Medindo o sucesso em xenotransplante renal de porco para primata não humano: revisão sistemática e análise comparativa de resultados de 1051 alotransplantes e xenotransplantes renais de NHP de suporte à vida.* Transplante Am J, 2022. **22**(6): pág. 1527-1536.

59. Denner, J., *Por que o PERV não foi transmitido durante os ensaios pré-clínicos e clínicos de xenotransplante e após a inoculação de animais?* Retrovirologia, 2018. **15**(1): pág. 28.
60. Kruger, L., et al., *Número de cópias e prevalência de retrovírus endógenos suínos (PERVs) em javalis alemães.* Vírus, 2020. **12**(4).
61. Niu, D., et al., *Inativação de retrovírus endógeno suíno em suínos usando CRISPR-Cas9.* Ciência, 2017. **357**(6357): pág. 1303-1307.
62. Dieckhoff, B., et al., *Knockdown da expressão de retrovírus endógeno suíno (PERV) por shRNA específico de PERV em porcos transgênicos.* Xenotransplante, 2008. **15**(1): pág. 36-45.
63. Denner, J., *Os medicamentos antirretrovirais podem ser usados para tratar a infecção por retrovírus endógeno suíno (PERV) após xenotransplante?* Vírus, 2017. **9**(8).
64. Güell, M., et al., *A inativação do PERV é necessária para garantir a ausência de transmissão de PERVs de porco para paciente no xenotransplante.* Xenotransplante, 2017. **24**(6).
65. Cooper, D.K.C., et al., *Perspectivas sobre o porco geneticamente modificado ideal em 2018 para ensaios clínicos iniciais de xenotransplante de rim ou coração.* Transplante, 2018. **102**(12): pág. 1974-1982.
66. Jorge, A.J., *Ética, virtudes e xenotransplante.* Perfusão, 2022: pág. 2676591221140767.
67. Sykes, M., et al., *Documento de posição do Comitê de Ética da Associação Internacional de Xenotransplante.* Xenotransplante, 2003. **10**(3): pág. 194-203.
68. Recommendation Rec(2003)10 of the Committee of Ministers to member states on xenotransplantation. Med Etika Bioet. 2003;10(3–4):12–6.
69. Jorqui-Azofra, M., *Regulação do Xenotransplante Clínico: Uma Reavaliação dos Aspectos Legais, Éticos e Sociais Envolvidos.* Métodos Mol Biol, 2020. **2110**: pág. 315-358.
70. Nunes Dos Santos, R.M., et al., *CRISPR/Cas e troca ortotópica de genes humano-porco baseada em recombinase para xenotransplante.* J Surg Res, 2018. **229**: pág. 28-40.
71. Nunes Dos Santos, R.M., *Insights sobre xenotransplante de fígado de porco.* Gastroenterol Hepatol (NY), 2022. **18**(4): pág. 216-218.
72. Petersen, B., et al., *A expressão transgênica da heme oxigenase-1 humana em suínos confere resistência contra a rejeição de xenoenxerto durante a perfusão ex vivo de rins suínos.* Xenotransplante, 2011. **18**(6): pág. 355-68.
73. Lin, C.C., et al., *A atorvastatina ou expressão transgênica de TFPI inibe a coagulação iniciada pela ligação de IgG anti-nonGal às células endoteliais da aorta suína.* J Thromb Haemost, 2010. **8**(9): pág. 2001-10.
74. Kong, Q., et al., *A expressão do transgene está associada ao número de cópias e à metilação do promotor do citomegalovírus em suínos transgênicos.* PLoS Um, 2009. **4**(8): pág. e6679.
75. Mohiuddin, M.M., et al., *A terapia com anticorpos quiméricos 2C10R4 anti-CD40 é fundamental para a sobrevida a longo prazo do xenoenxerto cardíaco de porco para primata GTKO.hCD46.hTBM.* Nat Commun, 2016. **7**: pág. 11138.
76. Iwase, H., et al., *Transplante cardíaco heterotópico de porco para babuíno – experiência preliminar exploratória com porcos transgênicos para trombomodulina humana e comparação de três regimes baseados em bloqueio de coestimulação.* Xenotransplante, 2015. **22**(3): pág. 211-20.
77. Galvao FH et al. Experimental multivisceral xenotransplantation. Xenotransplantation. 2008;15:184-90.
78. Galvão FH, et. al. Endoscopic features in a model of multivisceral xenotransplantation. Xenotransplantation. 2010;17:423-8.

79. Galvao FH, et al. IgG profile in hyperacute rejection after multivisceral xenotransplantation. Xenotransplantation. 2012;19:298-304.
80. Galvao FHF. Modelo experimental de xenotransplante multivisceral [Tese Livre Docência]. São Paulo: Faculdade de Medicina da Universidade de São Paulo; 2012.
81. Soler WV, et al. Multivisceral Xenotransplantation: the effect of different species combination. Transplantation. 2018;102:S735.
82. Galvao FH, et al. Evidence of liver tolerance to severe hyperacute rejection in a pioneer model of multivisceral xenotransplantation. Transplantation. 2019;103:S137.
83. Yamada, K., et al., *Transplante tímico em suínos miniatura: III. Indução de tolerância por transplante de timorins compostos através de barreiras totalmente incompatíveis com o complexo de histocompatibilidade principal.* Transplante, 2003. **76**(3): pág. 530-6.
84. Cooper, D.K.C., *Transplante de rim de porco geneticamente modificado em um sujeito humano com morte cerebral.* Xenotransplante, 2021. **28**(6): pág. e12718.
85. Yamamoto, T., et al., *Xenotransplante renal de suporte à vida de porcos geneticamente modificados em babuínos: uma comparação de dois regimes imunossupressores.* Transplante, 2019. **103**(10): pág. 2090-2104.
86. Higginbotham, L., et al., *A triagem de anticorpos pré-transplante e o bloqueio de coestimulação anti-CD154 promovem a sobrevida do xenoenxerto a longo prazo em um modelo de transplante renal de porco para primata.* Xenotransplante, 2015. **22**(3): pág. 221-30.
87. Shin, J.S., et al., *Controle de longo prazo do diabetes em primatas não humanos imunossuprimidos (NHP) pelo transplante de ilhotas suínas adultas.* Transplante Am J, 2015. **15**(11): pág. 2837-50.
88. Shin, J.S., et al., *Resultados pré-clínicos no xenotransplante de ilhotas de porcos para primatas não humanos usando imunossupressão baseada em anticorpo anti-CD40 (2C10R4).* Xenotransplante, 2018. **25**(1).
89. Porrett, P.M., et al., *Primeiro xenotransplante de rim suíno de grau clínico usando um modelo de falecido humano.* Transplante Am J, 2022. **22**(4): pág. 1037-1053.
90. Peterson L, Yacoub MH, Ayares D, et al. Physiological basis for xenotransplantation from genetically modified pigs to humans. Physiol Rev. 2024 Jul 1;104(3):1409-1459.
91. Mallapaty S, Kozlov M. First pig kidney transplant in a person: what it means for the future. Nature. 2024 Apr;628(8006):13-14.
92. NBC NEWS. Woman has pig kidney transplant removed after issues, back on dialysis. June 1, 2024, 1:14 AM GMT-3 / Source: The Associated Press.
93. Smriti Mallapaty. First pig liver transplanted into a person lasts for 10 days. NATURE NEWS. 20 March 2024, Correction 25 March 2024.

Parte V

Ética e Legislação

Capítulo 23

DILEMAS ÉTICOS DOS TRANSPLANTES DE ÓRGÃOS

- **Mário Abbud Filho**
- **Valter Duro Garcia**
- **Vinicius Nunes Abbud**
- **Heloisa Cristina Caldas**

Os transplantes de órgãos e tecidos representam um dos avanços mais significativos da medicina moderna, salvando inúmeras vidas e melhorando sua qualidade. Entretanto, o progresso da ciência e da medicina carrega, intrinsicamente, complexidades éticas que precisam ser consideradas cuidadosamente dentro da moralidade e da legislação de cada sociedade, à medida que ele acrescenta novas possibilidades de prolongamento da vida humana.

Recente editorial numa das mais prestigiadas revistas médicas do mundo enfatizou que "Dilemas éticos exigem julgamentos sobre o que é certo ou errado que não podem ser resolvidos apenas com base em evidências biomédicas ou experiência clínica. No entanto, diretrizes éticas divergentes ou valores podem nos puxar simultaneamente em direções opostas, e diferentes pessoas frequentemente chegam a julgamentos diferentes com base em suas convicções morais, valores religiosos, herança cultural ou diferentes papéis nos sistemas de saúde e pesquisa".[1]

Embora o número de transplantes tenha crescido em todo mundo, seu principal obstáculo ainda não foi superado, a global escassez de doadores de órgãos. Um exemplo desse fato é a recente informação obtida de países da América do Norte, do Sul, Ásia, Europa e Austrália, mostrando a grande dificuldade para os pacientes com Doença Renal Crônica Terminal (DRCT) terem acesso ao transplante renal. Nesses locais a taxa de transplante renal por milhão de população (pmp) variou de 8,2 pmp na Índia a 79,2 pmp nos EUA (Brasil 23,7 pmp). Outra importante informação desse relatório é a diferença na utilização de doadores vivos ou falecidos. Enquanto países asiáticos utilizam mais de 60% de doadores vivos, os países europeus e o Brasil, utilizam menos que 20% desse tipo de doador.[2]

Neste capítulo abordaremos a complexidade ética, moral e legal dos transplantes, com foco nos aspectos éticos envolvendo potenciais doadores vivos e receptores em listas de espera para órgãos de doadores falecidos, como também a difícil decisão que as famílias enfrentam ao considerar a doação de órgãos de um familiar tragicamente falecido.

O Dilema do Doador Vivo

Algumas pessoas podem enfrentar, dilemas morais e éticos em relação à doação de seus próprios órgãos. Questões como a integridade do corpo, crenças religiosas, preocupações sobre a morte e o desconhecido podem influenciar a decisão de uma pessoa em se tornar um doador. É fundamental respeitar essas preocupações individuais e familiares, ao mesmo tempo em que se promove a reflexão sobre o impacto positivo que a doação pode ter na vida de outras pessoas.

Para o doador vivo, aplica-se o princípio da autonomia, que abrange os requisitos morais de honestidade e fidelidade aos compromissos assumidos, permitindo que as pessoas tomem decisões livre de coerção e interferência, desde que essas decisões não causem danos a outros. Na aplicação do princípio do respeito à autonomia do doador vivo, é importante considerar fatores como:

- O dever de respeitar as decisões dos doadores, tanto aqueles que aceitam quanto daqueles que se recusam a doarem órgãos
- Transparência dos processos e regras para permitir que os interessados tomem decisões informadas, transparentes e sem qualquer tipo de coerção.[3]

A ética na doação de órgãos entre vivos ainda envolve uma série complexa de considerações em virtude dos riscos inerentes e potenciais consequências tanto para doadores quanto para receptores. A justificativa ética para permitir que indivíduos assumam riscos em benefício de outros é especialmente complexa, especialmente em regiões onde podem existir incentivos econômicos ou sociais relacionados à doação.

Considerações Éticas-Chaves para a Doação Entre Vivos são:

1) **Autonomia e Consentimento Informado:** os doadores vivos devem fornecer consentimento voluntário e informado, livre de coerção ou influência indevida. Eles devem estar totalmente informados sobre os riscos, benefícios e alternativas associadas à doação, incluindo possíveis impactos físicos para saúde, psicológicos e financeiros. Garantir que os doadores tenham uma compreensão abrangente desses fatores é essencial para respeitar sua autonomia.

2) **Beneficência e Não Maleficência:** O princípio da beneficência envolve agir no melhor interesse da saúde e bem-estar do doador, bem como do quanto do receptor. A doação deve prosseguir apenas se os benefícios potenciais superarem os riscos para ambas as partes. Considerando que recentes estudos sugerem haver algum risco de doadores evoluírem para DRCT, esforços devem ser feitos para minimizar o dano ao doador, tanto durante o processo de doação quanto a longo prazo.[4,5]

3) **Equidade e Justiça:** Considerações éticas surgem em relação ao acesso equitativo às oportunidades de doação de órgãos de doadores vi-

vos. Preocupações podem surgir com relação aos potenciais doadores vivos com origens socioeconômicas desfavorecidas ou de comunidades marginalizadas, portanto mais vulneráveis, não sejam ~~são~~ desproporcionalmente pressionados ou incentivados a doar. Garantir justiça no processo de seleção e abordar quaisquer disparidades potenciais é essencial para manter os princípios de justiça.[6]

4) **Apoio Psicológico e Social:** A doação de órgãos de doadores vivos pode ter significativas implicações psicológicas, sociais e emocionais para os doadores. A prática ética requer a prestação de serviços de apoio abrangentes, incluindo aconselhamento pré-doação, apoio psicológico contínuo e acesso a recursos para lidar com quaisquer desafios físicos ou emocionais pós-doação. Os doadores devem ter acesso a informações sobre potenciais consequências a longo prazo e recursos para lidar com esses desafios.[4,5]

5) **Minimização de Coerção e Exploração:** Surgem preocupações éticas quando os doadores se sentem coagidos ou incentivados financeiramente a doar. Isso pode ser especialmente relevante em casos em que há disparidades econômicas ou pressões familiares. Devem ser estabelecidos mecanismos de proteção para prevenir a exploração e garantir que os doadores escolham livremente doar sem pressão ou coerção indevida.

6) **Transparência e Responsabilidade:** A transparência ao longo do processo de doação de órgãos de doadores vivos é crucial para manter a confiança e garantir práticas éticas. Isso inclui comunicação transparente sobre o processo de avaliação, riscos potenciais e critérios de seleção para receptores. Instituições e profissionais de saúde envolvidos na doação de órgãos de doadores vivos devem aderir a diretrizes éticas claras e ser responsáveis por suas decisões e ações.

7) **Acompanhamento e Cuidado a Longo Prazo:** A responsabilidade ética se estende além do processo imediato de doação para incluir monitoramento e cuidado a longo prazo para os doadores. Os doadores devem ter acesso a acompanhamento médico contínuo para monitorar quaisquer complicações potenciais ou efeitos adversos a

longo prazo relacionados à doação. Garantir apoio e cuidado contínuos reforça o compromisso ético com o bem-estar dos doadores além do procedimento de doação imediato.[6,7]

Ao abordar essas considerações éticas, profissionais de saúde, equipes de Transplante e formuladores de políticas podem se esforçar para manter os princípios de respeito pela autonomia, beneficência, justiça e não maleficência no contexto da doação de órgãos de doadores vivos.

Recentemente, um aspecto importante passou a ser considerado na ética dos transplantes, envolvendo as situações em que a população se torna extremamente vulnerável em virtude da grande desigualdade social, gerando em miséria e fome, ou no caso de populações imigrantes fugitivas de guerras.

Nessas situações, o princípio básico da Autonomia pode estar comprometido, pela condição desesperadora de sobrevivência, e ser explorado por pessoas inescrupulosas, como os traficantes de órgãos. Essa cruel realidade foi reconhecida pela Declaração de Istanbul, Sociedade Internacional de Transplantes e o Parlamento Europeu, que reconheceram a existência do *comércio de órgãos* e a necessidade de combater o *Turismo para Transplantes e o Tráfico de Pessoas com Propósito de Remoção de Órgãos para Transplantes*.[8]

A disparidade global na disponibilidade de órgãos levou ao fenômeno do *turismo de transplantes,* onde indivíduos viajam para outros países para obter órgãos por meio de transações comerciais. Isso levanta preocupações éticas significativas sobre exploração, consentimento e o impacto nas populações doadoras. Esse fenômeno é impulsionado pela significativa disparidade global na disponibilidade de órgãos e pela necessidade urgente de pacientes em países com sistemas de doação de órgãos menos desenvolvidos.

Uma das preocupações mais graves é o comércio ilegal de órgãos, onde órgãos são comprados e vendidos no mercado negro. Isso frequentemente envolve a exploração de populações vulneráveis, onde doadores de regiões mais pobres são pagos por seus órgãos, às vezes em condições coercitivas ou com entendimento inadequado dos riscos envolvidos. Muitos países têm leis contra a comercialização da doação de órgãos para prevenir a exploração e garantir práticas éticas no transplante. No entanto, o turismo de transplantes pode contornar essas leis, levando a dilemas legais e éticos. Isso inclui preocupações com consentimento, exploração e impacto nas comunidades doadoras. Além disso, o turismo de transplantes pode minar os esforços para desenvolver e manter sistemas éticos de doação de órgãos internamente, e reduzir o incentivo para os residentes doarem órgãos dentro de seu próprio país se perceberem que os órgãos podem ser obtidos mais facilmente no exterior. Essa prática agrava as desigualdades globais no acesso à saúde e na disparidade econômica, pois pacientes mais ricos podem viajar e pagar por órgãos, enquanto doadores mais pobres são explorados por sua vulnerabilidade econômica.[9]

As implicações éticas da venda de órgãos são profundas e multifacetadas, abordando questões de dignidade humana, exploração e integridade da ética médica. A venda de órgãos pode ser vista como comodificação, situação em que o corpo humano e suas partes são tratados como meras mercadorias, o que pode minar a dignidade inerente dos indivíduos. Essa perspectiva argumenta que a comercialização de partes do corpo reduz o ser humano a uma coleção de bens comercializáveis, potencialmente desvalorizando a santidade da vida humana. O comércio de órgãos também traz um risco significativo de que indivíduos economicamente desfavorecidos possam ser coagidos, direta ou indiretamente, a vender seus órgãos como meio de aliviar dificuldades financeiras. Isso levanta sérias preocupações éticas sobre consentimento e exploração, já que esses indivíduos podem não estar em posição de tomar uma decisão verdadeiramente voluntária e informada e o princípio de Autonomia comprometido.

Outra consequência nefasta do comércio de órgãos é que a venda de órgãos poderia agravar as desigualdades na saúde. Indivíduos mais ricos potencialmente poderiam comprar órgãos e acessar cirurgias de transplante mais facilmente do que indivíduos mais pobres, criando um sistema onde o acesso a tratamentos que salvam vidas é determinado pela capacidade de pagamento. Existe ainda a preocupação de que a introdução de incentivos financeiros para doação de órgãos possa minar as taxas de doação altruística. Se as pessoas puderem vender seus órgãos, a motivação intrínseca para doar por razões altruístas pode diminuir, potencialmente reduzindo o fornecimento geral de órgãos.[10,11]

Existem ainda problemas relacionados à segurança, e saúde a longo prazo para os doadores e receptores. Ambos podem passar por cirurgias em instalações com condições inadequadas ou cuidados pós-operatórios insuficientes, levando a taxas mais altas de complicações e menores taxas de sucesso. Os doadores podem não receber o acompanhamento médico adequado, resultando em possíveis consequências de saúde a longo prazo. Um grande e crescente desafio ético é a ideia de que um mercado regulamentado para vendas de órgãos possa aumentar a disponibilidade de órgãos. Essa proposta apresenta sérios riscos éticos, sociais, morais e de saúde que precisam ser cuidadosamente considerados.[12]

Abordar as questões do turismo de transplantes e da comercialização requer uma abordagem multifacetada, incluindo o fortalecimento dos marcos legais globais e nacionais, aumentando a conscientização pública sobre os riscos e questões éticas e melhorando a equidade global nos recursos de saúde e nos sistemas de doação de órgãos. Isso inclui a implementação de penalidades rigorosas para aqueles envolvidos no comércio ilegal de órgãos, aumentar a disponibilidade de órgãos por meio de programas de doação aprimorados, campanhas de educação pública para conscientizar sobre os benefícios da doação de órgãos e simplificar o processo de doação. Também fundamental é a elaboração de diretrizes éticas para os profissionais de saúde lidarem com situações envolvendo turismo de transplantes. Isso inclui orientar os pacientes sobre as implicações legais e éticas de obter órgãos por meios comerciais e os potenciais riscos médicos associados ao turismo de transplantes, aumentar esforços para abordar as desigualdades socioeconômicas, estabelecer sistemas para monitorar e garantir transparência nos processos de doação e transplante de órgãos para a manter a confiança pública e dissuadir práticas antiéticas que levam à venda de órgãos e ao turismo de transplantes.

Ao implementar essas estratégias, é possível reduzir significativamente a incidência de turismo de transplantes e garantir que os transplantes de órgãos sejam conduzidos de forma ética e equitativa em todo o mundo.

Dilema da Doação de Órgãos de Parentes Falecidos

O dilema familiar da doação envolve a decisão de doar órgãos de um ente querido ou de si mesmo. Para a família, especialmente em momentos de luto e angústia, essa decisão pode ser extremamente desafiadora.

Ética e moralmente, a doação de órgãos é frequentemente considerada um ato nobre e altruísta, capaz de salvar vidas e trazer algum sentido para a perda. No entanto, as emoções envolvidas podem gerar angústia emocional e tornar difícil para os familiares consentirem com a doação, especialmente se houver incerteza sobre os desejos do falecido ou se houver conflitos familiares. Se o falecido não expressou explicitamente o desejo de doar órgãos, a decisão recai sobre a família. Isso pode criar um fardo significativo, pois os membros da família devem interpretar o que seu ente querido desejaria na ausência de diretrizes claras. Essa situação testa os princípios de autonomia e pode levar a conflitos éticos se os membros da família tiverem opiniões divergentes ou se suas crenças sobre a doação de órgãos entrarem em conflito com o que presumem serem os desejos do falecido. Ainda, existem problemas relacionados a crenças culturais e religiosas variadas sobre a santidade do corpo após a morte e a adequação da doação de órgãos. As famílias podem ter dificuldades com a decisão se sentirem que a doação de órgãos conflita com suas práticas culturais ou religiosas. Isso pode ser particularmente desafiador em sociedades multiculturais, onde os profissionais de saúde devem lidar com essas diversas crenças de maneira sensível.

O dilema moral também pode surgir se as famílias sentirem uma obrigação moral de permitir a doação de órgãos como uma forma de ajudar outros necessitados e isso pode conflitar com outras considerações éticas, como respeitar os possíveis desejos do falecido ou normas culturais. A decisão de doar órgãos pode afetar a forma como as famílias processam seu luto. Para alguns, saber que seu ente querido ajudou a salvar vidas pode proporcionar conforto. Para outros, a natureza invasiva da retirada de órgãos pode complicar seu processo de luto. As famílias também podem se preocupar com a privacidade e confidencialidade do histórico médico do falecido e das circunstâncias de sua morte, que muitas vezes são discutidas no contexto da doação de órgãos. Esses dilemas exigem um manejo sensível por parte dos profissionais de saúde, que devem fornecer informações claras e compassivas e apoio às famílias que tomam essas decisões difíceis. Os princípios éticos de respeito pela autonomia, beneficência, não maleficência e justiça desempenham papéis cruciais na orientação do processo de doação de órgãos e no apoio às famílias durante esses tempos desafiadores.

Dilema da Prioridade dos Receptores

A disparidade entre os países e a comprovação de que nenhum país conseguiu equilibrar a oferta e a demanda de órgãos para transplantes, mostra claramente o dilema existente para a alocação dos órgãos e a necessidade de elaboração de critérios de alocação/prioridade para receber um órgão para transplante. Tratando-se de potenciais receptores de órgãos provenientes de doadores falecidos o dilema da alocação dos órgãos refere-se ao desafio de decidir quais pacientes receberão os órgãos disponíveis, dada a escassez de doadores em relação à demanda. Esse dilema levanta questões éticas sobre como distribuir os recursos de forma justa e equitativa, considerando fatores como gravidade da doença, tempo de espera na lista de transplantes, idade, qualidade de vida após o transplante e potencial de sobrevivência a longo prazo.

Eticistas definem quatro princípios gerais para serem usados como valores fundamentais nesse processo:

- *Maximizar os benefícios oferecidos pelo recurso escasso*
- *Tratar as pessoas de forma igualitária*
- *Dar prioridade aos mais desfavorecidos*
- *Promover e recompensar a utilidade social*

Importante enfatizar que nenhum princípio isoladamente resulta em um sistema de alocação completamente justo. Geralmente, é necessário a combinação deles para elaboração de um sistema mais justo e, às vezes, esses princípios podem entrar em conflito entre si. Além disso, um único conjunto de princípios não reflete as opiniões morais e éticas de todas as sociedades/comunidades, e as prioridades e opiniões também podem mudar ao longo do tempo. Assim, uma alocação justa requer um Quadro ético que possa ser adaptado dependendo tanto do recurso quanto do contexto em questão.[13,14]

A maximização dos benefícios segue os *princípios do utilitarismo*, onde a alocação visa salvar o maior número de vidas ou de outra forma, alocar o órgão para a pessoa com melhor prognóstico e que poderia se beneficiar mais com aquele escasso recurso, proporcionando assim mais anos de vida. Entretanto essa estratégia pode ser inadequada, pois exclui receptores considerados com piores prognósticos.[15]

Outros princípios fundamentais para o processo de alocação são a *equidade e a igualdade*. É importante fazer distinção entre tratar todos igualmente (dando a todos os mesmos recursos) e tratar todos equitativamente (alocando recursos com base em necessidades e circunstâncias específicas). No transplante de órgãos, a equidade muitas vezes é priorizada para maximizar os resultados de saúde e abordar os diferentes graus de urgência médica entre os pacientes.[3]

Exemplos de equidade seria a distribuição por sorteio ou alocação do órgão para o primeiro da fila. Entretanto, esse sistema mostrou-se inapropriado, pois favorecia aqueles com mais recursos e meios para serem rapidamente listados.[13]

Outras formas de alocação como a priorização do paciente com maior gravidade, ou para os mais jovens, ambas situações existem muitas polêmicas éticas e essas formas de alocação não foram consideradas suficientes quando se trata da utilização de recursos escassos como órgãos doados para transplantes.[16,17]

Além de equidade e igualdade é preciso garantir que o sistema de alocação tenha *justiça*. Isso envolve critérios transparentes que não favoreçam injustamente ou discriminem pacientes com base em idade, raça, status socioeconômico ou outros fatores não médicos. O processo pelo qual os órgãos são alocados não só deve ser justo, mas também *percebido como tal pelo público e pela comunidade de saúde*. Manter a confiança pública no sistema de transplantes é essencial para sua eficácia e sustentabilidade. Isso inclui a aplicação clara e consistente das políticas de alocação e a oportunidade para apelações ou reavaliação de decisões.[3]

Finalmente, é fundamental garantir que os dilemas éticos sejam minimizados e que tanto os doadores (especialmente doadores vivos) quanto os receptores compreendam plenamente os riscos, benefícios e potenciais resultados dos procedimentos de transplante por meio *do consentimento informado*.

Há preocupações com a adequação do consentimento informado, especialmente em cenários envolvendo populações vulneráveis ou onde possa haver pressão ou coerção. Por isso, o consentimento informado deve incluir vários elementos como a divulgação de informações, competência do indivíduo para entender as informações fornecidas, tomada de decisão voluntária sem coerção e documentação do processo de consentimento. Profissionais de saúde ou pesquisadores têm o dever de divulgar informações relevantes para os indivíduos de maneira compreensível, incluindo detalhes sobre a natureza do procedimento ou estudo, seu propósito, riscos e benefícios potenciais, alternativas disponíveis e quaisquer consequências previsíveis da participação ou recusa.

É essencial garantir que os indivíduos tenham capacidade para entender as informações fornecidas a eles, com avaliação de fatores como habilidade cognitiva, proficiência em linguagem e ausência de deficiências que possam afetar a compreensão. Considerações especiais podem ser necessárias ao obter consentimento de populações vulneráveis, como menores, indivíduos com deficiências cognitivas ou não falantes nativos. O consentimento informado deve ser dado voluntariamente, sem qualquer forma de coerção, influência indevida ou manipulação. É essencial documentar minuciosamente o processo de consentimento informado, incluindo as informações fornecidas, as discussões realizadas e quaisquer perguntas respondidas.

Formulários de consentimento assinados ou outra documentação servem como evidência de que o indivíduo foi adequadamente informado e concordou voluntariamente em participar e devem ter a oportunidade de retirar seu consentimento a qualquer momento.

O consentimento informado não é apenas um imperativo ético, mas também um requisito legal e falhas em obter um consentimento informado válido pode resultar em responsabilidade legal e violações éticas. Portanto, profissionais de saúde e pesquisadores devem aderir a diretrizes éticas relevantes, políticas institucionais e requisitos regulatórios ao obter o consentimento informado garantindo assim os princípios de autonomia, dignidade e direitos.

Para concluir, os dilemas éticos nos transplantes de órgãos requerem um equilíbrio delicado entre maximizar benefícios e tratar todos com igualdade e equidade. É fundamental respeitar as crenças individuais e familiares, promovendo um diálogo aberto e transparente. Com o avanço da medicina, a prática do transplante deve ser guiada por princípios éticos sólidos, garantindo decisões justas e compassivas que atendam às necessidades de todos os envolvidos.

Referências

1. Lo B, Malina D, Pittman G, Morrissey S. Fundamentals of Medical Ethics – A New Perspective Series. N Engl J Med. 2023;389. doi:10.1056/NEJMms2033290.
2. Hariharan S, Rogers N, Naesens M, et al. Long-term Kidney Transplant Survival Across the Globe. Transplantation. 2024;00:00–00. doi:10.1097/TP.0000000000000000
3. Ethics – ethical principles in the allocation of human organs – OPTN. Accessed May 13, 2024. https://optn.transplant.hrsa.gov/resources/ethics/ethical-principles-in-the-allocation-ofhuman-organs.
4. Grams MF, Sang Y, Levey AL, et al. Kidney-Failure Risk Projection for the Living Kidney--Donor Candidate. N Engl J Med. 2016;374:411-21. doi:10.1056/NEJMoa1510491
5. Muzaale AD, Massie AB, Wang MC, et al. Risk of end-stage renal disease following live kidney donation. JAMA. 2014;311:579–586. doi:10.1001/jama.2013.285141
6. Abbud-Filho M, Adams PL, Alberu J, et al. A Report of the Lisbon Conference on the Care of the Kidney Transplant Recipient. Transplantation. 2007;83. doi:10.1097/01.tp.0000251063.14864.72
7. Delmonico F; Council of the Transplantation Society. A Report of the Amsterdam Forum on the Care of the Live Kidney Donor: Data and Medical Guidelines. Transplantation. 2005;79(6 Suppl). doi:10.1097/01.tp.0000156893.32887.5d
8. Declaração de Istanbul sobre o Tráfico de Órgãos e o Turismo de Transplante. International Society of Nephrology; 2008. Disponível em https://www.declarationofistanbul.org/
9. UNODC. Global Report on Trafficking in Persons 2020 (United Nations publication, Sales No. E.20.IV.3); Ranee Khooshie Lal Panjabi. The Sum of a Human's Parts: Global Organ Trafficking in the Twenty-First Century. Pace Envtl. L. Rev. 2010;28:1. doi:10.58948/0738-6206.1654
10. Grossi AG, Randhawa G, Jansen NE, Paredes-Zapata D. Taking a "Care Pathway/Whole Systems" Approach to Equality Diversity Inclusion (EDI) in Organ Donation and Transplantation in Relation to the Needs of "Ethnic/Racial/Migrant" Minority Communities: A Statement and a Call for Action. Transpl Int. 2023;36:11310. doi:10.3389/ti.2023.11310
11. Risk of commodification of substances of human origin: A position n statement of the CD-P--TO of the Council of Europe. Available at: www.edqm.eu/documents/52006/0/OTC-CD-P--TO-Position-statement-Risk-of-commodification-of-SoHO-2022-11-18-Final.pdf
12. Hansmann H. The Economics and Ethics of Markets for Human Organs. Journal of Health Politics, Policy and Law. 1989;14(1):57-85. doi:10.1215/03616878-14-1-57
13. Persad G, Wertheimer A, Emanuel EJ. Principles for allocation of scarce medical interventions. Lancet. 2009;373:423-31. doi:10.1016/S0140-6736(09)60137-9
14. Cookson R, Dolan P. Principles of justice in health care rationing. J Med Ethics. 2000;26:323-9. doi:10.1136/jme.26.5.323lk06/
15. Luskin RS, Glazier AK. The ethics of o./dsrgan allocation. In: Kirk AD, Knechtle SJ, Larsen CP, Madsen JC, Pearson TC, Webber SA, eds. Textbook of Organ Transplantation. John Wiley & Sons, Ltd; 2014:1645-53. doi:10.1002/9781118873434.ch137
16. Howard DH. Hope versus efficiency in organ allocation. Transplantation. 2001;72:1169-73. doi:10.1097/00007890-200109270-00037
17. Tsuchiya A, Dolan P, Shaw R. Measuring people's preferences regarding ageism in health: some methodological issues and some fresh evidence. Soc Sci Med. 2003;57:687-96. doi:10.1016/S0277-9536(02)00418-6.

Capítulo 24

LEGISLAÇÃO DOS TRANSPLANTES

- **Valter Duro Garcia**
- **Mário Abbud Filho**
- **Vinicius Nunes Abbud**
- **Clotilde Druck Garcia**

O processo doação – transplante é complexo, apresenta alguns aspectos controversos e deve ser desenvolvido dentro de um apropriado suporte legal. Praticamente todos os países que realizam transplantes promulgam leis, as quais definem a sua posição com relação aos diferentes temas que afetam estes procedimentos. Tais "leis de transplante" contemplam pelo menos os tópicos apresentados na Figura 1. Tais princípios estão de acordo com os publicados pelo Conselho Europeu em 1978[1], com a resolução promulgada pela Organização Mundial de Saúde em 1991[2] e com a orientação das sociedades científicas, como a Sociedade Médica Mundial, a Sociedade Internacional de Transplante e a Sociedade Europeia de Transplante de Órgãos[3,4].

1) Modelo organizacional
2) Requisitos para os hospitais e equipes
3) Permissão para uso doador falecido
4) Critérios de determinação da morte
5) Forma de consentimento
6) Critérios de alocação
7) Permissão para doador vivo
8) Indicação de transplante
9) Prontuário dos doadores e receptores
10) Confidencialidade dos dados
11) Regras para o transplante de estrangeiros não residentes
12) Proibição de comércio
13) Penalidades **às infrações**

Figura 1 ■ Tópicos que devem ser contemplados nas leis de transplante. (Fonte Própria).

I – Histórico do Transplante e de Suas Legislações no Brasil

A primeira lei de transplante no Brasil, nº 4.280, promulgada em novembro de 1963, quando somente transplante de córneas era realizado no país, e referia exclusivamente para o doador falecido. Essa lei permitia a remoção de órgãos ou tecidos de pessoas falecidas, desde que tivessem deixado permissão, por escrito, ou que não houvesse oposição do cônjuge ou familiares até segundo grau. Exigia que antes da remoção a morte devia estar comprovada e atestada pelo diretor do hospital ou substituto, e após a remoção, que o cadáver fosse condignamente recomposto. Permitia apenas uma extirpação por cadáver, para evitar mutilação, e assinalava que as despesas com a extirpação e o transplante deveriam ser custeadas pelo interessado ou pelo Ministério da Saúde, se fosse comprovadamente pobre[5].

O primeiro transplante realizado no Brasil, foi o de córneas, em 1938 na Santa Casa de Porto Alegre, pelo oftalmologista espanhol Hermenegildo Arruga[6]. Os transplantes de órgãos iniciaram no país em abril de 1964, com o transplante renal com doador vivo no Hospital dos Servidores do Estado, no Rio de

Janeiro. Em 1968, foram realizados transplantes de coração, fígado e intestino no Hospital das Clínicas da USP e de pâncreas no Hospital Silvestre no Rio de Janeiro[7]. Apenas o transplante renal se desenvolveu nesse período, enquanto os transplantes dos demais órgãos, como ocorreu em todos os países, foram suspensos pelos resultados decepcionantes, só reiniciados nos anos 1980.

O desenvolvimento dos transplantes no Brasil foi dividido por nós, de forma didática, em três fases, a heroica (1964-1987), a romântica (1988-1997) e a profissional (a partir de 1998), de acordo com o conhecimento médico, a estrutura dos hospitais, a organização do sistema tanto de procura quanto de alocação, o financiamento e a regulamentação[8].

A fase heroica que inicia em 1964, com o 1º transplante renal, foi caracterizada por um conhecimento limitado sobre vários aspectos do transplante, como imunologia e imunossupressão, uma estrutura hospitalar inadequada para a complexidade dos transplantes, assim como ausência de organizações de transplante, de controle e de financiamento dos transplantes[8].

Em agosto de 1968 foi promulgada a lei nº 5.479 que permitia a disposição gratuita de uma ou várias partes do corpo humano para fins terapêuticos, exigindo prova incontestável de morte antes da remoção dos órgãos e a permissão deveria ser dada por manifestação expressa da pessoa em vida ou da autorização por escrito do cônjuge não separado ou familiares após a morte. Na falta de responsáveis, o diretor da instituição onde ocorreu o óbito, poderia autorizar. Na prática somente o cônjuge ou os familiares autorizavam. Também exigia que os transplantes só poderiam ser realizados por médicos com capacidade técnica comprovada e em instituições públicas ou privadas, reconhecidamente idôneas e autorizadas por órgãos competentes, o que prática não acontecia. Se houvesse necessidade de necropsia, a remoção deveria ser autorizada pelo médico legista e na suspeita de crime, não seria permitida a remoção de órgãos. Permitia a pessoa viva dispor de seus órgãos para fins humanitários ou terapêuticos., devendo ser especificado qual órgão, e apenas órgão duplo ou parte de órgão que não implicasse em prejuízo ou mutilação. O transplante só poderia ser realizado se não houvesse outra forma terapêutica e o nome dos receptores deveria ser enviado às autoridades[9].

A fase romântica iniciou a partir de 1987, com o funcionamento das organizações de procura de órgãos no Rio de Janeiro através do Programa de Imunogenética e Transplante de Órgãos (PITO) e no Rio Grande do Sul pela

Coordenadoria de Transplante (RS-Transplante) e de alocação em São Paulo, com o São Paulo Interior Transplante (SPIT) pela seleção de receptores pela compatibilidade HLA, e também, com a regulamentação e financiamento parcial pelo Ministério da Saúde, através da implementação do Sistema Integrado do Renal Crônico -Transplante (SIRC -TRANS) e, posteriormente, do Sistema Integrado do Paciente de Alta Complexidade (SIPAC) -rim, -fígado, -coração e -pulmão, e também com a fundação de sociedade de transplante (ABTO) e o fornecimento do medicamento imunossupressor ciclosporina pelo sistema público de saúde, o qual permitiu o reinício dos programas de transplante dos outros órgãos, além do rim, por proporcionar melhores resultados[8].

A Constituição de 1988, que permitiu o livre acesso ao tratamento de saúde a todos brasileiros, em seu artigo 199, parágrafo 4, proíbe expressamente o comércio de órgãos e tecidos humanos[10].

Em novembro de 1992, com a lei nº 8.489, a permissão para a doação após a morte podia ser por manifestação expressa do disponente em vida através de documento oficial, ou na ausência do referido documento, a remoção dos órgãos seria procedida se não houvesse manifestação em contrário do cônjuge ou familiares. Nessa lei houve uma sutil alteração, no silencio do potencial doador, somente a recusa expressa da família, que deveria ser consultada, impediria a doação. Exigia que os prontuários com os laudos fossem mantidos no arquivo das Instituições. Permitia que pessoa maior e capaz dispusesse de seus órgãos para doação a familiares até 4º grau, cônjuge ou cunhado, enquanto a doação entre outras pessoas devia ser precedida de autorização judicial. As despesas com a remoção e o transplante deveriam ser custeadas na forma determinada pela regulamentação[11].

Em julho de 1993, o decreto nº 879, que regulamentou a lei de 1992, proibiu a comercialização de órgãos. Especificou que a morte encefálica, é a morte definida como tal, pelo Conselho Federal de Medicina e atestada por médico. No transplante com doador vivo, o cunhado passou a necessitar autorização judicial e o doador deveria ser esclarecido sobre as consequências. O menor e a gestante foram proibidos de doar órgãos, e o doador deveria ser saudável e apresentar compatibilidade sanguínea e imunológica com o receptor, e sem qualquer retribuição monetária ou coação. Deveriam ser organizadas as Centrais de Notificação das Secretarias de Saúde dos estados, para receber, com urgência, as notificações de morte encefálica pelas direções dos hospitais. As despesas com remoção e transplante deveriam ser remuneradas pelos órgãos gestores do Ministério de Saúde, de acordo com a Tabela de Remuneração de Procedimentos[12].

Em 4 de fevereiro de 1997, foi publicada a Lei nº 9.434, para vigorar a partir de 1998, que mudou a forma de consentimento de informado para presumido forte. O aspecto positive dessa lei foi a criação de uma organização nacional de transplante, a organização de listas de espera estaduais e a criação de um fundo para financiar todas as etapas do processo de doação e transplante[13].

O decreto nº 2.170, publicado em março de 1997, alterou a legislação, tornando obrigatório para todos os adultos, ao fazer ou renovar documento de identidade ou carteira nacional de habilitação, escolher uma das duas frases no documento "doador de órgãos ou tecidos" ou "não doador de órgãos ou tecidos"[14]. Então no Brasil, o consentimento presumido nunca vigorou, tendo sido substituído, antes de ser regulamentado, pela escolha obrigatória.

O Decreto nº 2.268, publicado em junho de 1997, que regulamentou a lei dos transplantes (nº 9.434), reafirmou a escolha obrigatória e manteve o consentimento presumido para os que não registraram sua decisão, que era obrigatória nos documentos, e detalhou o controle do Sistema Nacional de Transplante, da autorização para as equipes especializadas e estabelecimentos de saúde, da disposição da doação em vida, da comprovação da morte do doador, e dos procedimentos de remoção de órgãos e de transplante[15].

Em outubro de 1998, a Medida Provisória nº 1.718, acrescenta que caso o potencial doador não tivesse se manifestado em vida, a família seria consultada e poderia negar a doação. Essa lei mantém a decisão obrigatória e retorna ao consentimento informado, para os casos que não haja a opção prévia de doador ou não doador[16].

Em outubro de 2000, a Medida Provisória nº 1959 retorna ao consentimento informado, determinando que a realização de transplante dependerá dos parentes maiores, até 2º grau ou do cônjuge, firmado em documento subscrito por duas testemunhas, e que a manifestação de vontade relacionada a remoção de órgãos ou tecidos constante nas carteiras de identidade ou de motorista perderiam sua validade a partir de 1 de março de 2001[17]. Então, finalmente em março de 2001, com a lei, a escolha mandatória foi revogada e os desejos exclusivamente da família prevaleceram, independente da decisão da pessoa em vida[18].

Em 2009 foi publicado o Regulamento dos Transplantes, através da Portaria nº 2.600, o qual normatizou vários aspectos dessa atividade[19] e em 2017, o Decretou nº 9.175, que regulamentou a lei nº 9.434 de 1997[20].

II – Tópicos que a Legislação de Transplante deve Contemplar

Apresentamos uma revisão de alguns aspectos que consideramos mais significativos que a legislação deve contemplar, apresentados na Figura 1.

1) Modelo organizacional

Até 1997, não havia uma organização nacional responsável pelo transplante, mas algumas organizações estaduais atuando de forma isolada. Embora desde 1995 houvesse a proposta da criação de um modelo organizacional semelhante ao espanhol, em três níveis: com uma organização nacional, organizações estaduais e coordenadores hospitalares de transplante[3]. Com a lei nº 9.434 de 1997[13] e com o decreto nº 2.268 de junho de 1997[15], que a regulou foram criados o Sistema Nacional de Transplante (SNT) com sua Coordenação Geral (CG-SNT) e as Centrais Estaduais de Transplantes (CET), denominadas até 2017, Central de Notificação, Captação e Distribuição de Órgãos (CNCDO). A CG-SNT controla todas as atividades de doação e transplante no país enquanto, as CET têm essa responsabilidade a nível estadual.

Em 1997 foram criados o Grupo de Assessoramento Técnico (GAT), que mudou o nome para Grupo de Assessoramento Especial (GAE) e as Câmaras Técnicas Nacionais dos diversos órgãos e tecidos[15]. O GAT com a designação de fornecer propostas para o aprimoramento da política de transplante no país, lamentavelmente está inativo desde 2009.

Em 2000 foram instituídas as coordenações hospitalares de transplante, denominadas em 2005, comissões intra-hospitalares para doação de órgãos e tecidos para transplante (CIHDOTT), com a finalidade de procurar doadores em seu âmbito de atuação[21], e, a Central Nacional de Transplante (CNT), o braço executivo do SNT, responsável pela distribuição interestadual de órgãos e tecidos[22].

Em 2009 foram instituídas as Organizações de Procura de Órgãos (OPOs), que já existiam em alguns estados, sem financiamento federal. Essas OPOs, uma para cada dois milhões de habitantes, são financiadas pelo Ministério da Saúde, e tem a finalidade coordenar a logística de procura de doadores, apoiando as CIHDOTT ou realizando suas funções em locais que não existem ou são inoperantes[23]. O modelo de procura de órgãos no país passou a ser misto com coordenadores hospitalares (modelo espanhol) e OPOs (modelo americano). O modelo organizacional atual do Sistema Nacional de Transplante no Brasil está apresentado na Figura 2.

2) Autorização para estabelecimentos de saúde e equipes médicas

A lei nº 5.479 de agosto de 1968 assinala que a remoção e o transplante só poderão ser realizados por médicos com capacidade técnica comprovada em instituições, públicas ou privadas, reconhecidamente idôneas e autorizadas pelos órgãos competentes[9], enquanto a lei nº 8.489 de novembro de 1992 acrescenta que essas instituições devem ser cadastradas para esse fim no Ministério

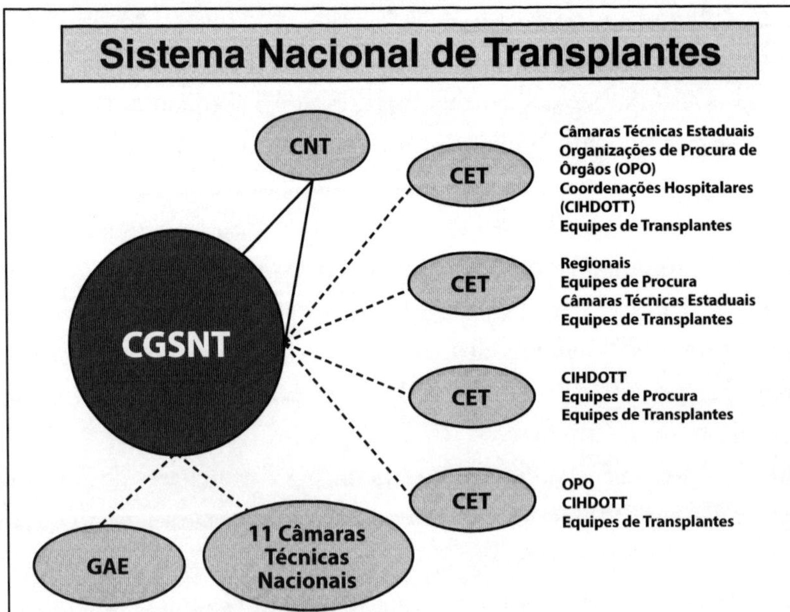

Figura 2 ■ Modelo organizacional do Sistema Nacional de transplante no Brasil. (Fonte: Própria)[8].

da Saúde[11]. Já o decreto nº 2.268 de junho de 1997 reforça que a remoção de órgãos ou tecidos e o seu transplante só poderão ser realizados por equipes especializadas e em estabelecimentos de saúde, públicos ou privados, prévia e expressamente autorizados pelo Ministério da Saúde, e a autorização será concedida, de forma distinta, para os estabelecimentos e para equipes. A autorização teria validade de dois anos, renovável por períodos iguais e sucessivas[15], esse período de validade foi ampliado para quatro anos pelo decreto de outubro de 2017, e ambos estabelecimentos e equipes devem firmar compromisso, no pedido de autorização, que se sujeitam a fiscalização e ao controle do Poder Público[20].

Os estabelecimentos de saúde devem contar com serviços e instalações adequadas à execução da retirada ou transplante. Para equipes de transplante é necessário, além da habilitação profissional, certificado de pós-graduação e certidão negativa de infração ética[15]. A composição da equipe médica em relação ao número e a habilitação está detalhada no Regulamento dos Transplantes, publicado na Portaria nº 2.600 de 2009[19].

3) Permissão para a utilização de órgãos ou tecidos de doadores falecidos

A primeira lei sobre transplante no Brasil, nº 4.280, em 1963, permitia a remoção de partes do corpo do falecido desde que houvesse autorização[5]. As leis nº 5,479 de 1968, nº 8.489 de 1992 e nº 9.434 de 1997 acrescentaram que era permitida a disposição gratuita de órgãos ou tecidos[9,11,13].

A lei nº 5.479 proibia a remoção de órgãos nos casos de "suspeita de crime", o que impediria a utilização de uma parcela dos potenciais doadores com morte violenta[9], entretanto, esse artigo foi ignorado em muitas situações.

A lei nº 9.434 de 1997 permite a remoção *post mortem* de tecidos e órgãos de pessoa juridicamente incapaz com a autorização expressa de ambos os pais ou responsáveis legais[13].

Nas situações em que houver necessidade de necropsia, a remoção dos órgãos e tecidos pode ser efetuada antes, se estes não tiverem relação com a causa da morte, circunstância a ser mencionada no respectivo relatório, com cópia que acompanhará o corpo à instituição responsável pelo procedimento médico-legal. Excetuam-se os casos de morte ocorrida sem assistência médica ou em decorrência de causa mal definida ou que necessite ser esclarecida diante da suspeita de crime, quando a retirada dependerá de autorização expressa do médico patologista ou legista[15].

Todas as leis de transplante no Brasil, inclusive a nº 4.280 de 1963, referem que após a remoção de órgãos ou após a necropsia, se realizada, o corpo deve ser condignamente recomposto para ser entregue, em seguida, aos familiares ou responsáveis legais. Deixar de recompor o cadáver ou deixar de entregar ou retardar a sua entrega aos familiares, pode ocasionar uma pena de detenção de 6 meses a 2 anos (Lei nº 9.434)[13].

4) Comprovação da morte

A lei nº 4.280 de 1963 exigia que, antes da remoção, a morte deveria estar provada de maneira cabal e atestada pelo diretor do hospital ou substituto[5], enquanto a lei nº 5.479 de 1968 assinalava que a remoção devia ser precedida de prova incontestável de morte, atestada por médico[9], sem citar qualquer critério neurológico como as legislações de todos os países naquela época. Já a lei nº 8.489, de 1992, e o decreto nº 879 de 1993, estabelecem que a morte encefálica é definida pelo Conselho Federal de Medicina, e certificada por médico[11,12].

A lei nº 9434 de 1997, reafirma que a determinação de morte encefálica é de responsabilidade do Conselho Federal de Medicina (CFM)[13], e o decreto nº 2268, que a regulou. determinava que a morte encefálica devia ser certificada por dois médicos, sendo pelo menos um deles especialista em neurologia, e que todos os estabelecimentos de saúde deviam comunicar a CNCDO, em caráter de urgência, esse diagnóstico[15].

A Resolução nº 1.489 de agosto de 1997 do CFM, exigia como pré-requisito para a determinação de morte encefálica, que fosse decorrente de um processo irreversível e de causa conhecida, e que deveriam ser realizados dois exames clínicos, com intervalo de 6 a 48 horas, dependendo da idade e um exame de imagem, especificados no Termo de Declaração de Morte Encefálica, assinado por dois médicos. Após a morte encefálica ter sido constatada e documentada, deveria ser informada ao diretor clínico da instituição, aos responsáveis legais e à CNCDO[24].

Havia uma discordância entre o Decreto nº 2.268 de 1997, que exigia dois médicos, sendo um deles com título de especialista em neurologia, e a Resolução do CFM, que exigia apenas que os médicos não estivessem envolvidos com equipes de remoção ou transplante, sem especificar a especialidade. Essa situação, que perdurou por 20 anos, foi resolvida apenas em 2017 com a publicação do decreto nº 9.175[20].

Esse decreto, que está vigorando, determina que[20]:

- O diagnóstico de morte encefálica será confirmado com base nos critérios neurológicos definidos em resolução específica do CFM.
- Os procedimentos previstos para o diagnóstico de morte encefálica são dispensáveis quando ela decorrer de parada cardíaca irreversível, diagnosticada por critérios circulatórios.
- Os médicos participantes do processo de diagnóstico de morte encefálica deverão estar especificamente capacitados e não poderão ser integrantes das equipes de retirada e transplante.
- Os hospitais deverão notificar a morte encefálica diagnosticada em suas dependências à CET em caráter urgente e obrigatório.
- Nos casos em que a doação não for viável, por quaisquer motivos, o suporte terapêutico artificial será descontinuado, e o corpo será entregue aos familiares ou encaminhado para necropsia, nos casos em que se aplique.

A Resolução do CFM nº 2.173, de dezembro 2017, atendendo a ordem do decreto, estabeleceu que os procedimentos para determinação de morte encefálica devem ser iniciados em todos os pacientes que apresentem coma não perceptivo, ausência de atividade supraespinhal e que atendam aos pré-requisitos apresentados na Figura 3.

Sendo obrigatório para a determinação de morte encefálica, a realização dos seguintes procedimentos[25]:

a) Dois exames clínicos que confirmem o coma não perceptivo e a ausência de função do tronco encefálico, realizados cada um deles, por um médico diferente, ambos especificamente capacitados a realizar esses procedimentos.

d) Um teste de apneia que confirme a ausência de movimentos respiratórios

c) Exame complementar que comprove a ausência de atividade encefálica.

a) Presença de lesão encefálica de causa conhecida, irreversível e capaz de causar ME.

b) Ausência de fatores tratáveis que possam confundir o diagnóstico de ME.

c) Tratamento e observação em hospital por período mínimo de seis horas (se encefalopatia hipóxica, 24 horas).

d) Temperatura corporal superior a 35° C.

e) Saturação arterial de oxigênio acima de 94% e

f) Pressão arterial: sistólica > 100 mmHg ou média > 65 mmHg em adultos.

Figura 3 ▪ Pré-requisitos para o início da determinação de morte encefálica (ME) no Brasil. (Fonte: Resolução do CFM nº 2.173, de dezembro 2017)[25].

Na Figura 4 estão apresentados, a forma de capacitação específica exigida, a ordem dos procedimentos obrigatórios e o intervalo de tempo mínimo entre os testes clínicos, para a determinação de morte encefálica no Brasil.

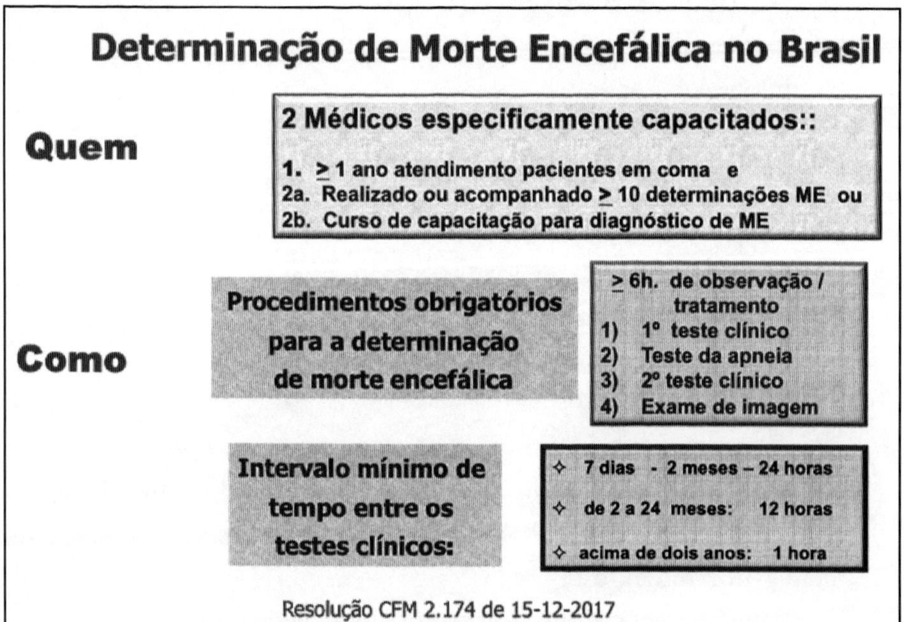

Figura 4 ▪ Determinação de morte encefálica no Brasil. (Fonte: Resolução do CFM nº 2.173, de dezembro 2017)[25].

Os doadores em morte circulatória são utilizados no Brasil apenas para a doação de tecidos. Em outros países estão se tornando uma fonte importante de órgãos para transplante. O principal argumento para o seu uso é o número insuficiente de doadores em morte encefálica para atender a demanda crescente de órgãos para transplante. No Brasil há uma taxa elevada de morte encefálica, estimada entre 100 e 110 por milhão de população (pmp), essa taxa é provavelmente o dobro da existente em muitos países desenvolvidos. O emprego dessa modalidade de doadores, principalmente aqueles em morte circulatória controlada, que são os mais utilizados, tem um custo financeiro e uma complexidade bem maior que os doadores em morte encefálica e, também, alguns aspectos éticos e legais que devem ser avaliados[26]. Mas, é uma opção interessante para ser utilizada em alguns anos.

5) Formas de Consentimento para a doação de órgãos após a morte

A autorização para a remoção de órgãos para transplante sempre suscitou debates polêmicos, por se tratar de um assunto extremamente delicado, que aborda os mais profundos valores éticos e morais de uma sociedade, demandando uma reflexão sobre direitos fundamentais, como o respeito à dignidade humana, nele inseridos o direito da personalidade e a autonomia da vontade.

As formas de consentimento para doação são classificadas em quatro tipos, apresentados na Figura 5, três deles, consentimento informado, escolha obrigatória e consentimento presumido, são utilizados com variações na grande maioria dos países, e a quarta, que do ponto de vista formal, não é um tipo de consentimento, pois o torna desnecessário, é a remoção compulsória de órgãos viáveis para transplante de pessoas falecidas, não é utilizada legalmente em nenhum país[26].

No consentimento informado há necessidade do consentimento explícito da pessoa em vida e/ou dos familiares após a morte. É considerado como o sistema mais ético, porque os órgãos não são removidos sem consentimento explícito e, também. respeita os princípios da autonomia, do voluntarismo e do altruísmo, visto que as pessoas têm a oportunidade de beneficiar outras, sem obter benefício próprio[27].

1. **Consentimento informado ou explícito**
   - decisão da família após a morte
   - decisão da pessoa em vida ou da família após a morte
   - decisão de ambos, pessoa em vida e família após a morte
2. **Decisão obrigatória ou escolha mandatória**
3. **Consentimento presumido**
   - forte
   - fraca
4. **Remoção compulsória**

Figura 5 ▪ Formas de autorização para remoção de órgãos em pessoas falecidas para transplante. (Fonte: Própria).

Na maioria dos países que utiliza esse sistema, de acordo com o princípio da autonomia, quem decide é a pessoa em vida através de um registro de doadores (*opting-in*), nos casos em a pessoa não se registrou, os familiares são consultados para tomar a decisão[27]. Em outros países, como o Brasil, a decisão é exclusivamente da família, imediatamente após a morte[18,20]. E, ainda em outros, com maior restrição para a doação, como o Japão e a Coreia do Sul, há a exigência da autorização da pessoa em vida e dos familiares após a morte[28].

Do ponto de vista bioético, a maioria dos estudiosos advoga que a doação para ser válida, deve refletir o desejo da pessoa que faleceu e não da família. Enquanto outros argumentam que a possibilidade de doação deve ser oferecida à família como forma de aliviar o sofrimento, tornando a tragédia da perda da pessoa amada, um ato nobre.

Na escolha obrigatória há a exigência que todos os adultos competentes decidam, prospectivamente, se querem ou não, doar seus órgãos para transplante, após a morte. A decisão: "*doador*" ou "*não doador*", é registrada em documento de identidade ou na carteira de habilitação[27].

A escolha obrigatória tem sido sugerida como uma alternativa para aumentar o consentimento, e de acordo com seus proponentes, apresenta algumas vantagens, como preserva o altruísmo, elimina a necessidade de aprovação familiar, e como todos os adultos competentes devem tomar a decisão, pode aumentar o número de doadores[27].

A principal desvantagem é a obrigatoriedade que todos os adultos, tomem a decisão que será registrada em sobre se tornar "*doador*" ou "*não doador*". Grande número dessas pessoas não está preparada ou não tem informação suficiente para tomar essa decisão, sendo considerada coercitiva e invasão de privacidade[27].

Na Suécia, o Registro Nacional de Doadores e de Não Doadores foi criado em 1996, e a análise dos primeiros 300.000 registros mostrou que 52% estavam inscritos como doadores e 48% como não doadores[27]. Sugerindo que a obrigatoriedade para que as pessoas tomem uma decisão, pode ser prejudicial, pois nessa situação, a maioria opta por não doar.

No consentimento presumido, caso o indivíduo não manifeste em vida, oposição à doação de seus órgãos após a morte, se pressupõe que seja doador. Portanto, a base do consentimento presumido é o registro de não doador (*opting-out*)[27]. O consentimento presumido é classificado como forte, quando se não houver registro da negativa de doação do indivíduo, em vida, independente da vontade da família, presume-se que seja doador, e seus órgão serão removidos. E como fraco, quando na ausência de objeção específica do indivíduo em vida, e dos familiares imediatamente após sua morte, presume-se que exista o consentimento para a doação.

O consentimento presumido é utilizado para evitar que os familiares tenham que tomar a decisão sobre a doação no momento emocionalmente difícil, da perda do ente querido, em que há luto, confusão e ansiedade. E com isso poderia haver aumento na taxa consentimento. Mas essa hipótese tem sido questionada, muitas famílias sentem-se confortadas com a doação dos órgãos, e manifestam que "*a morte não foi em vão*". A remoção do altruísmo na doação presumida nega essa possibilidade para a família[29].

Para que o consentimento presumido seja eticamente aceitável, deve preencher três pré-requisitos[3]:

1. Conhecimento por toda a população da existência da lei.
2. Facilidade de registrar a negativa da doação.
3. Garantia de que a decisão será respeitada.

Para alguns especialistas em bioética, a ausência de objeção não pode ser considerada como consentimento e para eles a remoção de órgãos sem consentimento explícito do doador constitui violação da dignidade do corpo, e da autonomia[27,29], enquanto para outros, esse sistema é ético, visto que a falha em registrar a objeção, com adequadas possibilidades de fazê-lo, pode ser interpretada como consentimento implícito[27].

Em torno de 5% da população elegível assina o registro como não doador (*opting-out*) enquanto 20 a 30% são contrários a doação em pesquisa de opinião[27]. O questionamento ético, é de uma pessoa que não registrou sua oposição, por vários motivos, não pode ser considerada como ter consentido[27,29].

Também, não há dados consistentes que comprovem que o consentimento presumido aumenta a doação de órgãos, como pode ser observado nos dois países com as maiores taxas de doação:

- A Espanha que tem na legislação o consentimento presumido, em todas as situações a família é consultada e deve fornecer autorização para remoção dos órgãos (consentimento presumido na lei, e informado na prática). Nesse país o consentimento presumido é utilizado desde 1979, mas o crescimento nas taxas de doação foi a partir de 1989, com emprego dos coordenadores hospitalares de transplante na procura de doadores[30].
- Os Estados Unidos da América utilizam o consentimento informado com decisão da pessoa em vida ou da família após a morte se não houve decisão prévia do indivíduo. Na procura de doadores desenvolveram as organizações de procura de órgãos, altamente profissionalizadas e com metas[31].

Vários países na América Latina, passaram a utilizar o consentimento presumido nos últimos 15 anos, e não apresentaram aumento nas taxas de doação, pois o consentimento presumido, por si só, não aumenta a doação de órgãos[27,29].

A remoção compulsória de órgãos de pessoas falecidas, sem necessidade de permissão, também denominada de conscrição, ou eufemisticamente, de salvamento rotineiro[32], não é utilizada formalmente em nenhum país. O argumento dos defensores dessa proposta, que não depende do altruísmo ou do voluntarismo, é de que aplica o princípio da justiça distributiva, pois todas as pessoas que morrem com órgãos utilizáveis podem contribuir, e todos os pacientes que os necessitam, podem beneficiar-se. Para eles, os órgãos humanos devem ser vistos como um bem social e a sociedade toma posse deles após a morte[30]. O principal argumento contra a remoção compulsória, e que a torna inaceitável, é o de que ela é uma violação da autonomia individual, e os direitos da sociedade se sobrepõem aos direitos individuais.

Na China, milhares de prisioneiros condenados a morte, tiveram ou, ainda tem, seus órgãos removidos após a morte, com a finalidade de transplante. Essa situação, absolutamente inaceitável de que alguns tem seus órgãos removidos compulsoriamente (prisioneiros condenados a morte) e mínima parcela da sociedade recebe esses órgãos (aqueles que pagam), revela a face sórdida de uma forma da remoção compulsória[28].

Com relação a evolução das formas de consentimento utilizadas no Brasil, na Figura 6 estão apresentadas as várias leis, decretos e medidas provisórias que regularam as modalidades de autorização para remoção de órgãos e tecidos, com a finalidade de transplante no país.

As três primeiras leis de transplante, promulgadas em 1963[5], 1968[9] e 1992[11], utilizaram o consentimento informado com autorização da pessoa em vida ou dos familiares após a morte, e mudanças sutis entre elas, mas em todos os casos a família foi consultada e decidiu sobre a doação, pois não havia um registro para que as pessoas formalizassem sua opção de doar os órgãos após a morte.

Devido ao pequeno número de transplantes e, principalmente, a tragédia da hemodiálise em Caruaru em 1996, com morte de grande número de pacientes afetados pela toxina de uma alga, presente no tratamento de água para hemodiálise. Um grupo de pacientes renais crônicos, como forma de protesto, colocou 54 cruzes na Praça dos Três Poderes em Brasília e solicitou, ao Congresso Nacional, medidas favoráveis ao transplante. O senador Darci Ribeiro, sensibilizado com a causa, se empenhou para a aprovação de uma nova lei de transplantes que aumentasse a doação. E, assim, foi promulgada em 4 de fevereiro de 1997, sem discussão com a sociedade e entidades médicas, a Lei nº 9.434[13], para vigorar a partir de 1998, a qual mudou a forma de consentimento de informado para presumido forte. Essa lei, entretanto, não vigorou, pois, um mês após, em março de 1997, foi publicado o Decreto nº

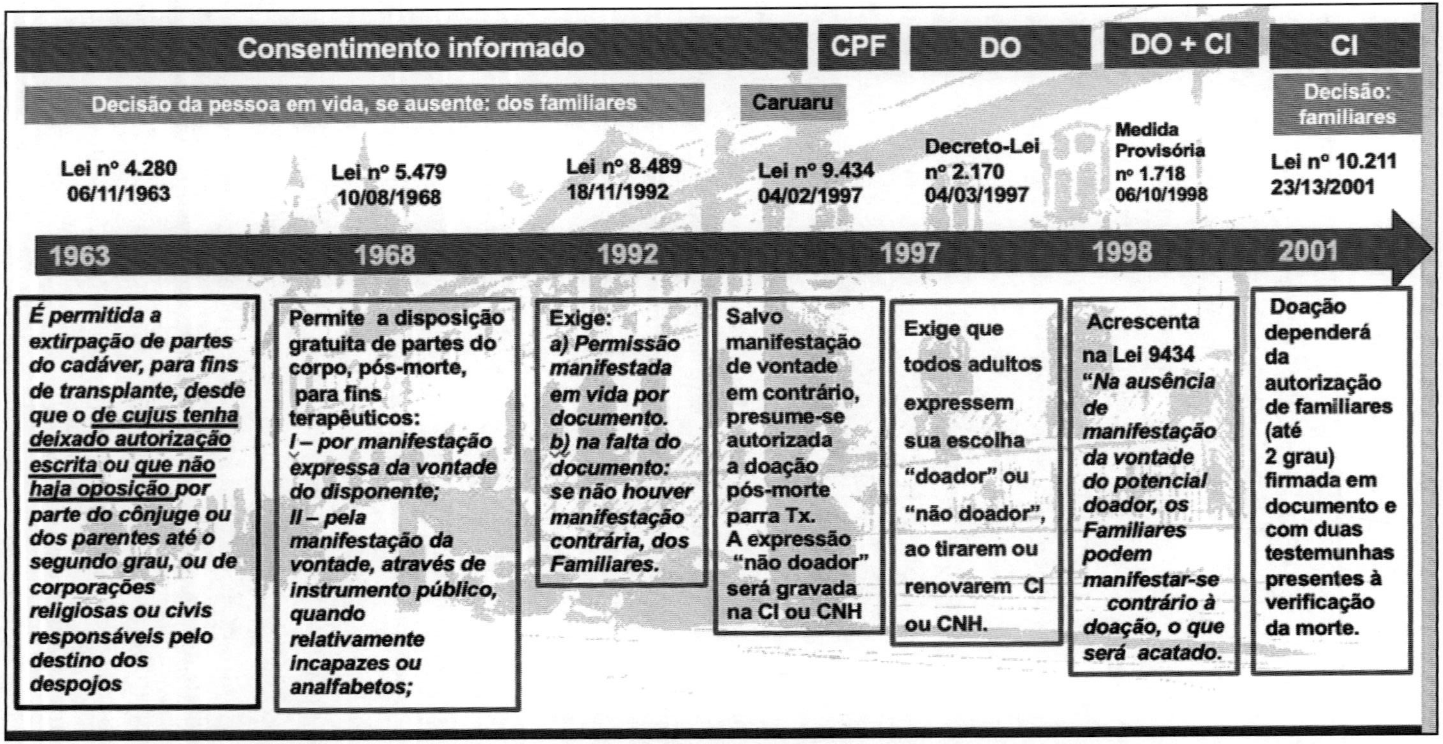

Figura 6 ■ Evolução das legislações sobre autorização para remoção de órgãos em pessoas falecidas para transplante no Brasil. (Fonte própria[27]). CI: Consentimento Informado. CPF: Consentimento Presumido Forte. DO: Decisão Obrigatória.

2.170[14], utilizando a escolha obrigatória, o qual exigia que todos os adultos escolhessem a expressão, "doador" ou "não doador", quando tirassem ou renovassem os documentos de identidade ou de motorista.

Uma consulta realizada pela ABTO nos Institutos de identificação e nos Departamentos de Trânsito do país, para conhecer a manifestação de vontade da população, em relação a doação de seus órgãos, após a morte, no período de janeiro de 1998 a dezembro de 1999, mostrou que 51,2% foram contrários à doação[3] (Tabela 1). Por não ter obtido efeito positivo, pelo contrário com alta de taxa de oposição da população, a escolha obrigatória foi revogada em outubro de 2000[17], e nova lei em março de 2001, retornou ao consentimento informado, com a particularidade da decisão exclusiva dos familiares, após a morte[18].

Tabela 1 ■ Manifestação de vontade da população brasileira, declarada em documentos, em se tornar ou não, doador de órgãos, após a morte, no período de janeiro de 1998 a dezembro de 1999, na vigência da legislação de escolha obrigatória para autorização para remoção de órgãos. (Fonte ABTO)[3].

Documento	nº	Não doador
DI	**9.551.780**	**4.625.789 (48,4%)**
CNH	**3.330.478**	**1.973.949 (59.3%)**
Total	**12.882.258**	**6.599.738 (51,2%)**

É interessante observar que grande parte da mídia e da população e uma parcela dos profissionais de saúde, imaginou, de forma equivocada, que foi utilizado o consentimento presumido entre 1998 e 2000. Mas deve ser salientado que a simples divulgação pela mídia, em 1997, que o consentimento presumido vigoraria a partir de 1998, causou temor e contrariedade na população, que foi demonstrada em pesquisa de opinião do Datafolha realizada em janeiro de 1998 e comparada com a de abril de 1995, em que a intenção de doar os órgãos caiu de 75% para 63%[3]. Então, essa forma de consentimento, mesmo sem ser utilizada, foi prejudicial pois diminuiu a percepção positiva da população sobre a doação.

Outro fato importante, que deve ser salientado, é que com igual legislação e financiamento, há estados no Brasil com taxa de doadores superiores a 40 pmp, entre as mais elevadas do mundo, e outros estados com taxa inferior a 10 pmp[32], mostrando que o fator decisivo para o aumento da doação e do transplante não é a forma de consentimento utilizada, mas há outros desafios muito importantes que devem ser enfrentados, como não identificação dos potenciais doadores, falta de logística para avaliação dos potenciais doadores e para remoção dos órgãos e, ainda pequeno aproveitamento dos órgãos removidos, os quais ocasionam ou aumentam o desequilíbrio entre a demanda e o número de transplantes realizados. Portanto, o planejamento com medidas organizacionais, logísticas e educacionais, pode ser mais eficaz que a mudança na forma de consentimento, evitando a desconfiança da população e conflitos com familiares[27].

Deve ser salientado que não existe uma forma ideal de consentimento, ou que o sucesso de algum programa de transplante seja atribuído principalmente à sua legislação, pois, se assim fosse, todos os países a copiariam. E mais, as leis são boas quando estão em conformidade com o que é aceito pela sociedade e quando não tentam modificar a sociedade por coerção. E não há relação direta entre a forma de consentimento e a taxa de doação, sugerindo que as leis que o regulam são um problema mais legal e filosófico que um fator crucial para a obtenção de órgãos[3].

6) Critérios para alocação dos órgãos e tecidos

As legislações de transplante de 1968[9] e 1992[11] não reportavam quem deveria controlar e quais critérios para a alocação de órgãos e tecidos. As listas de espera eram controladas em cada hospital pelas equipes de transplante. A única exceção era Fundação SPIT (São Paulo Interior Transplante) formada por nefrologistas da hemodiálise e de centros de transplante do interior de São Paulo, que, a partir de 1987, passaram a utilizar critérios imunológicos para selecionar os receptores, por compatibilidade no Sistema HLA.

Apenas em 1997 com a lei 9.434 e o decreto que a regulamentou, em que o Ministério da Saúde, através do SNT recém-formado, passou a ser responsável pelo controle da lista de espera para todos os órgãos e tecidos[13,15]. Os candidatos brasileiros natos ou naturalizados ou estrangeiros residentes no país, inscritos para receber órgãos ou tecidos, e regulados por um conjunto de critérios específicos para a distribuição, passaram a constituir o Cadastro Técnico Único (CTU)[15].

De acordo cono esse Decreto:

- A Central Estadual de Transplante com as informações fornecidas pela equipe de retirada, indicará a destinação dos órgãos e tecidos removidos, em estrita observância à ordem de receptores inscritos, com compatibilidade para recebê-los.
- Não pode ser realizado o transplante em receptor não indicado pelas Centrais Estaduais de Transplante e não se admite a inscrição de candidato a receptor em mais de uma Central Estadual.

Em 2006 houve um aprimoramento na alocação do fígado que passou do tempo em lista, por um critério de gravidade, avaliada pelo MELD (*Model of End Liver Disease*), desenvolvido e utilizado há alguns anos nos Estados Unidos da América[34].

Os critérios para seleção para cada órgão ou tecido, e as priorizações foram aprimoradas no regulamento dos transplantes publicado em 2009[19]. O critério de alocação do rim, por exemplo, passou a ser por pontuação:

- Incompatibilidade HLA: máximo 15 pontos para zero incompatibilidade
- DR: 10, 5 e 0; B: 4, 2 e 0; A: 1, 0,5 e 0 pontos
- Tempo em lista: máximo 5 pontos (1 ponto 1º ano e 0,5/ano após)
- Hipersensibilizados: até 4 pontos ($\geq$80%: 4; 50-79%: 2 pontos)
- Crianças: 4 pontos
- Diabéticos: 3 pontos
- Doador de rim que ingressa em LE: 10 pontos

Entretanto, passados 15 anos, esses critérios devem ser reavaliados e modificados através de um novo regulamento dos transplantes, como por exemplo a utilização de prova cruzada virtual para a alocação de rins entre estados, programas para hipersensibilizados e a permissão de uso de órgãos de doadores HCV (+) em receptores HCV (-) com profilaxia antiviral.

7) Permissão do transplante utilizando doador vivo

A lei de transplante de 1963 não mencionava o transplante com doador vivo, referia apenas ao transplante com doador falecido[5]. As demais leis de transplante de 1968[9], 1992[11] e1997[13], permitem a pessoa maior de idade e juridicamente capaz, de dispor gratuitamente de seus órgãos, tecidos ou parte de seu corpo para utilização em transplantes ou enxertos. O decreto 9.175 de 2017 acrescenta o termo anonimamente[20].

A partir de 1998, houve a exigência de que uma via do documento que o doador especifica qual órgão está doando para transplante em pessoa que identificará, todos devidamente qualificados, inclusive com a indicação do endereço fosse levado ao órgão do Ministério Público atuando no lugar de domicílio do doador, como condição para concretizar a doação[15]. Esse "documento para o Ministério Público" era necessário para todos os doadores, independente do grau de parentesco. Com o decreto de 2017, essa exigência foi extinta[20].

A lei de 1968 permitia o transplante com doador vivo, sem mencionar controle em relação ao grau de parentesco[9], até porque nessa época inicial dos transplantes, o risco de comércio era pequeno. A Constituição de 1988 expressamente proibia o comércio de órgãos no transplante[10], a lei nº 8.489 de 1992, permitia o transplante com doador vivo parente até quarto grau ou cônjuge e exigia autorização judicial prévia no transplante com doador vivo não parente e não cônjuge[11]. A partir de 1998, com a lei nº 9.434 de 1997[9], a exigência para esses casos, muda da autorização judicial para a existência de quatro identidades no Sistema HLA, entretanto, em março de 2001[18], retorna a necessidade de autorização judicial.

O regulamento dos transplantes em 2009, passa a exigir para os transplantes com doador vivo não parente e não cônjuge, parecer da comissão de ética do hospital, permissão da Central Estadual de Transplante e, então autorização judicial[19]. Finalmente, o decreto de 2017.em vigor, exige o parecer da comissão de ética do hospital seguida por autorização judicial[20].

Pelo decreto de 1993 era vedado ao indivíduo juridicamente incapaz e a gestante, dispor de seus órgãos, tecidos ou parte do corpo para transplante, exceto em casos de transplante de medula óssea, desde que o ato não ofereça risco à sua saúde ou à do feto (gestante). Nessa situação, com pessoa juridicamente incapaz, é necessário o consentimento de ambos os pais ou de seus representantes legais e autorização judicial[15].

De acordo com as leis de 1992 e 1997, só é permitida a doação de órgãos duplos ou partes de corpo cuja retirada não cause ao doador comprometimento de suas funções vitais e aptidões físicas ou mentais e nem lhe provoque deformação[11,13].

O decreto de 1997, exige que o doador será prévia e obrigatoriamente informado sobre as consequências e riscos possíveis da retirada do órgão, tecido ou parte do corpo para doação, em documento oferecido à sua leitura e assinatura e de 2 testemunhas presentes no ato e assinala que a doação poderá ser revogada pelo doador a qualquer momento, antes de iniciado o procedimento de retirada do tecido ou órgão por ele especificado[15].

Então, resumindo a legislação no transplante com doador vivo

- Doador parente/cônjuge: permissão, se maior, capaz e com consentimento informado
- Doador não parente: controle (parecer da comissão de ética do hospital e autorização judicial), o doador deve indicar para quem está doando e o grau de parentesco.
- Doação pareada ou intercâmbio de doadores: não há menção na legislação atual.
- Doador anônimo: que doa para um desconhecido, por exemplo, para alguém na lista de espera, é proibido.
- Comércio: proibido com penalidades previstas na lei Nº 9.434[13].

Para a proteção do doador vivo, foram publicadas algumas medidas que estão vigorando desde 2010:

- acompanhamento por toda a vida, através de consultas e exames laboratoriais anuais no ambulatório de transplante, e com mesmo valor da consulta do transplante.
- prioridade em lista de espera aos doadores que venham a necessitar de transplante.

Estão em discussão outras medidas também importantes de proteção ao doador, que ainda não foram aprovadas:

- seguro de vida temporário por seis meses a um ano;
- exigência, como ocorre em alguns países, da presença do "defensor" do doador ("*advogate*") que o avalia antes da doação e o orienta na decisão sobre a doação.

8) Indicação do transplante

Consentimento do receptor: O transplante só se fará com o consentimento expresso do receptor, inscrito na lista única de espera, após aconselhamento sobre a excepcionalidade e os riscos do procedimento. O documento deve conter informações sobre o procedimento e as perspectivas de êxito ou sucesso. Nos casos em que o receptor seja juridicamente incapaz ou cujas condições de saúde impeçam ou comprometam a manifestação de sua vontade, o consentimento será dado por um de seus pais ou responsáveis, na ausência dos quais a decisão caberá ao médico assistente, se não for possível, por outro meio, mantê-lo vivo[15,20]. Há a pena de detenção de 6 meses a 2 anos, se for realizado o transplante sem o consentimento expresso do receptor ou responsável[13].

Indicações e exclusões: Os transplantes somente poderão ser realizados em pacientes com doença progressiva ou incapacitante, irreversível por outras técnicas terapêuticas e se os exames apresentarem resultados que afastem qualquer prognóstico de doença incurável ou letal para o receptor[15,20].

De acordo com a Lei nº 10.211 de 2001, não serão transplantados órgãos ou tecidos de portadores de doenças que constem das listas de exclusão expedidas pelo SNT (18), essa lista foi publicada no Regulamento do Transplante em 2009[19].

O transplante depende, ainda, dos exames necessários à verificação de compatibilidade sanguínea e histocompatibilidade com o organismo do receptor inscrito, em lista de espera, nas Centrais Estaduais de Transplante[20].

9) Prontuários dos doadores e dos receptores

De acordo com o decreto 1997. os prontuários dos doadores e receptores devem ser mantidos nos arquivos por 20 anos (nas instituições por período mínimo de 5 anos e após, se não ficar nas instituições, deverá ficar nas Centrais Estaduais)[15].

O prontuário do doador vivo além das informações usuais, deve conter:

- termo de autorização do doador vivo.
- resultados dos exames comprovando que é saudável.

O prontuário do doador falecido, além das informações usuais, deve conter:

- original ou cópia autenticada dos documentos de identificação.
- laudos dos exames de comprovação da morte encefálica.
- termo de autorização da doação por familiares e duas testemunhas.
- laudos dos exames de verificação da viabilidade dos órgãos e tecidos removidos.
- relatório cirúrgico.

O prontuário do receptor, além das informações usuais, deve conter:

- termo de autorização do receptor ou responsável.
- laudo dos exames de compatibilidade com o doador

10) Confidencialidade dos dados

Embora na legislação da grande maioria dos países haja a exigência da confidencialidade dos dados, a lei brasileira foi omissa com relação a esse tema, e a confidencialidade era apenas recomendada pelas Centrais Estaduais de Transplante e pelas equipes especializadas. Com o Decreto de 2017, a confidencialidade passou a ser exigida legislação de transplante do país[20].

11) Transplante em estrangeiros não residentes no país

De acordo como regulamento dos transplantes de 2010, era vedado o transplante, com órgãos, tecidos, células ou parte do corpo humano, de estrangeiros que não possuem visto de residência permanente no Brasil, salvo a existência de tratados internacionais em bases de reciprocidade[19].

Com a portaria 201, publicada em 7 de fevereiro de 2012, a realização de qualquer procedimento de transplante em potencial receptor estrangeiro não residente no país apenas ocorrerá a partir de doador vivo que seja cônjuge ou parente consanguíneo até o quarto grau do receptor. Previamente à realização de qualquer procedimento deverão ser ouvidos a Comissão de Ética do serviço de saúde envolvido e a Câmara Técnica de Ética do Sistema Nacional de Transplantes do Ministério da Saúde[20,34].

A eventual realização de transplantes em receptores estrangeiros não residentes no território nacional por meio de financiamento com recursos SUS apenas poderá ocorrer mediante prévia existência de acordos internacionais em base de reciprocidade[20,34].

12) Proibição de comércio e tráfico de órgãos e tecidos;

Embora desde 1963 se tenha lei de transplante no Brasil, apenas no artigo 199, parágrafo 4º. da Constituição de 1988, foi expressamente proibido o comércio de órgãos e tecidos do corpo humano no país[10], o que foi reforçado nas leis de 1992[11] e 1997[13].

De acordo com a "*Declaração de Istambul*, o comércio dos transplantes é uma política ou prática segundo a qual um órgão é tratado como uma mercadoria, nomeadamente sendo comprado, vendido ou utilizado para obtenção de ganhos materiais[35].

Já o tráfico de órgãos consiste no recrutamento, transporte, transferência, refúgio ou recepção de pessoas vivas ou mortas ou dos respectivos órgãos por intermédio de ameaça ou utilização da força ou outra forma de coação, rapto, fraude, engano, abuso de poder ou de uma posição de vulnerabilidade, ou da oferta ou recepção por terceiros de pagamentos ou benefícios no sentido de conseguir a transferência de controle sobre o potencial doador, para fins de exploração através da remoção de órgãos para transplante[35].

As viagens para fins de transplante são a circulação de órgãos, doadores, receptores ou profissionais do setor do transplante através de fronteiras jurisdicionais para fins de transplante. As viagens para fins de transplante tornam-se turismo de transplante se envolverem o tráfico de órgãos e/ou o comércio dos transplantes ou se os recursos (órgãos, profissionais e centros de transplante) dedicados à realização de transplantes para os pacientes de fora de um determinado país prejudicar a capacidade de prestação de serviços de transplante para a sua própria população[35].

Do ponto de vista prático, as duas principais possibilidades de comércio, tanto entre pessoas em seu país, como no turismo para transplante são:

1) Compra de rins de "doadores" vivos, em que há a exploração do pobre pelo rico.
2) Passar na frente na lista de espera para transplante, de qualquer órgão, de doador falecido.

No Brasil, o transplante com doador vivo não parente é controlado pela exigência do parecer da Comissão de Ética hospital onde se realizará o transplante e pela autorização judicial. No caso de transplante com doador falecido, as listas de espera são controladas pelo SNT e são auditadas por órgãos reguladores do governo.

Penalidade às infrações sanções penais

Na lei 9.434 há uma penalização para os atos em desacordo com as disposições da legislação, que varia de acordo com a gravidade, de detenção de 6 meses a 2 anos no caso de recolher, transportar, guardar ou distribuir partes do corpo humano de que se tem ciência terem sido obtidos em desacordo com os dispositivos da lei, até a reclusão de 8 a 20 anos, se o crime é praticado em pessoa viva e resulta em morte[11]. Portanto, essas sanções penais são bastantes severas.

III – Conclusão

O Brasil é reconhecido internacionalmente por algumas políticas de saúde pública, incluindo a área de transplantes. Desde o surgimento dos primeiros programas de transplantes no país, uma legislação específica foi sendo construída para regular e promover essa prática médica.

Essa legislação é adequada, normatizando os principais aspectos da doação e transplante, claro, alguns ajustes em situações pontuais devem ser atualizados como por exemplo, o regulamento dos transplantes, que está vigorando há 15 anos, estando defasado principalmente na alocação e nas contraindicações Outro tema importante é a forma de consentimento informado que utilizamos no país, que não deve ser modificada para consentimento presumido, mas aprimorada, permitindo, de acordo com a autonomia da vontade, que a pessoa possa se registrar em vida como doadora após a morte.

Por fim, entre os quatros pilares de uma política de transplante, a legislação, está mais sólida que a organização, o financiamento e a educação, as quais devem ser aprimoradas.

Referências

1. *Council of Europe.* Resolution (78) 29 on Harmonization of legislation of member states to removal, grafting and transplantation of human substances. Adopted by the Committee of Ministers of the Council of Europe (11 May 1978).
2. *World Health Organization.* Resolution WHA 44.25 on Guiding principles on human organ transplantation. Adopted by the 44th WH Assembly (13 May 1991). Lancet v.337, p.1470-1, 1991.
3. *Garcia VD, Campos HH, Paula FJ et all. Proposta de uma Política de Transplantes para o Brasil. In: Garcia VD. Por uma política de transplantes no Brasil. São Paulo. Office Editora e Publicidade Ltda. 2000.p 109-162.*
4. *Matesanz R.* Cadaveric organ donation: comparison of legislation in various countries of Europe. Nephrol Dial Transplant. v.13, p.1632-5, 1998.
5. Lei nº 4.280. D.O.U. em 6 de novembro de 1963.
6. *Marcon IM, Marcon AS, Costa Gama AJ, Diehl GF.* Banco de Olhos e Transplante de Córnea. In: *Garcia VD, Abbud Filho M, Neumann J, Pestana JOM.* Transplante de órgãos e tecidos. São Paulo: Segmento Farma Editora. 2006. p 860-76.
7. *Garcia VD, Ianhez LE, Pestana JOM.* História dos Transplantes no Brasil In: *Garcia VD, Abbud Filho M, Neumann J, Pestana JOM.* Transplante de Órgãos e Tecidos. São Paulo: Segmento Farma Editora. 2006. p 27-42.
8. *Garcia VD, Garcia CD, Abbud Filho M.* Organização dos Transplantes Renais no Brasil. In: *Barros E, Manfro R, Thomé F, Veronese F.* Nefrologia na Prática Clínica. São Paulo. Livraria Balieiro. 2018. p 380-396.
9. Lei nº 5.479. D.O.U. em 10 de agosto de 1968.
10. Constituição Federal. 5 de outubro de 1988,
11. Lei 8.489. 18 de novembro de 1992.

12. Decreto 879. 22 de julho de 1993.
13. Lei 9434. 3 de fevereiro de 1997.
14. Decreto 2170. 4 de março de 1997.
15. Decreto 2.268. 30 de junho de 1997.
16. Medida Provisória 1,718. 4 de outubro de 1998.
17. Medida Provisória 1,959. 24 de outubro de 2000.
18. Lei 10.211. D.O.U. em23 de março de 2001.
19. Portaria 2.600. D.0.U em 21 de outubro 2009.
20. Decreto 9,175. D.O.U em 18 de outubro de 2017.
21. Portaria 905. 16 de agosto de 2000.
22. Portaria 901. 16 de agosto de 2000.
23. Portaria 2.601. 21 de outubro de 2009.
24. Resolução Conselho Federal de Medicina 1.489. 8 de agosto de 1997.
25. Resolução Conselho Federal de Medicina 2.173. 15 de dezembro de 2017.
26. *Garcia VD, Pestana JOMA. Pêgo-Fernandes PM. Is Donation After Circulatory Death Necessary in Brazil? If So, When? J Bras Pneumol 2022, 48(2):e20220050.*
27. *Garcia VD, Pestana JOMA. Pêgo-Fernandes PM. Organ Donation Consent After Death. São Paulo Med J. 2023, 142(12)e20241422.*
28. *Zhang Z, Zang Z. Ethical dilemmas, and principles in organ transplantation in China. Acta Bioethica 2021, 27(2):181-191.*
29. *Prabhu PK. Is presumed consent an ethically acceptable way of obtaining organs for transplant? J Intensiv Care Soc 2019, 20:92-97. DOI: 10.1177l1751143718777171*
30. *Rodríguez-Arias D, Wright L, Paredes D. Success factors and ethical challenges of the Spanish model of organ donation. Lancet 2010, 376: 1109–1112. https:lldoi.orgl10.1016ls0140- 6736(10)61342-6.*
31. *Nathan HM, Conrad SL, Held PJ et all. Organ donation in United States. Am J* Transplant 2003 (suppl 4: 29-40.)
32. Spital A, and Erin CA. Conscription of cadaveric organs for transplantation: let's at least talk about it. Am J Kidney Dis 2002; 39: 611–615.
33. Registro Brasileiro de Transplante. ABTO. 2023. p 24-25.
34. Portaria 160. D.O.U. de 29 de maio de 2006.
35. Portaria 201. D.O.U. de 7 de fevereiro de 2012.
36. Garcia VD, Abbud Filho M, Silva RK. Comércio de Órgãos e a Declaração de Istambul. In: Garcia CD, Pereira JD, Garcia VD, Doação de Órgãos e Tecidos. São Paulo. Segmento Farma. 2015 p 507-516.

Parte VI

Considerações Finais

Capítulo 25

CONSIDERAÇÕES FINAIS

- **Andre Ibrahim David**
- **Djalma José Fagundes**

A trajetória dos transplantes de órgãos é uma história de ousadia e inovação. Desde os primeiros passos dados por Alexis Carrel no início do século XX, com suas técnicas fundamentais de sutura vascular, até os avanços decisivos na imunologia dos transplantes liderados por Peter Medawar – um ilustre brasileiro, nascido no Rio de Janeiro, que recebeu o Prêmio Nobel e o título de "Sir" –, a medicina vem desafiando limites e transformando vidas. Graças a esses pioneiros, intervenções que antes pareciam impossíveis tornaram-se realidade nos hospitais especializados ao redor do mundo.

Hoje, o transplante não se restringe ao fígado. Órgãos vitais como coração, pulmão, rim, pâncreas e intestino são transplantados com técnicas sofisticadas e com taxas de sucesso cada vez maiores. Além disso, tecidos como córnea, pele, ossos e válvulas cardíacas desempenham um papel essencial na reabilitação de funções e qualidade de vida. As complexidades vão ainda mais longe com os transplantes de múltiplos órgãos, de rosto e de mãos, que exigem um nível técnico e ético sem precedentes. A doação de medula óssea, por sua vez, tem um impacto imenso no tratamento de leucemias e doenças hematológicas, promovendo a regeneração do sistema imunológico de forma completa.

O refinamento das técnicas e o desenvolvimento de imunossupressores mais eficazes tornaram os transplantes procedimentos previsíveis e amplamente aplicáveis. O transplante de fígado, por exemplo, evoluiu de uma tentativa experimental nos anos 1960 para um tratamento consolidado. No Brasil, essa especialidade se fortaleceu com protocolos rigorosos, uma política pública bem estruturada e critérios de priorização, como o MELD-Na, garantindo resultados de excelência. Entretanto, o desafio da falta de doadores continua sendo um obstáculo importante.

O sucesso dos transplantes depende de uma abordagem integrada e contínua. Desde o pré-operatório até o acompanhamento a longo prazo, profissionais como cirurgiões, médicos, psicólogos e enfermeiros desempenham papéis indispensáveis. O cuidado com o paciente transplantado vai além da técnica: é fundamental prevenir rejeições, infecções e os efeitos da imunossupressão crônica. Além disso, o suporte emocional e familiar tem um impacto crucial na recuperação e na adesão ao tratamento.

Olhando para o futuro, os transplantes caminham para horizontes ainda mais revolucionários. A engenharia de tecidos e a medicina regenerativa buscam criar órgãos em laboratório, utilizando células-tronco e biomateriais. Os xenotransplantes, que envolvem órgãos de porcos geneticamente modificados, já foram testados em humanos com certo êxito, embora ainda enfrentem desafios imunológicos e éticos importantes. Tecnologias como a perfusão ex-vivo e dispositivos de preservação normotérmica estão ampliando a utilização de órgãos antes considerados inviáveis.

As indicações para transplantes também estão sendo reavaliadas. No caso do fígado, doenças oncológicas antes contraindicadas, como o colangiocarcinoma e metástases hepáticas de origem colorretal, passaram a ser tratadas com estratégias combinadas, mostrando resultados animadores. Isso reflete uma medicina mais personalizada, onde decisões são tomadas de maneira cuidadosa, visando o benefício real para cada paciente. No entanto, o dilema ético da distribuição justa de órgãos continua exigindo transparência e responsabilidade das instituições.

O transplante de medula óssea também avançou significativamente, graças à evolução dos métodos de tipagem e à ampliação dos registros internacionais de doadores. Hoje, pacientes podem encontrar um doador compatível em qualquer lugar do mundo, aumentando enormemente suas chances de cura. A utilização de células-tronco do sangue do cordão umbilical e os transplantes haploidênticos tornaram esse tratamento mais acessível, superando limitações que antes exigiam irmãos 100% compatíveis.

No Brasil, os transplantes têm mostrado grandes avanços, mas ainda enfrentam desafios consideráveis. As diferenças regionais no acesso ao procedimento, a falta de doadores e as dificuldades logísticas impactam os resultados. Para garantir equidade, políticas públicas bem estruturadas, campanhas de conscientização e investimentos em formação profissional e infraestrutura são essenciais. Afinal, o transplante é um símbolo de solidariedade e excelência médica – uma missão contínua pela vida.

Alguns dos principais obstáculos incluem:

- **Escassez de doadores**: A taxa de doação de órgãos no Brasil ainda é baixa em comparação com outros países. Em 2023, o número de doadores por milhão de habitantes foi de 19,9, enquanto países como Espanha e Estados Unidos apresentam índices muito superiores.
- **Recusa familiar**: Cerca de 40% das famílias brasileiras recusam a doação de órgãos de seus entes falecidos, o que impacta diretamente a disponibilidade de órgãos para transplante.
- **Desigualdade regional**: As regiões Sul e Sudeste apresentam taxas de doação mais altas, enquanto Norte e Nordeste enfrentam dificuldades maiores, com menos infraestrutura e menor número de doadores.
- **Dificuldades logísticas**: O transporte de órgãos exige rapidez e eficiência. No Brasil, a Força Aérea Brasileira e outras instituições ajudam na logística, mas ainda há desafios para garantir que os órgãos cheguem a tempo aos receptores.
- **Baixa conscientização**: Apesar das campanhas de incentivo à doação, muitas pessoas ainda desconhecem o processo e a importância da doação de órgãos.

- **Impactos da pandemia:** A COVID-19 reduziu significativamente as taxas de doação e transplante, e a recuperação desse cenário ainda está em andamento.

Apesar desses desafios, o Brasil tem um dos maiores programas públicos de transplantes do mundo, coordenado pelo Sistema Nacional de Transplantes (SNT), e continua avançando na busca por soluções para aumentar a disponibilidade de órgãos e melhorar os resultados dos procedimentos.

Por fim, os transplantes representam um dos maiores triunfos da medicina moderna. Unem ciência de ponta, habilidade cirúrgica e sensibilidade humana. A jornada iniciada por Carrel e Medawar se tornou um sistema complexo e interligado, capaz de salvar milhares de vidas a cada ano. Mas essa história está longe de acabar. Com novas tecnologias e desafios, surgem também oportunidades inéditas para ampliar as fronteiras da medicina. Cabe à comunidade científica e à sociedade como um todo continuar investindo nesse campo – onde cada doador é uma esperança e cada transplantado, uma vitória contra a doença.